Jiao Guorui · Die 15 Ausdrucksformen des Taiji-Qigong

# Die 15 Ausdrucksformen des Taiji-Qigong

## Gesundheitsfördernde Übungen der traditionellen chinesischen Medizin

von Jiao Guorui

Übersetzung: Li Cuiyun, Susanne Ganz, Stephan Stein

Fotos: Renate Hofmann

Bearbeitet und herausgegeben von Dr. Gisela Hildenbrand

ML VERLAG

Bibliografische Information der Deutschen Bibliothek
Die Deutsche Bibliothek verzeichnet diese Publikation in der Deutschen Nationalbibliografie, detaillierte bibliografische Daten sind im Internet über https://portal.dnb.de abrufbar.

12. Auflage 2016



Druck: Generál Nyomda Kft., H-6727 Szeged



www.ml-buchverlag.de

ISBN 978-3-946321-97-2

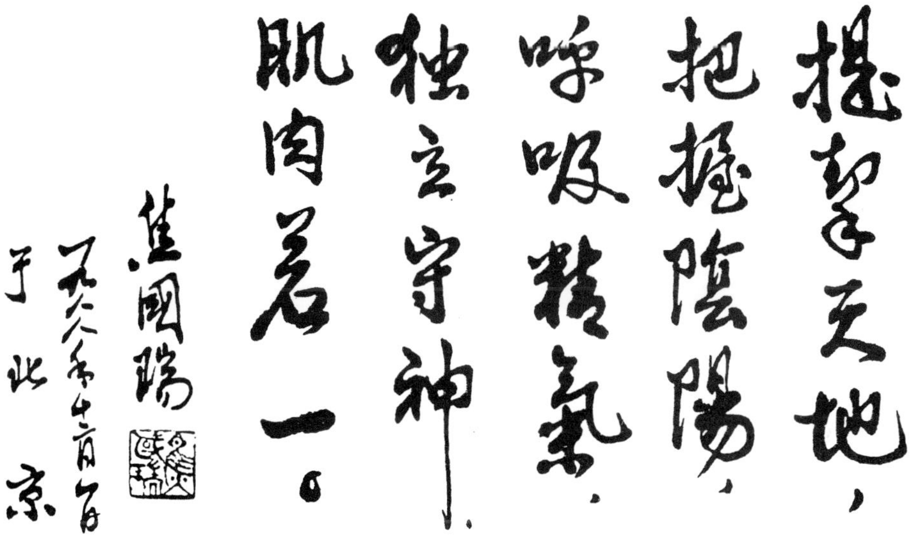


Im Altertum gab es große Meister.
Himmel und Erde trugen sie in Händen,
sie beherrschten Yin und Yang,
im Einatmen und Ausatmen stärkten sie das essenzielle Qi,
ihren Geist bewahrten sie in Unabhängigkeit,
ihre Gestalt bildete ein vollständiges Ganzes.

Unbefangene Fragen des Inneren Klassikers des Gelben Fürsten
Abhandlung über das naturgemäße und wahrhaftige Leben im Altertum

Kalligraphie von Jiao Guorui

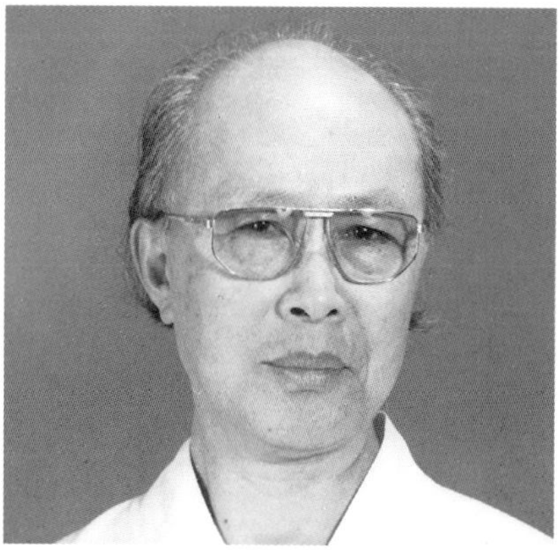

***Jiao Guorui*** (1923–1997)

wurde in Fengrun, Provinz Hebei, China, geboren. Er war Arzt für traditionelle chinesische Medizin (TCM) und Qigong-Meister. Er wirkte als Professor und Mitglied der Expertenkommission an der Akademie für TCM Beijing und war Direktor des Instituts für Qigong der Akademie für TCM Beijing sowie Vize-Vorsitzender des ALL-China Qigong-Forschungsinstitus für klinische Studien, Berater der Medizinischen Wissenschaftsgesellschaft zur Förderung der TCM Honkong, Gastprofessor am Japanischen Institut für TCM und Ehrenvorsitzender der Medizinischen Gesellschaft für Qigong Yangsheng e.V. Bonn.

Jiao Guorui stammte aus einer bekannten Ärztefamilie und studierte an der Nord-China-Akademie für TCM. Im Alter von 8 Jahren begann er unter seinem ersten Lehrer Wang Tong Shaolin-Gongfu zu praktizieren. Im mittleren Lebensalter studierte er nacheinander bei den Qigong-Meistern Hu Yaozhen, Zhou Qianchuan und Wang Xiangzhai. Nach langer Zeit intensiver Praxis und intensiven Studiums klassischer Schriften entwickelte Jiao Guorui das Lehrsystem Qigong Yangsheng, das 27 Übungsmethoden umfasst, deren Hauptaspekt die gesundheitsfördernde Wirkung ist und die in enger Beziehung zur TCM stehen. Sein Lehrsystem findet in Fachkreisen, auch außerhalb Chinas, große Beachtung. Mit Unterstützung des chinesischen Gesundheitsministeriums gründete Jiao Guorui das erste wissenschaftliche Institut zur Erforschung der gesundheitsfördernden Übungen des Qigong und förderte den wissenschaftlichen Austausch über Qigong innerhalb Chinas als auch mit dem Ausland.

# Inhaltsverzeichnis

III. KAPITEL



IV. KAPITEL

# Vorwort der Herausgeberin

Der traditionellen chinesischen Medizin mit ihrem wertvollen therapeutischen Verfahren der Akupunktur, ihrem Schatz an pflanzlichen, tierischen und mineralischen Arzneistoffen sowie den gesundheitsfördernden Übungen des Qigong wird zunehmendes Interesse entgegengebracht. Unter Qigong werden vielfältige Übungssysteme zusammengefasst, deren wesentliche Aspekte spezielle Körperhaltungen, Bewegungen, Atemtechniken und geistige Übungen sind. Im Gegensatz zur Akupunktur und zur medikamentösen Therapie ist Qigong kein Therapeutikum, das dem Menschen von außen zugeführt wird, vielmehr ist es die eigene Übung, die gesunde, physiologische Prozesse fördert und pathologische Prozesse im Sinne einer Regulation beeinflusst. In dem Maße, in dem die Bereitschaft wächst, Krankheiten nicht nur mit äußeren Mitteln zu bekämpfen, sondern die eigenen Fähigkeiten zu ihrer Überwindung einzusetzen, wird Qigong zu einer wertvollen Bereicherung unserer Medizin. Das Anwendungsspektrum der Übungen des Qigong erstreckt sich von der Vorbeugung, Gesunderhaltung und Kräftigung über die Behandlung von chronischen Erkrankungen bis hin zur Linderung von Beschwerden bei schwer zu heilenden Erkrankungen.

Bedenkt man, dass Qigong erst seit wenigen Jahren in breiterem Umfang bei uns bekannt wurde, so haben diese Übungen bereits erstaunlich viel Eingang in die medizinische Praxis gefunden. In manchen naturheilkundlich ausgerichteten Praxen ist Qigong bereits fester Bestandteil des Therapiespektrums, ebenso hat es Eingang in das Therapiekonzept von Kliniken gefunden. Weiterhin findet Qigong Anwendung als ergänzende Methode in der Schmerztherapie und Psychotherapie. Neben der medizinischen Anwendung wird Qigong in Schulen, in der Heilpädagogik, am Arbeitsplatz und im künstlerischen Bereich geübt.

Das vorliegende Buch ist für die Praxis konzipiert, als Anleitung zu den Selbstübungen des Qigong und als Hilfe zum Verständnis der Prinzipien der Übungen. Dabei wird eine vom Autor aus historischen Überlieferungen zusammengestellte und in langjähriger klinischer Praxis weiterentwickelte Übungsform ausgewählt: die „15 Ausdrucksformen des Taiji-Qigong". Diese Übungsmethode, die in Kurzform im Lehrbuch für Qigong des gleichen Autors (*Jiao Guorui*: Qigong Yangsheng, Medizinisch Literarische Verlagsgesellschaft, Uelzen, 5. Auflage 1997) neben zahlreichen anderen Übungsformen aufgeführt ist, wird hier ausführlich dargestellt.

Anlass dazu waren die Seminare in Beijing und Bonn, in denen Professor *Jiao Guorui* diese Übungsform vermittelte. Inzwischen haben sich viele Übende durch längere Praxis und eigene Erfahrungen Übungsfertigkeit angeeignet. Das vorliegende Buch ermöglicht eine Vertiefung der Übungspraxis, kann aber auch als grundlegende Einführung dienen. Denn auf die detaillierte Beschreibung der Basisübungen des Qigong wird besonders Wert gelegt. Grundsätzlich empfiehlt sich beim Erlernen von Qigong kein rein autodidaktisches Vorgehen, sondern die Unterweisung durch einen Lehrer.

Da dies ein Arbeitsbuch für die praktische Anwendung des Qigong ist, bin ich für jede Kritik, für Hinweise über die Schwierigkeiten beim Erlernen und Unterrichten sowie über Probleme der therapeutischen Anwendung und natürlich auch über die Wirkungen sehr dankbar.

Dem Gesundheitsministerium der Volksrepublik China, dem Bundesminister für Jugend, Familie, Frauen und Gesundheit der Bundesrepublik Deutschland und dem Deutschen Akademischen Austauschdienst bin ich zu großem Dank verpflichtet, dass sie meine ersten Studienaufenthalte in der Volksrepublik China unterstützt haben. Dem Deutschen Akademischen Austauschdienst danke ich sehr für die Unterstützung des ersten Forschungsaufenthaltes von Prof. *Jiao Guorui* 1988 in Bonn, der den Grundstein für eine jahrelange fruchtbare Zusammenarbeit legte und auch zur Vorbereitung der ersten Ausgabe des vorliegenden Buches genutzt wurde. Den ÜbersetzerInnen sei für ihre engagierte Arbeit herzlich gedankt. Frau Dr. *Elke Freusch* möchte ich für wertvolle Diskussionen und ihre Unterstützung bei der Erstausgabe des Buches herzlich danken.

Bonn, Januar 2001 — Gisela Hildenbrand

# Vorwort

Qigong ist ein wertvolles Kulturgut des chinesischen Volkes und ein wichtiger Bestandteil der traditionellen chinesischen Medizin. Die Übungen des Qigong haben eine lange Geschichte und blicken auf eine reiche Tradition zurück. Qigong hat unverkennbaren Nutzen für die Erhaltung der Gesundheit, die Therapie von Krankheiten und die Stärkung von Körper und Geist. Das Üben von Qigong verhindert frühzeitiges Altern und ermöglicht ein langes Leben.

Mit Unterstützung des Deutschen Akademischen Austauschdienstes habe ich auf Einladung von Frau Dr. med. *Gisela Hildenbrand* im Frühjahr 1988 einen zweimonatigen Forschungsaufenthalt in der Bundesrepublik Deutschland verbracht. Während dieser Zeit konnte ich Qigong als therapeutisches Verfahren der traditionellen chinesischen Medizin in Vorträgen und Demonstrationen an der Universität Bonn, der Sporthochschule der Universität Köln und an der Abteilung für Sportmedizin der Universität Mainz vorstellen. Auf dem 74. Ärztlichen Fortbildungskongress des Zentralverbandes der Ärzte für Naturheilverfahren vermittelte ich interessierten Ärzten Grundkenntnisse in Theorie und Praxis des Qigong.

Eine besonders intensive Arbeit stellten die Seminare in Bonn dar, an denen viele Ärzte und Angehörige anderer medizinischer Berufe als auch Patienten teilnahmen. Aufgrund meiner Lehrtätigkeit und anhand der Berichte der Seminarteilnehmer stellte ich fest, dass die Seminarteilnehmer die Selbst-Übungen des Qigong gut erlernten und Wirkungen an sich erfuhren, wie ich sie seit über 3 Jahrzehnten bei meinen Patienten in der Klinik der Akademie für traditionelle chinesische Medizin Beijing beobachtet habe. Die Teilnehmer gewannen neue Erkenntnisse über ihren Organismus und wurden mit den Übungen so vertraut, dass sie in der Lage sind, nun für sich alleine weiterzuüben. Ihre Kenntnisse und Fertigkeiten gehen über ein oberflächliches Kennenlernen hinaus. Einige Kursteilnehmer, die sich besonders intensiv mit den Übungen und der Theorie des Qigong vertraut gemacht haben, praktizieren Qigong inzwischen mit ihren Patienten. Bei dieser Arbeit galt mein wissenschaftliches Interesse der Frage, inwieweit Qigong-Übungen transkulturell übertragbar sind. Obwohl es große Unterschiede zwischen den medizinischen Traditionen und Kulturen unserer Völker gibt, obwohl wir uns in Temperament und Mentalität unterscheiden, gibt es doch auch Gemeinsamkeiten, die allen Menschen zu eigen sind. Das Grundprinzip menschlichen Lebens ist gleich. Die Therapie durch die Selbst-Übungen des Qigong baut auf den Naturgesetzmäßigkeiten des menschlichen Organismus und seiner geistigen Fähigkeiten auf. Dies erklärt meine Beobachtung, dass die Übenden in Deutschland die gleichen Probleme, Erfahrungen und Wirkungen beschrieben wie meine Schüler und Patienten in China. Darüber hinaus haben die Übungen den Teilnehmern sehr viel Freude bereitet, was ich als außerordentlich wichtig erachte im Hinblick auf das selbstständige Weiterüben zu Hause. Aus den Ergebnissen meines Forschungsaufenthaltes ziehe ich den Schluss, dass die Übungen des Qigong auch in westlichen

Ländern von großem Nutzen im Rahmen der präventiven und kurativen Medizin sowie in der Rehabilitation sein werden.
Dieses Buch beschreibt die Übungsmethode der „15 Ausdrucksformen des Taiji-Qigong“, die ich neben zahlreichen weiteren Übungsmethoden bei meinen Patienten in China anwende. Ich habe die Auswahl nach den für die Anwendbarkeit so wichtigen Kriterien der Einfachheit, Wirksamkeit, Sicherheit und Verlässlichkeit getroffen. Dieses Buch möge der Gesundheit vieler Menschen dienen und die Freundschaft zwischen den Menschen unserer beiden Völker vertiefen.

Beijing 1989 Jiao Guorui

I. KAPITEL

# Einführung

## 1. Die Bedeutung von Qigong

Ein gesundes langes Leben gehört seit jeher zu den Wünschen der Menschen. In vielfacher Weise sind die Bedingungen zum Erreichen dieses Zieles erforscht worden. Gesundheit hängt von vielen Faktoren ab. Die Lehre von Qigong Yangsheng (Qi-Übungen zur Pflege des Lebens) hat Wege aufgezeigt, auf denen die Menschen durch ihre eigenen körperlichen und geistigen Bedingungen ihre physiologischen und mentalen Funktionen mobilisieren, regulieren und kultivieren können. Qigong ist ein wertvolles Kulturgut des chinesischen Volkes und Teil der traditionellen chinesischen Medizin. Qigong spielt eine wichtige Rolle bei allen Aufgaben, die sich der Medizin stellen: Prophylaxe, Therapie, Stärkung von Körper und Geist, Prävention vorzeitigen Alterns, Förderung eines langen Lebens.
Qigong trägt die charakteristischen Züge chinesischer Kultur und zeichnet sich durch folgende Besonderheiten aus: Entfaltung subjektiver Fähigkeiten durch eigene Übung – Kultivierung von Körper und Geist – Anwendung der „3 Mittel“ (Körperhaltung, Atmung, Vorstellungskraft) und „2 Wege“ (Übungen-in-Ruhe und Übungen-in-Bewegung) – Mobilisierung latenter Fähigkeiten – Kultivierung von „Wahrem Qi“ (zhenqi) – Selbstaufbau, Selbstregulierung, Selbstwiederherstellung – breites Anwendungsspektrum, Bezug zu vielen Wissenszweigen und Kunstformen.

### Entfaltung subjektiver Fähigkeiten durch eigene Übung

Qigong ist eine Selbst-Übungsmethode, durch die man lernt, subjektive Fähigkeiten zu entwickeln und zu nutzen. Im Rahmen der medizinisch angewandten Qigong-Übungen geht es um heilende Fähigkeiten oder Selbstheilungskräfte. Wenn man Qigong übt, muss man sich also auf die Entwicklung eigener positiver Prozesse verlassen, d. h. man übt mit einer zuversichtlichen Einstellung und Vertrauen in die eigenen Fähigkeiten.
Beim Üben von Qigong geben wir mit unseren eigenen geistigen Aktivitäten, mit Hilfe von Vorstellungen und Imagination, Impulse und Signale an unseren Organismus und beeinflussen damit unsere Körperfunktionen. In vertiefter Übungspraxis ist es möglich, Signale an alle Teile des Körpers, selbst an innere Organe zu senden.
Im Qigong arbeiten wir mit unserem Bewusstsein, das deshalb mit dem richtigen Verständnis und dem richtigen Ziel erfüllt sein muss. Richtiges Verständnis heißt, dass wir Qigong als wertvollen Aspekt gesunder Lebensführung ansehen, nicht

aber als Zauberstab oder Wunderwaffe gegen alle Krankheiten. Richtiges Verständnis heißt auch, dass wir Qigong weder als so geheimnisvoll betrachten, dass es nur wenigen Menschen offen steht, noch als so simpel, dass wir glauben, ohne beharrliches Üben eine gute Wirkung erzielen zu können. Wir können Qigong mit vielen Zielsetzungen üben, aber wir müssen vermeiden, uns widernatürliche Ziele zu setzen wie ewige Jugend oder eine absolute Garantie für Gesundheit. Qigong ist nur ein Aspekt der Gesundheit, natürlich ein sehr wichtiger. Es gibt kein Therapieverfahren, das alle anderen überflüssig macht. Mit Hilfe der Übungen des Qigong können wir die Gesetze der Natur verstehen lernen und ihnen gemäß handeln, wir können sie aber nicht ändern. Im Einklang mit den Naturgesetzen zu leben, ist Voraussetzung für den Erhalt und die Wiedererlangung der Gesundheit.

## Kultivierung von Körper und Geist

Die Übungen des Qigong betreffen Körper und Geist gleichermaßen. Wenn wir nur körperliche Übungen für unsere Gesundheit als wertvoll ansehen, so missachten wir die äußerst wichtige Rolle geistiger Übungen für unser Wohlbefinden. In zahlreichen klassischen Zitaten wurde die Bedeutung des Geistes bereits hervorgehoben:

„Wenn man gelassen und frei von Wünschen ist,
erhält man sich das Wahre Qi,
wenn man die geistigen Kräfte im Inneren bewahrt,
wie könnte Krankheit einen da angreifen?“

(Abhandlung über das naturgemäße und wahrhaftige Leben im Altertum · Unbefangene Fragen des Inneren Klassikers des Gelben Fürsten. 3./2. Jh. v. Chr.)

Im selben Buch wird berichtet:

„Im Altertum gab es große Meister.
Himmel und Erde trugen sie in Händen,
sie beherrschten Yin und Yang,
im Einatmen und Ausatmen stärkten sie das essenzielle Qi,
ihren Geist bewahrten sie in Unabhängigkeit,
ihre Gestalt bildete ein vollständiges Ganzes.“

Aus diesen über zweitausend Jahre alten Zitaten können wir ersehen, dass seit alters her den geistigen Übungen große Aufmerksamkeit geschenkt wurde. Mit den geistigen Übungen eng verbunden sind die Kultivierung des Geistes, die Ausbildung des Charakters, der Umgang mit den Emotionen, die Entwicklung einer klaren Denkweise und einer guten Gesinnung. Besonders der Entwicklung einer guten Gesinnung wird dabei größte Bedeutung beigemessen. Richtig verstanden ist Qigong Körper- und Geisteskultur zugleich.

## Die „3 Mittel“ und „2 Wege“

Die drei wesentlichen Aspekte der Qigong-Übungen sind Körperhaltung bzw. -bewegung, Atmung und geistige Tätigkeit. In jeder Qigong-Übung werden diese drei Aspekte praktiziert, aber in vielfältiger Weise. Man nennt sie auch die „3 Mittel“ des Qigong. Die zwei wesentlichen Kategorien, in die sich die Vielfalt der Übungen einteilen lässt, sind die Übungen-in-Ruhe und die Übungen-in-Bewegung, man nennt sie die „2 Wege“ des Qigong.

Körperhaltung, Atmung und Vorstellungskraft sowie Ruhe und Bewegung haben unterschiedliche Wirkungen auf die Funktionen des Organismus. Die verschiedenen Qigong-Übungen gewichten in unterschiedlicher Weise diese Mittel und Wege und haben entsprechend sehr spezielle Anforderungen bezüglich Körperhaltung, Atmung und Vorstellungskraft.

Bezüglich ihrer Wirkungsrichtung können Körperhaltung, Atmung und Vorstellungskraft in sich gegenseitig fördernder oder sich beschränkender Weise zusammengestellt werden. Näheres über den Zusammenhang zwischen Körperhaltung, Atmung und Vorstellungskraft in Bezug auf ihre Wirkung auf die Bewegungen des Qi (Steigen, Sinken, Öffnen und Schließen des Qi) siehe *Jiao Guorui:* Qigong Yangsheng, Gesundheitsfördernde Übungen der traditionellen chinesischen Medizin, Medizinisch Literarische Verlagsgesellschaft Uelzen, 1997, S. 99 ff. In der therapeutischen Arbeit werden die Beschwerden des Patienten genau analysiert, und dementsprechend werden die Qigong-Übungen ausgewählt und den individuellen Bedürfnissen angepasst. Die Möglichkeit, die Übungen auf die individuellen Bedingungen abzustimmen, ist ein großer Vorzug des Qigong.

## Mobilisierung latenter Fähigkeiten

Aus der Lebenserfahrung wissen wir, dass Menschen unter außerordentlichen Bedingungen Energien mobilisieren können und Fähigkeiten zeigen, die ihnen unter normalen Bedingungen nicht zu eigen sind. In Notsituationen oder bei geistigen Erkrankungen entwickeln Menschen unter Umständen solche Kräfte. Dies zeigt, dass im Organismus große latente Energien stecken, die wir gar nicht in uns vermuten. Mit Qigong-Übungen lassen sich latent vorhandene physiologische Energien allmählich mobilisieren und zur Entfaltung bringen.

Dieser Aspekt des Qigong hat eine lange Tradition in China zur Erlangung besonderer Fähigkeiten. Ebenso bedeutsam ist die Mobilisierung latenter Energien und Fähigkeiten sowohl zur Stärkung von Körper und Geist als auch zur Heilung von Krankheiten.

## Kultivierung von „Wahrem Qi“, Harmonisierung von Yin und Yang

Das Ziel aller Qigong-Übungen ist die Kultivierung von „Wahrem Qi“ (zhenqi). Dies ist ein Begriff aus der traditionellen chinesischen Medizin, der hier nur kurz erklärt

wird. Eine ausführliche Darstellung der Konzepte der traditionellen chinesischen Medizin ist nicht Aufgabe dieses praxisorientierten Buches.
Die Bedeutung von „Qi" lässt sich durch kein Wort unserer Sprache erschöpfend wiedergeben. Die Bedeutung reicht von Dampf, Gas, Hauch, Luft über Atem, Energie, Lebenskraft, Vitalität bis zu sehr allgemeinen Begriffen wie Aktivität, Einfluss, Funktion. Qi ist zu verstehen als eine alles durchdringende Naturkraft, die untrennbar mit allem Lebendigen verbunden ist.
Bezogen auf den menschlichen Organismus unterscheidet man verschiedene Kategorien von Qi, je nach Herkunft und je nach Aufgabe und Wirkungsweise. „Wahres Qi" ist dabei ein sehr undifferenzierter Begriff, unter dem wir etwa die Gesamtheit aller physiologischen Funktionen verstehen können. Das „Wahre Qi" hat zwei Wurzeln, das „Essenz-Qi" und das „Erworbene Qi". Das „Essenz-Qi", das wir bei der Geburt von unseren Eltern mitbekommen, bestimmt unsere angeborene Konstitution, es stellt die Antriebskraft für unsere Lebensprozesse dar. Dieses „Essenz-Qi" gilt es zu hüten, zu pflegen und zu nähren. Ist das „Essenz-Qi" üppig vorhanden, können Geist und Vitalität erblühen, die Widerstandskräfte sind stark. Mangelt es an „Essenz-Qi", so ist der Organismus Belastungen schlecht gewachsen, neigt zu Erschöpfung, und es entstehen leicht Krankheiten. Die angeborene Konstitution ist sehr bedeutsam für unsere Entwicklung nach der Geburt, d. h. für das „Erworbene Qi". Das „Erworbene Qi" hängt vom Antrieb des „Angeborenen Qi" („Essenz-Qi") ab, und das „Angeborene Qi" hängt von der nährenden Funktion des „Erworbenen Qi" ab. „Essenz-Qi" und „Erworbenes Qi" bedingen und fördern sich gegenseitig. Dies erklärt, dass die angeborene Konstitution keine feststehende Lebensbedingung ist, sondern durch die Förderungswirkung des „Erworbenen Qi" gestärkt und umgestaltet werden kann. Die Qigong-Meister schenken der Kultivierung des „Essenz-Qi" und der Übung und Entwicklung des „Erworbenen Qi" große Beachtung.
In den Konzepten der traditionellen chinesischen Medizin sind „Essenz-Qi" und „Erworbenes Qi" ganz bestimmten Funktionskreisen (zangfu) und Körperregionen (Dantian, Akupunkturstellen) zugeordnet. Im Übungsteil dieses Buches wird auf diese Zuordnungen hingewiesen. Ein weiteres wichtiges Konzept der traditionellen chinesischen Medizin ist das System von Leitbahnen, das den Organismus durchzieht. Leitbahnen sind als Kanäle zu verstehen, in denen Qi und Xue („Blut") harmonisch zirkulieren müssen, um keine Krankheit entstehen zu lassen. Eine wichtige Aufgabe der Qigong-Übungen ist das Durchgängighalten der Kanäle und das Auflösen von Stauungen und Blockaden des Qi (bewegender Aspekt) und Xue (nährender Aspekt). Am Körper gibt es besondere Orte, über die man Einfluss auf die Leitbahnen und Funktionskreise nehmen kann, man nennt sie Akupunkturpunkte (Einflussorte oder Zugänge wären treffendere Bezeichnungen). Durch Reize wie Stechen, Druck, Wärme, Dehnung, Imagination können gestörte Funktionen reguliert werden.
Gemäß der traditionellen chinesischen Medizin ist Gesundheit im ganz allgemeinen Sinne eine dynamische Ausgewogenheit von Yin und Yang. Yin und Yang sind Symbole für einander bedingende, komplementäre, einander gegenseitig fördernde und begrenzende Phänomene, deren ständige Wandlung den schöpferischen

Prozess darstellt, aus dem alle Dinge entstehen. Die Lehre von Yin und Yang wird in den Übungen des Qigong ganz konkret. Das Symbol für Yin und Yang kann als Übungsanleitung für Bewegungen und Atemführung, für den Umgang mit harter und weicher Kraft, angesehen werden. Durch Qigong-Übungen sollen die Lebenskräfte des Menschen entsprechend den Naturgesetzmäßigkeiten gefördert und entwickelt werden. Die grundlegendste Naturgesetzmäßigkeit ist der Wandel von Yin- und Yang-Phänomenen. Dieser Wandel wird in den Qigong-Übungen praktiziert als Wechsel von schließenden und öffnenden, von steigenden und sinkenden Bewegungen, im Wechsel von sich nach außen verbreitenden und sich nach innen schließenden Kraftvorstellungen, im Wechsel von hohen und tiefen Körperhaltungen, Strecken und Beugen der Gliedmaßen, im Wechsel von Aktivieren und Speichern des Qi, im harmonischen Wechsel von Einatmen und Ausatmen, Bewegen und Innehalten. Die Übergänge zwischen diesen polaren Übungselementen sind weich und fließend. Im Yin ist der Keim des Yang, im Yang ist der Keim des Yin. Auch dies findet seine konkrete Anwendung in den Übungen: In den lockeren, entspannten Körperhaltungen ist innere Festigkeit und Stabilität, in den weichen, fließenden Bewegungen ist innere Kraft – jede kraftvolle Haltung oder Bewegung weist Flexibilität und Elastizität auf.

## Selbstregulierung, Selbstaufbau, Selbstwiederherstellung

Bei der Gesunderhaltung und Therapie von Krankheiten durch Qigong-Übungen braucht man keinen Einfluss und keine Kraft von außen, sondern baut ganz auf den eigenen Möglichkeiten und Bedingungen auf, die einem zum Zeitpunkt des Übens zur Verfügung stehen. Das Praktizieren von Qigong ist eine Selbstregulierung, ein Selbstaufbau und eine Selbstwiederherstellung. Es gibt Wirkungen des Qigong, die sich durch kein Medikament und kein anderes therapeutisches Verfahren hervorrufen lassen. Dies erklärt, dass sich mit Qigong-Übungen auch bei chronischen, schwer zu behandelnden Krankheiten, bei denen kein anderes Verfahren mehr Wirkung zeigt, in manchen Fällen noch unerwartete Wirkungen erzielen lassen. Diese beruhen auf den regulierenden und wiederherstellenden Wirkungen des Qigong. Manche Menschen werden mit einer schwachen Konstitution geboren, andere mit starker. Dies ist jedoch keine unabänderliche Eigenschaft, denn durch beständiges Üben von Qigong lässt sich die Konstitution stärken. Diese Möglichkeit des Selbstaufbaus haben viele meiner Patienten erfahren. Sie erlangten eine größere Leistungsfähigkeit und wurden weniger anfällig für Krankheiten.

## Breites Anwendungsspektrum, Bezug zu vielen Wissenszweigen und Kunstformen

Stellen wir die Wirkungen des Qigong als Ausgewogenheit von Yin und Yang, Harmonisierung von Qi und Xue („Blut“), Durchgängigkeit der Leitbahnen und

Kultivierung von „Wahrem Qi“ (zhenqi) dar, so erkennen wir die Einbettung des Qigong in die traditionelle chinesische Medizin. Besonders eng ist der Bezug dabei zu Akupunktur und Moxibustion. Eine große Bedeutung kommt Qigong auch in vielen anderen Fachdisziplinen der Medizin zu, vornehmlich in der Geriatrie und der Rehabilitationsmedizin. Durch seine umfassende Wirkung auf physiologische und mentale Funktionen haben die Übungen des Qigong jedoch weit über die rein medizinischen Belange hinausgehende Anwendungsgebiete. Sie spielen eine wichtige Rolle in der Praxis der meditativen Sammlung, in der Kultivierung des menschlichen Geistes und in der Ausbildung des Charakters. Somit haben sie engen Bezug zu Philosophie, religiöser Praxis und Kunst. In der chinesischen Philosophie sind es vor allem die Schulen des Daoismus und Buddhismus, die als Quellen der Erkenntnis für die Entwicklung des Qigong anzusehen sind.
Aufgrund der subtilen Beachtung der körperlichen und mentalen Gesetzmäßigkeiten, der Entwicklung innerer Kraft und ihrer Anwendung anstelle grober Muskelkraft sowie der allgemeinen Stärkung von Körper und Geist, spielen die Übungen des Qigong seit alters her eine große Rolle in der Tradition der chinesischen Kampfkünste (wushu). Die modernen Sportarten, auch in Form des Leistungssports, haben wesentliche Impulse aus der Lehre von Qigong Yangsheng (Qi-Übungen zur Pflege des Lebens) erhalten. Dabei ist besonders hervorzuheben, dass die konditionsverbessernden Methoden des Qigong auf der Mobilisierung latenter physiologischer Energien beruhen; ein den Körper schädigendes Vorgehen zur Leistungssteigerung widerspricht grundsätzlich den Prinzipien des Qigong Yangsheng.
Das breite Anwendungsgebiet und die vielen Wissenschaftszweige und Kunstformen, die eine enge Beziehung zu Qigong haben, unterstreichen seine große Bedeutung für die Kultur von Körper und Geist.

## 2. Die Prinzipien des Übens

Es gibt eine große Vielfalt von Übungsmethoden des Qigong, das Übungssystem Qigong Yangsheng* umfasst 27 Methoden, worunter die 15 Ausdrucksformen des Taiji-Qigong zur Kategorie der Übungen-in-Bewegung (donggong) gehören. Obwohl jede einzelne Methode ihre eigenen Formen, Charakteristika, Erfordernisse und Ziele hat, basieren alle Qigong-Übungen auf den gleichen grundlegenden Prinzipien. Die wichtigsten Aspekte dieser gemeinsamen Grundlage lassen sich in sechs Schlüsselpunkten zusammenfassen:

Entspannung, Ruhe, Natürlichkeit
Vorstellungskraft und Qi folgen einander
Bewegung und Ruhe gehören zusammen
Oben „leicht“ – unten „fest“
Das richtige Maß
Schritt für Schritt üben

* Übersicht über das System Qigong Yangsheng in: *Jiao Guorui:* Das Spiel der 5 Tiere, Medizinisch Literarische Verlagsgesellschaft mbH, Uelzen, 1992

## Entspannung, Ruhe, Natürlichkeit

Entspannung, Ruhe und Natürlichkeit sind drei einfach zu verstehende Begriffe, die sich jedoch während des praktischen Übens als große Aufgaben erweisen. Das richtige Verständnis für Entspannung, Ruhe und Natürlichkeit zu entwickeln und während des Übens in die Praxis umzusetzen, ist eine ständige Übungsanforderung, die es auf immer höherem Niveau zu beherzigen gilt.

*Entspannung*

Entspannung meint sowohl die Entspannung des Körpers als auch die des Geistes. Nur wer sich geistig entspannen kann, kann auch seine Gliedmaßen entspannen. Dabei bedeutet körperliche Entspannung nicht etwa Schlaffheit oder Kraftlosigkeit. Die Entspannung darf ein gewisses Maß nicht überschreiten, sondern zeigt sich im Gefühl angenehmer Lockerung, verbunden mit dem Gefühl von innerer Festigkeit und Kraft. Die innere Festigkeit darf ebenfalls ein gewisses Maß nicht überschreiten, sie darf nicht zur Steifheit und Starre werden. Entspannung bedeutet hier also nicht absolute Entspannung, sondern relative Entspannung mit einem gewissen Maß an Spannung. Das Denken in absoluten Kategorien führt bei allen grundlegenden Prinzipien des Qigong unweigerlich zu Missverständnissen. Um eine gute Wirkung zu erzielen, ist es äußerst wichtig, Qigong mit dem richtigen Verständnis für seine Prinzipien und Ziele zu üben.
Wird das Prinzip der Entspannung nicht richtig verstanden, so kann es zu einem Gefühl der Kraftlosigkeit während und nach dem Üben kommen. Übt man entspannt mit innerer Festigkeit, so fühlt man sich durch die Übung gestärkt und erfrischt. Gelingt die Entspannung nur ungenügend, kann dies auf Dauer zur Starrheit und Steifheit der Gliedmaßen führen. Die Muskeln können sich verhärten, häufig stellen sich Nervosität und Unwohlgefühle ein. Das richtige Maß für Entspannung und Anspannung ist nicht statisch, sondern ein ständiger Prozess während des Übens. Die Feineinstellung muss jeder Übende nach seinen individuellen Bedingungen und Empfindungen vornehmen. Sie ist entscheidend für den Effekt der Übung. Diese Feinabstimmung ereignet sich innen, als innere Bewegung. Sie ist von außen nicht sichtbar, aber innerlich fühlbar.

*Ruhe*

Mit Ruhe ist die geistige Ruhe während des Übens von Qigong gemeint. Die Ruhe des Geistes ist nicht absolut, sondern in ihrer Relation zur Bewegung zu betrachten. Dem Wesen nach ist unser Leben ein sich ständig ändernder Prozess, und so ist Ruhe in unserem Leben nur relativ vorhanden. Wir verändern und wandeln uns in jeder Sekunde unseres Lebens; nach dem Tod verwandelt sich unser Körper in andere Dinge. Der Fluss des Lebens, der Wandel von Entstehen und Vergehen, kann nicht angehalten werden. Ruhe des Geistes bedeutet nicht, dass alle Gedanken ausgelöscht sind, sondern dass die vielen umherstreunenden Gedanken gebündelt werden zu einigen wenigen. Unsere geistigen Aktivitäten sind ganz auf die Übung und ihre Anforderungen gerichtet. Wir sind nicht nur mit den Gedanken, sondern auch mit dem Herzen bei der Übung und geben Ablenkungen keinen Raum. Unsere alltägliche Gedankenwelt gleicht oft einem ungezügelten Pferd, einer Horde wilder Affen. Wenn wir diese Horde wilder Affen entlassen, kommen wir zu einer geistigen Ruhe, zu einem klaren Bewusstsein. Geistige Ruhe und klares Bewusstsein bedeuten Reinigung des Geistes. Die geistige Ruhe beim Üben von Qigong ist keine absolute Ruhe, sondern „Bewegung in der Ruhe“, Bewegung im Zustand geistiger Klarheit. Entspannung und Ruhe fördern und unterstützen einander gegenseitig: Entspannung hilft in die Ruhe zu kommen, in der Ruhe kann man sich weiter entspannen; Entspannung und Ruhe sind zwei gleichzeitig nebeneinander ablaufende Prozesse.

*Natürlichkeit*

Die Forderung nach Natürlichkeit betrifft alle Aspekte der Qigong-Übungen. Körperhaltung und Körperbewegung, Atmung und Bewahren und Lenken der Vorstellungskraft sollen auf natürliche Weise erfolgen, Zwanghaftigkeit ist fehl am Platz. Nur wer sich seiner Natur gemäß verhält und übt, kann in den Genuss der angenehmen Wirkung des Qigong kommen. In China gibt es das Sprichwort „Natürlichkeit ist teuer“. Es hört sich leicht an, natürlich zu sein, aber in der Übungspraxis erweist es sich als mühevolles Unterfangen. Natürlich, nicht zwanghaft, heißt in der Praxis des Qigong keineswegs, sich nur ja keiner Mühe zu unterziehen, sondern verbindet ein entspanntes Den-natürlichen-Bedürfnissen-Folgen mit „gong“, beharrlicher Arbeit. Natürlichkeit bedeutet, dass jeder Übende die Übung ein wenig verschieden ausführt, entsprechend seinen eigenen Bedingungen. Viele Übende scheuen sich, die notwendigen kleinen Korrekturen zu machen, weil sie glauben, dass sie die Körperhaltung des Lehrers genau kopieren müssten. Selbstverständlich sollte man die vorgeschriebenen Körperhaltungen nicht willkürlich ändern, aber wenn man alles nur nachahmt, wie sollte man da Natürlichkeit erlangen?
Zwei Arten der natürlichen Regulation und Korrektur der Körperhaltung sind beim Üben zu berücksichtigen: Bei der ersten Art vollzieht sich keine Veränderung der äußeren Gestalt, aber der Übende spürt z. B. eine Entspannung der Schultern und empfindet dabei, dass die Schultern nach unten sinken. Eine solche Empfindung kann in verschiedenen Körperteilen auftreten. Es kann auch geschehen, dass eine körperliche Empfindung nachlässt oder verschwindet. Der Übende spürt z. B. auf einmal nicht mehr, dass er den Bauch leicht einzieht und die Brust etwas zurücknimmt, obwohl er äußerlich weiterhin diesen Anforderungen einer Standhaltung nachkommt. Ferner kann der Übende innere Impulse wahrnehmen, die ihn z. B. zum Begradigen der Wirbelsäule drängen, aber keine äußerlich wahrnehmbare Veränderung verursachen. Wenn der Übende gerade bemerkt, dass sich günstige Veränderungen in ihm anbahnen, er aber versucht, diese Veränderungen zu unterdrücken und dadurch die inneren Bewegungen in gewisser Weise einschränkt, widerspricht dies deutlich der Forderung nach „Natürlichkeit“. Wir müssen lernen, die Tendenz zu einer Entwicklung zu erkennen, den günstigen Zeitpunkt nicht verstreichen zu lassen und dem Drang zu einer Entwicklung auf natür-

liche Weise nachzugeben. Wenn sich in der Körperhaltung, der Atmung oder unserer Vorstellungskraft eine Wandlung anbahnt oder schon stattgefunden hat, soll man diesen Veränderungen nichts in den Weg stellen.
Die zweite Art der Regulation und Korrektur lässt sich auch äußerlich am Körper wahrnehmen. Es ist zu bedenken, dass körperliches Gleichgewicht, Ausgeglichenheit in der Haltung, Ausgewogenheit in der Kraftstruktur nichts Absolutes und Feststehendes, sondern ein dynamischer Prozess sind. Wenn man z. B. eine gewisse Körperhaltung eingenommen hat (fester Stand, Körper aufgerichtet, Rücken gerade, Kopf aufrecht, Blick in die Ferne) und in dieser Haltung eine Zeitlang übt (3 bis 5 Minuten oder länger), spürt man den Drang zu einer Veränderung nach links, rechts, vorne oder hinten. Dies ist das Anzeichen für eine notwendige Ausgleichsbewegung. Oft bedarf es dann nur einer sehr kleinen Korrektur. Nach einer weiteren Weile des Übens werden sich aufgrund der korrigierten Körperhaltung und der weiteren Entwicklung des Übungszustandes wahrscheinlich neue Veränderungen ergeben. Im Verlauf einer Übung treten also eine Sequenz von Veränderungen bzw. Bewegungen und Zeiten der Ruhe auf. Es können innere und äußere Veränderungen wie auch innere und äußere Bewegungen sein. Aufgrund der Anpassung der Übung an diese natürlichen Veränderungen und Bedürfnisse kristallisieren sich die eigenen Feinabstimmungen der allgemein gültigen Übungsregeln heraus.
Wie kann man erreichen, nach dem Kriterium der Natürlichkeit zu üben? Hierzu dienen die beiden erstgenannten Übungsanforderungen: Entspannung und geistige Ruhe. Nur in geistiger Ruhe kann sich das klare Bewusstsein entwickeln, welches notwendig ist, um die inneren Bewegungstendenzen wahrnehmen zu können und ihnen zu folgen, so wie es der eigenen Natur entspricht. In einem Kurs üben zunächst alle Teilnehmer nach den gleichen Anweisungen und Regeln. Dies ist notwendig, um das Verständnis für die Prinzipien des Qigong zu entwickeln und langsam zu vertiefen. Nur auf dieser Grundlage können die Übenden individuelle Anpassungen in der Weise vornehmen, dass sie ihren Übungszustand verbessern. Wenn nach längerer Übungspraxis jeder für sich allein übt, werden sich kleine Unterschiede zur gelehrten Form ergeben, und diese Unterschiede sind wertvoll und erlaubt. Wenn man alle Übenden in eine Form zwingen wollte, so würde man dem chinesischen Sprichwort: „Den Fuß stutzen, damit er in den Schuh passt" folgen. Unterdrückt man die notwendigen kleinen Variationen, wird man sich unbehaglich fühlen und Widerwillen gegen die Übungen entwickeln, weil man gegen seine Natur übt. Um die notwendigen kleinen Korrekturen zu erkennen, muss man mit großer Achtsamkeit üben und die Veränderungen in der Empfindung beachten, die auf eine notwendige Korrektur aufmerksam machen. Bei den Korrekturen und Regulierungen werden wir erfahren, dass kleine Änderungen in der Haltung große Veränderungen im Empfinden und Befinden hervorrufen können, während große Veränderungen der Körperhaltung meist nur kleine Veränderungen in der Empfindung bewirken. Die Gesetzmäßigkeiten der Natur wahrzunehmen und ihnen zu folgen, ist wesentliches Prinzip der Qigong-Übungen.

## Vorstellungskraft und Qi folgen einander

Ein weiterer Schlüssel zum Verständnis der Qigong-Praxis ist die Erkenntnis, dass Vorstellungskraft und Qi eng miteinander verbunden sind, in Wechselwirkung treten und während des Übens einander folgen. Die führende Rolle übernimmt dabei die Vorstellungskraft. Mit Vorstellungskraft (yi) sind geistige, gedankliche Aktivitäten gemeint. Mit Qi sind hier im weitesten Sinne die physiologischen Aktivitäten unseres Organismus gemeint. Diese inneren Bewegungen und Veränderungen können wir nach längerer Übungspraxis auch empfinden, etwa in Form von Wärme, dem Gefühl des Durchströmtwerdens oder feiner innerer Bewegung. Wir sprechen dann von Qi-Empfindung, Qi-Gefühl (qixi) bzw. Qi-Fluss. Alle unsere Gedanken und Vorstellungen haben Einfluss auf die physiologischen Vorgänge in unserem Körper. Ein alltägliches Beispiel zeigt dies deutlich. Wenn wir an eine köstliche Speise denken, läuft uns das Wasser im Mund zusammen, auch wenn weit und breit nichts zu essen da ist. Die Vorstellungsübungen, die wir im Qigong benützen, wirken regulierend und stärkend auf die Funktionen unseres Organismus; sie sind der Harmonisierung, Kultivierung und dem Nähren des Qi dienlich.

„Vorstellungskraft und Qi folgen einander" besagt also, dass der Übende durch eigene geistige Tätigkeit physiologische Prozesse beeinflusst. Das enge Zusammenspiel von Vorstellungskraft und Qi wird dabei stufenweise geübt. Die „Vorstellungskraft führt das Qi" und „Qi folgt der Vorstellungskraft" ist die erste Stufe. Zunächst benötigt das Qi eine gewisse Zeit, um der Vorstellung zu folgen. Nach längerer Übungspraxis wird diese Zeitspanne kürzer, so dass schließlich Vorstellungskraft und Qi in völligem Einklang sind. Dieser Zustand ist in engerem Sinne mit dem Ausdruck „Vorstellungskraft und Qi folgen einander" gemeint.

In vielfältigen Übungsmethoden wird das Zusammenspiel von Vorstellungskraft und Qi praktiziert. Wenn wir z. B. in der 2. Form der 15 Ausdrucksformen des Taiji-Qigong „die Wolken zerteilen", so wird diese Vorstellung das Qi vermehrt zur daumenseitigen Hand- und Armkante leiten (Hand-Taiyin, Lungen-Leitbahn; Hand Yangming, Dickdarm-Leitbahn), was wir, etwa in Form von Wärme, empfinden können. Wenn wir in derselben Übung dann „den Mond halten", folgt das Qi unserer Vorstellung, und wir beeinflussen so den Laogong-Bereich (s. S. 280), eine wichtige Stelle des Hand-Jueyin (Meister des Herzens-Leitbahn). Diese Beispiele könnten wir beliebig fortsetzen. Die Vorstellungskraft ist potenziell sehr stark, und deshalb müssen wir sorgsam mit ihr umgehen. Die durch sie bewirkten physiologischen und psychischen Veränderungen werden häufig unterschätzt. Niemals sollten wir die Vorstellungskraft zu konkret oder zu stark einsetzen, weil wir etwa auf schnelle Erfolge schielen oder sensationelle Veränderungen in unserem Organismus erleben möchten. Wir können die Vorstellungsübungen getrost in Entspannung, Ruhe und Gelassenheit üben, denn ob wir Qi-Empfindungen dadurch auslösen oder nicht, spielt nicht die entscheidende Rolle. Natürlich zeigt uns ein angenehmes Gefühl von Wärme und Kraftfülle im Bauch an, dass wir einen guten Übungszustand erreicht haben. Aber die Bedingungen der Menschen sind sehr verschieden. Manche üben lange Zeit, ohne eine nennenswerte Qi-Empfindung zu erle-

ben, und trotzdem sind die Auswirkungen der Übung auf ihr geistiges und körperliches Befinden sehr gut. Andere erleben sehr rasch Qi-Empfindungen und verlieren vor lauter Freude darüber die für die guten Wirkungen so wichtige geistige Ruhe und Gelassenheit. Ein Zeichen für den richtigen Umgang mit der Vorstellungskraft ist das Wohlbefinden während und nach der Übung.
Neben der Intensität der eingesetzten Vorstellungskraft ist auch die Wahl der Vorstellungsbilder von entscheidender Bedeutung für die Wirkung einer Übung. Grundsätzlich werden Vorstellungen benützt, die angenehme Empfindungen auslösen und dem Erlangen der geistigen Ruhe und Entspannung dienlich sind. Dazu ist es notwendig, dass die vorgestellten Dinge nicht zu exakt und konkret gedacht werden, sondern nur vage, unscharf, ungefähr. Wenn wir „stehen wie eine Kiefer", sollten wir nicht „die Nadeln der Kiefer zählen"; wenn wir „den Mond tragen", sollten wir nicht fragen, wie schwer denn der Mond ist.
Da die gesamte Qigong-Übung, also auch Körperhaltung, Bewegung und Übungsablauf von unserer geistigen Aktivität angeführt wird, ist es wichtig, alle Übungsanforderungen mit der richtigen Einstellung zu praktizieren. Wir dürfen die Übungsanforderungen nicht „vergessen", aber wir dürfen auch nicht zu stark an sie denken.

## Bewegung und Ruhe gehören zusammen

Bewegung und Ruhe haben in der Praxis des Qigong verschiedene Bedeutungsebenen. Zum einen unterteilt man Qigong-Übungen in die beiden Kategorien „Übungen-in-Ruhe" (jinggong) und „Übungen-in-Bewegung" (donggong), zum anderen verknüpft man in jeder Qigong-Übung Ruhe und Bewegung organisch miteinander. Bewegung bezieht sich sowohl auf die äußere Bewegung des Körpers als auch auf die innere Bewegung des Qi. Auch die Ruhe hat zwei Aspekte, nämlich den äußeren Ruhezustand des Körpers und die innere geistige Ruhe. Bewegung und Ruhe sind immer in Relation zueinander zu betrachten. Alle Dinge im Universum befinden sich in ständiger Bewegung, Entwicklung und Veränderung. Insofern gibt es keine absolute Ruhe.
Das Ziel der Qigong-Übungen ist es, die physiologischen und psychischen Funktionen, d. h. „Bewegungen" und Veränderungen im Menschen zu fördern. Qigong hat eine regulierende, regenerierende und aufbauende Wirkung auf den Organismus. Vom Beginn einer Krankheit bis zur Heilung, von der Schwächung bis zum Wiedererstarken läuft ein kontinuierlicher Prozess ab, der sich nur in Bewegung realisieren kann. Ohne Bewegung gibt es keine Veränderung. Die chinesische Medizin ist der Ansicht, dass Krankheit dann entsteht, wenn die Bewegungen von Qi und Xue („Blut") im Körper unharmonisch, behindert oder blockiert sind. Damit Qi und Xue wieder frei fließen können, muss man ihre Bewegung regulieren, harmonisieren und Blockaden auflösen. Aus diesem Grunde ist Bewegung so elementar. Allerdings kann sich die Wirkung von Bewegung nur unter der Bedingung einer inneren Ruhe entfalten. Deshalb gilt die innere Ruhe

als Grundlage einer jeden Qigong-Übung. Hinsichtlich der Methodik einer Qigong-Übung kann entweder die Bewegung oder die Ruhe den Hauptaspekt bilden; die beste Wirkung erzielt man durch eine organische Verbindung beider Aspekte. Bei Übungen-in-Ruhe stehen äußere Ruhe und innere Bewegung im Vordergrund: In der Ruhe sucht man Bewegung. Bei Übungen-in-Bewegung werden äußere Bewegung und innere Ruhe betont: In der Bewegung sucht man Ruhe. Auf diese Weise gelangt man zum Ineinandergreifen und Einklang von Bewegung und Ruhe.
Das Methodenspektrum des Lehrsystems Qigong Yangsheng enthält 7 Methoden der Übungen-in-Ruhe (jinggong) und 11 Methoden der Übungen-in-Bewegung (donggong). Ganz wesentlich ist die dritte Kategorie der Übungen-in-Ruhe-und-Bewegung, für die ich die treffendere Bezeichnung „Methode der induzierten Bewegung" (youfagong*) entwickelt habe, und die in 9 Stufen geübt werden kann. Reiht man bei Studium und Praxis des Qigong nicht einfach Methode an Methode, sondern bemüht sich um ein tieferes Verständnis, so wird man feststellen, dass die Übungen zwar verschiedenen Kategorien zugeordnet werden, im Kern aber wie kommunizierende Röhren miteinander verbunden sind.
Die 15 Ausdrucksformen des Taiji-Qigong werden zu den Übungen-in-Bewegung gezählt, umfassen aber in idealer Weise beide Kategorien. Dies wird in der Bedeutung, die den Ruhe-Haltungen beigemessen wird, offensichtlich. Ebenso zeigen die verschiedenen Übungsweisen – im Gehen, im Stehen, im Sitzen auf dem Stuhl, im Sitzen auf der Erde – dass Ruhe und Bewegung unterschiedlich gewichtet werden können.

## Oben „leicht" („leer") – Unten „fest" („voll")

Mit dem Zustand „Obere Leichtigkeit – untere Festigkeit" wird ein Idealzustand beschrieben, der in der Sprache des Qigong mit Hilfe von zahlreichen Bildern veranschaulicht wird: „Leichter Brustkorb – fester Bauch", „Feste Wurzeln – Blätter im Wind", „Unten 7 – Oben 3", „Festes Fundament – freie Entfaltung". Als Grenzlinie zwischen „oben" und „unten" wird dabei die Nabelhöhe angenommen. Während des Übens von Qigong soll der Körper oberhalb des Nabels als leicht („leer") empfunden werden, unterhalb des Nabels dagegen als fest und solide („voll"). Was heißt „leer" bzw. „leicht"? Wenn eine Tasse Wasser enthält, so lässt es sich leicht umrühren, enthält die Tasse dagegen Lehm, so rührt es sich schwer. In einer Türangel muss immer Platz (Leere) sein, dann lässt sich die Türe leicht bewegen. In diesem Sinne soll im oberen Teil des Körpers (Brustkorb und Kopf) das Gefühl der Leere, Leichtigkeit und leichten Beweglichkeit herrschen, im unteren Teil des Körpers (Bauch und untere Extremitäten) dagegen das Gefühl von Festigkeit und Kraft.

* *Jiao Guorui:* Youfagong – Methode der induzierten Bewegung, Medizinisch Literarische Verlagsgesellschaft mbH, Uelzen, 1995

Die obere Leichtigkeit beruht auf der unteren Stabilität. Deshalb wird in den Übungen des Qigong der Entwicklung der unteren Stabilität, dem festen Fundament, große Aufmerksamkeit gewidmet. Es gibt zahlreiche Übungselemente, die diesem Ziel dienen: das Bewahren der Vorstellungskraft im mittleren Dantian, die Vorstellung einer festen Verwurzelung mit der Erde, die Übung des „Inneren Schließens des Beckens", die Körperhaltung mit lockerem gesenktem Becken und mit nach unten gerichteter Gesäßkraft und die allgemein gültige Verteilung der Vorstellungskräfte „Unten 7, Oben 3". Diese besagt, dass alle nach unten gerichteten Kräfte eine größere Gewichtung haben als die nach oben gerichteten. Die Zahlen 7 und 3 sollen dabei nicht zu konkret verstanden werden, vielmehr ist das Maß der Gewichtung flexibel, den speziellen Bedingungen des Übenden entsprechend anzuwenden. Man braucht beim Üben nicht an die obere Leichtigkeit zu denken, sie ergibt sich auf natürliche Weise von selbst, sobald sich untere Stabilität eingestellt hat. Sowohl bei Übungen-in-Bewegung als auch bei Übungen-in-Ruhe gilt es, das Prinzip der unteren Festigkeit zu praktizieren.
Die große Bedeutung von oberer Leichtigkeit und unterer Festigkeit wird augenfällig, wenn wir die Auswirkungen des gegenteiligen Zustandes, nämlich der „Oberen Fülle" und „Unteren Leere" betrachten. Symptome und Missempfindungen bei „Oberer Fülle" sind z. B.: schwerer Kopf, schlechtes Gedächtnis, schlechtes Einschlafen, Erwachen mit bleierner Müdigkeit und Abgeschlagenheit, Kopfdruck, Kopfschmerz, Schwindel, Gefühl von verstopften und zugeschwollenen Ohren, innere Unruhe, Nervosität, schweres Atmen, Enge- und Druckgefühl in der Brust, leichte Erregbarkeit, Neigung zu Ärgerlichkeit, Zornesausbrüchen und schlechter Laune, Gefühl der Last auf Schultern und Rücken, Druckgefühl um den Kopf herum (wie ein Gummiband um den Kopf). Die mit der „Oberen Fülle" einhergehende „Untere Leere" ist u. a. gekennzeichnet durch unsicheren Gang, instabilen Stand, Beschwerden, Schmerzen und Schwächegefühl im Lenden-Kreuz-Bereich sowie in Knien und Beinen. Übt man ausdauernd gemäß dem Prinzip „Oben leicht - Unten fest", so beugt man den vielfältigen Beschwerden von „Oberer Fülle" und „Unterer Leere", die besonders im höheren Lebensalter auftreten, vor, und kommt in den Genuss vieler angenehmer Empfindungen: Beim Aufstehen fühlt man sich erfrischt wie nach einem erholsamen Urlaub, das Reaktionsvermögen ist gut, der Kopf klar, Ohren und Augen funktionieren gut, die Atmung ist frei, man fühlt sich voller Lebensenergie und hat ein festes Fundament.

## Das richtige Maß

Will man Reis kochen, so darf die Flamme nicht zu klein und nicht zu groß sein; will man sich guter Wirkungen durch das Üben von Qigong erfreuen, so muss man beim Praktizieren das richtige Maß für das eigene Üben finden. Wir müssen unsere Grenzen nach oben und nach unten kennen. Wenn wir auf zu niedrigem Niveau üben, erzielen wir keine Wirkungen. Wenn wir zu intensiv oder hart praktizieren, erreichen wir zwar Effekte, aber keine optimalen Wirkungen und müssen sogar mit schädlichen Wirkungen rechnen. Zu intensives Üben ist schlimmer als zu lasches

Üben, da wir im ersten Falle unserem Organismus Schaden zufügen können, im zweiten Falle lediglich keine Wirkung erzielen. Es gilt, das rechte Maß in Bezug auf alle Aspekte der Übung zu finden, also in Bezug auf Körperhaltung, Bewegung, Atmung, Vorstellungskraft und Übungsdauer.

*Körperhaltung*

Grundlegend ist die Übungsanforderung, eine lockere, natürliche und angenehme Körperhaltung einzunehmen. Für jede Übungsmethode gibt es darüber hinaus spezielle Anforderungen für die Körperhaltung. Dabei sind kleine Varianten zugelassen, die den speziellen Eigenschaften und augenblicklichen Bedingungen des Übenden entsprechen. Diese kleinen Varianten haben einen sehr großen Effekt, insbesondere im Hinblick auf die Heilung von Krankheiten. Die Körperhaltung muss stets bequem und der eigenen Kraft angemessen sein. Die Basiskörperhaltungen wie z. B. „Stehen wie eine Kiefer“ als auch die Ruhe-Haltungen der einzelnen Übungen der 15 Ausdrucksformen des Taiji-Qigong können in verschieden hoher Position mit entsprechend unterschiedlicher Schrittbreite geübt werden, womit eine individuelle Anpassung der Übungsstärke möglich wird und sich ein breites Spektrum für das Maß an Anstrengung ergibt. Dabei sollte man sich nicht an Darstellungen von Qigong-Meistern messen wollen, deren Pferd-Schritt z. B. sehr breit und tief ist und entsprechend viel Stützkraft des Körpers erfordert. Abgemilderte Varianten der Übungen können auch von Menschen in geschwächtem Zustand oder hohem Alter gut bewältigt werden. Auch die Armstellung erfordert je nach Höhe der Armposition (z. B. bei der 6. Form „Der Kondor breitet seine Schwingen aus“) und Grad der aufspannenden Kraft (z. B. bei der 4. Form „Schiebe den Berg mit beiden Händen“) ein sehr unterschiedliches Maß an körperlicher Kondition und Konstitution. Wenn wir uns beim Üben in einem Maße anstrengen, dass wir gerade ein wenig Feuchtigkeit auf der Haut spüren, als hätten wir uns mit einem feuchten Tuch abgewischt, dann haben wir im Allgemeinen die angemessene Intensität an körperlicher Anstrengung erreicht.

*Vorstellungskraft, Gedanken*

Die Gedanken spielen die führende Rolle in der Qigong-Übung, die Vorstellungskraft ist der „Dirigent“ aller anderen Übungsaspekte. Um den richtigen Gebrauch von Gedanken und Vorstellungskraft zu machen, muss man Folgendes beherzigen: „Man achtet auf die Vorstellungskraft, aber man betont sie nicht“; „man vergisst das Bewahren der Vorstellungskraft nicht, beachtet es aber auch nicht zu sehr“. Es ist wie „denken und doch nicht denken“, wie „sich etwas vorstellen und doch nicht vorstellen“. Man soll also während des Übens das Lenken und Bewahren der Vorstellungskraft nicht vernachlässigen, aber die Vorstellungskraft auch niemals zwanghaft einsetzen.
Das richtige Maß an Vorstellungskraft bezieht sich zum einen auf die Intensität der Vorstellung, zum anderen auf den Grad der Konkretisierung des Vorstellungsbildes. Setzen wir die Vorstellungskraft zu stark ein, kommt es leicht zu Verkrampfungen,

Starre und Steifheit, sowohl im Körper wie auch im Geist. Sind die Vorstellungen zu konkret, nehmen wir das Vorstellungsbild, das letztlich nur ein Hilfsmittel ist, um einen bestimmten Übungszustand zu erreichen, zu ernst, dann verengt sich unser Blickwinkel, es mangelt an Leichtigkeit, Steifheit und Starre können sich einstellen. Zu starke und zu konkrete Vorstellungen sind dem freien Fluss des Qi nicht förderlich, sondern begünstigen Stauungen und Stagnation des Qi; es entwickelt sich leicht das Gefühl, etwas sei in unserem Körper steckengeblieben. Wenn die Vorstellungskraft nicht in ausreichendem Maße eingesetzt wird und die Vorstellung zu verschwommen ist, dann können wir damit keine innere Bewegung des Qi bewirken. Das richtige Maß für die Vorstellungskraft zu finden, ist bei Übungen-in-Ruhe besonders wichtig, da es bei diesen Übungen sonst leicht zu Missempfindungen und schädlichen Wirkungen kommen kann.

### *Atmung*

Zu Beginn der Übungspraxis ist es am besten, den „Atem zu vergessen", d. h. der Atmung keine besondere Aufmerksamkeit zu widmen. Praktiziert man Körperhaltung und Bewegung unter Anleitung der Vorstellung nach den Übungsprinzipien von Entspannung, geistiger Ruhe und Natürlichkeit, nach dem Prinzip der unteren Festigkeit und Stabilität, so entwickelt sich ganz von selbst eine natürliche tiefe Bauchatmung. Es kommt auf natürliche Weise zu einem harmonischen Zusammenspiel zwischen Haltung, Bewegung, Atmung und geistiger Tätigkeit. Jedes zwanghafte Führen des Atems muss unterbleiben, da dieser dabei leicht ins Stocken gerät. Auch wenn es bei manchen Übungsbeschreibungen von speziellen Atemmethoden nicht explizit ausgedrückt wird, gilt jedoch ganz generell, dass alle konkreten Anweisungen bezüglich des Atems erst dann praktiziert werden sollen, wenn sich durch längere Übungspraxis schon eine „natürliche Atmung" entwickelt hat. „Natürliche Atmung" bedeutet eine stabile, langsame, tiefe, feine und gleichmäßige Atmung. Auf dieser Grundlage können spezielle Atemmethoden, stets in Einklang mit Körperhaltung, Bewegung und Vorstellungskraft, praktiziert werden.

### *Übungsdauer*

Man sollte nie bis zur Erschöpfung oder bis zum Überdruss praktizieren. Kleine Unlustgefühle und Trägheit zählen allerdings zu den kleinen Bitterkeiten, die es durchzustehen gilt. Man sollte nur so lange üben, dass man noch über genügend Kräfte verfügt und das Interesse an den Übungen noch wach ist. Nicht die teuerste Medizin ist die beste Medizin, sondern die richtige. Ebenso ist nicht die härteste oder spektakulärste Übung die beste, sondern die, die den individuellen Bedingungen gemäß ist.

## Schritt für Schritt üben

Qigong ist eine Selbstübungsmethode, deren Effekte sich mit der Dauer der Übungspraxis immer deutlicher zeigen. Um die erwünschten Wirkungen zu erzielen, muss man ernsthaft und ausdauernd üben. Jede Übungsmethode des Qigong hat ihre eigenen Anforderungen und Schwierigkeiten, die jeder Anfänger gut kennen lernen muss. Zu Beginn der Übungspraxis ist es besonders wichtig, die grundlegenden Übungen, insbesondere die drei Vorbereitungshaltungen und die Abschlussübungen, ausgiebig zu praktizieren und sich so ein sicheres und solides Fundament zu schaffen. Nach längerer Übungspraxis der 15 Ausdrucksformen des Taiji-Qigong in fester Position kann man dann Schritt für Schritt zu den schwierigeren Stufen, wie z. B. den 15 Ausdrucksformen des Taiji-Qigong im Gehen, voranschreiten. Eine weitere Stufe sind die 15 Ausdrucksformen des Taiji-Qigong in freier Form. Wer ungeduldig übt, wer sich nicht ernsthaft mit einer Übung befasst, wer nach schnellen Effekten strebt, der wird keine Fortschritte erzielen oder sogar schädliche Wirkungen auslösen. Auf die Dauer ist das langsame Schreiten schneller als das ungeduldige und hastige Gehen.
Die oben genannten Prinzipien haben allgemeine Gültigkeit für alle unterschiedlichen Übungswege und Methoden des Qigong Yangsheng. Diese Prinzipien werden durch die speziellen Anforderungen der einzelnen Formen und Übungsweisen der 15 Ausdrucksformen des Taiji-Qigong ergänzt.

## 3. Ursprung und Entwicklung der „15 Ausdrucksformen des Taiji-Qigong“

Der Ursprung der „15 Ausdrucksformen des Taiji“ lässt sich bis in die Tang-Dynastie (618 bis 907 n. Chr.) zurückverfolgen. In dieser Zeit beschrieb der Daoist *Xu Xuan Ping* die „13 Ausdrucksformen der Taiji-Pfahl-Übung“, die als Urform der heute von mir gelehrten 15 Übungsformen angesehen werden können. *Xu Xuan Ping* lebte in der Kreisstadt Weizhou südlich des Yangtze-Flusses. Schon in seiner Kindheit studierte er viele Bücher und las gerne Gedichte. Er war sehr gutherzig und machte sich nichts aus Reichtum. Gemäß seiner Veranlagung widmete er sich ganz der daoistischen Philosophie sowie der Kunst des Faustkampfes. Zunächst ging *Xu Xuan Ping* zum Kloster der Himmelsplattform im Schneegipfelgebirge in der Provinz Hunan. Dort wurde er in der daoistischen Doktrin unterwiesen und nahm seinen Mönchsnamen *Xuan Yuanzi* an. Nach einigen Jahren verließ er das Kloster der Himmelsplattform und begab sich auf die Wanderung zu vielen heiligen Bergen und berühmten Klöstern in zahlreichen Provinzen des Landes. So kam er auch zum Taibai-Gebirge. Er meditierte dort einige Jahre und wurde ein Meister der daoistischen Schule und ein Meister der Kampfkunst. Er verband die Übungen der „8 angeborenen (naturgegebenen) Ausdrucksformen“ (xiantian ba shi) mit „Inneren Übungen“ (neigong) und nannte seine so entwickelte Übungsmethode die „13 Ausdrucksformen der Taiji-Pfahl-Übungen“. *Xuan Yuanzi* lebte fortan abgeschieden im Kloster der Reinheiten im Wugong-Gebirge

in der Provinz Jiangxi. Dort leitete er seine Schule für die „13 Ausdrucksformen der Taiji-Pfahl-Übung". Er nahm viele berühmte Schüler wie *Zhuang Ding*, *O Yang Xiu* und *Ding Lu Shan* auf.
*Xuan Yuanzi* wies ausdrücklich auf die gesundheitsfördernden Wirkungen dieser Übung hin. Von ihm stammt der Ausspruch: „Die Übungen der ‚13 Ausdrucksformen des Taiji' sind leicht und schwer zugleich" und im Buch „Allgemeine Angaben" (Gai kuang) wird *Xuan Yuanzis* Lehre in ihren Grundzügen wiedergegeben:

> Die „13 Ausdrucksformen der Taiji-Pfahl-Übung" gehören zur Kunst des Faustkampfes (quanshu) und sind gleichzeitig eine Methode zur Pflege des Lebens (yangsheng).
> „Leicht" bedeutet, dass die äußere Form der Übung unkompliziert ist. Die Bewegungen sind so strukturiert und geordnet, dass es jedem leicht fällt, sie zu lernen und zu praktizieren. Alle Übungen dienen speziell der Regulierung des Qi. Die Bewegungen des ganzen Körpers folgen einfachen Prinzipien und Naturgesetzmäßigkeiten. Aber wenn man diese Prinzipien nicht kennt, werden die Hand- und Fußbewegungen ungeordnet und ohne Form sein. Der Lehrer dieser Übungsmethode hat entsprechend die natürlichen Bewegungsmuster des menschlichen Organismus in eine bestimmte Form gebracht. Wenn sie beständig und fließend geübt werden, sind sie von großem Nutzen. Wenn durch die Übungen gute Wirkungen erzielt werden, so bedeutet dies, dass die Übungen entsprechend der daoistischen Lehre praktiziert worden sind. Betrachtet man einen Übenden, so besteht die Übung aus Bewegung und Ruhe, aus „Sprechen und Schweigen"; – und hierin liegt das Geheimnis der Entwicklung von Qi und Geist (shen). Aber niemand vermutet hinter diesen einfachen natürlichen Übungen den großen Nutzen dieser Fausttechnik.
> „Schwer" bedeutet, dass die Übende nicht leicht den Wert einer so einfachen Methode erkennen. Da die Übungen äußerlich nicht besonders spektakulär anzuschauen sind, haben viele Übende auf halbem Wege ihre Übungspraxis abgebrochen. Die Übenden empfanden Abneigung gegen so einfache Übungsprinzipien, sie waren ihnen nicht geheimnisvoll genug. Viele haben versucht, einen kraftvollen Körper zu entwickeln, um ihn vorzeigen zu können, aber sie missachteten die Anforderungen für die richtige Körperhaltung. So übten sie zwar ein Leben lang, aber letztlich haben sie nichts erreicht. Die „13 Ausdrucksformen der Taiji-Pfahl-Übung" sind eine Faustkampf-Technik, die die Gesetze der Harmonie zum Ausdruck bringt. Übende, die nach großen Erfolgen streben, die die Prinzipien der Übung immer einseitig verstehen, werden jahrelang ohne Erfolg praktizieren. So ist es also schwer, aus dieser Methode einen Nutzen zu ziehen. Die Schwierigkeit dieser Methode liegt darin, beständig an einer so einfachen Übung festzuhalten und ihre Übungsprinzipien zu verstehen.

Die in diesen Ausführungen von *Xuan Yuanzi* ausgedrückte Wahrheit kann man nur durch eigene Übungspraxis mit dem Bewusstsein erfahren und im Körperlichen erleben. Die Übungen sind tatsächlich so einfach wie das Essen, jeder kann essen, aber nur wenige verstehen alles von Nahrungsmitteln und Ernährung.

1961 habe ich aus den „13 Ausdrucksformen der Taiji-Pfahl-Übung“ die „15 Ausdrucksformen des Taiji-Qigong“ entwickelt. Dazu habe ich viele alte Dokumente ausgewertet, die z. T. schwer verständlich, unvollständig und fehlerhaft waren. Daneben habe ich die vielen mündlichen Überlieferungen zu dieser Übungsmethode mit berücksichtigt. Damals arbeitete ich am Forschungsinstitut für Innere Medizin der Akademie für TCM in Beijing. Und so habe ich auch meine langjährigen klinischen Erfahrungen in Vorbeugung und Therapie in die Gestaltung der „15 Ausdrucksformen des Taiji-Qigong“ einfließen lassen. Ich habe diese Übungsmethode auf der Grundlage der Konzepte der TCM (Yin Yang, Qi Xue [„Blut“], Qi-Transformation, Jingluo [Leitbahnen], Funktionskreise [zangfu]), sowie auf der Grundlage der Übungen, die ich jahrzehntelang von meinen verehrten Lehrern *Wang Tong, Hu Yao Zhen, Zhou Qian Chuan* und *Wang Xiang Zhai* erlernt habe, abgeändert, ergänzt und weiterentwickelt. Die Ergänzungen beziehen sich auf die Körperhaltungen und -bewegungen, die Atemführung, die Bewusstseins-Übungen sowie die Aspekte von Ruhe und Bewegung. Die „15 Ausdrucksformen des Taiji-Qigong“ verbinden Charakteristika von TCM, Qigong, Kampfkunst (wushu) und Lebenspflege (yangsheng).
Diese Übungen zeichnen sich durch folgende Besonderheiten aus:

1. Sie beinhalten die Prinzipien des Qigong.
2. Sie stellen eine Taiji-Übungsmethode dar.
   Taiji-Übungsmethoden sind nicht gleichzusetzen mit Taijiquan (Taiji-Faust-Übung), Taijiquan wäre hier ein zu enger Begriff.
3. Sie sind symmetrisch und ausgewogen bezüglich rechts und links, oben und unten, öffnen und schließen, steigen und sinken, vorne und hinten, Yin und Yang.
4. Sie verbinden Übungen-in-Ruhe mit Übungen-in-Bewegung.

In vielen Jahren meiner klinischen Arbeit habe ich die „15 Ausdrucksformen des Taiji-Qigong“ zur Behandlung chronischer Erkrankungen und zur Gesundheitspflege angewandt. Meine Patienten praktizierten diese Übungsmethode sehr gerne. Bei beständigem Üben erfuhren sie die gute Wirkung, die aus diesen Übungen resultiert. Bezeichnet man chronische Beschwerden und Krankheiten mit der Terminologie der westlichen Medizin, so wurden hauptsächlich folgende Leiden mit den „15 Ausdrucksformen des Taiji-Qigong“ behandelt: hoher Blutdruck, niedriger Blutdruck, instabiler Blutdruck, koronare Herzerkrankungen, nervöse Herzbeschwerden, Herzrhythmusstörungen, depressive Verstimmung, Schlaflosigkeit, Gedächtnisschwäche, Konzentrationsstörungen, Schwindelgefühl, Beschwerden des Klimakteriums, chronische Bronchitis, Asthma, Atembeschwerden bei chronischen Lungenerkrankungen wie Lungenemphysem und Lungenfibrose, chronische Verdauungsstörungen, nervöse Magen-Darm-Beschwerden, Magensenkung, chronische Verstopfung, Magen- und Zwölffingerdarmgeschwüre, chronische Leberentzündung, Leberzirrhose im frühen Stadium,

Nierensenkung, Potenzstörungen, unregelmäßige Menstruation, Beschwerden beim Wasserlassen, rheumatische Beschwerden, Muskel- und Gelenkschmerzen, Bewegungseinschränkungen.
Bei jeder Qigong-Übung handelt es sich um eine den gesamten Organismus regulierende Übung. Deshalb ist die Wirkung der Übung nicht auf eine der oben erwähnten Beschwerden beschränkt. Auch bei schwer zu heilenden Krankheiten und bei Krankheiten, die durch andere Methoden keine Besserung erfahren, können mit Qigong-Übungen noch gute Wirkungen erzielt werden. Aufgrund meiner guten Erfahrungen mit den Übungen der „15 Ausdrucksformen des Taiji-Qigong" habe ich diese Methode in zahlreichen Publikationen dargestellt und auch außerhalb Chinas bekannt gemacht.
1965 wurde diese Übungsmethode einer französischen Delegation vorgestellt. 1980 erschien eine zusammenfassende Beschreibung im Volkssportverlag Beijing. 1981 wurde die Methode in der Zeitung Wen Hui Bao in Hongkong vorgestellt. Seit 1982 konnte ich die „15 Ausdrucksformen des Taiji-Qigong" in dem von der Weltgesundheitsorganisation (WHO) organisierten internationalen Ausbildungszentrum für Akupunktur und Moxibustion in Beijing in drei Kursen pro Jahr unterrichten. Seit 1984 unterrichtete ich diese Methode während mehrerer Auslandsaufenthalte in Japan, Hongkong und in der Bundesrepublik Deutschland.

II. KAPITEL

# Die „15 Ausdrucksformen des Taiji-Qigong"

Die hier dargestellten Übungen werden im Stehen ausgeführt. Ist es einem nicht möglich, zu stehen, so kann man sich auch auf einen Stuhl setzen. Dabei sitzt man auf den Sitzknochen, d. h. auf der vorderen Kante des Stuhles und stellt die Füße parallel und schulterbreit auseinander fest auf die Erde. Alle anderen Anforderungen entsprechen denen für die stehende Übung. Die Gewichtsverlagerungen werden entsprechend den Möglichkeiten in sitzender Haltung nur andeutungsweise geübt (s. S. 205 ff.).

In den Übungsanleitungen wird zunächst der Bewegungsablauf beschrieben. Danach werden wichtige Übungsanforderungen aufgezählt, die sowohl Körperhaltungen und Bewegungen als auch die Vorstellungsbilder und Kraftvorstellungen während der Übung betreffen. Zunächst sollte man sich mit der Übung im Großen und Ganzen vertraut machen. Wenn man den Bewegungsablauf und die Körperhaltungen verinnerlicht hat, gibt man der Übung mehr und mehr Inhalte im Sinne der Kriterien zur Vertiefung und Verfeinerung von Qigong-Übungen. Man achtet auf die Vollständigkeit der Körperhaltung, den Einklang zwischen Körper und Geist, die Harmonie der Bewegungen, auf Stabilität und Flexibilität, auf die Richtigkeit der Vorstellungen sowie auf Richtung und Maß von Vorstellung und Kraft. Versucht man am Anfang zu viele Inhalte in einer Übung zu praktizieren, so gerät man leicht in Verwirrung. Vor allem wäre ein solches Vorgehen keinesfalls dazu geeignet, in die geistige Ruhe zu kommen, die für die Wirkung des Qigong maßgebend ist.

Manche Menschen finden sich sehr schnell mit den Körperübungen des Qigong zurecht, andere empfinden die Vorstellungsübungen besonders leicht, manche kommen am leichtesten durch die Übungen-in-Bewegung zur angestrebten geistigen Ruhe, andere durch Übungen-in-Ruhe. Man sollte immer den eigenen Fähigkeiten gemäß üben und je nach Veranlagung und augenblicklicher Befindlichkeit denjenigen Aspekt des Qigong besonders betonen, der einem den „Eintritt in das Haus des Qigong" am besten ermöglicht. Das Haus des Qigong hat viele Türen: Körperhaltung, Bewegung, Atemführung, Vorstellungsübungen, Übungen-in-Ruhe, Übungen-in-Bewegung.

„Der gewöhnliche Mensch, der nicht gleich eine Wirkung (bei der Pflege des Lebens) erzielt, versucht es erst gar nicht weiter; derjenige, der sich weiterhin bemüht, ohne sich (den Übungen) gänzlich zu widmen, wird nur seine Arbeit verlieren. Der Einseitige, der (die Praktiken) nicht im Zusammenhang anwendet, wird keine Erfolge verzeichnen können. Wer (stur) die Methoden befolgt, wird sich auf diese Weise selbst Schaden zufügen. Von Zehntausend, die wie diese (ihr Leben pflegen) wollen, wird wohl kein einziger Erfolg haben".* In diesem Zitat aus seiner „Abhandlung zur Pflege des Lebens" (Yangsheng lun) weist *Xi Kang* (223 bis 262 n. Chr.) sehr eindrucksvoll auf wichtige Voraussetzungen für die praktische

* Zit. n. *Ute Engelhardt:* Die klassische Tradition der Qi-Übungen. ML-Verlag Uelzen, 1997, S.18

Ausführung der Qigong-Übungen hin. Jede Ungeduld oder der Blick nach raschen Erfolgen und Effekten sollte vermieden werden. Man sollte ernsthaft üben und sich um das richtige Verständnis für die Übungen bemühen. Qigong-Übungen sind stets als Teil der gesamten Lebensführung zu sehen, ihre Anwendung ohne Berücksichtigung sonstiger gesundheitsfördernder oder gesundheitsschädigender Verhaltensweisen wird nicht die erwünschten Wirkungen bringen. Jedes starre Befolgen von Übungsanweisungen sollte vermieden werden, vielmehr muss eine Übung stets den individuellen Gegebenheiten angepasst werden.

## Vorbereitungsübungen

### 1. Vorbereitungshaltung

Diese Übung hat verschiedene Namen:

**„Hängende Arme mit Stützkraft nach außen"**
**„Stehen wie eine Kiefer"**
**„Erste Stille Form"**

Man beginnt in einer natürlichen Standhaltung, die Fersen sind geschlossen, die Füße bilden einen Winkel von etwa 65 Grad (Abb. 2). Den rechten Fuß, die Ferse als Drehachse benützend, gerade stellen. Das Gewicht auf den rechten Fuß verlagern und mit dem linken Fuß mit „schleifendem Schritt" (d. h. nahe am Fußboden) zur Seite in einen schulterbreiten Stand gehen (Abb. 3 u. 4), die Füße stehen parallel.
Die 1. Vorbereitungshaltung (Abb. 5) ist eine wichtige Basisübung, die zu den „Stehen wie ein Pfahl"-Übungen gehört und als Übung-in-Ruhe sehr sorgfältig praktiziert werden muss. Zunächst übt man die richtige Körperhaltung im großen Ganzen. Mit zunehmender Übungspraxis bezieht man allmählich die Übungsanforderungen in immer vollkommenerer Weise mit ein (Abb. 1 u. 5).

Stand:
Der Stand ist schulterbreit, d. h. die kleinen Zehen und die Außenkanten der Schultern befinden sich im gleichen Abstand voneinander. Die Füße stehen parallel, man kann auch die Zehen ein klein wenig nach innen richten. Das Gewicht ist in der Mitte, und somit sind beide Füße gleich belastet. Beim Stehen drückt der ganze Körper eine hochragende Kraft aus.

Knie:
Die Knie sind leicht gebeugt. Die Kraft der Knie ist nach innen gerichtet. Das heißt aber nicht, dass die Knie zueinander bewegt werden, sie stehen in einer Linie über den großen Zehen.

Becken:
Im Becken übt man das „Innere Schließen". Man stellt sich vor, dass sich die Beckenschaufeln und Hüftgelenke vom Rücken ausgehend nach vorne ein wenig zum

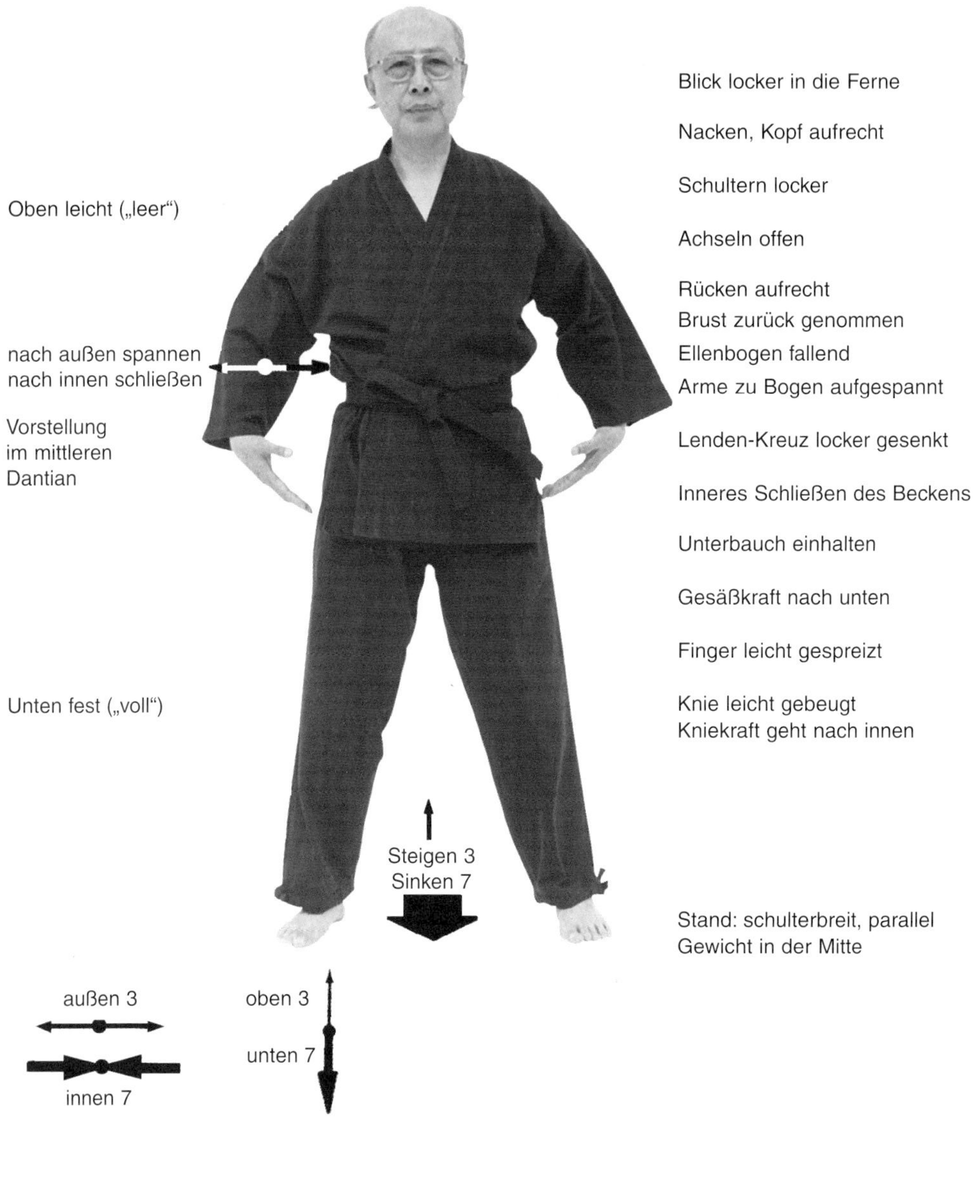

Oben leicht („leer")
nach außen spannen
nach innen schließen
Vorstellung
im mittleren
Dantian
Unten fest („voll")
Blick locker in die Ferne
Nacken, Kopf aufrecht
Schultern locker
Achseln offen
Rücken aufrecht
Brust zurück genommen
Ellenbogen fallend
Arme zu Bogen aufgespannt
Lenden-Kreuz locker gesenkt
Inneres Schließen des Beckens
Unterbauch einhalten
Gesäßkraft nach unten
Finger leicht gespreizt
Knie leicht gebeugt
Kniekraft geht nach innen
Steigen 3
Sinken 7
Stand: schulterbreit, parallel
Gewicht in der Mitte
außen 3
innen 7
oben 3
unten 7


*Abb. 1: Basis-Übung „Stehen wie eine Kiefer".*

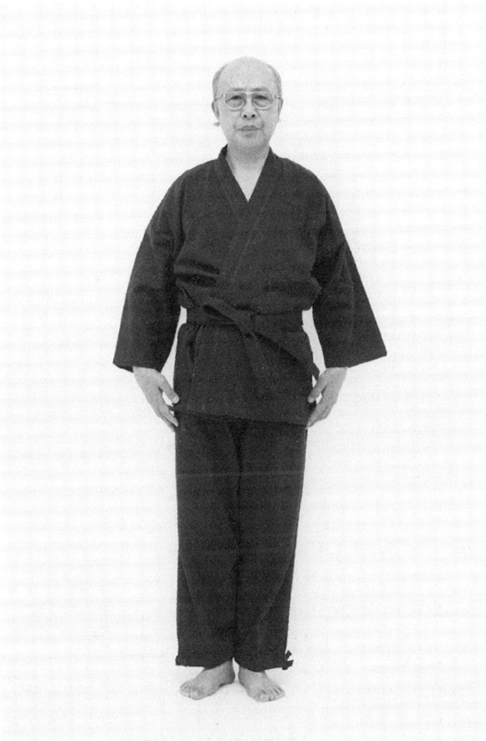
Abb. 2

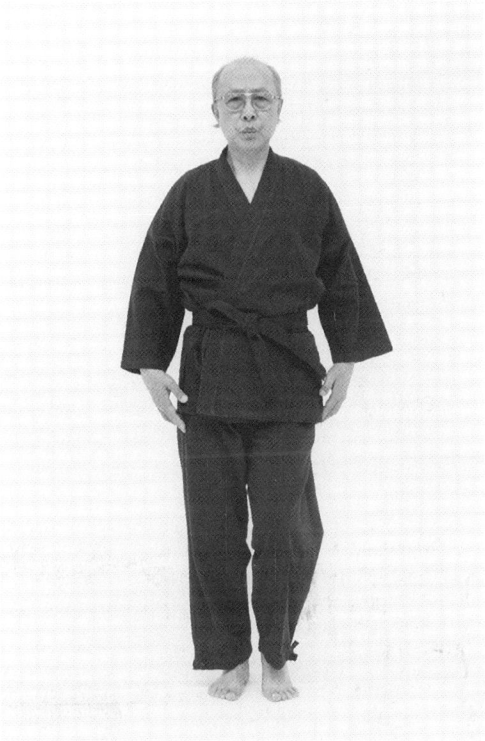
Abb. 3

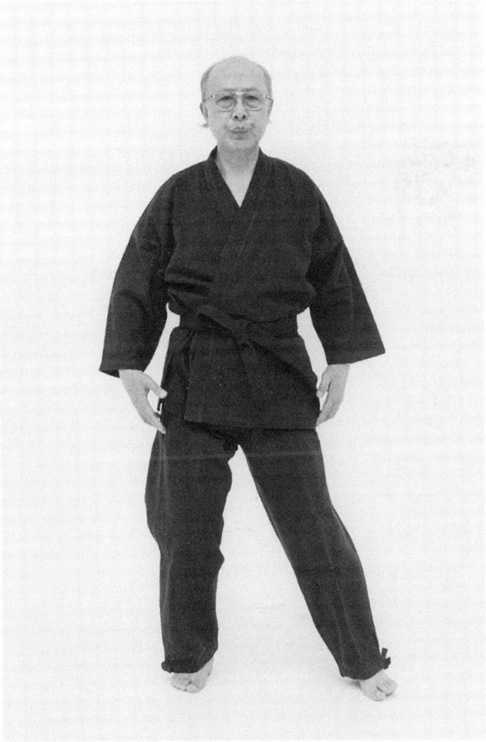
Abb. 4

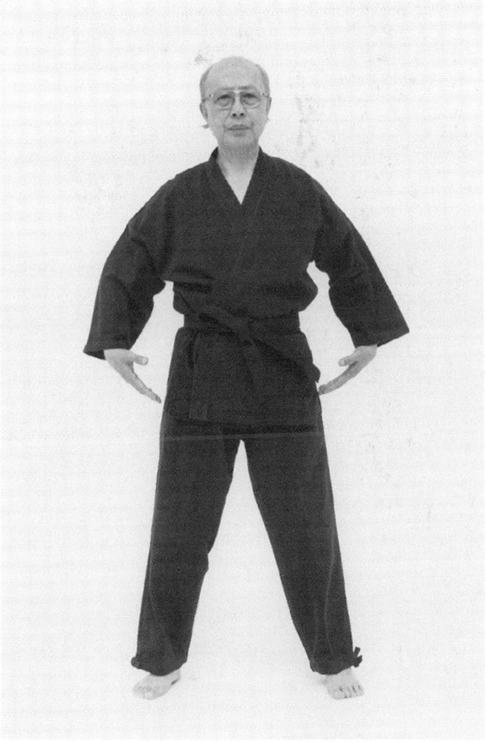
Abb. 5

Rund schließen. Man kann sich vorstellen, dass das Becken durch ein Gummituch etwas zusammengeschlossen wird. Die Kraft für dieses Schließen soll von innen kommen.

Lenden-Kreuz-Bereich:
Der Lenden-Kreuz-Bereich wird gelockert und entspannt.

Gesäß:
Becken und Gesäß werden etwas gesenkt, so als wolle man sich setzen. Gleichzeitig mit dem Lockern und Senken des Beckens schließen sich die Aftermuskeln ein wenig. Durch das Senken des Beckens und die nach unten gehende Gesäßkraft schiebt sich das Gesäß ein wenig nach vorne, verglichen mit dem normalen Stehen, d. h., in der Grundhaltung des Qigong ist das Gesäß niemals nach hinten heraus gestreckt. Vielmehr bilden Gesäß und Fersen eine senkrechte Linie. Das Steißbein ist nach unten gerichtet.

Unterbauch:
Der Unterbauch wird ein wenig eingezogen. Dieses Einziehen darf jedoch nur ganz sanft geübt werden. Man soll nicht den Bauch mit Kraft einziehen, sondern das Gefühl für Festigkeit und Stabilität im Bauch bekommen.

Unterer Körperbereich:
Insgesamt empfindet man den unteren Körperbereich (unterhalb des Nabels) als fest, stabil, voll innerer Kraft und Vitalität. Man hat die Vorstellung von einem festen Baumstamm mit tiefen Wurzeln. Diese Festigkeit bedeutet jedoch nicht Steifheit und Starre, sondern Festigkeit mit innerer Flexibilität.

Oberer Rückenbereich:
Der Rücken ist aufgerichtet und gerade mit innerer hochragender Kraft.

Brust:
Die Brust wird durch eine „umwickelnde“ Kraft der Schultern ein wenig zurückgenommen, etwas „nach innen gebogen“; sie bildet eine nach vorn offene Bogenlinie. Diese Haltung ist also das Gegenteil von „Brust raus“.

Oberer Körperbereich:
Insgesamt empfindet man den oberen Körperbereich (oberhalb des Nabels) als leicht und beweglich.

Schultern:
Beide Schultern haben gleiche Höhe, sie sind gelockert und entspannt.

Achselhöhlen:
Die Achselhöhlen sind geöffnet.

Ellbogen:
Die Ellbogen haben eine nach unten hängende oder „fallende“ Kraft. Sie sind zur Seite gerichtet und haben eine nach außen aufspannende Kraft.

Arme:
Die Arme bilden Bogenlinien nach außen, die durch die nach außen aufspannen-

de Kraft entstehen. Man achte darauf, dass diese Bogenlinien keine Unterbrechungen haben. Es ist wichtig, immer zuerst die hängende Kraft der Arme zu empfinden und danach die aufspannende, sonst kommt es leicht zu einer angespannten und verkrampften Haltung. Außer der nach außen gerichteten Kraft stellt man sich auch eine nach innen gerichtete schließende Kraft in den Armen vor. Diese beiden widerstreitenden Kräfte ergänzen einander und bilden die Spannkraft der Arme. Sie entfalten sich bis zu den Fingerspitzen. Die schließende Kraft wird mehr betont: Das Verhältnis von schließender zu öffnender Kraft ist etwa 7:3. In der Vorstellung übt man diese Kräfte im Wechsel, dabei ist keine äußere Bewegung der Arme zu sehen, aber nach längerer Übungspraxis kann man eine innere Empfindung von Kraft oder Bewegung erfahren. Diese innere Empfindung nennt man auch Qi-Gefühl oder im Falle von Bewegung auch Qi-Fluss.

Handgelenke:
Die Handgelenke haben ebenfalls eine nach außen aufspannende Kraft. Sie werden nicht abgeknickt, sondern sind in das Rund der Arme mit einbezogen.

Hände und Finger:
Die Handflächen zeigen zum Körper, die Mittelfinger etwa zur Hosennaht. Zwischen Fingern und Hüften ist ein kleiner Abstand. Die Finger sind natürlich gespreizt.

Kopf:
Der Kopf ist gerade, der Nacken entspannt und natürlich aufgerichtet. Durch das Aufrichten der Halswirbelsäule ist das Kinn leicht angezogen.

Blick:
Der Blick geht geradeaus locker in die Ferne. Es ist sehr wichtig, mit lockerem freundlichem Blick zu üben. Keinesfalls dürfen die Augen weit aufgerissen werden oder angespannt starren. Jedes zu starke Anspannen der Augen führt zu einer Verspannung der Wirbelsäule und des gesamten Körpers.

Mund und Zunge:
Der Mund ist leicht geschlossen, er soll weder offen stehen noch zusammengepresst werden. Die Zunge liegt natürlich auf dem Mundgrund.

*Vorstellungsübungen:*

- Man stellt sich vor, zu stehen wie eine Kiefer.
  Die Kiefer steht fest auf dem Felsen, ihre Wurzeln reichen tief in die Erde. Lenden-Kreuz-Bereich, Becken und Beine sind der Stamm der Kiefer, die Füße sind ihre Wurzeln. Der Geist kommt langsam zur Ruhe, der Körper entspannt sich. Die Aufmerksamkeit sinkt zum mittleren Dantian (Bereich im Bauch etwas unterhalb des Nabels) und wird dort bewahrt.

- Zu diesen allgemeinen Vorstellungen kommt die Vorstellung vom Öffnen und Schließen in den Armen. Dabei kann man sich vorstellen, dass das Rund der Arme durch viele Kraftlinien, die wie die Speichen eines Rades von einem Zentrum ausgehen, gebildet wird. Zu achten ist auch auf besondere Kraftstützpunkte: die Schultern, Ellbogen und Handgelenke.

- Die 3 nach innen gerichteten Vorstellungen:
  „Kraft der Knie geht nach innen“, „Inneres Schließen des Beckens“ und „Brust ist nach innen gebogen“ (sie bildet eine nach vorn offene Bogenlinie) werden auch die „3 inneren Schließungen“ genannt. Die „3 inneren Schließungen“ sind ein wichtiges Element der Körperhaltungen des Qigong.

*Allgemeines:*

- Es ist wichtig, dass man sich während des Übens von „Stehen wie ein Pfahl“-Übungen, zu denen auch diese 1. Vorbereitungshaltung gehört, immer wohl und angenehm fühlt. Hierzu ist es besonders zu Beginn des Übens sehr wichtig, kleine Regulierungen in der Körperhaltung vorzunehmen. Ebenso muss man die Übungen mit der Vorstellung so regulieren, dass man sich wohl dabei fühlt. Niemals sollte man die Vorstellungskraft zu stark einsetzen. Nur durch langes beständiges Üben wird es gelingen, alle Übungsanforderungen im eigenen Körper als lebendige Empfindungen zu erfahren, keinesfalls durch ungeduldiges Erwarten großartiger Veränderungen und Erlebnisse.
- Die Übungsintensität muss immer den eigenen Bedingungen angepasst werden. Bei dieser Übung lässt sich die Übungsstärke vor allem über die Stärke der inneren schließenden Kraft der Knie, der nach außen spannenden Kraft der Arme und über die Tiefe der Körperhaltung, d. h. den Grad der Beugung der Knie, regulieren.
- Man kann zu Beginn dieser Übung Entspannungs-Übungen praktizieren, um in die erforderliche Ruhe und Lockerheit zu kommen (siehe *Jiao:* Qigong Yangsheng 1997, Seite 136 ff.).
- Nach längerer Übungspraxis kann man die Augen auch zu kleinen Schlitzen schließen oder ganz zumachen. Wenn man sich im Stehen jedoch noch nicht sehr sicher und stabil fühlt, sollte man lieber mit leicht geöffneten Augen üben.

*Atmung:*

- Koordiniert man die Vorstellungsübungen mit der Atmung, so atmet man mit der nach außen spannenden Vorstellung (Öffnen) aus, und mit der nach innen schließenden Vorstellung ein. Bei diesem Vorgehen wirken Atmung und Vorstellung gleichsinnig auf den Qi-Fluss. Nach außen gehende Vorstellung sowie Ausatmen führen beide zum Sich-Verbreiten (Öffnen) des Qi, nach innen gehende Vorstellung sowie Einatmen führen zum Sammeln (Schließen) des Qi. Es ist auch möglich, Vorstellungsübung und Atmung in sich beschränkender Weise bezüglich ihrer Wirkung auf den Qi-Fluss zu üben. D. h., man kombiniert das Nach-außen-Spannen mit der Einatmung und die schließende Vorstellung mit dem Ausatmen. Grundsätzlich übt man so, dass man sich während und nach der Übung wohlfühlt.
- In einer weiteren Vertiefung der Übung atmet man bis zum mittleren Dantian oder Yongquan (Fußsohlenbereich, s. S. 280) ein, das Ausatmen erfolgt in der Vorstellung über die Laogong (Handflächenmitte, s. S. 280) Dem Ausatmen schenkt man dabei im Allgemeinen mehr Aufmerksamkeit als dem Einatmen.

Mit diesem Vorgehen wird verhindert, dass zuviel Qi (innere Empfindung) nach oben steigt und Symptome der „Oberen Fülle“ wie Kopfdruck und Schwindel auslöst. Jedes Begleiten des Atems mit der Vorstellungskraft basiert auf einer stabilen natürlichen Atmung, die gleichmäßig, langsam, fein und tief ist. Zu Beginn seiner Übungspraxis soll man „den Atem vergessen“, d. h. den Atem natürlich kommen und gehen lassen.

Ganz wichtig ist es, das Prinzip „oben leer – unten fest“ zu beachten. D. h., dass die nach unten gerichteten Kräfte und Vorstellungen (Gesäßkraft nach unten, hängende Ellbogen, feste Verwurzelung mit der Erde, Vorstellungskraft im mittleren Dantian, . . .) immer mehr betont werden als die nach oben gerichteten Kräfte und Vorstellungen (hochragende Kraft im Rücken, aufrechter Nacken, . . .).

*Wirkungsrichtung*

Hauptaspekt dieser Übung ist die Förderung des Sich-Verbreitens (Öffnen) und Sich-Sammelns (Schließen) des Qi. Daneben wird auch das Steigen und Sinken des Qi gefördert.

*Hauptsächlich betroffene Leitbahnen*

3 Hand-Yang-Leitbahnen:
Hand-Yangming (Dickdarm-Leitbahn)
Hand-Shaoyang (Drei-Erwärmer-Leitbahn)
Hand-Taiyang (Dünndarm-Leitbahn)

3 Hand-Yin-Leitbahnen:
Hand-Taiyin (Lungen-Leitbahn)
Hand-Jueyin (Herzhüllen-Leitbahn)
Hand-Shaoyin (Herz-Leitbahn)

Fuß-Yangming (Magen-Leitbahn)

Hierbei ist die Wirkung auf Hand-Shaoyang und Fuß-Yangming besonders ausgeprägt.

*Indikationsbereich*

Schlaflosigkeit, schlechtes Gedächtnis, Schwindel, Husten, Atembeschwerden, „Rippenblähung“ (Druck-, Schwellungs-, Enge- und Völlegefühl im Bereich des Rippenbogens), „Rippenschmerz“ (Schmerzen im Bereich des Rippenbogens), Qi-Stagnation, innere Unruhe, instabile Gemütslage, Missstimmung, Übermaß an „Leber“-Yang, Übermaß an „Leber“-Yang bei Mangel an „Nieren“-Yin, Yang-Übermaß bei Yin-Schwäche („Obere Fülle“ – „Untere Leere“), unregelmäßige Menstruation, Potenzstörungen, Kraftlosigkeit im Bereich von Lenden, Kreuz und Beinen, Disharmonien in den Funktionskreisen „Leber“, „Milz“ und „Niere“.

## Übergang von der 1. zur 2. Vorbereitungshaltung

Der Übergang von der 1. zur 2. Vorbereitungshaltung ist eine langsame Kreisbewegung der Hände.
Die Handflächen werden nach hinten gewendet, die Hände bewegen sich auf einer Kreislinie – nach hinten, zur Seite, nach vorne und wieder neben die Hüften (Abb. 6, 7, 8 u. 9). Dabei werden die Handflächen nach unten gewendet und mit drückender Kraft neben die Hüften geführt. Mit der Kreisbewegung der Hände hebt und senkt sich auch der Körper.
Man achte auf den Einklang zwischen der Kreisbewegung der Hände und dem Heben und Senken des Körpers. Das Heben des Körpers wird eingeleitet durch ein kleines Sinken (Lockern).
Man stellt sich vor, mit den Fingern einen Kreis zu zeichnen („die 5 Finger zeichnen das Taiji"). Man stellt sich vor, die Hände durch Wasser zu bewegen, d. h. gegen einen sanften Widerstand. Auf diese Weise empfindet man die Kontaktfläche von Armen und Händen mit dem „Wasser". Ebenso wichtig wie die Vorstellung „die Hände durchs Wasser bewegen" ist die Langsamkeit der Bewegung. Bei zu schneller Bewegung kann man das Empfinden für die Kontaktfläche nicht entwickeln. Bei der Kreisbewegung ändert sich die Kontaktfläche ständig. Es bedarf langer Übung, diese feinen Veränderungen wahrzunehmen.
Das Zeichnen des Kreises ist eine öffnende und schließende Bewegung. Will man die Übung im Sinne der „Vollständigkeit" von Haltung und Bewegung verfeinern, so öffnen sich mit der Bewegung der Hände nach außen auch die Finger ein wenig, so als würde Wasser zwischen den Fingern hindurchstreichen. Mit der schließenden Bewegung zu den Hüften schließen sich auch die Finger wieder zu einer natürlichen Fingerstellung. Als Anleitung für das Öffnen und Schließen der Finger kann man auch die Vorstellung eines sich öffnenden und schließenden Fächers benützen.

## 2. Vorbereitungshaltung
## Zwei Bälle ins Wasser drücken (nach unten drücken, nach außen spannen)

Man steht in der Grundhaltung. Die Anforderungen für die Körperhaltung sind im Wesentlichen die gleichen wie für die 1. Vorbereitungshaltung. Die Höhe der Position ist jedoch etwas tiefer. Damit ist auch die benötigte Stützkraft des Körpers größer. Die Arme werden neben dem Körper gehalten, die leicht abgespreizten Daumen zeigen zur Hosennaht, die Finger sind natürlich gespreizt und leicht gekrümmt. Der Abstand zwischen Daumen und Hüften beträgt etwa eine Faustbreite.

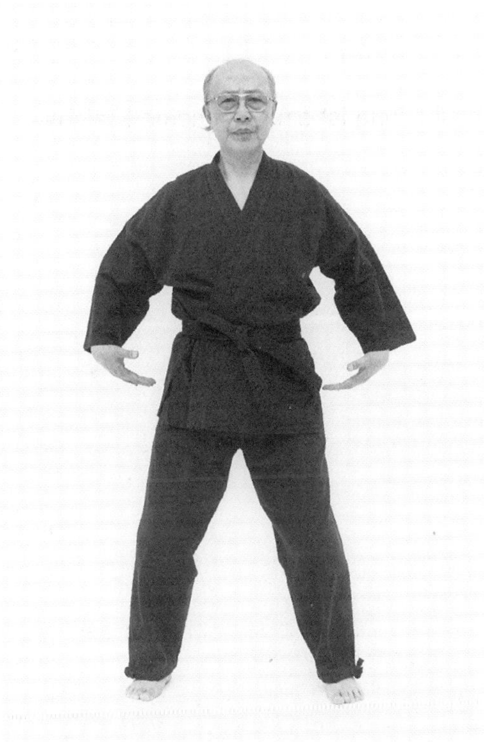

Abb. 6

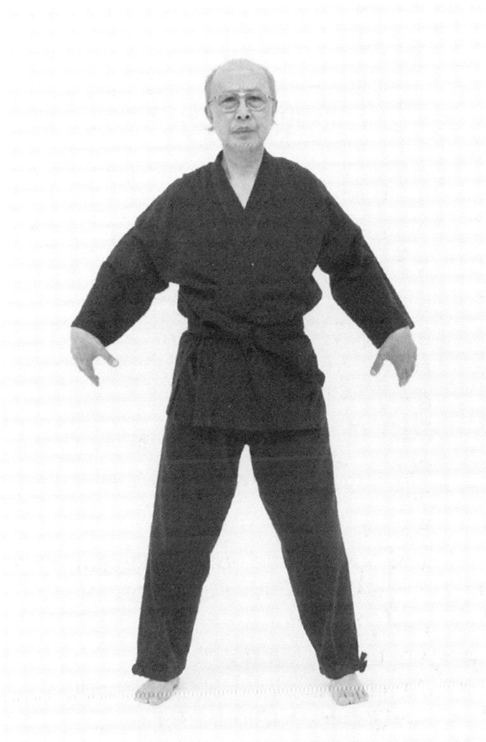

Abb. 7

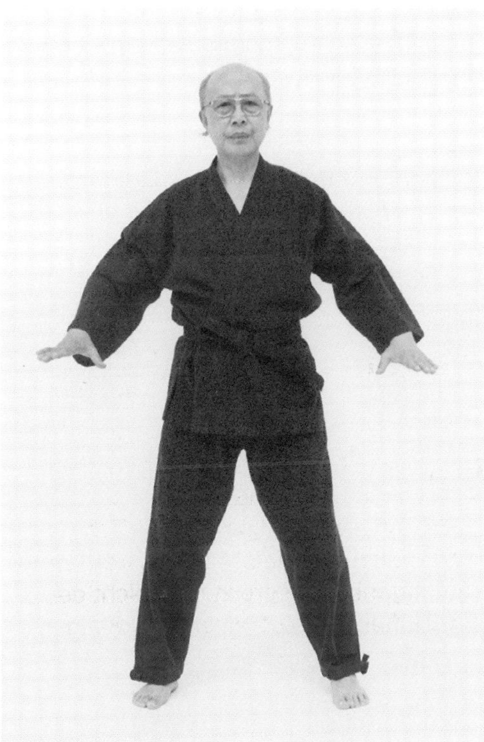

Abb. 8

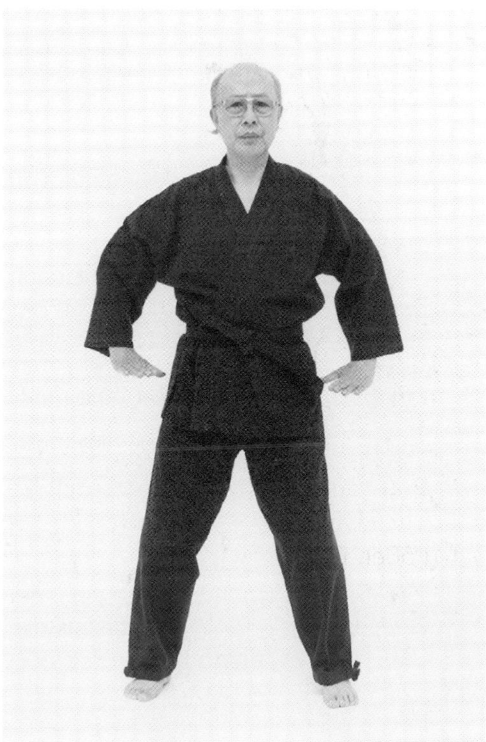

Abb. 9

*Vorstellungsübungen*

Man stellt sich vor, im Wasser zu stehen und zwei Bälle im Wasser nach unten zu halten. Die Hände drücken mit elastischer Kraft gegen den Widerstand des Wassers (Abb. 9). Die Quelle für alle Vorstellungskräfte ist das mittlere Dantian. In den Armen stellt man sich eine nach außen spannende Kraft vor, die die Arme zu Bogenlinien formt. Die Kraft der Ellbogen ist nach außen gerichtet und gleichzeitig stellt man sich auch eine nach unten sinkende Kraft der Ellbogen vor. Durch das Aufspannen der Arme nach außen richten sich die Fingerspitzen etwas nach innen. Nach längerer Übungspraxis stellt man sich elastische Kräfte zwischen den Fingerspitzen beider Hände vor. Die nach unten gerichtete Vorstellung, die Bälle ins Wasser zu drücken, wird ergänzt und beschränkt durch die Vorstellung von der Auftriebskraft des Wassers. Die nach außen gehende Vorstellung des Aufspannens der Arme wird ergänzt und beschränkt durch eine nach innen gerichtete Vorstellung des Zusammenhalts.

- Es ist sehr wichtig, sich zu beobachten und die Übung den eigenen Bedürfnissen anzupassen. Dies geschieht durch oft nur sehr kleine Änderungen der Körperhaltung und Kraftvorstellung, die jedoch große innere Veränderungen in der Empfindung hervorrufen können. Das Wohlgefühl während und nach der Übung zeigt die Güte der Anpassung an. Wenn man sich z. B. bei den öffnenden und schließenden Vorstellungen besonders wohl fühlt, so soll man diesen Aspekt der Übung durch entsprechende Betonung besonders hervorheben.
- Vergisst man, den Körper insgesamt zu lockern, so kommt es leicht zu einem Gefühl der Steifheit und Starre, das in dieser Übung besonders die Handgelenke betreffen kann. Dem ist leicht entgegenzuwirken, indem man ein wenig mit den Bällen, die man ins Wasser drückt, spielt.

*Wirkungsrichtung*

In dieser Übung wird das Steigen, Sinken, Öffnen und Schließen des Qi-Flusses in gleichem Maße gefördert. Die nach außen spannende Kraft der Arme bewirkt zusammen mit der nach innen gerichteten Kraft der Arme das Öffnen und Schließen des Qi-Flusses. Die nach unten gerichtete Kraft „den Ball ins Wasser drücken“ bewirkt zusammen mit der Auftriebskraft des Wassers das Sinken und Steigen des Qi-Flusses.

*Hauptsächlich betroffene Leitbahnen*

Hand-Jueyin (Herzhüllen-Leitbahn)

Fuß-Yangming (Magen-Leitbahn)

*Indikationsbereich*

Der Indikationsbereich entspricht dem der 1. Vorbereitungshaltung. Durch die drückende Kraft nach unten fördert die 2. Vorbereitungshaltung jedoch das Steigen und Sinken stärker als die 1. Vorbereitungshaltung.

## Übergang von der 2. zur 3. Vorbereitungshaltung

Der Übergang von der 2. zur 3. Vorbereitungshaltung ist eine langsame Kreisbewegung der Hände. Man lockert den Körper ein wenig (kleines Sinken, Abb. 10). Die Hände werden nach vorne geführt, steigen dann mit gleichzeitigem Heben des Körpers, öffnen sich nach links und rechts zur Seite (Abb. 11 u. 12), senken sich mit gleichzeitigem Sinken des Körpers und werden, unter Wenden der Handflächen nach oben, vor den Unterbauch geführt (Abb. 13).
Man achte auf den Einklang zwischen der Kreisbewegung der Hände und dem Heben und Senken des Körpers. Das Heben des Körpers wird eingeleitet mit einem kleinen Sinken („das Kauern kommt vor dem Sprung").
Man stellt sich vor, mit den Fingern einen Kreis zu zeichnen („die 5 Finger zeichnen das Taiji").

## 3. Vorbereitungshaltung
## Tragen und Umfassen

Man steht in der Grundhaltung. Die Höhe der Position entspricht der der 2. Vorbereitungshaltung.
Die Arme bilden einen Kreis vor dem Körper, die Handflächen sind nach oben gewandt. Der Abstand zwischen Unterbauch und Händen beträgt 1 bis 2 Faustbreiten. Die Fingerspitzen sind leicht gespreizt und formen mit den Armen einen Kreis. Die Fingerspitzen stehen einander im Abstand von 1 bis 2 Faustbreiten gegenüber (Abb. 13).

*Vorstellungsübungen*

- Man stellt sich vor, etwas von unten nach oben zu heben, z. B. einen Ball aus dem Wasser herauszuheben und zu tragen. Gleichzeitig wirkt eine den Ball umfassende Kraft. Zwischen den Fingerspitzen wirken zusammenziehende Kräfte (wie Gummifäden), an den Handgelenken nach oben gerichtete tragende Kräfte. Die umfassenden, nach innen schließenden Vorstellungen werden ergänzt durch die Vorstellung des Aufspannens nach außen. Diese widerstreitenden Vorstellungen vermitteln das Gefühl des Öffnens und Schließens. Man kann sich unzählige Kraftlinien vorstellen, die vom Zentrum des Kreises, den die Arme bilden, ausgehen, und die das Aufspannen (Öffnen) sowie das Umfassen (Schließen) bewirken.
  Die gegensätzlichen Kräfte des Öffnens und Schließens nennt man auch „Kampfkräfte". Man stellt sich vor, dass alle Körperteile „um die Kraft kämpfen" und somit in allen Körperteilen Qi-Gefühl und Kraft erzeugt werden.
- Nach längerer Übungspraxis kann man sich auch eine elastische Kraft zwischen unterem Nackenbereich (Dazhui, s. S. 280), und Handgelenken vorstellen. Diese Vorstellung bewirkt eine hochragende Kraft, deshalb muss man besonders auf das stabile Bewahren der Vorstellung im mittleren Dantian ach-

ten, um einem zu starken Steigen des Qi vorzubeugen. Sollte es bei dieser Vorstellungsübung doch einmal zu Unwohlgefühlen durch zu starkes Steigen des Qi kommen, so senkt man das Gesäß etwas mehr und sammelt die Aufmerksamkeit im mittleren Dantian.

- Auch wenn in der bisherigen Beschreibung der Vorstellungsübungen hauptsächlich von den Vorstellungskräften in der oberen Körperhälfte die Rede war, gilt auch für diese Übung das Prinzip „Untere Stabilität – obere Leichtigkeit". Das bedeutet, dass man der stabilen Standhaltung, dem „Stehen wie eine Kiefer", der Verwurzelung in der Erde, große Aufmerksamkeit widmet.
- Es ist sehr wichtig, die Vorstellungskraft niemals zu stark einzusetzen, da sich sonst Unwohlgefühle einstellen können. Besonders zu Beginn der Übungspraxis wird die Vorstellungskraft nur ganz leicht, „skizzenhaft", vage, geübt.

Zu Beginn des Übens dieser Standhaltung wird man eventuell etwas Schmerzen im Nacken-Schulter-Armbereich erleiden. Hat man sich nach längerem Üben an diese Haltung gewöhnt, so entwickelt sich langsam ein Empfinden und Wahrnehmen des ganzen Körpers, dabei ist die Intensität der Empfindung im Inneren des Körpers besonders ausgeprägt, es entwickelt sich ein Gefühl vom Mittelpunkt des Körpers. Diese Empfindung erreicht man durch beständiges Üben mit dem richtigen Maß an Vorstellungskraft, durch die geistige Ruhe während des Übens und durch die korrekte Körperhaltung. Übt man ungeduldig mit zu starker Vorstellungskraft, kann es vorkommen, dass Qi und Xue („Blut") wie Wasserwellen nach oben steigen und unangenehme Empfindungen auslösen.
Wenn man das Gefühl für den Mittelpunkt erlangt hat, versucht man alle nun folgenden Übungen mit dem Empfinden der Mitte zu praktizieren. Angelpunkt aller Bewegungen ist der Lenden-Kreuz-Bereich. Gleichgültig ob die Übungen in höherer oder tieferer Position ausgeführt werden, ob es sich um öffnende oder schließende, um streckende oder beugende Bewegungen handelt – sie werden alle mit dem Lenden-Kreuz-Bereich als Angelpunkt geübt. Es ist zu beachten, dass man alle Veränderungen in Haltung und Bewegung unter der Anleitung des Bewusstseins und der Vorstellungskraft entstehen lässt. Auf diese Weise entwickelt sich das Gefühl des körperlichen Wohlbefindens und der geistigen Ruhe. Alle inneren und äußeren Veränderungen während des Übens der „15 Ausdrucksformen des Taiji-Qigong" werden ein neues Empfinden schaffen. Diese „neue Welt" ist uns noch unbekannt, durch beständiges Üben werden wir sie erfahren.
Wie bei allen Übungen-in-Ruhe, so empfindet man auch bei dieser Übung besonders ausgeprägt die „Innere Bewegung" des Qi, die für das Auge nicht sichtbar ist.

*Wirkungsrichtung*

Die 3. Vorbereitungshaltung bewirkt hauptsächlich ein Steigen und Sinken des Qi, daneben auch ein Öffnen (Sich-Verbreiten) und Schließen (Sich-Sammeln, Sich-Verdichten) des Qi.

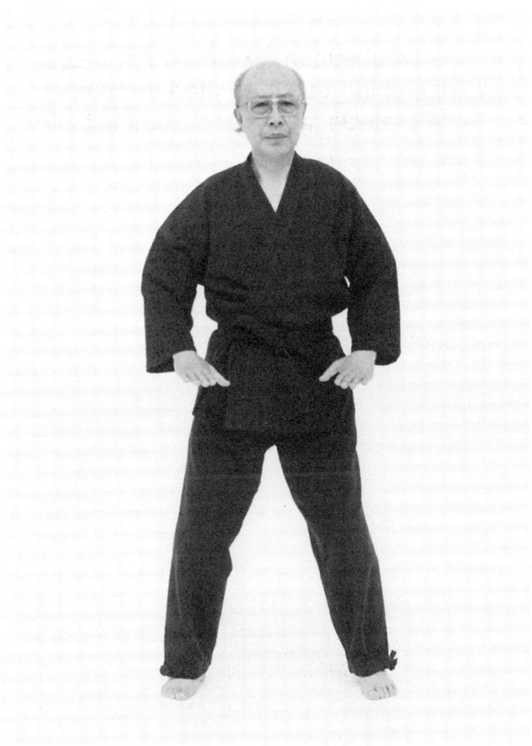

Abb. 10

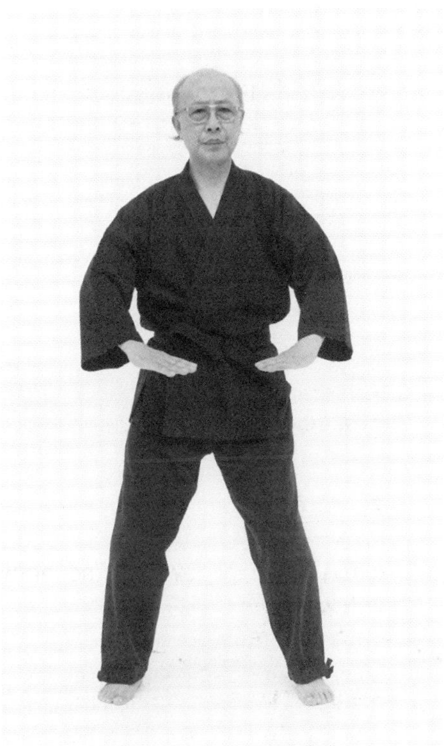

Abb. 11

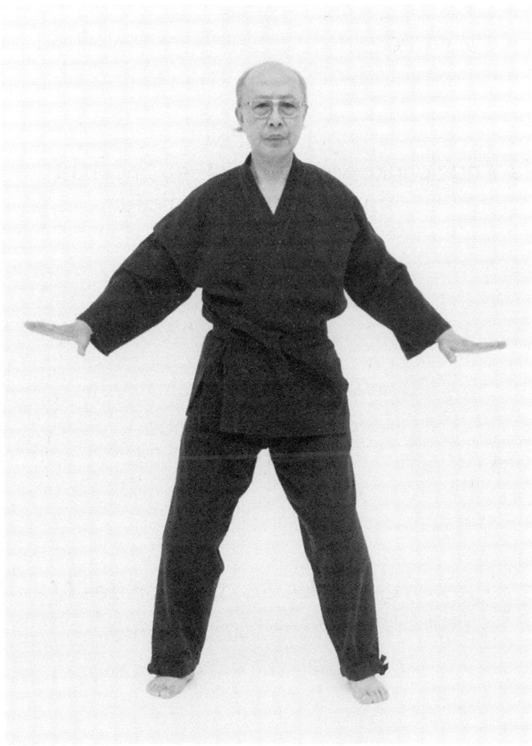

Abb. 12

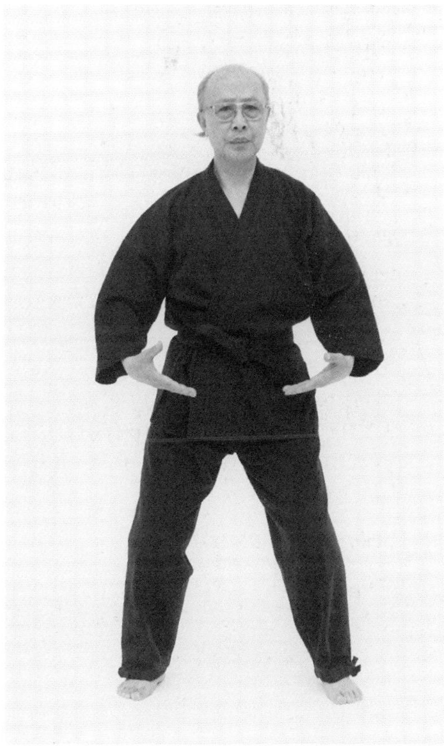

Abb. 13

*Hauptsächlich betroffene Leitbahnen*

3 Hand-Yang-Leitbahnen:
Hand-Yangming (Dickdarm-Leitbahn)
Hand-Shaoyang (Drei-Erwärmer-Leitbahn)
Hand-Taiyang (Dünndarm-Leitbahn)

Fuß-Yangming (Magen-Leitbahn)

*Indikationsbereich*

Außer den Beschwerden und Disharmonien, die bei der 1. Vorbereitungshaltung angegeben sind, wird diese Übung besonders noch bei folgenden Störungen eingesetzt:

Unwohlgefühl in der Magengrube, Magenschmerzen, Bauchschmerzen, Disharmonie zwischen den Funktionskreisen „Leber“ und „Magen“.

## 1. Reguliere den Atem, beruhige den Geist

*Bewegungsablauf*

Ausgangshaltung ist die 3. Vorbereitungshaltung (Abb. 14). Die Hände in langsamer Bewegung mit nach oben zeigenden Handflächen bis Schulterhöhe heben, gleichzeitig hebt sich auch der Körper (Abb. 15 u. 16). Nun die Handflächen nach unten wenden. Kleiner Halt (obere Standhaltung, Abb. 17 u. 18). Die Hände bis zum Unterbauch (Bereich des Guanyuan, etwa in der Mitte zwischen Nabel und Schambein, s. S. 279) senken, gleichzeitig sinkt auch der Körper (Abb. 19 u. 20). Die Handfläche wieder nach oben wenden (Abb. 21). Kleiner Halt (untere Standhaltung). Ein Heben und ein Senken sind eine Übung. Man wiederholt die Übung 4-mal.
Der Name einer Übung dient als wichtiges Übungselement und gibt ihre Aufgabe und Besonderheit an. Die „Beruhigung des Geistes“ ist an den Anfang der Übungsabfolge gestellt, da man nur mit ruhigem Geist das Qi empfinden, trainieren und stärken kann.

*Atmung*

Übt man diese Form in Einklang mit der Atmung, so atmet man mit dem Heben der Arme ein und mit dem Senken der Arme aus. Macht man einen kurzen Halt in der Bewegung in der oberen und unteren Standhaltung, so hält man den Atem kurz an. Übt man die obere und untere Standhaltung über längere Zeit als Übung-in-Ruhe, so atmet man im natürlichen Atemrhythmus, ohne den Atem anzuhalten.

*Wichtige Übungsanforderungen*

- Die Bewegung der Arme ist gleichmäßig, die Körperhaltung zu jeder Zeit entspannt, doch voll innerer Vitalität und Festigkeit.
- Beim Heben werden die Hände etwas weiter weg vom Körper geführt, beim Senken etwas näher am Körper; dadurch entsteht eine ovale Bewegung. In der oberen Standhaltung beträgt der Abstand zwischen Händen und Schultern etwa 2 bis 3 Faustbreiten.
- Mit dem Heben der Arme wird auch der Körper aufgerichtet, die Knie werden jedoch nicht ganz durchgestreckt.
- Bei Symptomen der „Oberen Fülle“ (z. B. Bluthochdruck, Schwindel, schwerer Kopf, unsicherer Gang ...) soll man die Hände nur bis Brusthöhe (Bereich des Shanzhong, s. S. 279), heben.
- Bei der steigenden Bewegung stellt man sich vor, einen Ball aus dem Wasser herauszuheben, und empfindet den Kontakt des Wassers an der Arminnenseite. Sobald man das Gewicht des Balles empfinden kann, kann man auch die Empfindung von Qi in Händen und Armen spüren, etwa in Form von Wärme oder dem Gefühl des Durchströmtseins.

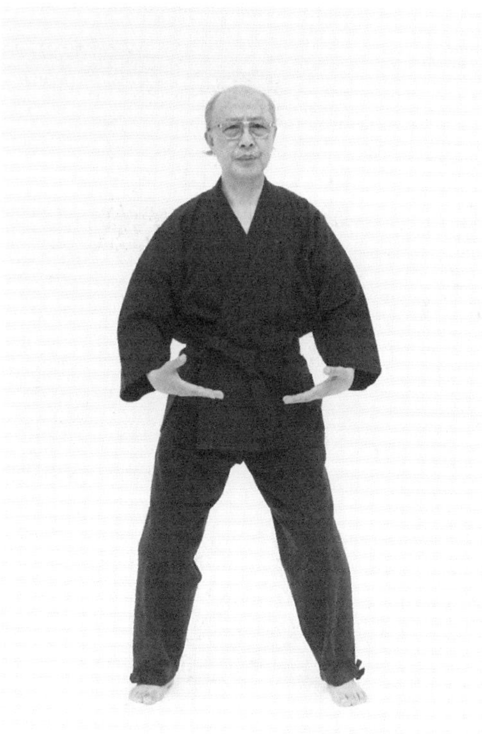

*Abb. 14*

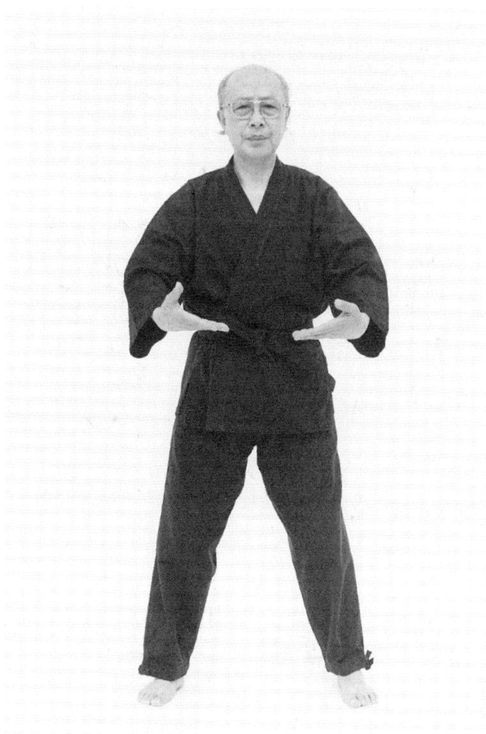

*Abb. 15*

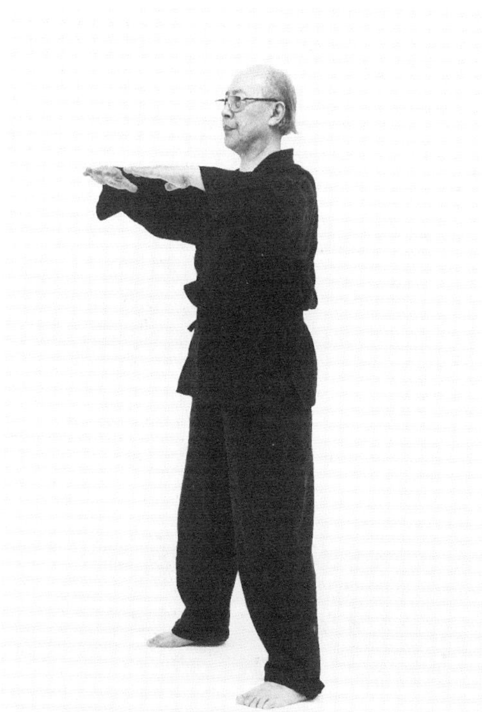

*Abb. 18*

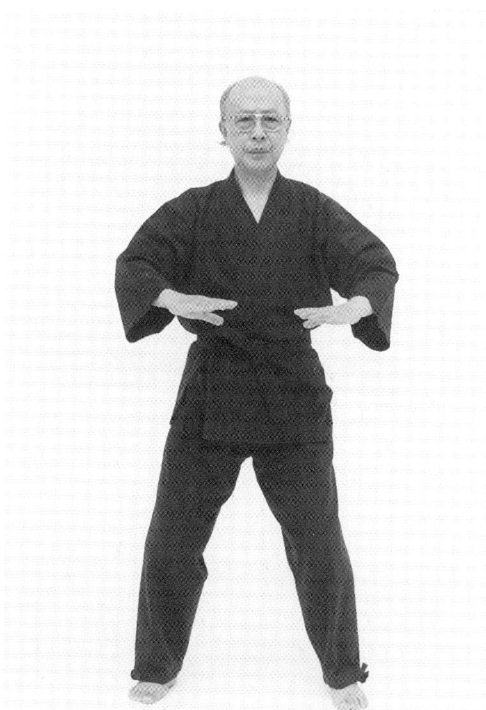

*Abb. 19*

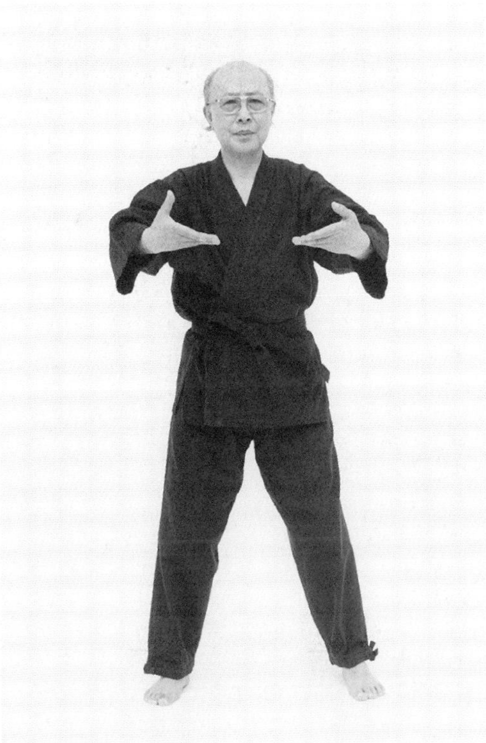

*Abb. 16*

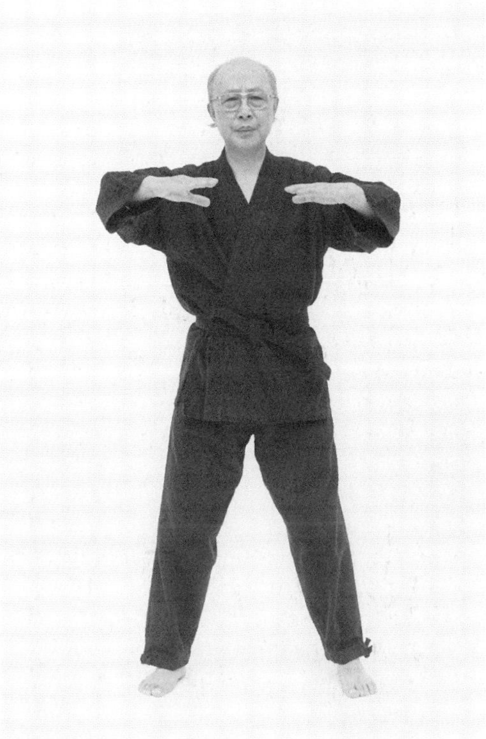

*Abb. 17*

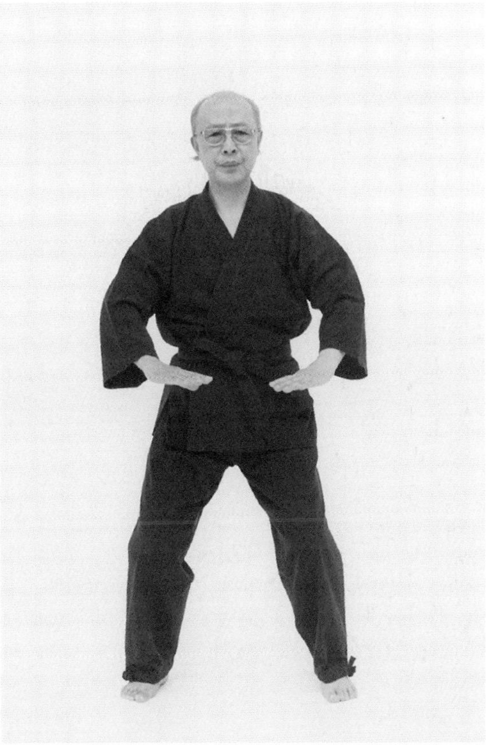

*Abb. 20*

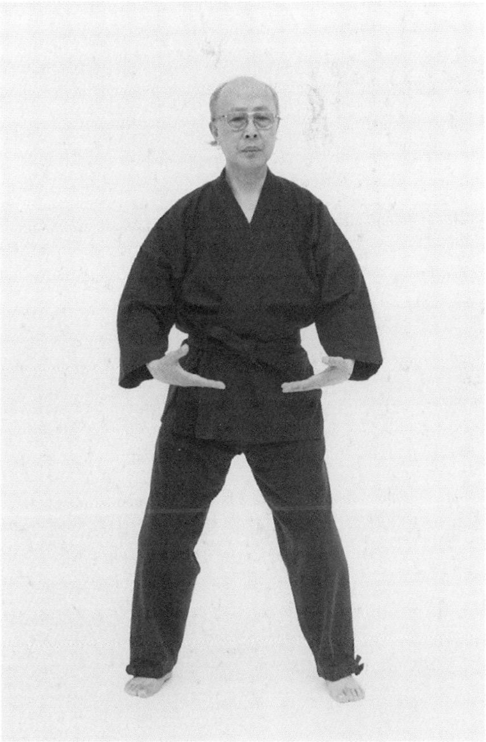

*Abb. 21*

- Bei der sinkenden Bewegung stellt man sich vor, einen Ball ins Wasser zu drücken, und empfindet den leichten Widerstand, den das Wasser der Bewegung entgegensetzt, an der Arminnenseite. Die Intensität der Vorstellungskraft, mit der man den Ball ins Wasser drückt, soll man selbst wählen. Diese Kraft darf nicht zu groß sein, sonst kommt es zur Verspannung und Steifheit. Diese Kraft sollte aber auch nicht zu schwach sein, da man sonst keine Qi-Empfindung erzeugen kann.
- Bei dieser Übung wird besonders das Steigen und Sinken des Qi-Flusses geübt durch gleichsinnig wirkende Übungselemente: Heben der Arme, nach oben gewendete Handflächen und Aufrichten des Körpers bewirken das Steigen des Qi. Senken der Arme, nach unten gerichtete Handflächen und Sinken des Körpers bewirken ein Sinken des Qi. Wichtiges Übungsziel ist es, die hebende Bewegung der Arme mit dem Aufrichten des Körpers in Einklang zu bringen. Die Hände heben sich etwa 30 bis 50 cm, der Körper hebt sich etwa 5 bis 10 cm. Es bedarf langer Übung, diese Bewegungen in Einklang zu bringen, so dass das Heben der Arme und des Körpers zugleich beginnt und zugleich in der höchsten Position angekommen ist und somit die Übung als eine einzige Bewegung empfunden wird.
- Übungsanforderungen für die obere Standhaltung:
  Vorstellungsübungen: In der oberen Standhaltung stellt man sich vor, dass die Arme auf Wasser aufliegen und die Hände einen Ball nach unten halten. Von den Armen ausgehend stellt man sich eine elastische Kraft („Gummibandkraft") nach vorne vor, vom Rücken ausgehend eine elastische Kraft nach hinten (Öffnen und Schließen); von den Hand- und Armrückseiten geht die Vorstellungskraft nach oben, von den Handflächen und Arminnenseiten geht die Vorstellungskraft nach unten (Steigen und Sinken).
  Diese Vorstellungskräfte in 4 Richtungen ergänzen sich in harmonischer Weise.

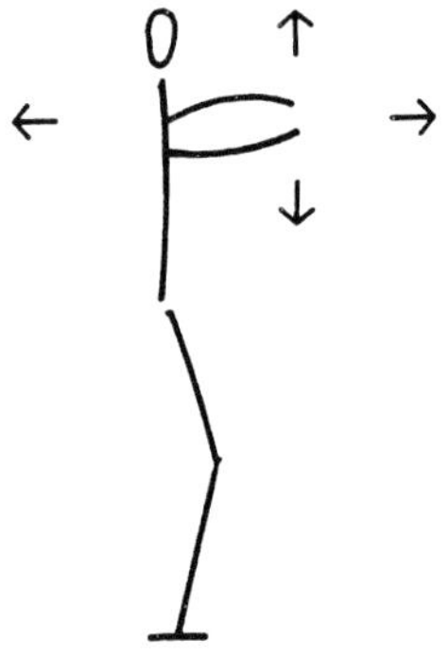

- Man achte auf die kontrollierenden und beschränkenden Übungselemente in der oberen Standhaltung, die als Übung-in-Ruhe in hoher Körperposition das Steigen des Qi bewirkt. Dieses Steigen wird begrenzt durch Übungselemente, die zum Sinken des Qi beitragen: Die Schultern sind locker und gesenkt, die Ellbogenkraft ist nach unten gerichtet, die Knie sind leicht gebeugt, die

Gesäßkraft ist nach unten gerichtet, die Arme haben eine nach außen spannende Kraft (das hierdurch bewirkte Öffnen beschränkt das Steigen des Qi). Die obere Standhaltung sollte, zumindest anfangs, nicht zu lange geübt werden. Man achte darauf, dass die Vorstellungskraft nicht nach oben gelenkt, sondern im mittleren Dantian bewahrt wird. Eine Haltung mit den Armen in hoher Position bei gleichzeitigem Lenken der Vorstellungskraft nach oben könnte zu einem übermäßigen Steigen des Qi und damit zu Symptomen der „Oberen Fülle“ führen.

*Übung-in-Ruhe*

Die obere und untere Standhaltung gehören zu den „Stehen wie ein Pfahl“-Übungen und damit zu den Übungen-in-Ruhe. Die untere Standhaltung bezeichnet man als Yin-Haltung, die obere Standhaltung als Yang-Haltung. Im Allgemeinen übt man die Yin-Haltung längere Zeit als die Yang-Haltung, z. B. kann man die Yin-Haltung 2 Minuten und die Yang-Haltung 1 Minute lang praktizieren. Dieses Verhältnis der Übungsdauer in Yin- und Yang-Haltung entspricht dem wichtigen Übungsprinzip des Qigong, das man mit „Oben leicht – unten fest“ oder „Oben 3 – unten 7“ bezeichnet.

*Wirkungsrichtung*

Mit dieser Übung wird hauptsächlich das Steigen und Sinken des Qi geübt, daneben auch das Öffnen und Schließen. Dabei wird das Steigen (hebende Bewegung) in Kombination mit dem Öffnen (aufspannende Kraft) und das Sinken (senkende Bewegung) in Kombination mit dem Schließen (Qi zum Dantian führen = inneres Schließen) praktiziert.

*Hauptsächlich betroffene Leitbahnen*

3 Hand-Yin-Leitbahnen:
Hand-Taiyin (Lungen-Leitbahn)
Hand-Jueyin (Herzhüllen-Leitbahn)
Hand-Shaoyin (Herz-Leitbahn)

3 Hand-Yang-Leitbahnen:
Hand-Yangming (Dickdarm-Leitbahn)
Hand-Shaoyang (Drei-Erwärmer-Leitbahn)
Hand-Taiyang (Dünndarm-Leitbahn)

3 Fuß-Yin-Leitbahnen:
Fuß-Taiyin (Milz-Leitbahn)
Fuß-Jueyin (Leber-Leitbahn)
Fuß-Shaoyin (Nieren-Leitbahn)

3 Fuß-Yang-Leitbahnen:
Fuß-Yangming (Magen-Leitbahn)
Fuß-Shaoyang (Gallenblasen-Leitbahn)
Fuß-Taiyang (Blasen-Leitbahn)

*Indikationsbereich*

Husten, Atembeschwerden, Schmerzen in der Magengegend, unregelmäßige Menstruation, Bi-Syndrom* (besonders im Bereich des Brustkorbes).

* Bi-Syndrom bedeutet Blockade und Hemmung von Qi und Xue („Blut“) im Netzwerk der Leitbahnen, wodurch es hauptsächlich zu Beschwerden wie Schmerzen, Taubheit, Schweregefühl und Bewegungseinschränkungen im Bereich der Gliedmaßen und des Rumpfes kommt.

## 2. Zerteile die Wolken, halte den Mond

*Bewegungsablauf*

Von der vorangehenden Übung kommend, die Hände auf einer Bogenlinie zur Seite neben die Hüften führen (Abb. 22, 23 u. 24), dabei wenden sich die Handflächen nach vorne. Die Daumen und Finger werden leicht gespreizt. Der Abstand zwischen den Händen und Hüften beträgt etwa 2 Faustbreiten. Kleiner Halt (Abb. 25). Nun die Arme seitlich des Körpers auf Bogenlinien nach oben führen bis Kopfhöhe – zerteile die Wolken (Abb. 26). Mit der Aufwärtsbewegung der Arme hebt sich auch der Körper. Der Kopf wird ebenfalls leicht angehoben, so dass der Blick etwas über die Horizontale geht. Die Arme nach vorne und zur Mitte führen, so dass sie ein Rund formen, dabei wenden sich die Handflächen mit einer drehenden Bewegung nach innen und oben (Abb. 27, 28 u. 29). Durch diese spiralige Bewegung der Hände entsteht ein Zug an der Kleinfingerseite. Zwischen den Händen ist eine Faustbreite Abstand. Der Blick geht locker geradeaus in die Ferne. Kleiner Halt (Abb. 30 u. 31). Nun die Hände vor der Mitte des Körpers langsam nach unten senken – halte den Mond (Abb. 32 u. 33). Mit der Abwärtsbewegung der Hände senkt sich auch der Körper. Vor dem Unterbauch die Hände trennen und wieder seitlich neben den Körper führen. Die Übung 4-mal ausführen.

*Wichtige Übungsanforderungen*

- Man achte auf die „Vollständigkeit“ der Bewegung, d. h. auf den Einklang zwischen Arm-, Körper- und Kopfbewegung.

- Bei der Aufwärtsbewegung stellt man sich ein elastisches Band zwischen Handgelenken und Fußgelenken vor, welches man langsam auseinander zieht. Die Vorstellung des elastischen Bandes ist nicht auf die Gelenke beschränkt, sondern vage an der ganzen Kleinfingerkante der Arme. Diese Vorstellung löst man auf, wenn sich die Hände vor dem Körper zum Rund formen. Der Name der Übung beschreibt eine weitere wichtige Vorstellung während der Aufwärtsbewegung, das Zerteilen der Wolken. Das Zerteilen der Wolken empfindet man an der Daumen-Zeigefinger-Kante der Hand und des ganzen Armes.

- Bei der Abwärtsbewegung der Hände stellt man sich eine von den Handgelenken ausgehende nach unten gerichtete Kraft vor, d. h., man empfindet die Handrückenseiten. Gleichzeitig empfindet man auch die Handflächen und Innenseiten der Arme durch das Tragen des Mondes.

- Praktiziert man diese Bewegung im Einklang mit der Atmung, so atmet man mit dem Zerteilen der Wolken ein und mit dem Tragen des Mondes aus.

- Verfolgt man z. B. die Aufwärtsbewegung der Arme, so bemerkt man zunächst eine große äußerlich sichtbare Bewegung. In dieser großen äußeren Bewegung gibt es auch noch kleine äußere Bewegungen in den Händen und in den

Fingern. Diese äußeren Bewegungen werden ergänzt durch feine innere Bewegungen. Beim Zerteilen der Wolken stellt man sich in den Armen und Händen eine innere schlängelnde Bewegung vor. Entsprechend den Proportionen der Gliedmaßen stellt man sich in den Armen die harmonische Bewegung einer kriechenden Schlange vor, in den Fingern die Bewegung von Seidenraupenpuppen. In vielen Bewegungsformen spielen diese sich schlängelnden inneren Kraftvorstellungen eine Rolle, bei der hier beschriebenen Übung sind sie jedoch besonders ausgeprägt.

– Bei dieser Übung gibt es wiederum 2 Standhaltungen, die zu den „Stehen wie ein Pfahl"-Übungen gehören und die man als Übung-in-Ruhe praktizieren kann. Die Yang-Standhaltung ist das Tragen des Mondes in hoher Körperposition mit nach oben gewandten Handflächen in Schulter- bis Kopfhöhe. Die Finger werden beim Wenden der Handflächen nach oben etwas weiter in die Bewegungsrichtung gedreht, bis man in der Vorstellung eine Schale auf den Händen tragen kann. Dies ist eine nach oben gerichtete Kraftvorstellung, die durch nach unten gerichtete Kraftvorstellungen ergänzt wird. So haben die Handgelenke eine nach unten gerichtete „sitzende" Kraft und auch die Kraft der Ellbogen ist nach unten gerichtet. Die Arme bilden ein Rund und üben eine „umwickelnde" Kraft aus. Diese nach innen gerichtete, schließende Kraft wird ergänzt durch eine das Rund nach außen aufspannende und somit öffnende Kraft. Der Körper ist aufgerichtet, das Becken jedoch leicht gesenkt, die Gesäßkraft ist nach unten gerichtet. Die Vorstellungskraft wird im mittleren Dantian bewahrt.
  Bei der unteren oder Yin-Standhaltung ist der Körper in tiefer Position, die Arme hängen zu beiden Seiten des Körpers nach unten, der Abstand zwischen Hüften und Händen beträgt etwa 2 Faustbreiten. Die Handflächen sind nach vorne gewendet, die Finger leicht gespreizt. Die Arme werden so zu beiden Seiten des Körpers gehalten, dass sich eine nach vorne offene Bogenlinie aus Armen und Körper bildet. Durch die Lockerung der Ellbogen bilden sich auf den Armen zwei weitere Bogenlinien. Man kann diese Bogenlinien in der Vorstellung zu Kreisen vervollständigen: Arme und Körper umfassen einen großen Kreis, auf den Armen ruhen zwei Ringe. Die Arme üben eine nach außen öffnende, in die Weite gehende Kraft aus, die sich bis in die Finger und über die Finger hinaus erstreckt. Außerdem stellt man sich von den Armen ausgehende Kräfte nach unten vor. Diese vage Vorstellung nach unten gerichteter Kraft verdichtet sich zu der Vorstellung von elastischen Kräften („Gummibandkraft"), die von den Ellbogen und Handgelenken ausgehen. Insbesondere stellt man sich ein elastisches Band zwischen Hand- und Fußgelenken vor.

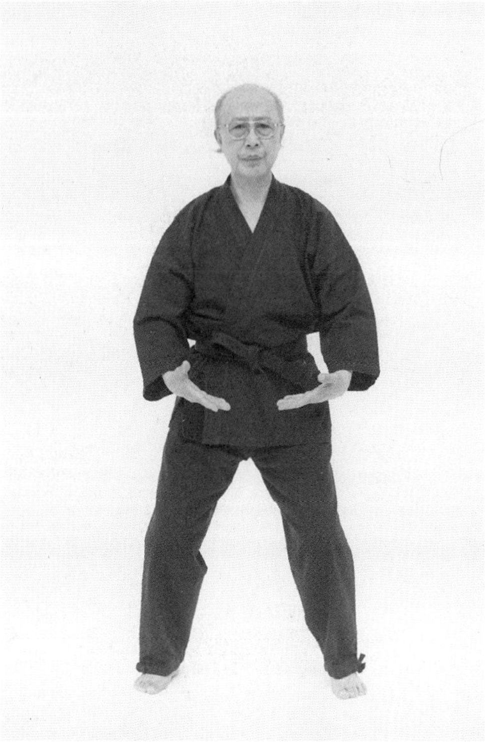

Abb. 22

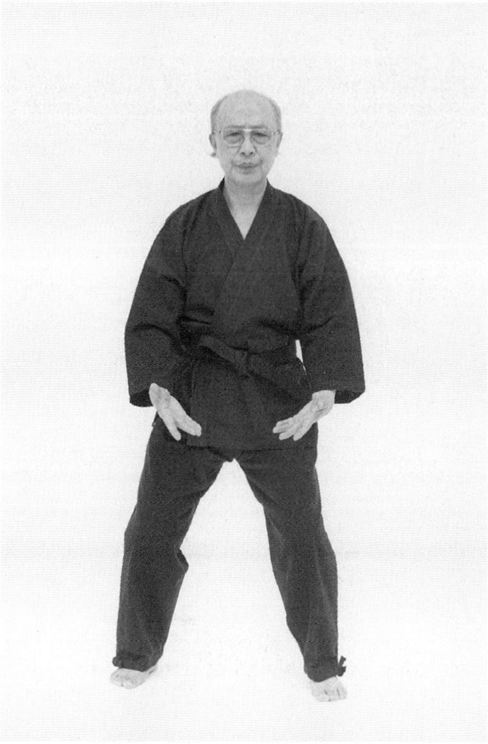

Abb. 23

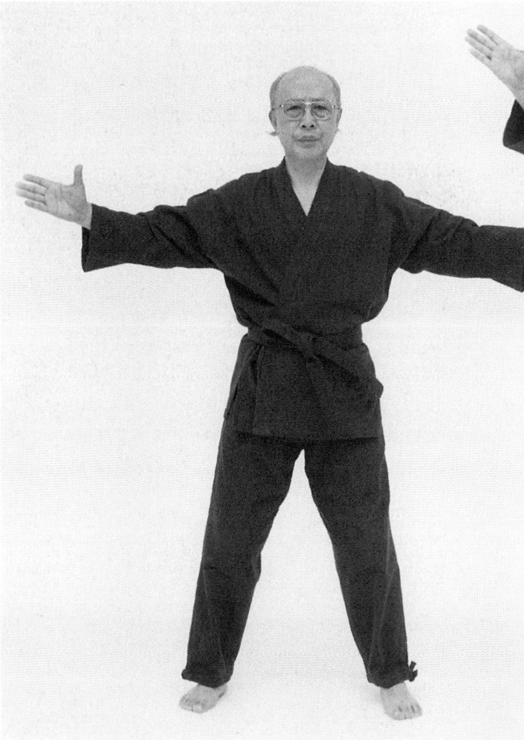

Abb. 26

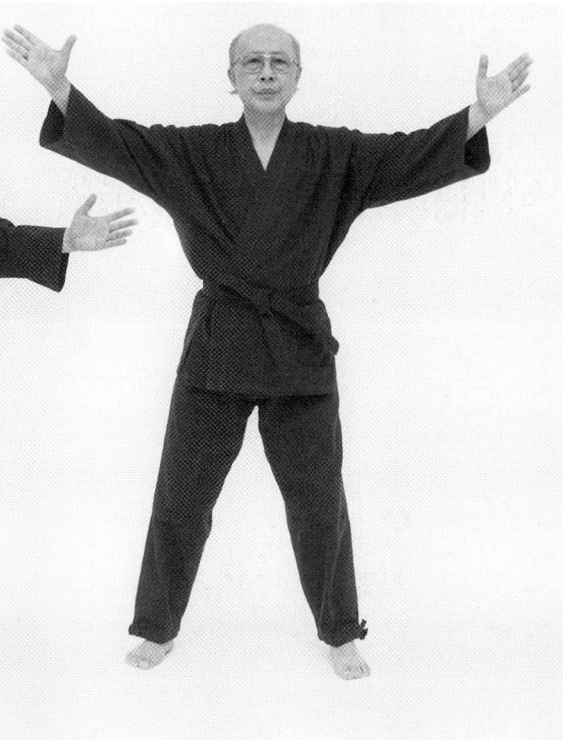

Abb. 27

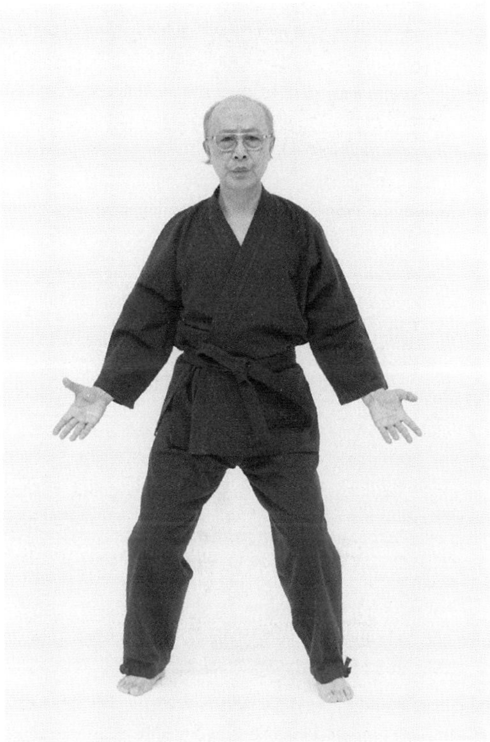

Abb. 24

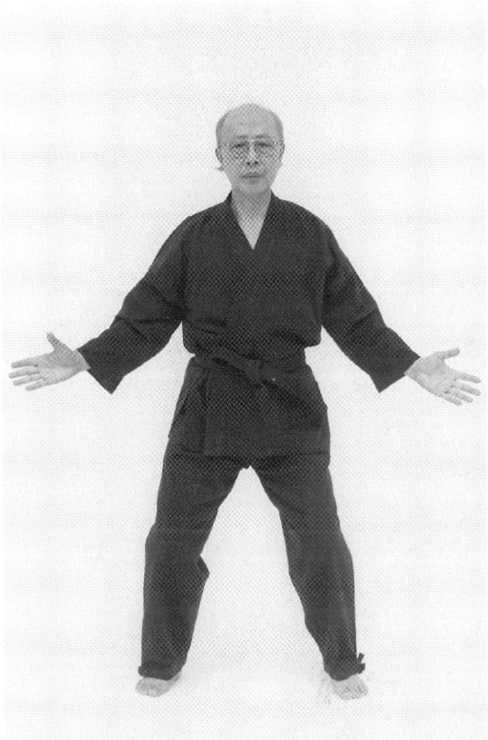

Abb. 25

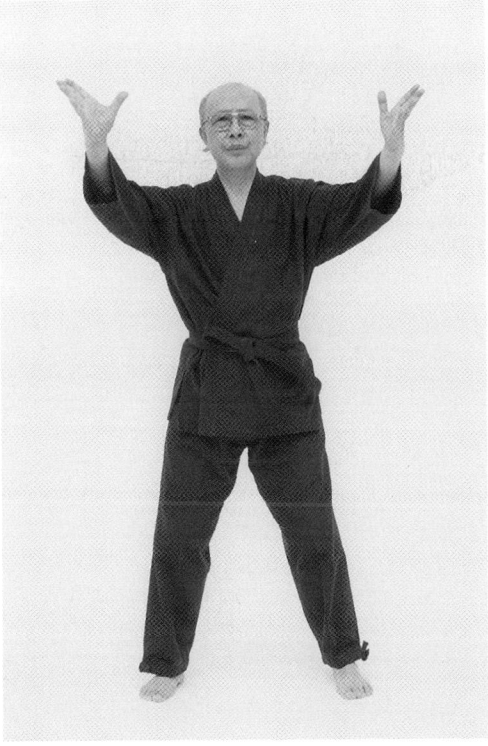

Abb. 28

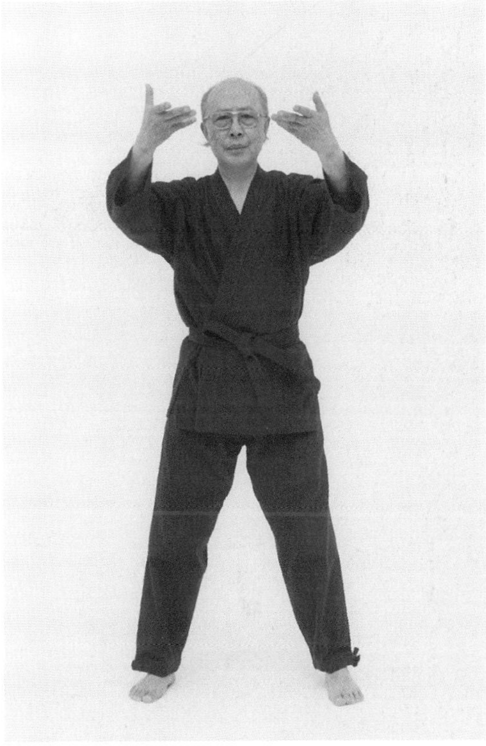

Abb. 29

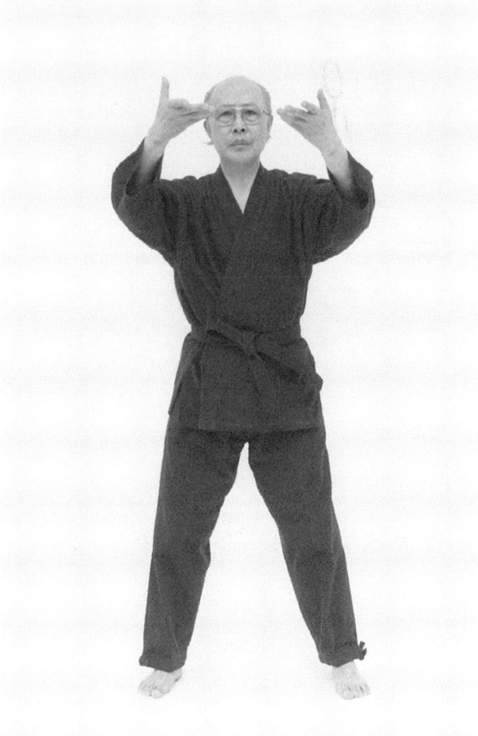

Abb. 30

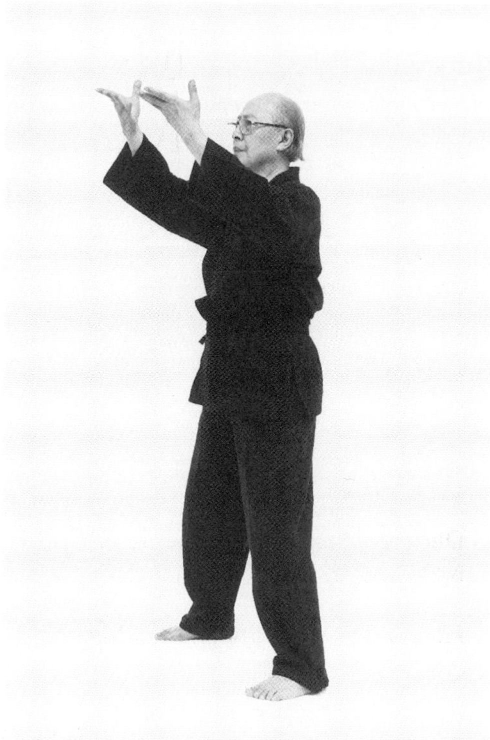

Abb. 31

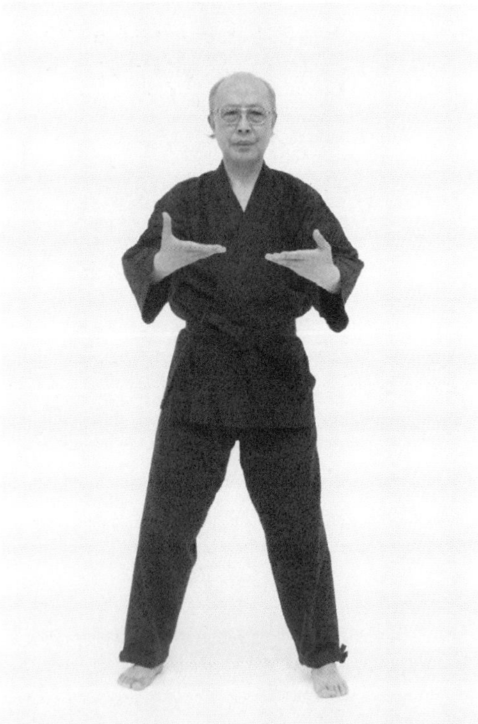

Abb. 32

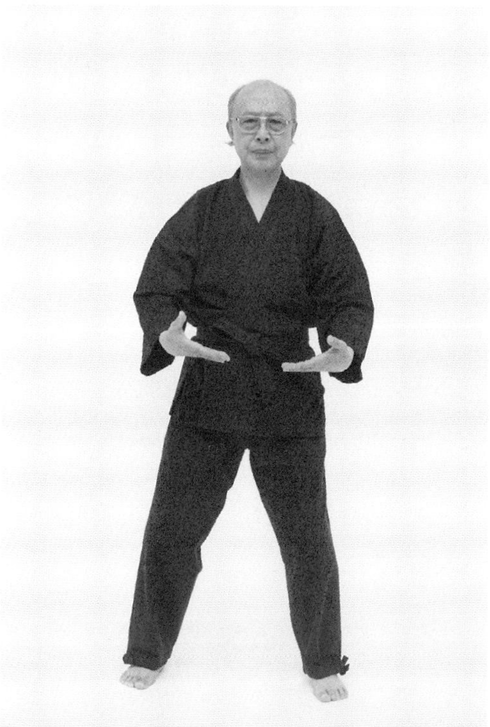

Abb. 33

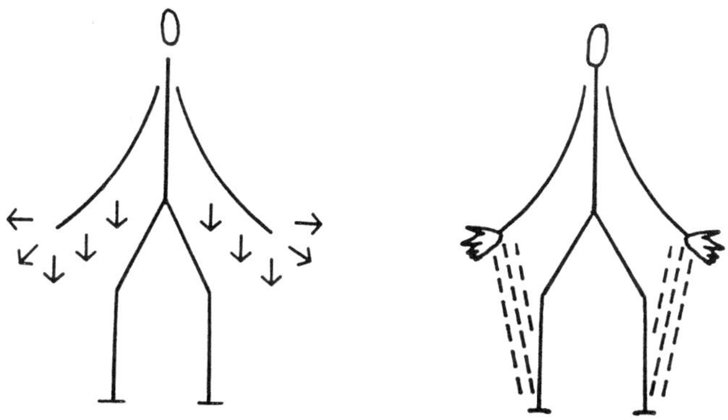

*Wirkungsrichtung*

Der Hauptaspekt dieser Übung ist das Steigen und Sinken des Qi-Flusses, der Nebenaspekt das Öffnen und Schließen.

*Hauptsächlich betroffene Leitbahnen*

Hand-Taiyin (Lungen-Leitbahn)
Hand-Shaoyin (Herz-Leitbahn)

*Indikationsbereich*

Schlaflosigkeit, Herzklopfen, Engegefühl in der Brust, Husten, Atembeschwerden, Beschwerden im Bereich von Nacken, Schultern und Armen, Bi-Syndrom (insbesondere im Bereich des Oberkörpers), unregelmäßige Menstruation, Defizienz des Yang-Qi.

## 3. Trage den Ball nach links und rechts

*Bewegungsablauf*

Von der vorangehenden Übung kommend, die rechte Hand kreisförmig über die linke führen (Abb. 34, 35 u. 36), die Hände halten einen Ball vor dem Unterbauch. Die linke Handfläche zeigt nach oben, die linken Fingerspitzen nach rechts vorne; die rechte Handfläche zeigt nach unten, die rechten Fingerspitzen nach links vorne (Abb. 37). Gleichzeitig den linken Fuß zum rechten holen und mit der linken großen Zehe neben der Mitte des rechten Fußes ohne Gewicht auftippen (Leerer T-Schritt).

Das Gewicht ganz auf das rechte Bein verlagern, das Becken sinkt (Abb. 38). Dann mit dem linken Fuß einen Schritt nach links vorne machen, dabei mit der linken Ferse aufsetzen (Abb. 39). Der Winkel zwischen den Füßen beträgt etwa 75 Grad, die Schrittlänge etwa 2 1/2 Fußlängen von der Grundlinie aus. Den ganzen linken Fuß langsam aufsetzen und das Gewicht nach links vorne verlagern (Bogen-Schritt) (Abb. 40, 41 u. 42). Gleichzeitig mit der Gewichtsverlagerung die rechte Hand auf einer Bogenlinie nach rechts unten hinten neben die rechte Hüfte, und die linke Hand auf einer Bogenlinie nach links oben vorne führen. Die rechte Hand hat etwa eine Faustbreite Abstand von der rechten Hüfte, der linke Arm steht etwa über dem linken Bein. Die rechte Hand drückt einen Ball ins Wasser, die linke Hand trägt einen Ball. Die Verteilung der Vorstellungskraft des Nach-unten-Drückens und des Nach-oben-Tragens verhält sich wie 7 zu 3. Der Blick geht locker zur linken Hand und darüber hinaus. Kleiner Halt in dieser geöffneten Standhaltung (Abb. 43).

Nun die Handflächen einander zuwenden, so dass die linke Handfläche nach unten zeigt, die rechte nach oben (Abb. 44 u. 45). Das Gewicht wieder nach rechts hinten verlagern (Sitz-Bogen-Schritt) und gleichzeitig die Hände zur Ballhaltung vor dem Dantian zurückführen (Abb. 46 u. 47). Den linken Fuß zum rechten zurückstellen (Abb. 48), dabei hebt sich die Ferse zuletzt vom Boden ab. Mit Heben und Senken des Körpers das Gewicht auf das linke Bein verlagern, der Körper richtet sich dabei etwas nach rechts. Die Bewegung zur rechten Seite ausführen (Abb. 49 bis 61). Nach links und rechts je 2-mal.

*Wichtige Übungsanforderungen*

- Bei der öffnenden Bewegung der Hände stellt man sich vor, ein elastisches Band auseinander zu ziehen. Weiterhin stellt man sich zwischen den Armen ein elastisches Band vor, das nur mit innerer Kraft zusammengedrückt werden kann.
- Man achtet darauf, die Gewichtsverlagerung und die öffnende Bewegung der Hände in Einklang zu bringen, so dass man das Gefühl hat, nur eine einzige Bewegung auszuführen. Zunächst steht man im Sitz-Bogen-Schritt, das hintere „volle“ Bein trägt 70 Prozent des Gewichts, das vordere „leere“ Bein trägt 30 Prozent des Gewichts. Mit der öffnenden Bewegung der Hände geht man vom

Sitz-Bogen-Schritt in den Bogen-Schritt und kehrt dabei die Gewichtsverteilung um: 70 Prozent des Gewichtes ruhen auf dem vorderen Bein, 30 Prozent auf dem hinteren Bein. Damit während der Gewichtsverlagerung keine Unsicherheit aufkommt, achtet man darauf, das hintere Bein fest auf dem Boden zu halten.

- Um einem zu starken Steigen des Qi vorzubeugen, kann man zu Beginn seiner Übungspraxis die Hände nacheinander bewegen. Zuerst führt man die rechte Hand nach unten mit der Vorstellung, einen Ball ins Wasser zu drücken. Dann erst führt man die linke Hand nach oben mit der Vorstellung des Nach-oben-Tragens. Auch wenn die Hände nicht gleichzeitig bewegt werden, bleiben sie in der Vorstellung immer mit elastischer Kraft verbunden.
- Beim Übergang zur schließenden Bewegung achtet man darauf, die Handflächen gleichzeitig im Einklang miteinander zu wenden. Je mehr man sich die Bewegung vom Zentrum des Körpers aus vorstellt, desto harmonischer wird sie. Nach dem Wenden der Hände stellt man sich vor, einen großen Ball zu halten.
- Bei der schließenden Bewegung stellt man sich eine elastische Kraft zwischen den Händen vor, die sie zusammenzieht („Gummibandkraft“). Beim Schließen führt der Weg der linken Hand vor der linken Schulter vorbei, der Weg der rechten Hand vor dem rechten Hüftgelenk.
  Der linke Fuß wird mit „schleifendem Schritt“, d. h. nahe am Fußboden zurückgeholt.
- Die Vorstellungskraft wird nicht nur auf die öffnende und schließende Bewegung gerichtet, sondern sie wird während der ganzen Übung auch im mittleren Dantian bewahrt. Somit übt man ein Öffnen und Schließen, d. h. ein Sich-Verbreiten und Sich-Sammeln des Qi vom mittleren Dantian aus.
- Die geöffnete Stand-Haltung gehört zu den „Stehen wie ein Pfahl“-Übungen und kann als Übung-in-Ruhe über längere Zeit praktiziert werden. Diese Haltung wird im Bogen-Schritt ausgeführt. Beim Bogen-Schritt achtet man auf die nach innen gerichtete (schließende) Kraft der Beine. Außerdem achtet man auf die innere Kraft an den Beinrückseiten im Verlauf des Fuß-Taiyang (Blasen-Leitbahn). Das vordere Bein ist gebeugt, wobei das Knie nicht über die Zehenlinie hinausragen soll. Das hintere Bein ist fast gestreckt. Übt man den Bogen-Schritt längere Zeit, so kann man die Ferse des vorderen Fußes ein wenig nach außen drehen, um damit den Stand noch stabiler zu machen.
  Der linke Arm bildet eine Bogenlinie und wird über dem linken Bein gehalten, der Ellbogen ist etwa eine Faustbreite außerhalb der Beinlinie, die Hand etwa eine Faustbreite innerhalb der Beinlinie. Die linke Handfläche befindet sich etwa in Schulterhöhe, die Finger haben Augenhöhe, so dass der Blick durch die Finger horizontal in die Ferne geht. Der rechte Arm bildet ebenfalls eine Bogenlinie, trotz der nach unten drückenden Kraft ist der Ellbogen leicht gebeugt. Die Schultern sind gelockert, die Kraft der Ellbogen ist nach unten gerichtet

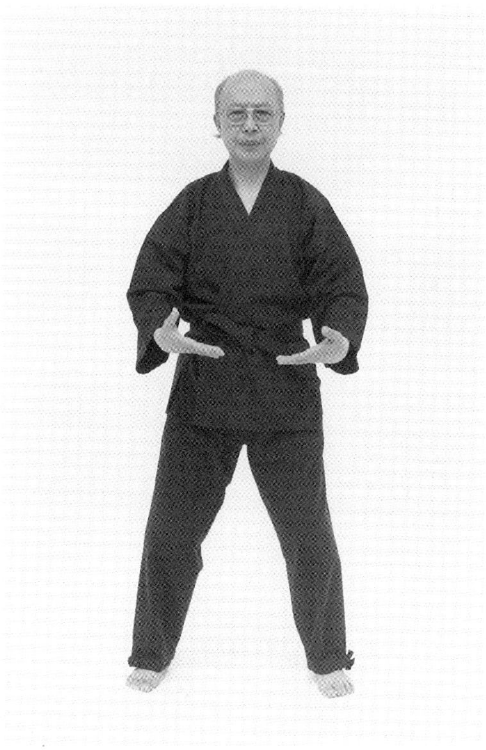

*Abb. 34*

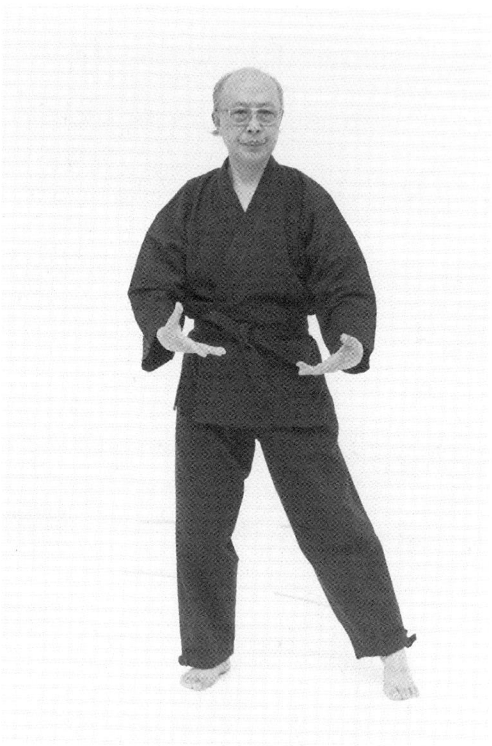

*Abb. 35*

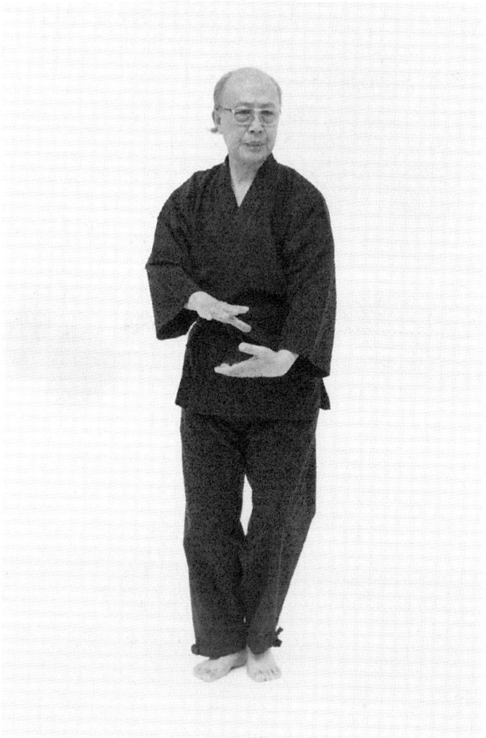

*Abb. 38*

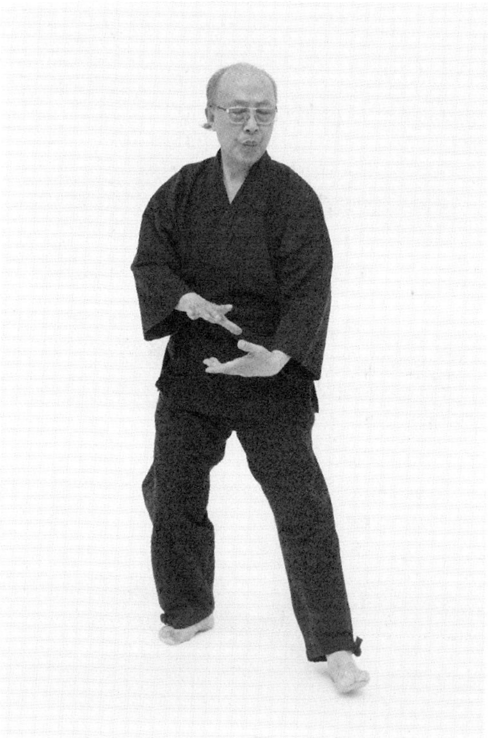

*Abb. 39*

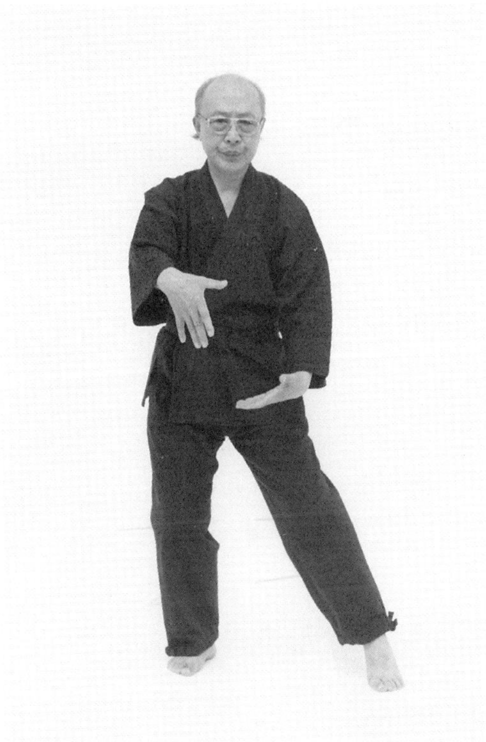

*Abb. 36*

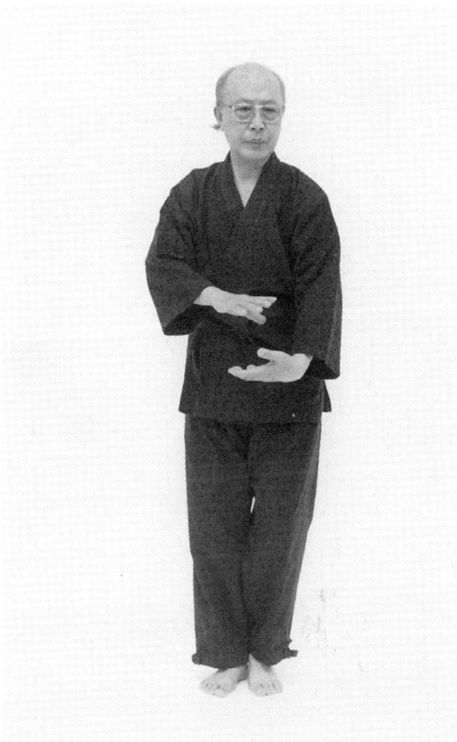

*Abb. 37*

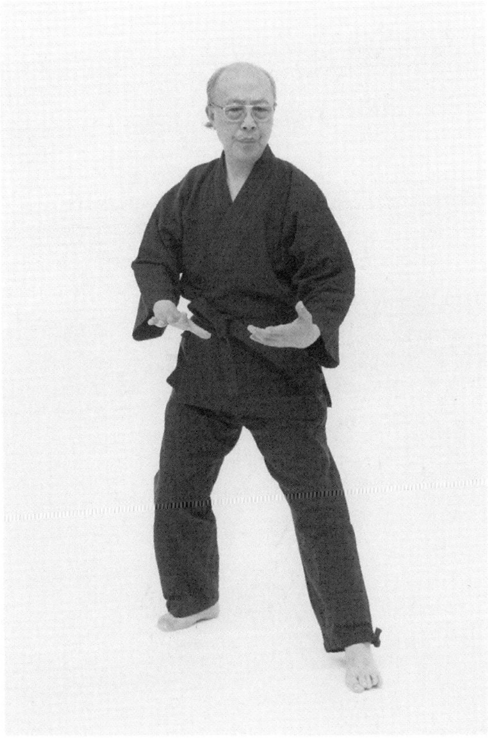

*Abb. 40*

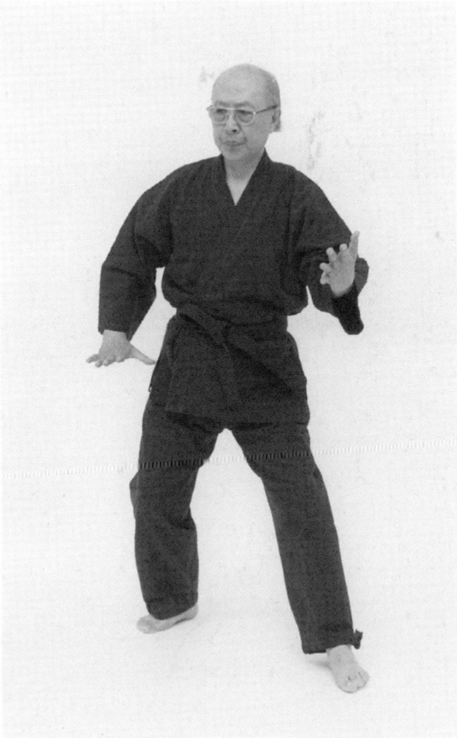

*Abb. 41*

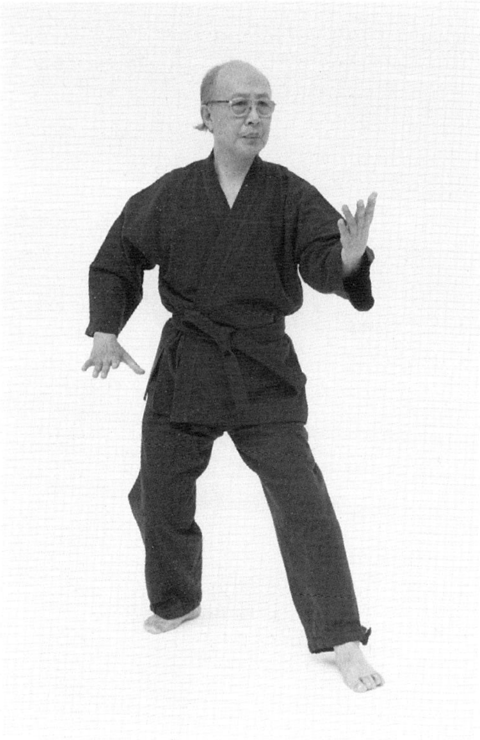

Abb. 42

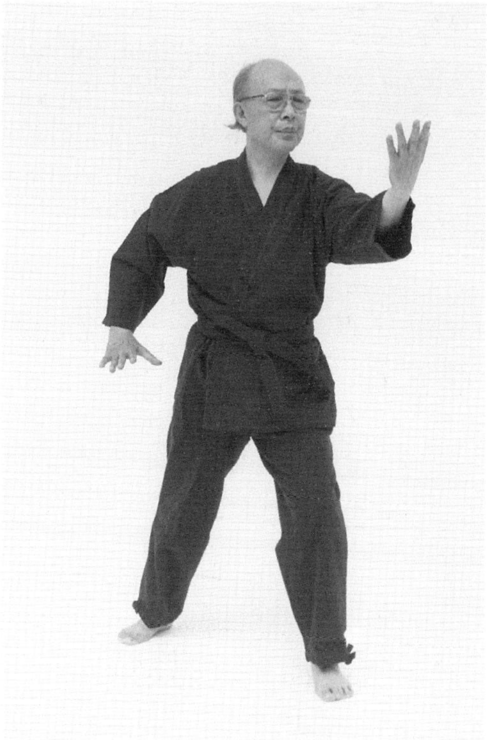

Abb. 43

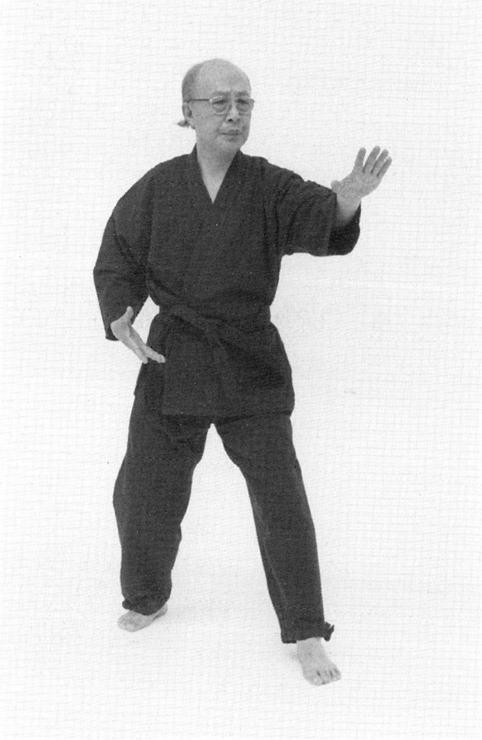

Abb. 46

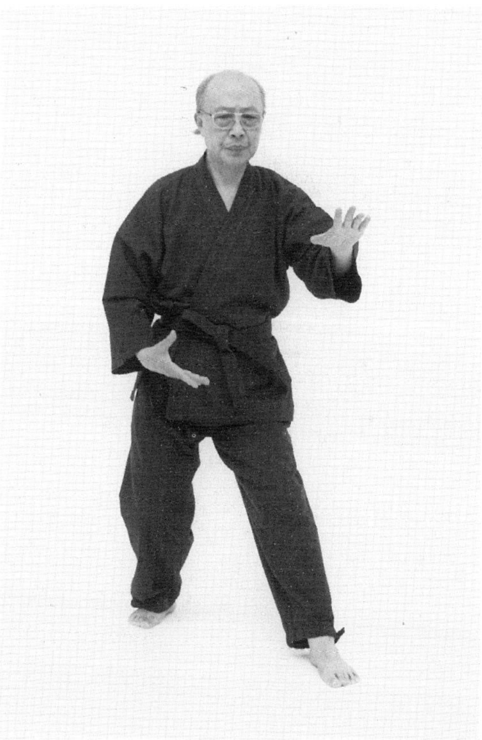

Abb. 47

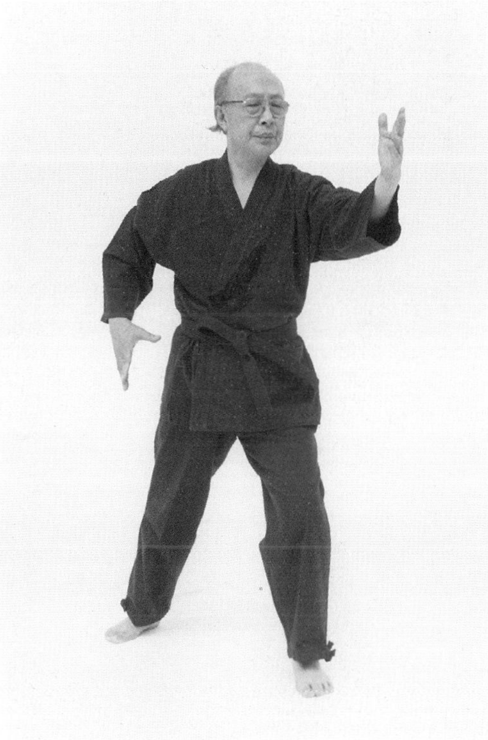

Abb. 44

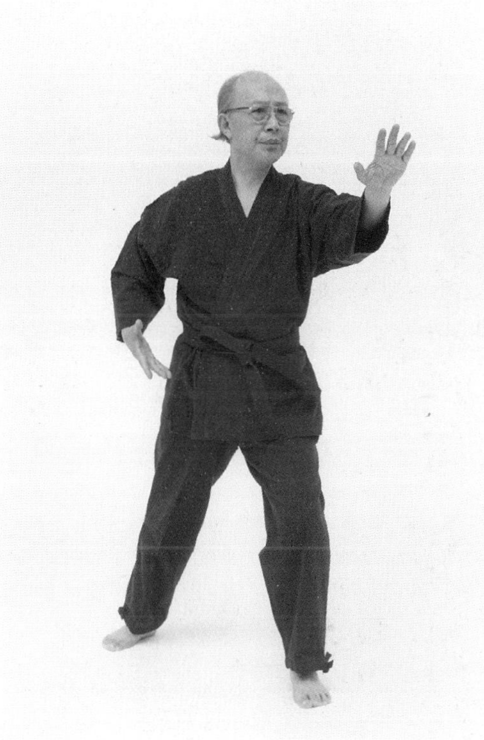

Abb. 45

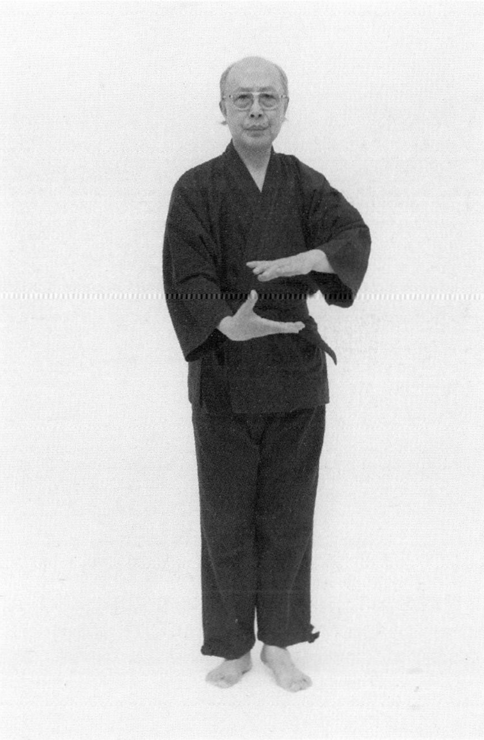

Abb. 48

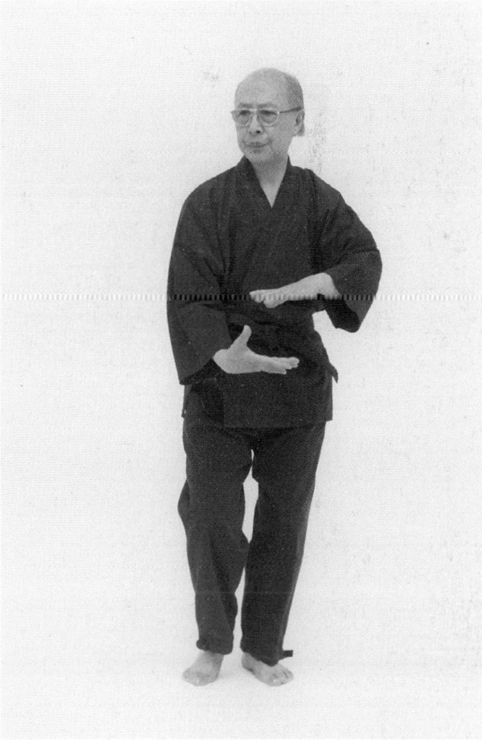

Abb. 49

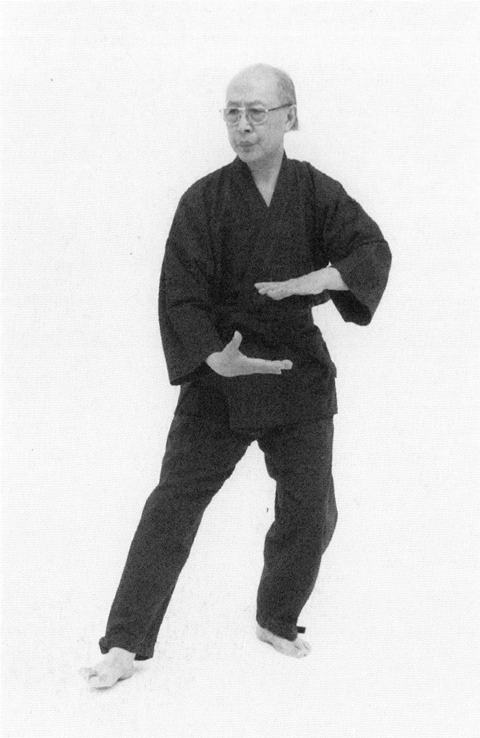

*Abb. 50*

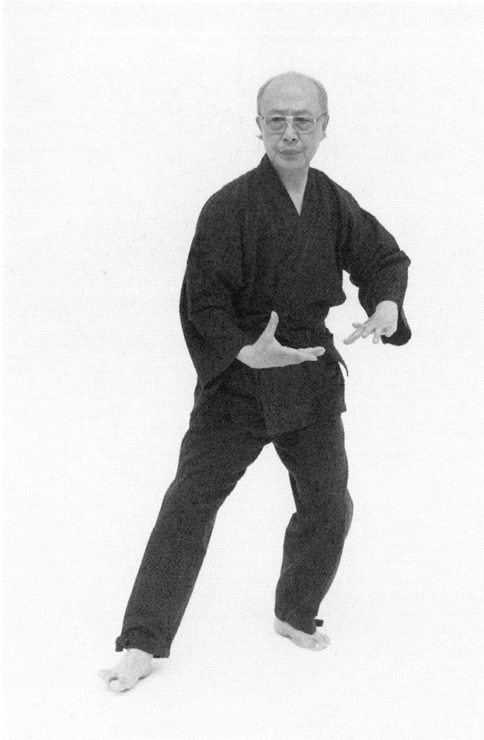

*Abb. 51*

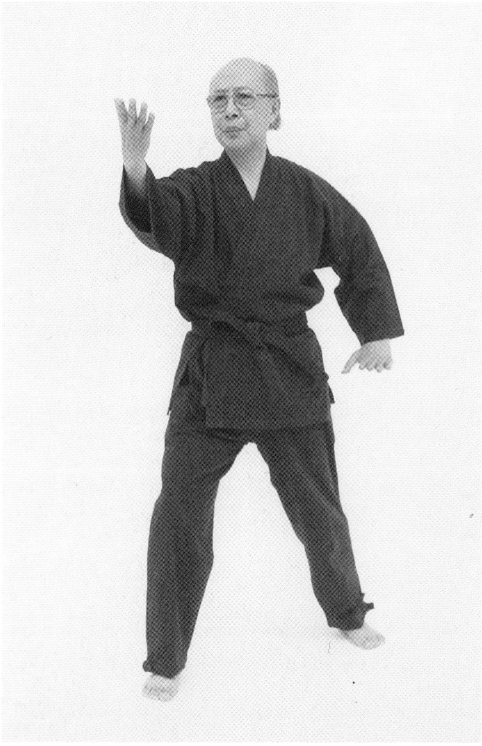

*Abb. 54*

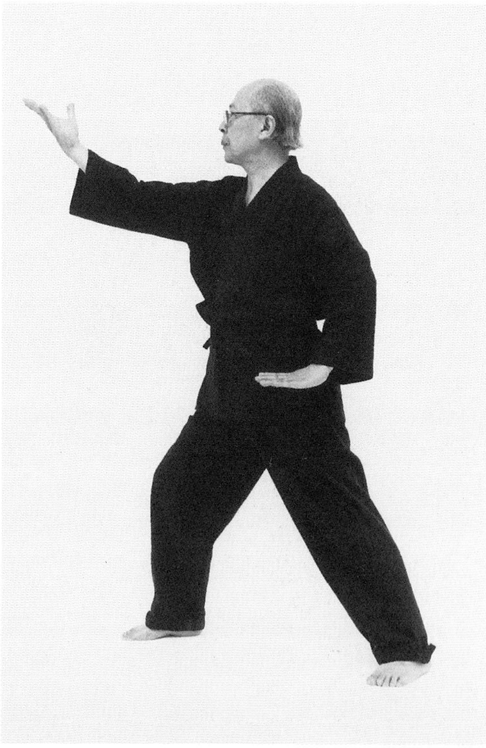

*Abb. 55*

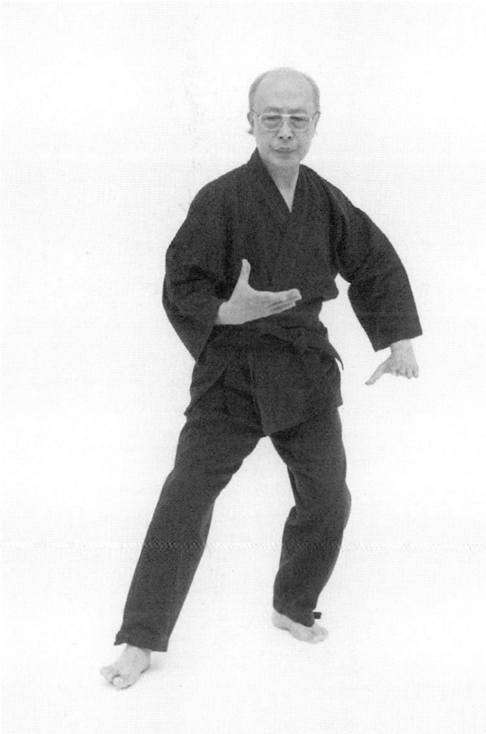

Abb. 52

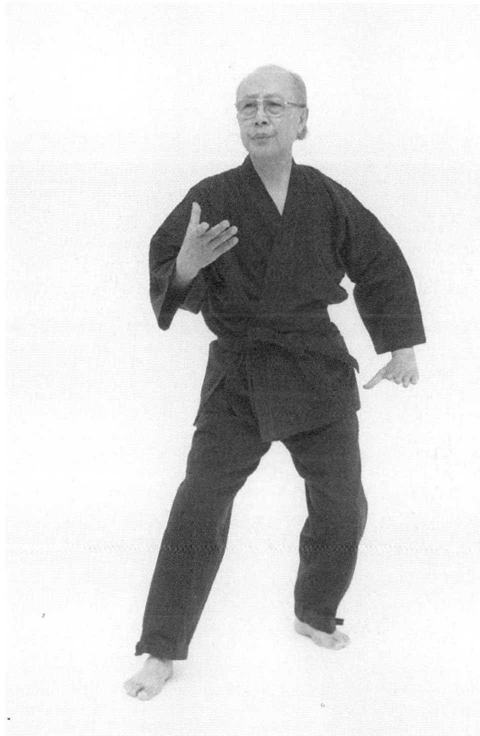

Abb. 53

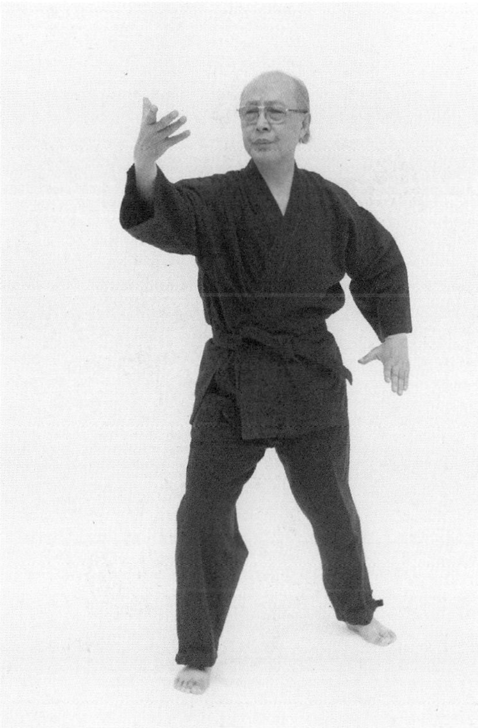

Abb. 56

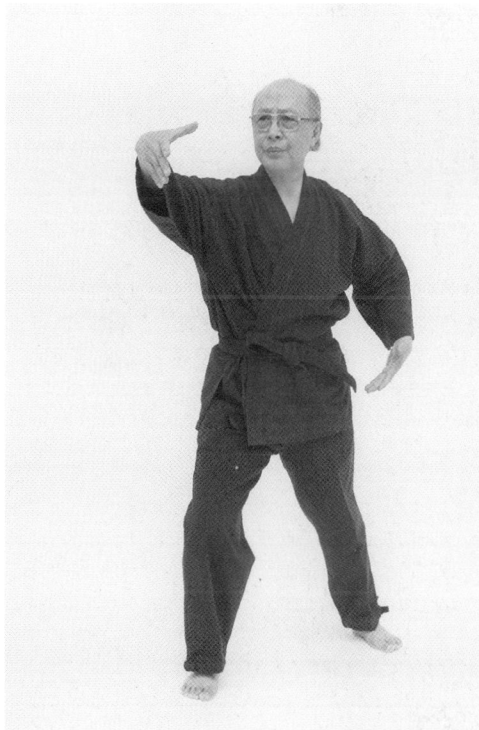

Abb. 57

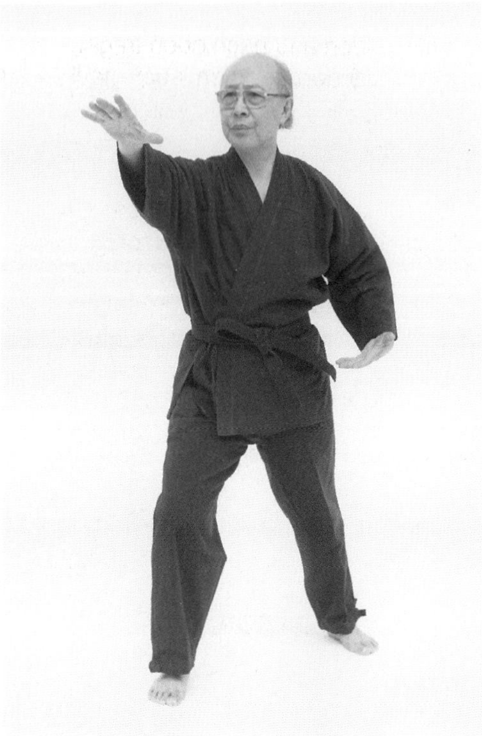

Abb. 58

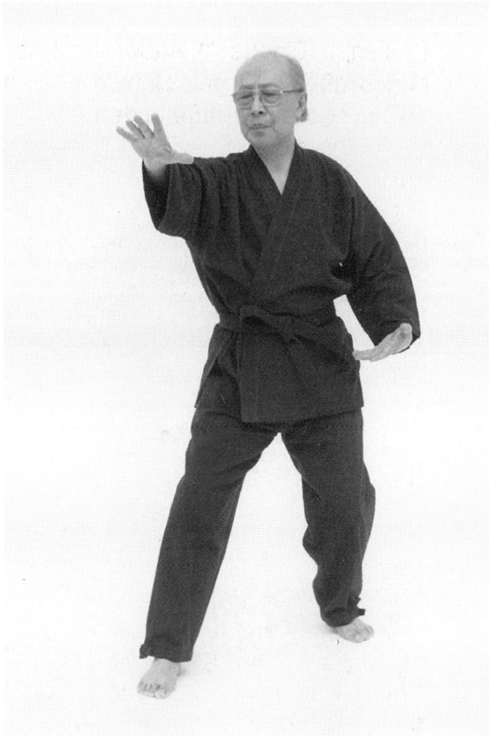

Abb. 59

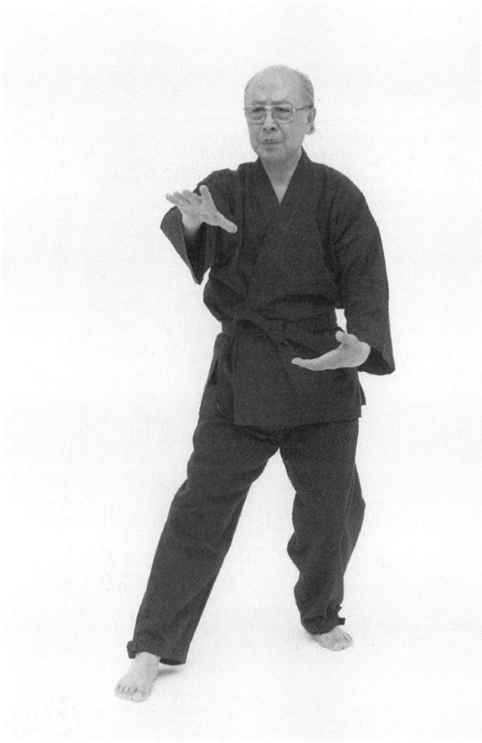

Abb. 60

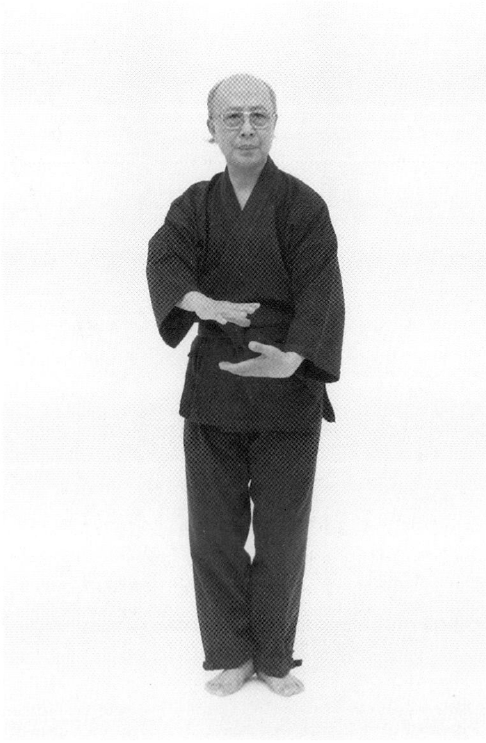

Abb. 61

(„fallende Ellbogen"). Außer den nach unten drückenden und nach oben tragenden Kräften, die das Sinken und Steigen des Qi fördern, wirken auch nach außen gehende Kräfte in den Armen, die zusammen mit der vorgestellten elastischen Verbindung zwischen den Armen das Öffnen und Schließen des Qi fördern.

Die Vorstellungskraft lässt man über die Grenzen der Hände hinausgehen: Über die nach unten drückende rechte Handfläche hinaus zur Erde und über den nach vorne gerichteten Handrücken der linken Hand hinaus nach vorne oben. Dadurch wird das Öffnen des Qi-Flusses verstärkt und die besondere Wirkung auf Hand-Jueyin (Herzhüllen-Leitbahn) und Hand-Shaoyang (Drei-Erwärmer-Leitbahn) erreicht. In der geöffneten Standhaltung achtet man besonders auf das wichtige allgemeine Übungsprinzip „Unten 7 – Oben 3", d. h. auf die Stabilität, Festigkeit und vermehrte Vorstellungskraft im unteren Körperbereich, sowie auf die Leichtigkeit und wenig Vorstellungskraft im oberen Körperbereich.

„Unten 7" teilt sich wiederum auf in ein „volles" und ein „leeres" Bein. Das „volle" vordere Bein trägt 70 Prozent des Gewichtes, das „leere" hintere Bein trägt 30 Prozent des Gewichtes. Auch „Oben 3" teilt sich wiederum auf in die nach oben tragende Yang-Hand, die mit 30 Prozent Vorstellungskraft geübt wird und die nach unten drückende Yin-Hand, die mit 70 Prozent der Vorstellungskraft geübt wird. Die hier beschriebenen Verteilungen betreffen die Vorstellungskraft und somit auch das der Vorstellungskraft folgende Qi.

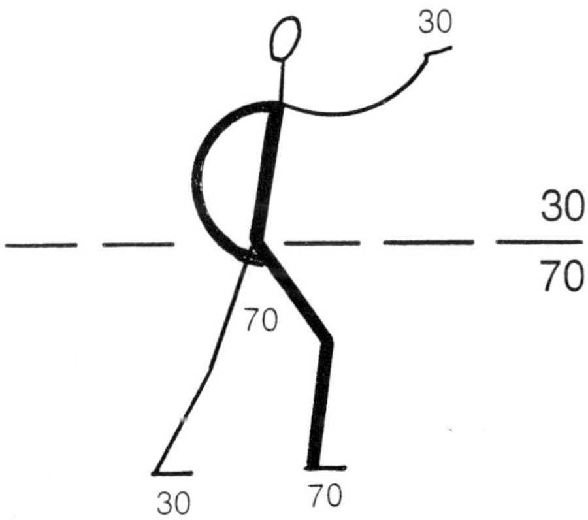


– An dieser Übung lässt sich besonders eindrucksvoll das Prinzip des Wechsels von Yin und Yang, Fülle und Leere, Steigen und Sinken, Bewegung und Ruhe erkennen. Die Bewegung und Haltung der Hände spiegeln den Wechsel von Yin und Yang, Öffnen und Schließen, Steigen und Sinken wider; die Gewichtsverteilung der Beine spiegeln den Wechsel von Fülle und Leere wider. In jeder Qigong-Übung stehen die Polaritäten Yin und Yang, Steigen und Sinken, Öffnen und Schließen, Bewegung und Ruhe in enger Verbindung miteinander, bei der hier beschriebenen Übung ist dies jedoch besonders augenfällig.

– Auch das Prinzip der gegenseitigen Beschränkung und Kontrolle von Yin und Yang lässt sich in dieser Übung besonders deutlich erkennen. Das Steigen (tragende Yang-Hand in hoher Position) wird begrenzt durch das Sinken (drückende Yin-Hand in tiefer Position).

*Wirkungsrichtung*

Diese Übung fördert hauptsächlich das Öffnen und Schließen des Qi-Flusses, daneben auch das Steigen und Sinken.

*Hauptsächlich betroffene Leitbahnen*

Hand-Jueyin (Herzhüllen-Leitbahn)
Hand-Shaoyang (Drei-Erwärmer-Leitbahn)

*Indikationsbereich*

Schlaflosigkeit, schlechtes Gedächtnis, Husten, „Rippenblähung" (Druck-, Schwellungs-, Enge- und Völlegefühl im Bereich des Rippenbogens), unwohles Gefühl in der Magengrube, Verdauungsstörungen, Disharmonie der Funktionskreise „Leber" und „Magen", Bi-Syndrom. Diese Übung stärkt den Funktionskreis „Niere".

# 4. Schiebe den Berg mit beiden Händen

*Bewegungsablauf*

Nach dem letzten Ballhalten der vorangehenden Übung bleibt die linke Handfläche nach unten gewendet (Abb. 62). Die rechte Handfläche nach unten wenden und beide Hände vor den Unterbauch zurückführen. Dabei verlagert sich das Gewicht zurück auf das linke hintere Bein (Abb. 63). Der rechte Fuß wird zum linken zurückgestellt (Abb. 64). Mit Heben und Senken des Körpers das Gewicht nach rechts verlagern, der Körper richtet sich dabei leicht nach links (Abb. 65). Mit dem linken Fuß mit „schleifendem Schritt" (d. h. der Fuß bewegt sich dicht über dem Boden) nach vorne links gehen, dabei zunächst die Ferse aufsetzen (Abb. 66) (wie in Form 3). Beide Hände bewegen sich mit schiebender Kraft von ihrer Position vor dem Dantian auf einer Bogenlinie nach vorne oben links bis Brust- oder Schulterhöhe (Abb. 67). Dabei gleichzeitig in den linken Bogenschritt gehen und das Hauptgewicht nach vorne verlagern (ungefähre Gewichtsverteilung vorne: hinten wie 7 : 3). Das linke Knie ist gebeugt und befindet sich in vertikaler Linie über den linken Zehen, das rechte Bein ist fast gestreckt. Der Körper ist aufrecht und ganz leicht nach vorne gebeugt, die Brust bleibt etwas zurückgenommen. Die Finger sind beim Nach-vorne-Schieben leicht gespreizt, zwischen Daumen und Zeigefingern bildet sich ein Dreieck. Der Blick geht durch die Hände nach vorne und ist locker in die Ferne gerichtet. In der ganzen Körperhaltung drückt sich das Schieben des Berges aus (Abb. 68). Kleiner Halt in dieser Position (geöffnete Standhaltung). Nun beide Hände in runder Bewegung gleichzeitig wenden, so dass die Handflächen zum Körper und etwas nach oben gerichtet sind (Abb. 69 u. 70). Die Hände vor den Dantian-Bereich zurückführen, dabei werden die Ellbogen zunächst nach hinten und dann nach hinten seitlich gezogen, so dass die Ellbogen eine Faustbreite Abstand vom Körper haben. Gleichzeitig mit der Armbewegung das Gewicht nach hinten zurückverlagern zum rechten schweren Sitz-Bogen-Schritt (Abb. 71 u. 72). Den linken Fuß zum rechten zurückstellen (Abb. 73). Mit Heben und Senken des Körpers das Gewicht nach links verlagern und die Handflächen mit runder Bewegung nach unten und vorne wenden (Abb. 74 u. 75). Nun die Bewegung zur rechten Seite ausführen (Abb. 76 bis 85). Nach links und rechts je 2-mal üben.

*Wichtige Übungsanforderungen*

- Beim Schieben des Berges kommt die Kraft nicht nur aus den Händen bzw. Handflächen, sondern aus dem ganzen Körper. Die nach vorne schiebende Kraft wird über die Handflächen hinausgehend gedacht. Der Kraft des Nach-vorne-Schiebens wirkt eine stabilisierende Kraft entgegen, die zur Erde gerichtet ist und einem feste Wurzeln verleiht.
- Nach längerer Übungspraxis kann man die Vorstellungsübung verfeinern: Die Kraft kommt aus der Erde über die Füße, die Beine, den Rücken aufwärts,

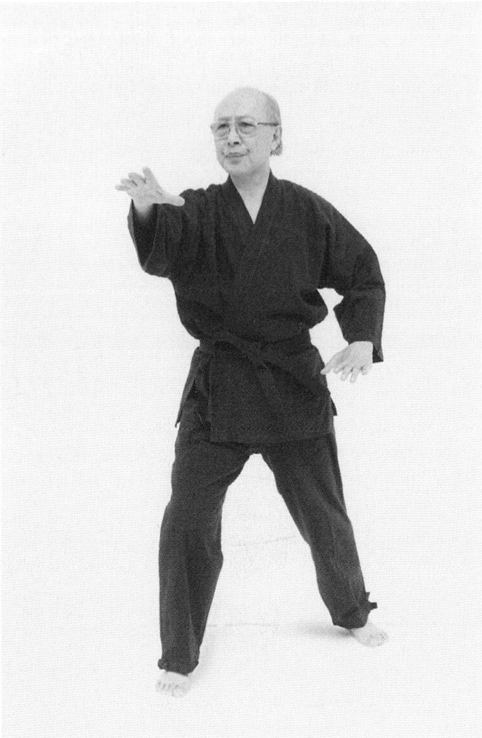
Abb. 62

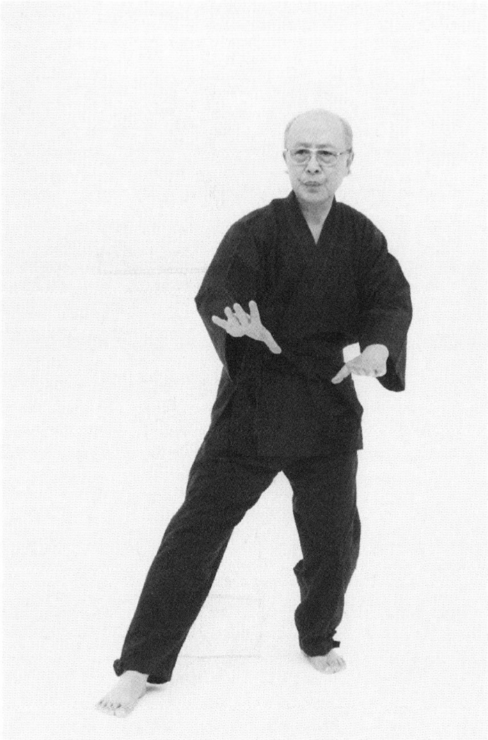
Abb. 63

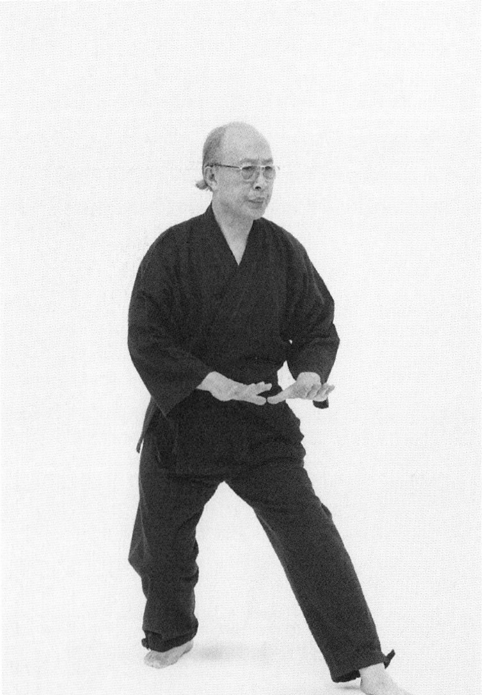
Abb. 66

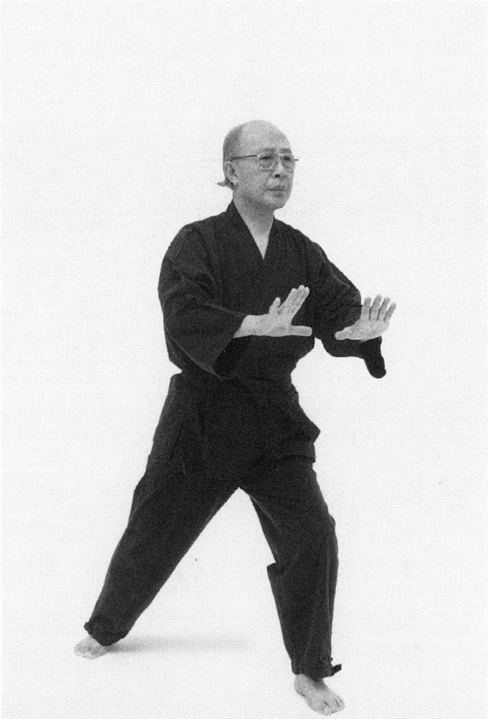
Abb. 67

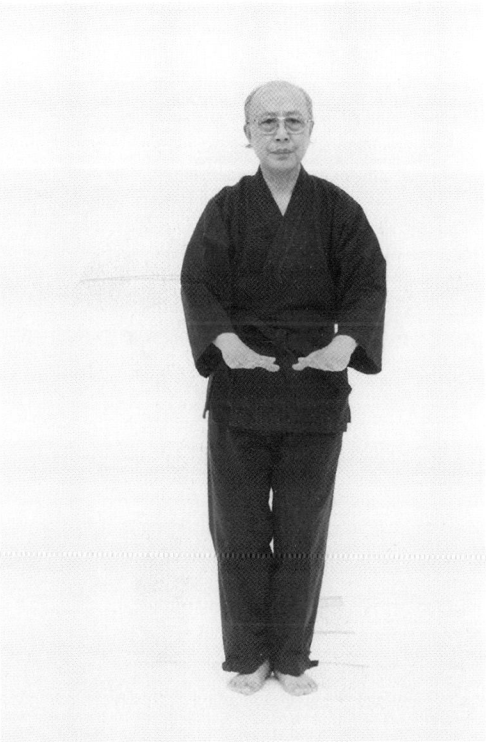
Abb. 64

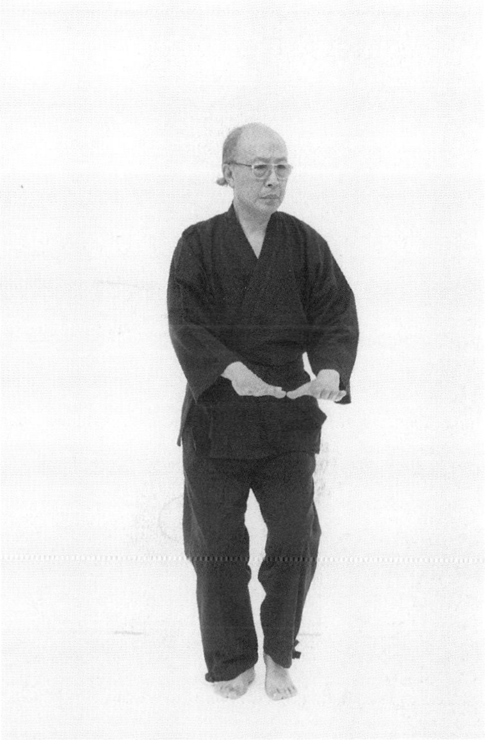
Abb. 65

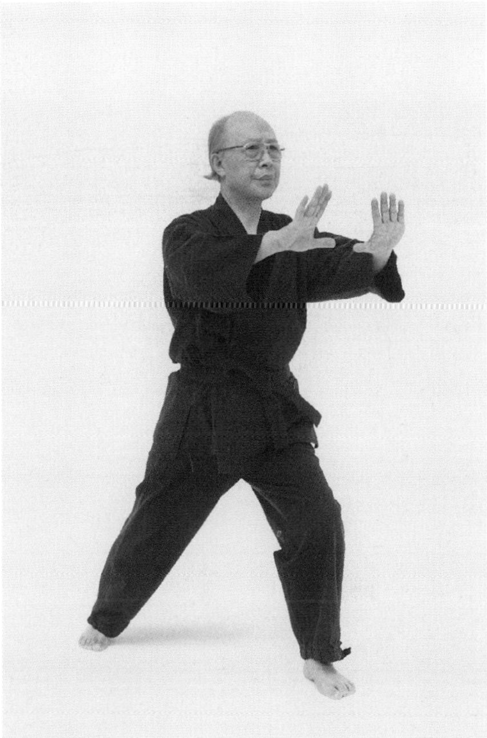
Abb. 68

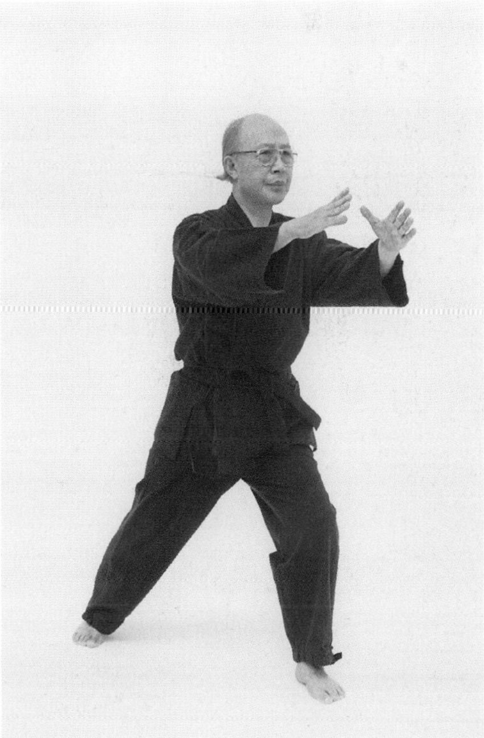
Abb. 69

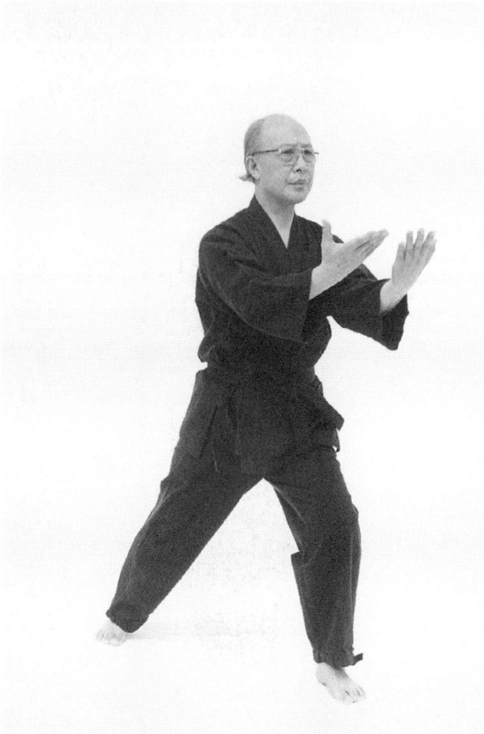
Abb. 70

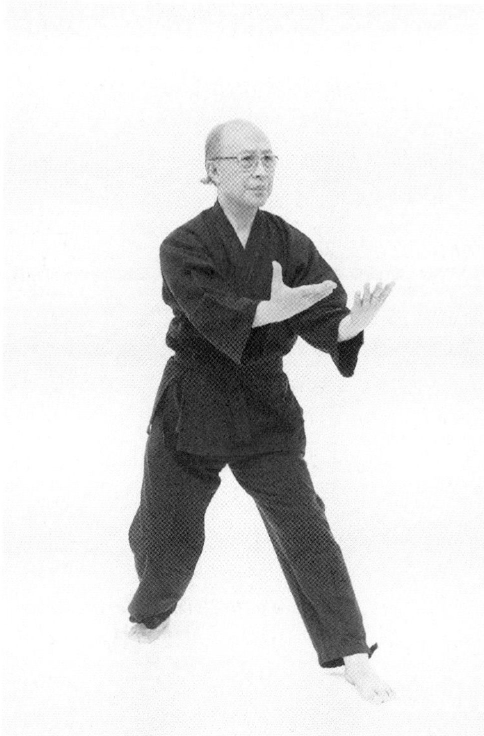
Abb. 71

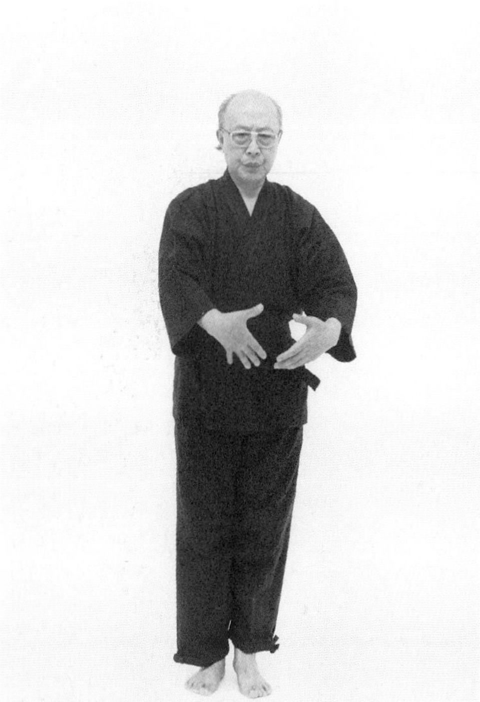
Abb. 74

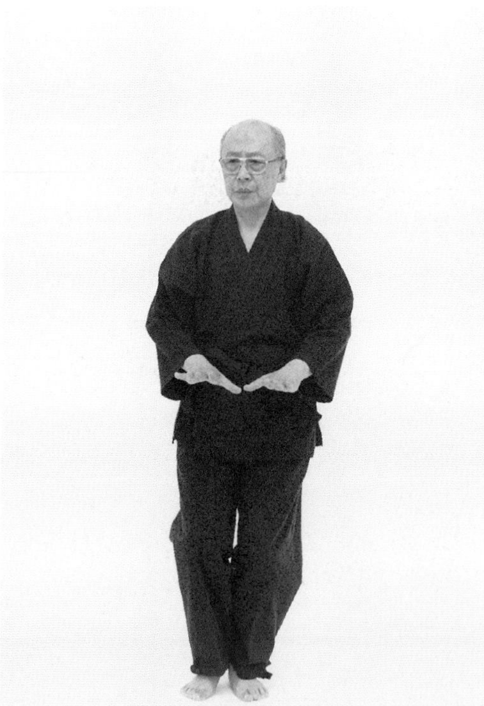
Abb. 75

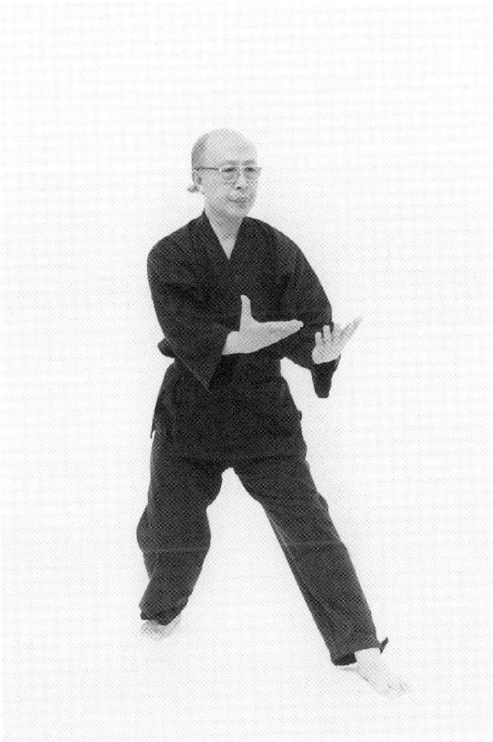

*Abb. 72*

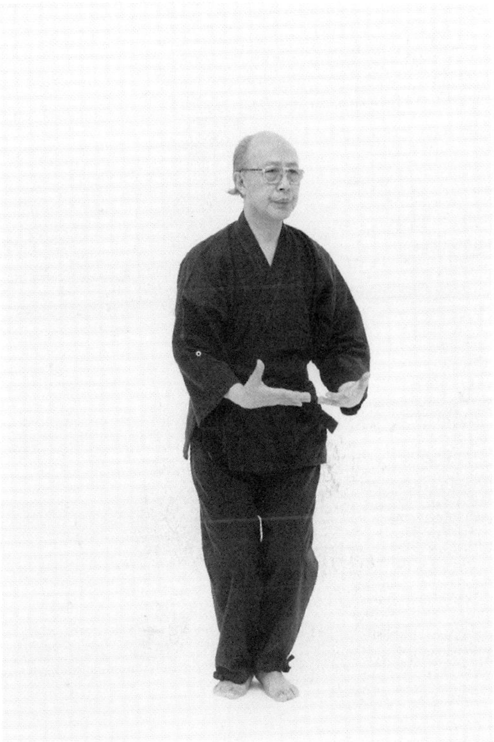

*Abb. 73*

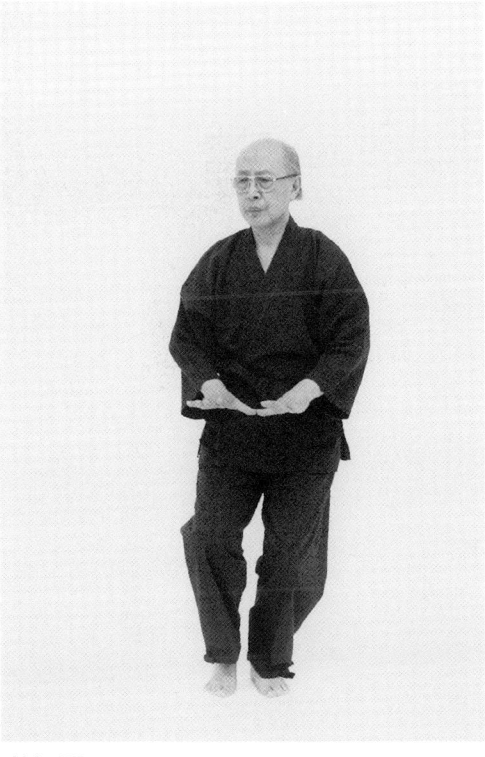

*Abb. 76*

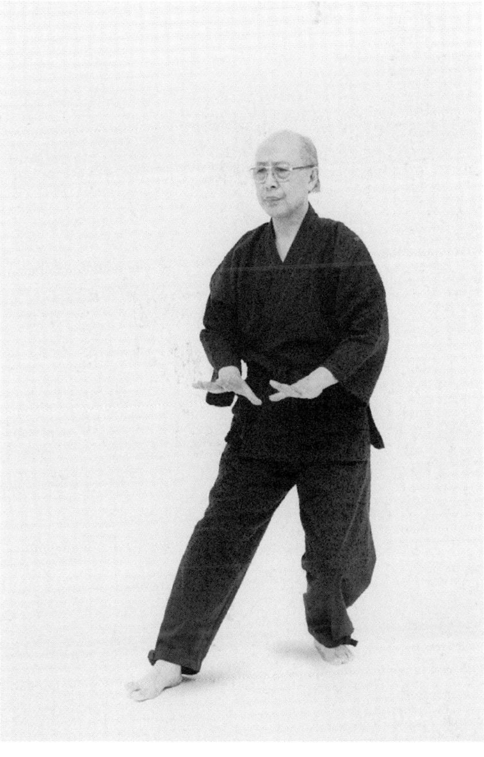

*Abb. 77*

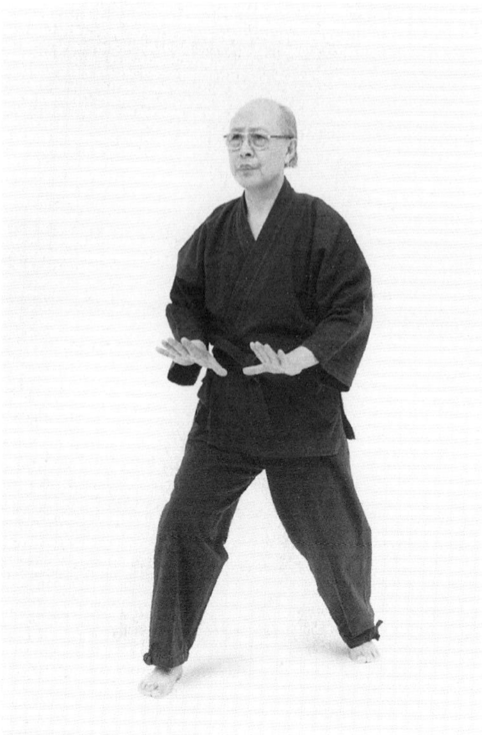

*Abb. 78*

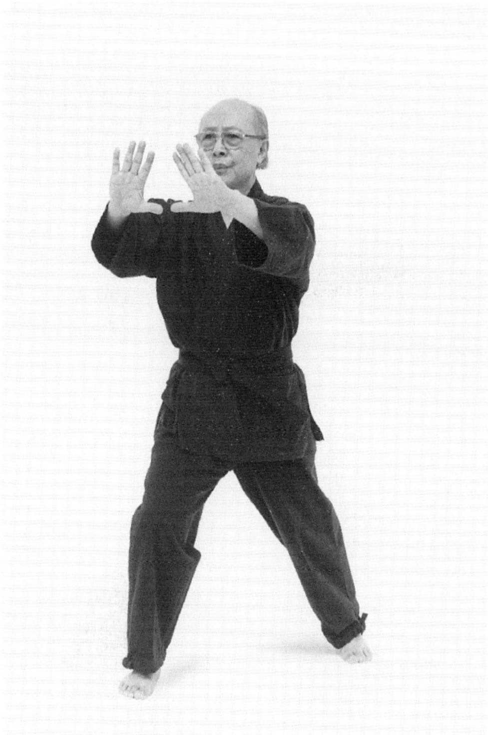

*Abb. 79*

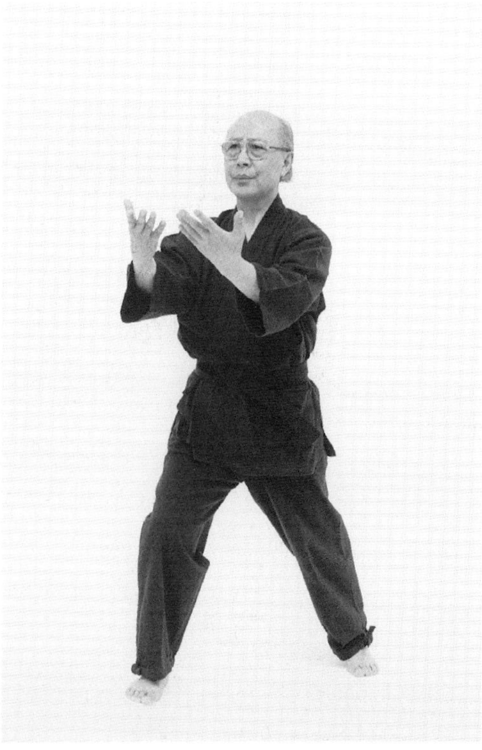

*Abb. 82*

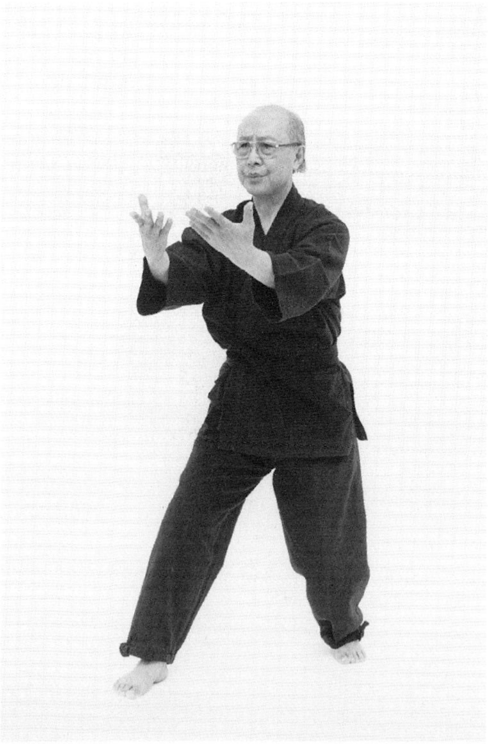

*Abb. 83*

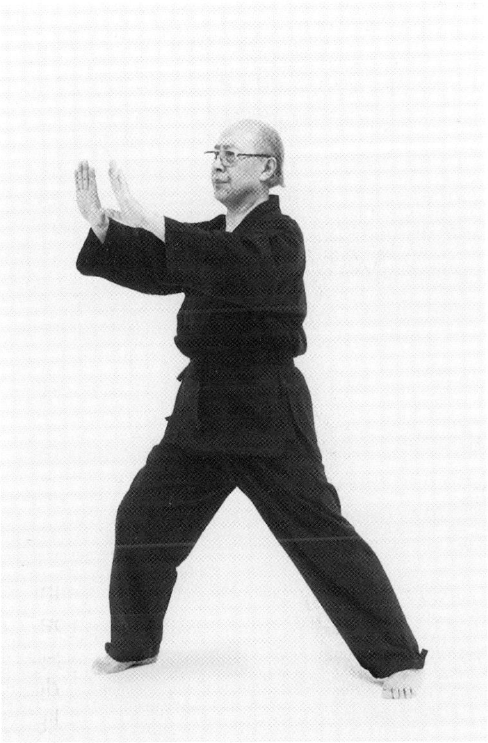

*Abb. 80*

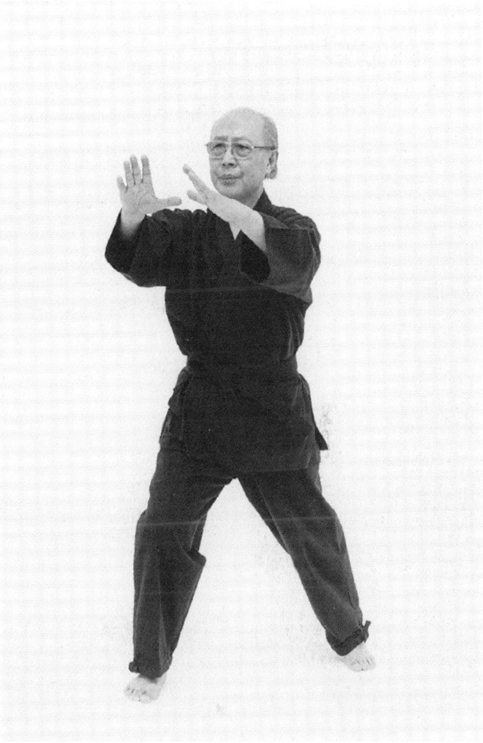

*Abb. 81*

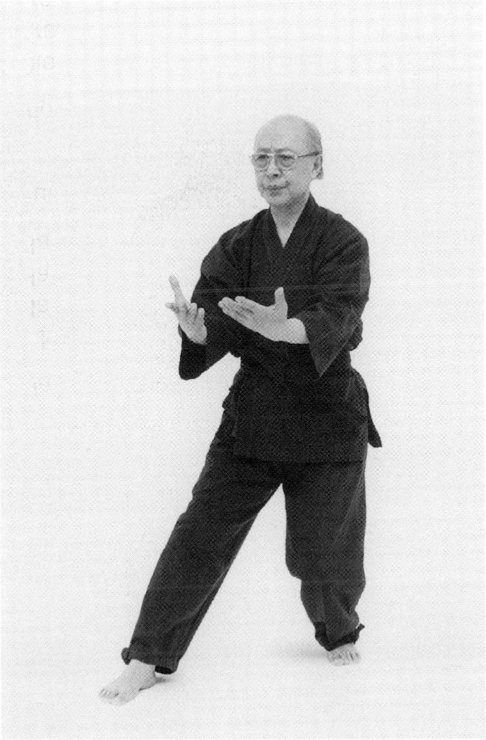

*Abb. 84*

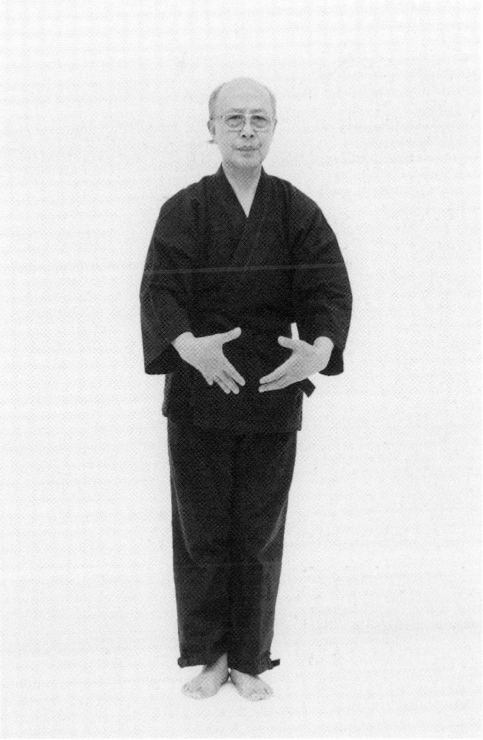

*Abb. 85*

dabei besonders den Lendenbereich empfinden, über die Schultern und Arme zu den Händen und zum Schieben des Berges. Dabei ist wiederum auf eine ergänzende gegenläufige Vorstellung zur festen Verankerung auf dem Boden zu achten.

- Beim Nach-vorne-Schieben haben die Hände „Dreiecks-Kraft", die sich in jeder Hand zwischen Daumenwurzel, Zeigefingergrundgelenk und Kleinfingergrundgelenk aufspannt.
- Die schiebende Kraft der Handflächen bewegt sich nicht starr geradeaus nach vorne, sondern die Handflächen sind leicht nach unten geneigt.
- In der geöffneten Standhaltung wirken neben der Kraft nach vorne auch Kräfte nach unten und außen von den Ellbogen und Unterarmen ausgehend. Dadurch wird die nach vorne schiebende Kraft elastisch, und die Arme werden gerundet. Den Rücken etwas nach hinten dehnen und eine leicht aufragende Kraft im Rückenbereich ausüben. Dabei darauf achten, dass die Schultern nicht hochgezogen werden.
- Schließende Standhaltung: Nach dem Wenden der Hände bleibt die Kraft der Hände, hier der Handrückenseiten, nach vorne gerichtet. Im Rückenbereich ist die Kraft nach hinten unten gerichtet. Die Vorstellung nach hinten unten wird dabei stärker betont als die Vorstellung nach vorne (7 : 3).
- Beim Zurücknehmen der Hände zum Körper zieht man Hände und Arme gegen eine elastische Kraft, die nach vorne gerichtet ist, zur Körpermitte zurück. Die zurückziehende Kraft der Arme ist zunächst nach hinten und dann nach hinten außen (seitlich) gerichtet.
- Beim Zurücknehmen der Arme kehrt die Kraft zur Körpermitte zurück. Nach längerer Übungspraxis kann man diese allgemeine Vorstellung verfeinern: Die Kraft kehrt über die Arme, den Rücken, die Beine und Füße zurück; dabei bleibt man aber auch bei der allgemeinen Vorstellung des Zurückkommens zur Körpermitte (mittleres Dantian).
- Beim Seitenwechsel werden die Handflächen in runder Bewegung, so als drehe man einen an der Hand haftenden Ball, gewendet.
- Bei der Übung des Bergschiebens achte man besonders auf eine stabile Haltung.

*Wirkungsrichtung*

Mit dieser Form wird hauptsächlich das Öffnen und Schließen des Qi geübt, in geringerem Maße auch das Steigen und Sinken. Übt man diese Form mit gehendem Schritt, so wird der Qi-Fluss noch vollständiger und harmonischer.

*Hauptsächlich betroffene Leitbahnen*

3 Hand-Yin-Leitbahnen:
Hand-Taiyin (Lungen-Leitbahn)
Hand-Jueyin (Herzhüllen-Leitbahn)
Hand-Shaoyin (Herz-Leitbahn)

Fuß-Taiyang (Blasen-Leitbahn)

*Indikationsbereich*

Diese Übung dient besonders der Gesunderhaltung und der körperlichen Kräftigung. Sie stärkt das „Nieren“-Qi, kräftigt den Lenden- und Kreuzbereich, kräftigt die Beine und Füße, stabilisiert das Primäre Qi, trainiert und stärkt Sehnen und Knochen durch Anspannung und Lockerung. Besonders folgende Beschwerdemuster werden günstig beeinflusst:
„Rippenblähung“ (Druck-, Schwellungs-, Enge- und Völlegefühl im Bereich des Rippenbogens), „Rippenschmerz“ (Schmerzen im Bereich des Rippenbogens), Qi-Stauung, instabile Gemütslage, Missstimmung, Beschwerden im Bereich von Nacken, Schultern und Armen, Beschwerden im Bereich von Lenden, Kreuz, Hüften und Beinen, Bi-Syndrom, unregelmäßige Menstruation.

## 5. Pferd-Schritt – die Hände wie ziehende Wolken

*Bewegungsablauf*

Vom Bergschieben nach rechts kommend wendet man die Handflächen zueinander (Abb. 86). Das Gewicht nach links zurückverlagern und den rechten Fuß zum linken zurückstellen (Abb. 87 u. 88), beide Füße gleich belasten. Mit der Gewichtsverlagerung zurück auch die Hände etwas näher zum Körper führen, an der rechten Körperseite bleibend. Dabei hat das linke Handgelenk eine nach links unten tendierende Kraft, das rechte Handgelenk eine nach rechts unten tendierende Kraft.
Nun die linke Hand spiralförmig bis Gesichtshöhe nach oben führen, die linke Handfläche ist dem Körper zugewandt, die Fingerspitzen zeigen nach oben, der Winkel im Ellbogen beträgt etwa 120 Grad. Die rechte Hand gleichzeitig bogenförmig nach unten führen (Abb. 89 u. 90). Durch spiralige Drehung im Handgelenk wird die rechte Handfläche dem linken Ellbogen zugewandt. Der Abstand zwischen rechter Handfläche und linkem Ellbogen beträgt eine Unterarmlänge (12 Cun). Der Blick geht zunächst rechts von der linken Handfläche schräg nach rechts vorne. Das Gewicht nach rechts verlagern, das Becken sinkt etwas, die linke Ferse hebt sich (Abb. 91). Das linke Bein mit abgewinkeltem Unterschenkel anheben (Abb. 92), wieder senken und in einen breiten Stand gehen (Abb. 93). Die Schrittbreite beträgt 2 bis 3 Fußlängen, die Füße stehen parallel (Pferd-Schritt). Den Körper senken (Abb. 94 u. 95), das Gewicht ist in der Mitte, der Oberkörper bleibt aufrecht, der Blick geht locker geradeaus. Den Oberkörper langsam ein wenig nach links drehen, Knie und Hüften bleiben dabei unbewegt (Abb. 96 u. 97). Gleichzeitig bewegen sich die Arme wie ziehende Wolken – wie fließendes Wasser, die Augen folgen der linken Hand, durch sie hindurch in die Ferne blickend (Abb. 98). Den Körper langsam aufrichten (Abb. 99 u. 100), die rechte Fußspitze etwas zur Mitte (nach innen) drehen, das linke Bein belasten und den rechten Fuß zum linken holen (Abb. 101 u. 102). Die Hände wechseln: Die rechte Handfläche nach oben wenden und innerhalb des linken Ellbogens vor der linken Brust nach oben führen bis Gesichtshöhe. Dabei machen Arme und Handgelenke eine spiralige Drehung, die rechte Handfläche zeigt zum Körper. Gleichzeitig die linke Handfläche nach unten wenden und außerhalb der rechten Hand nach unten führen (Abb. 102, 103, 104 u. 105). Das linke Handgelenk macht dabei eine spiralige Bewegung, die linke Handfläche wird zum rechten Ellbogen gerichtet (Abb. 106). Das Gewicht auf das linke Bein verlagern, in den Pferd-Schritt nach rechts gehen und die Übung zur rechten Seite ausführen (Abb. 107 bis 121). Nach links und rechts je 2-mal.

*Wichtige Übungsanforderungen*

- Anfangshaltung der Arme:
  Die Arme üben eine umwickelnde, umarmende, schließende Kraft aus („einen Baum umarmen"). Gleichzeitig wirken auch Kräfte nach außen und unten: Der obere Arm übt eine nach vorne und außen gerichtete Kraft aus, insbesondere

wird diese Kraft im Bereich des Ellbogens wirksam; der Rücken übt eine nach hinten außen gerichtete Kraft aus; die nach unten und zur Seite gerichteten Kräfte der Arme stellt man sich wie ein Aufstützen vor.
Die umarmende Kraft bedeutet Anspannung, das Aufstützen bedeutet Entspannung. In die spiralförmige Kraft der umwickelnden Arme ist der ganze Rumpf mit einbezogen. Die rechte untere Handfläche zeigt gegen den oberen linken Ellbogen, es besteht eine Verbindung zwischen dem Bereich des Laogong (s. S. 280) der rechten Handfläche und dem Bereich des Shaohai (s. S. 280) an der Innenseite des linken Ellbogens, diese Verbindung ist wie die Kraft eines Seidenfadens. Die Arme sind insgesamt rund, im oberen Arm stellt man sich einen großen Ball vor und in der oberen Hand einen kleinen.

- Pferd-Schritt:
  In der Körperhaltung „Pferd-Schritt" haben die Beine eine nach innen gerichtete, klemmende Kraft. Man sitzt wie auf einem Sattel: Die Gesäßkraft ist nach unten gerichtet, die Kraft im Kniebereich nach innen. Die Füße stehen wie im Steigbügel und treten fest nach unten auf. Der Rumpf ist gerade und ganz wenig nach vorne geneigt. Der Pferd-Schritt kann in verschieden hoher Position praktiziert werden (Abb. 586 a bis d). Übt man die tiefe Position, so bilden Gesäß und die Unterseiten der Oberschenkel eine waagerechte Linie. Diese tiefe Position benötigt sehr viel Stützkraft. Die Höhe der Position muss immer der eigenen Kondition und Konstitution angepasst werden.
- Die Hände bewegen wie ziehende Wolken:
  Bei der Drehbewegung „ziehende Wolken" bleiben die Beine fest. Die Drehung wird vom Kreuz als Angelpunkt der Bewegung aus gedacht. Damit werden der Lenden- und Kreuzbereich gestärkt. Wenn man die Beine mitbewegt, trainiert man das Kreuz nicht.
  Bei der Drehbewegung bleibt der Abstand zwischen den Armen (der Seidenfaden zwischen Laogong und Shaohai) unverändert, da die Drehbewegung vom Körperzentrum ausgeht.
  Die Drehbewegung wird mit gleichmäßiger Geschwindigkeit ausgeführt – wie einen Faden spinnen.
  Nach Beendigung der Drehbewegung befindet sich das linke Handgelenk über dem linken Knie, der linke Ellbogen etwas außerhalb der linken Beinlinie.
- Seitenwechsel:
  Knie, Hüften und Füße drehen sich erst ganz am Schluss des Wolkenziehens in Richtung der oberen Hand. Beim ersten Wolkenziehen nach links erfolgt also eine Drehung nach links. Dies erleichtert die Gewichtsverlagerung auf das linke Bein zum „queren Bogen-Schritt" (Abb. 99).
- Das Wechseln der Hände: Die Hände treffen sich beim Wechsel ihrer Position in Brusthöhe (Abb. 104). Zwischen linker Brust und steigender rechter Hand ist eine Faustbreite Abstand, zwischen steigender rechter Hand und sinkender linker Hand ist ebenfalls eine Faustbreite Abstand. Die äußere sinkende Hand ist leicht zum Körper hin und etwas nach rechts gedreht. Die Hände bleiben an der linken Körperseite.

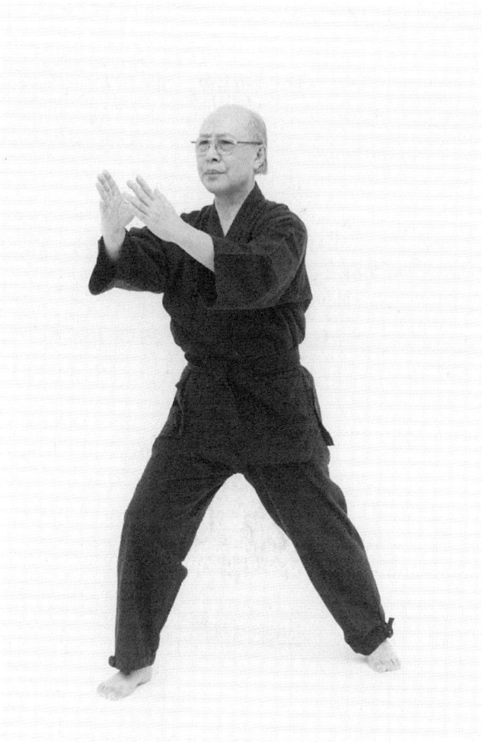

Abb. 86

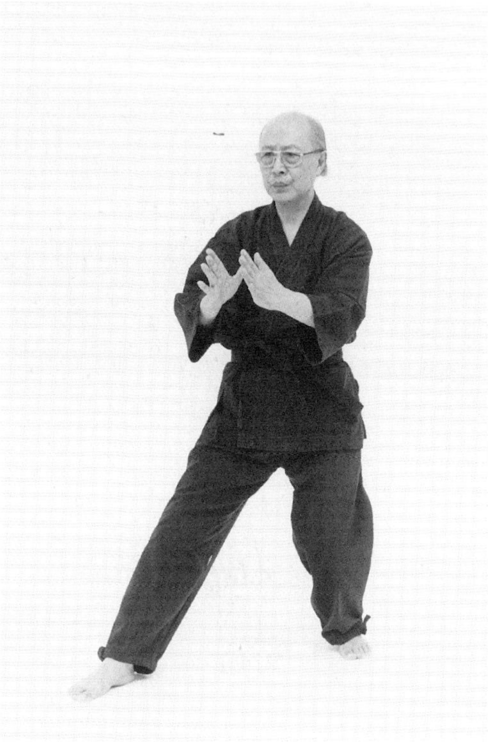

Abb. 87

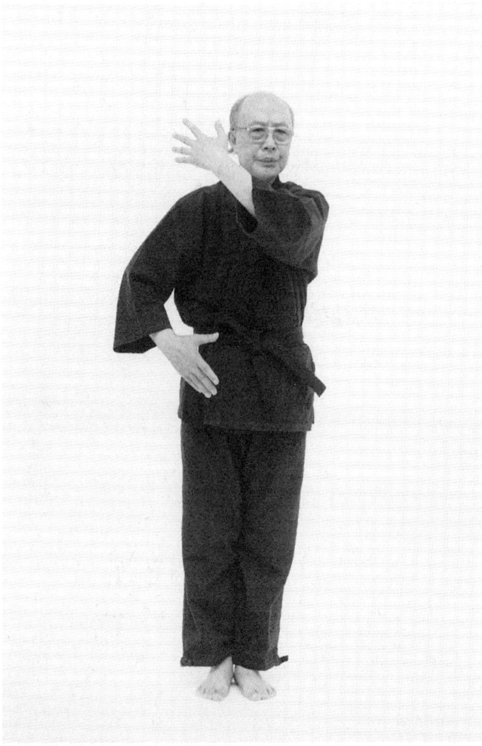

Abb. 90

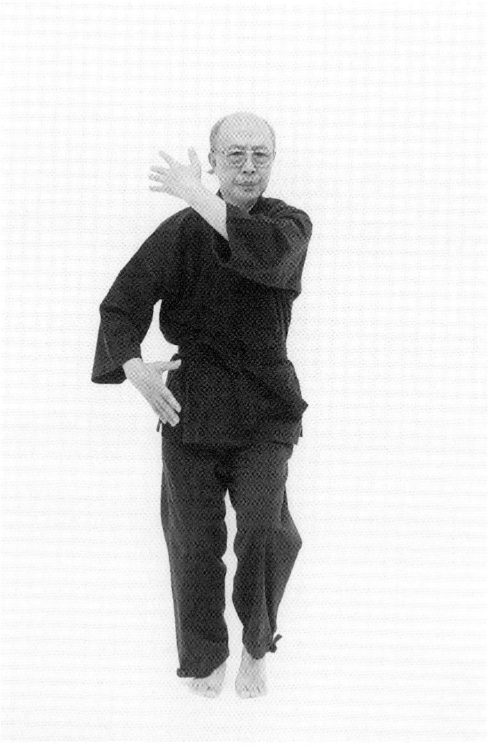

Abb. 91

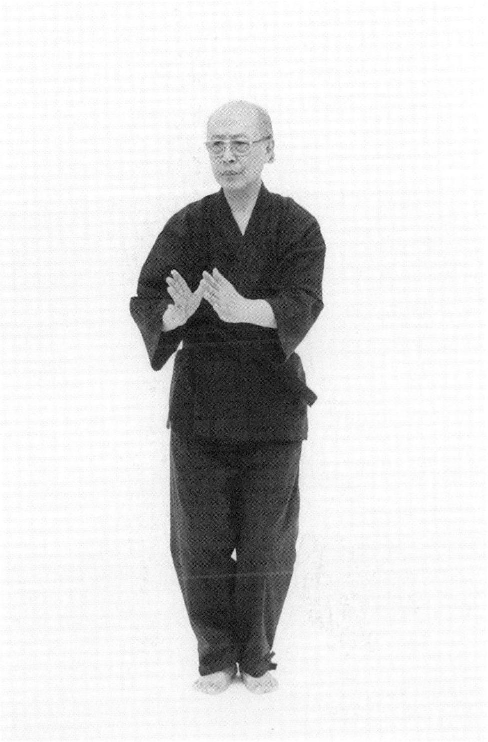

Abb. 88

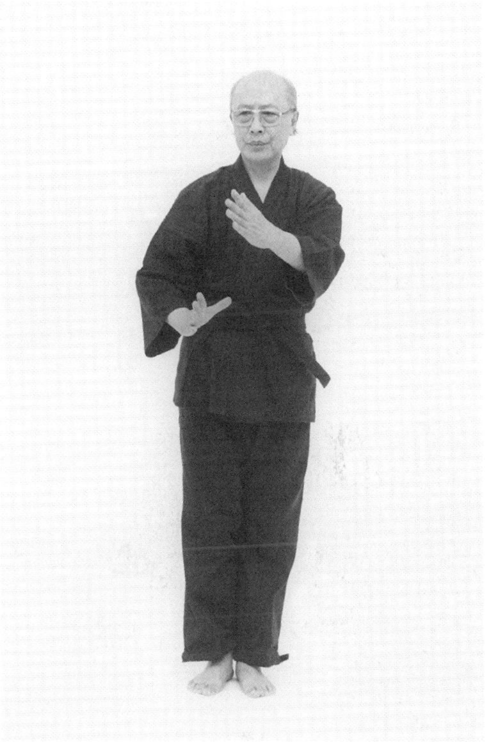

Abb. 89

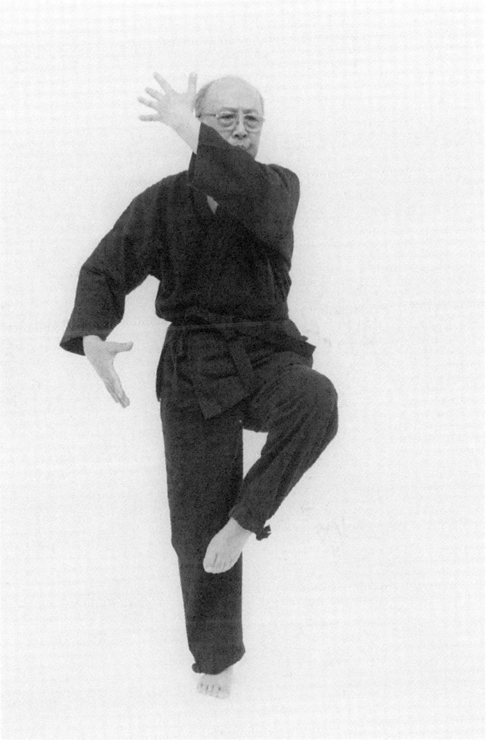

Abb. 92

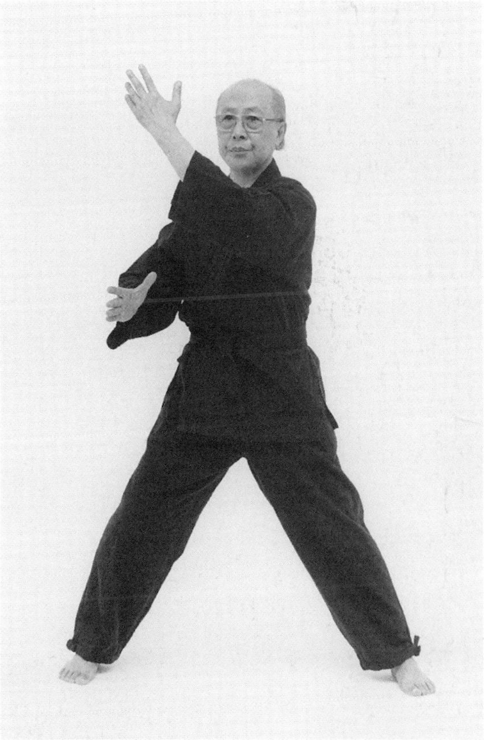

Abb. 93

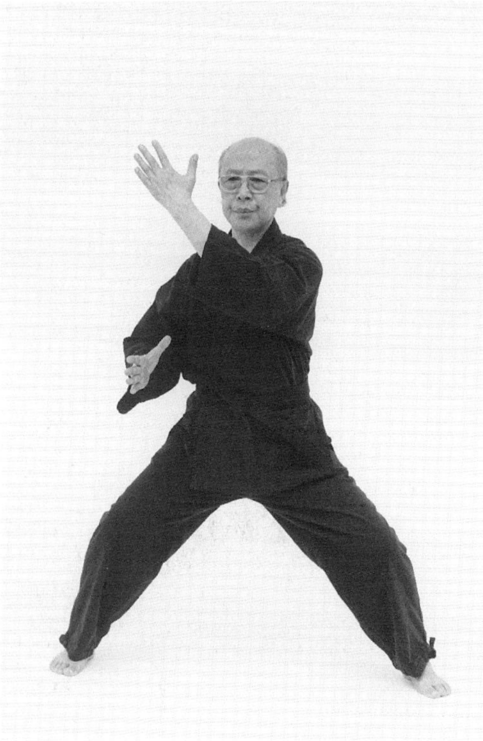

Abb. 94

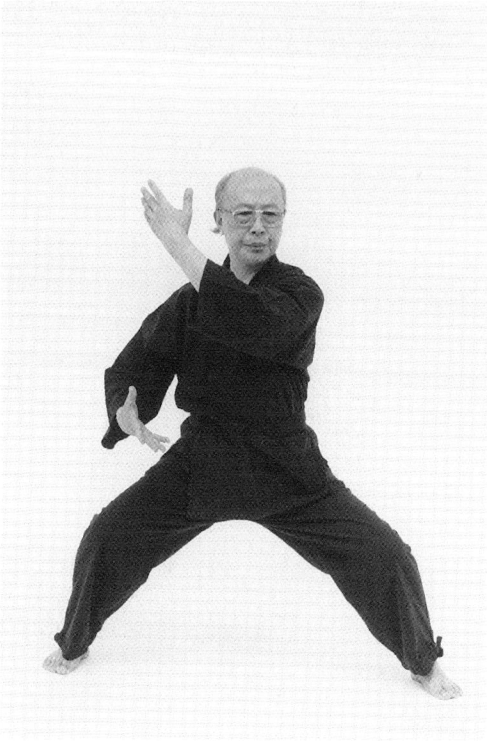

Abb. 95

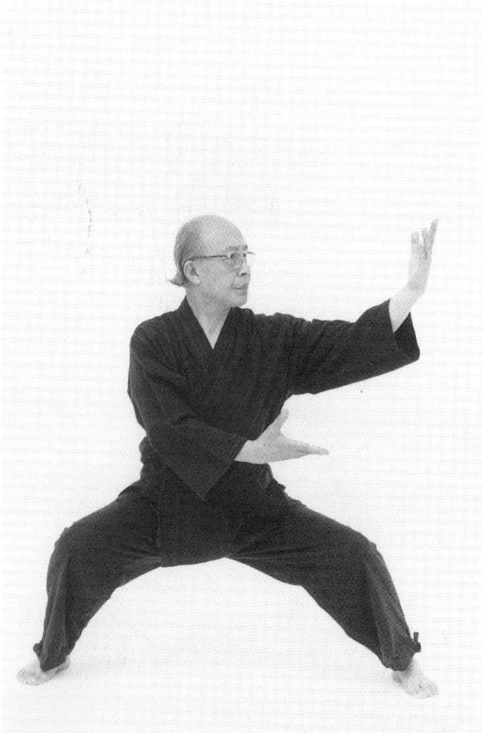

Abb. 98

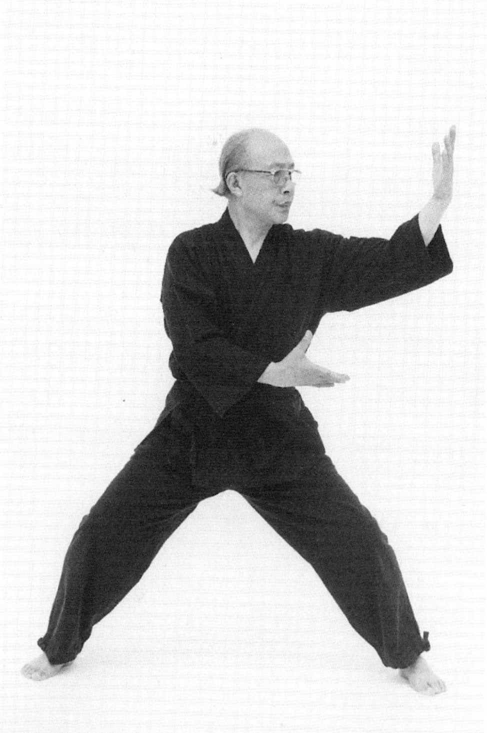

Abb. 99

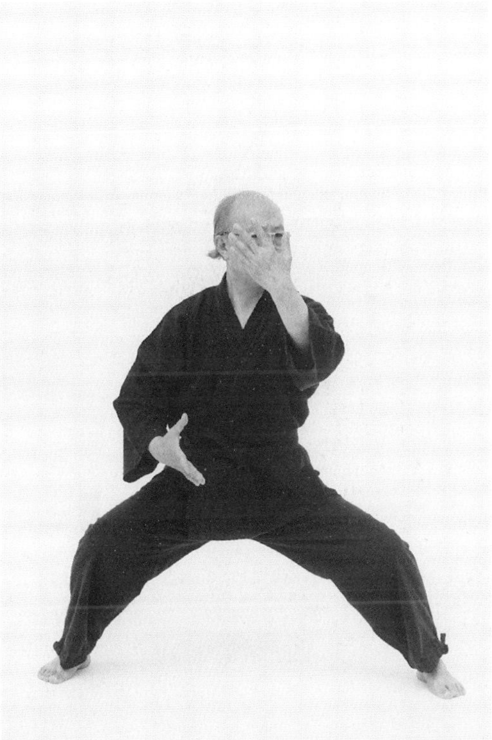
Abb. 96

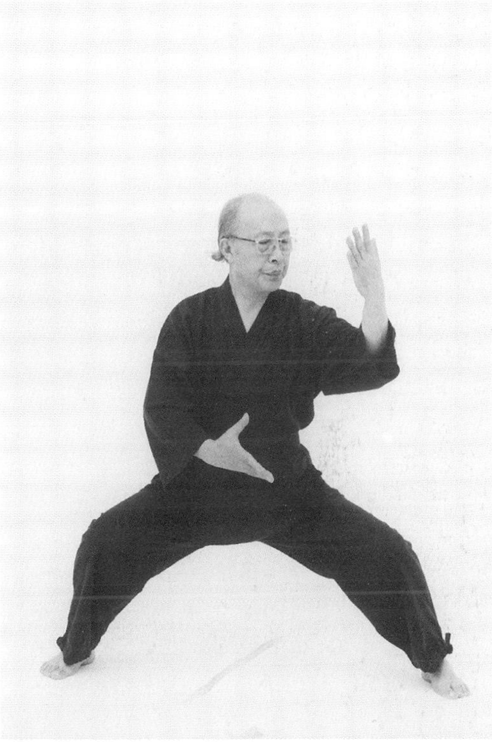
Abb. 97

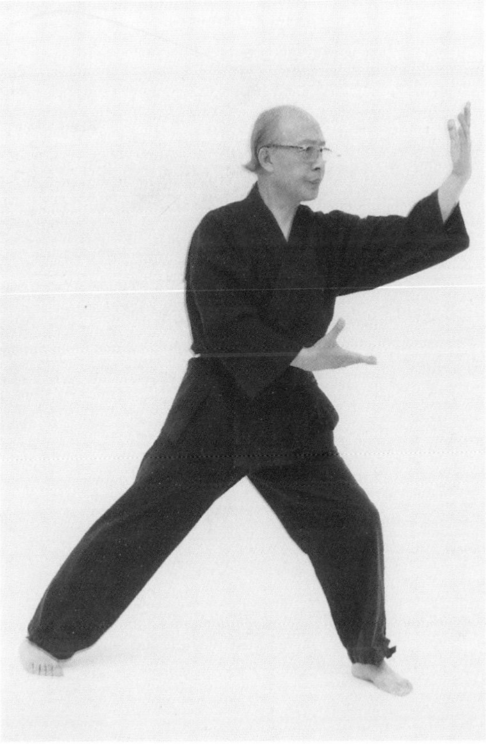
Abb. 100

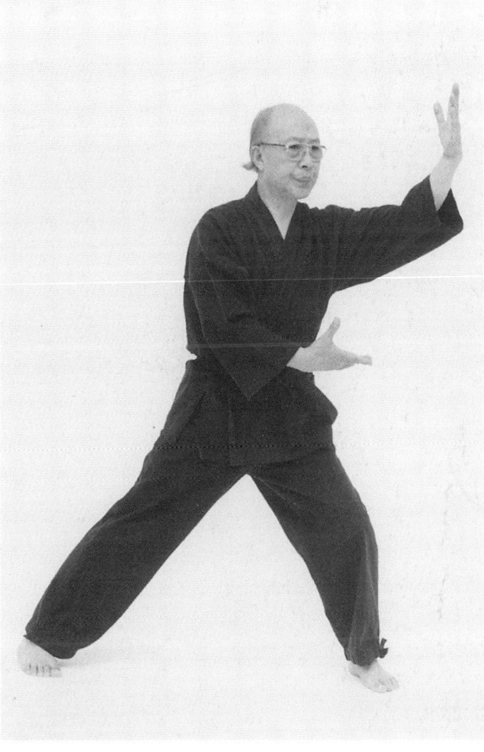
Abb. 101

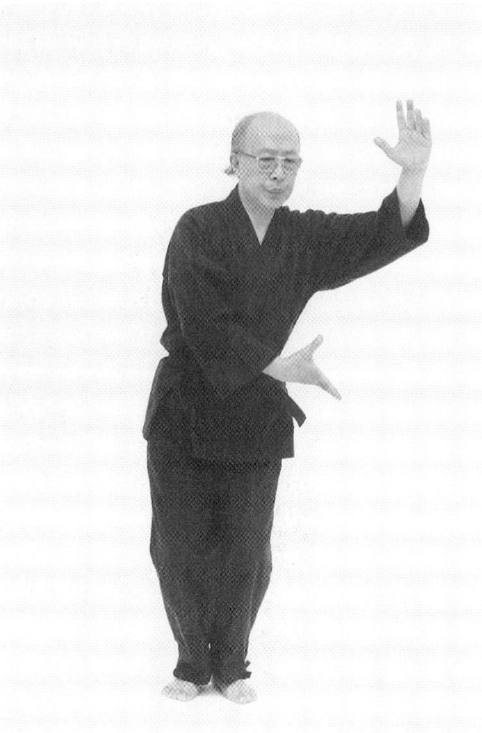

*Abb. 102*

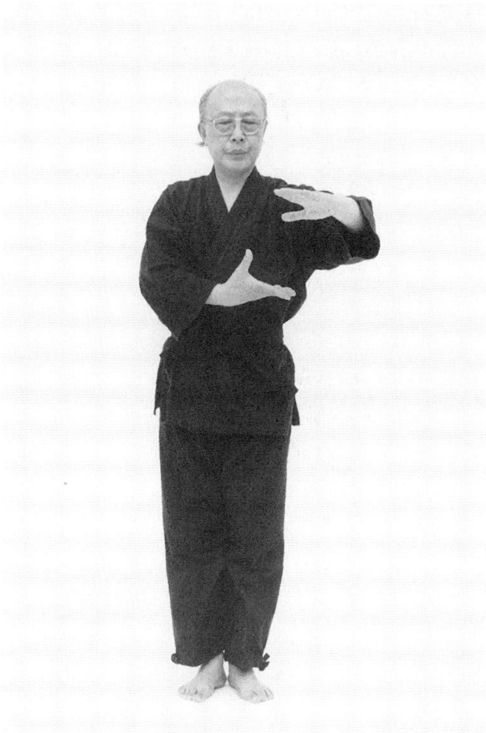

*Abb. 103*

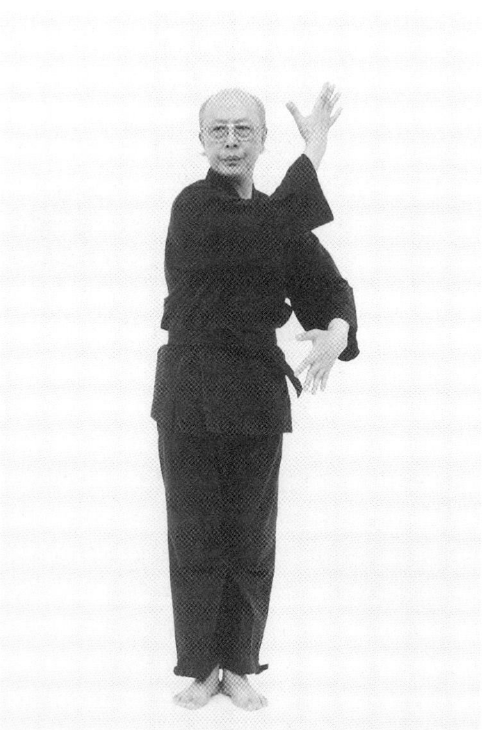

*Abb. 106*

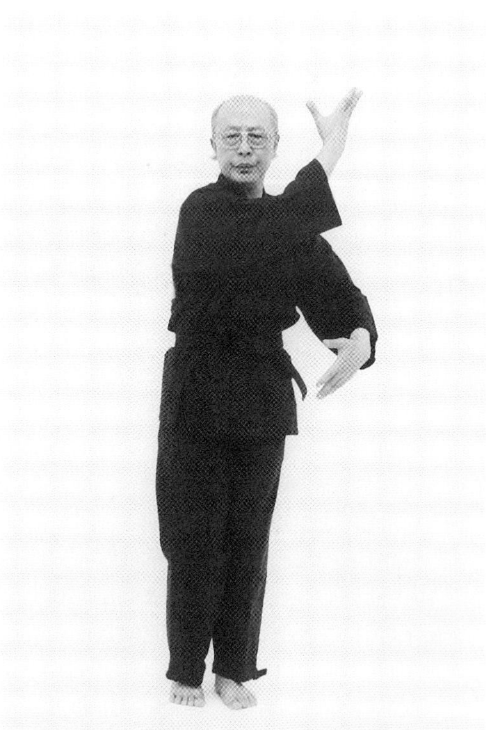

*Abb. 107*

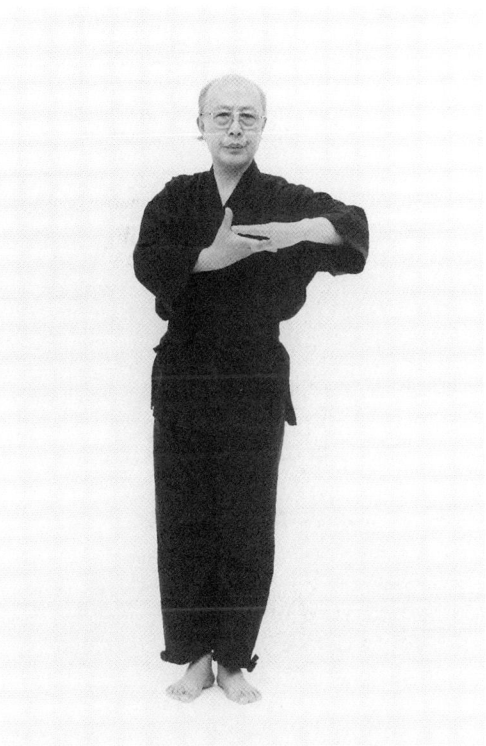
Abb. 104

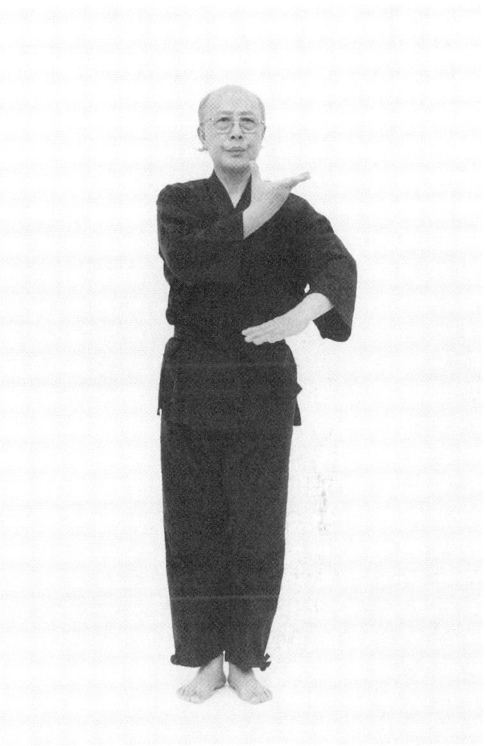
Abb. 105

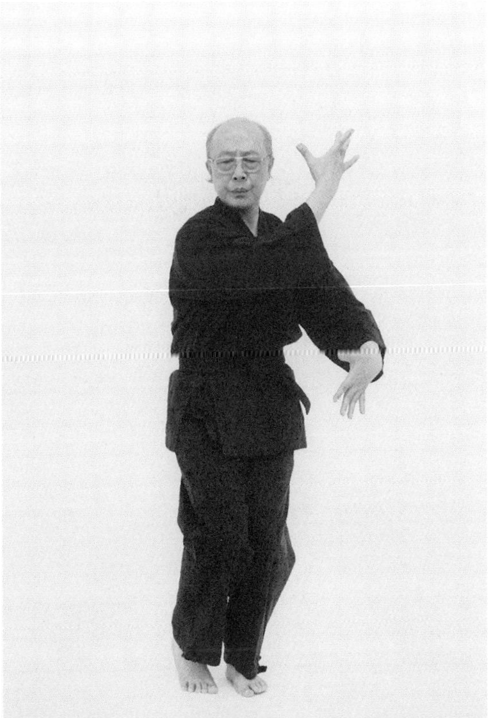
Abb. 108

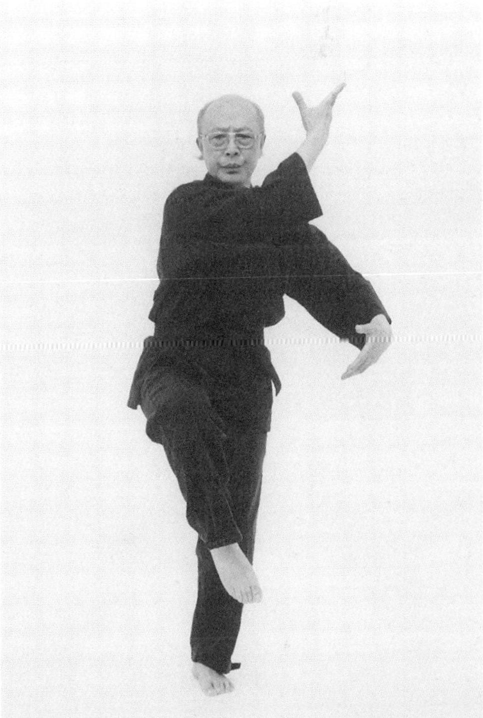
Abb. 109

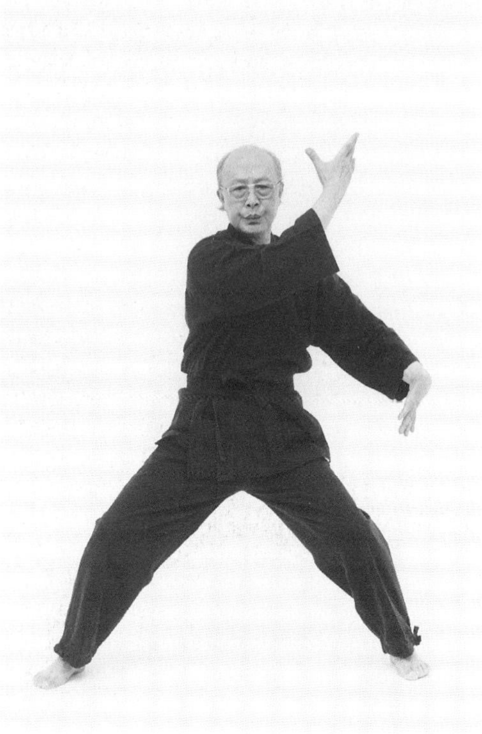
Abb. 110

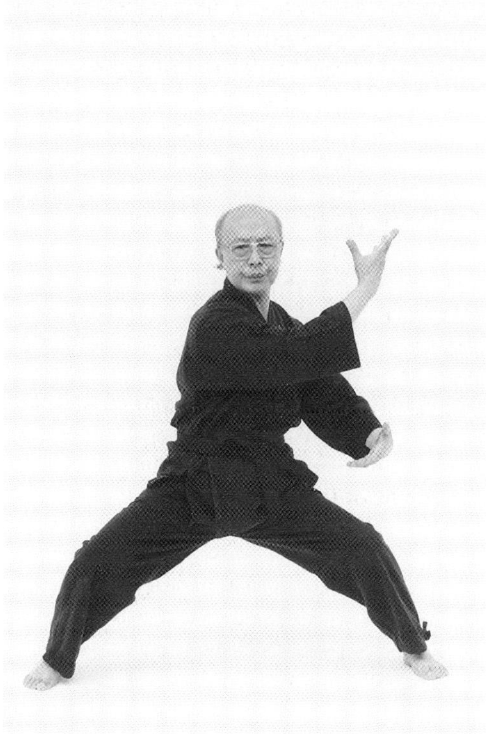
Abb. 111

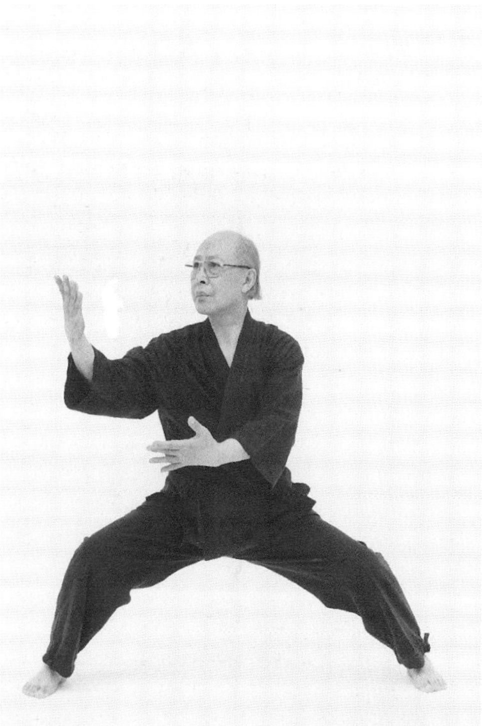
Abb. 114

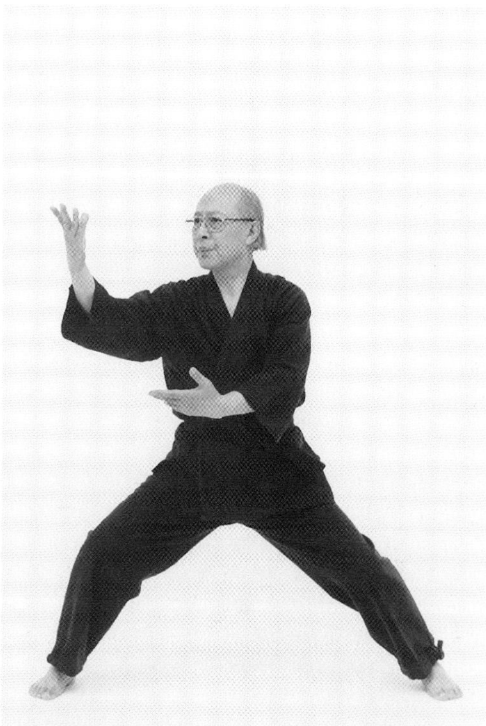
Abb. 115

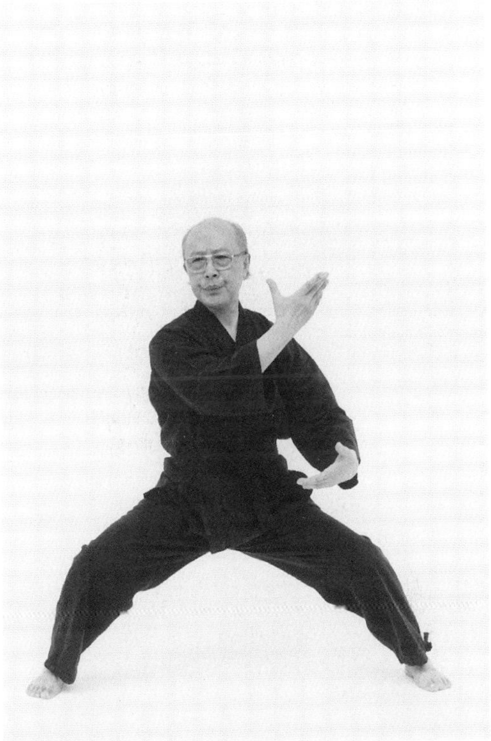
Abb. 112

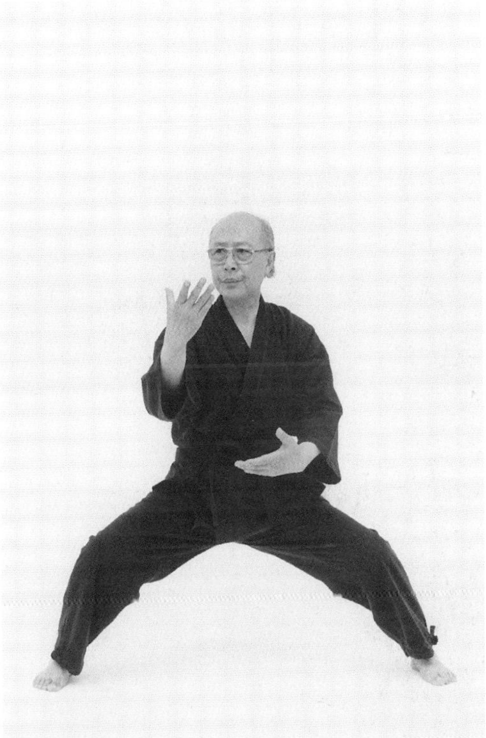
Abb. 113

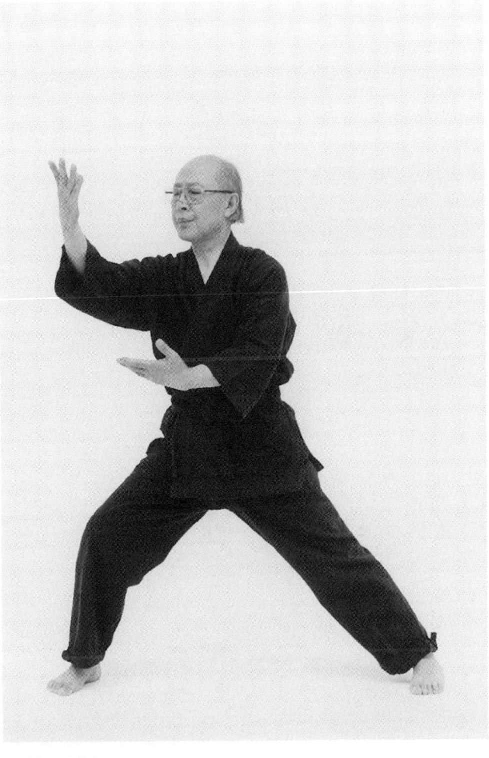
Abb. 116

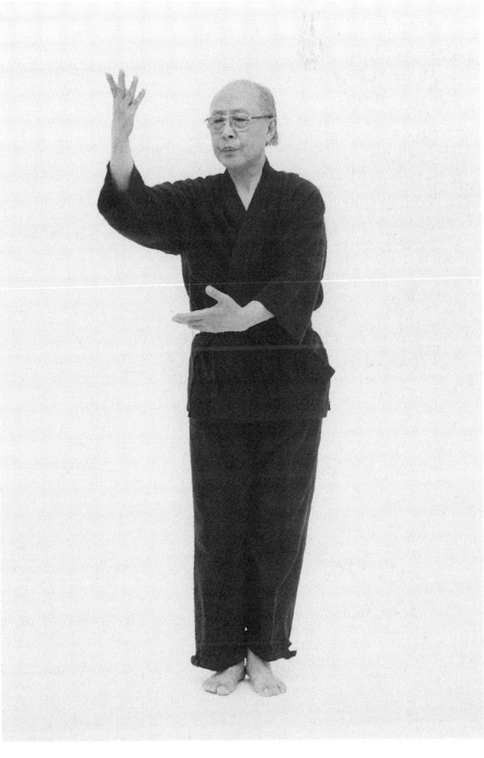
Abb. 117

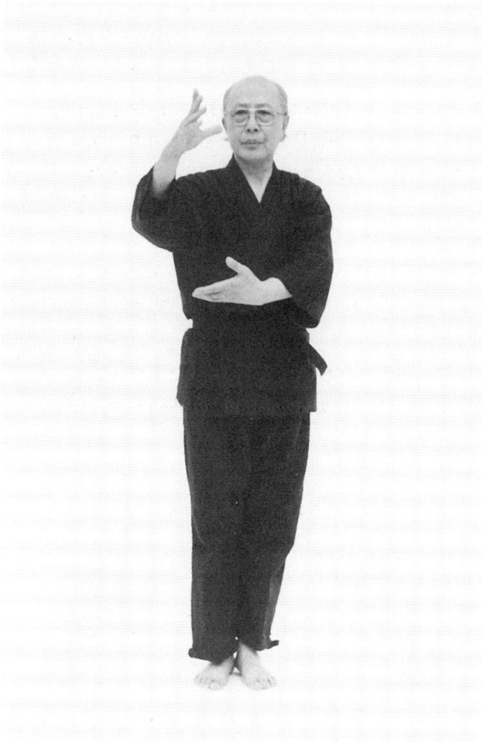

*Abb. 118*

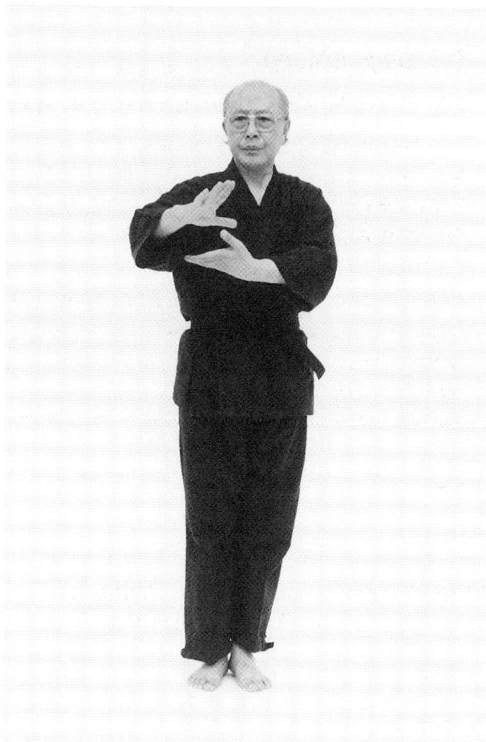

*Abb. 119*

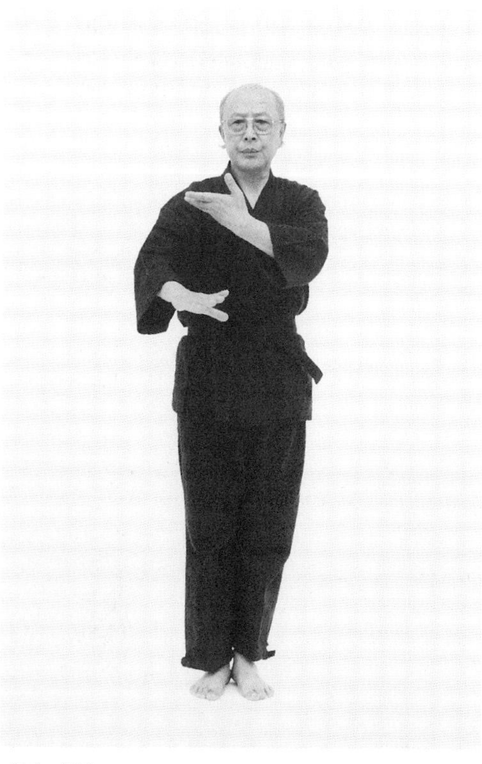

*Abb. 120*

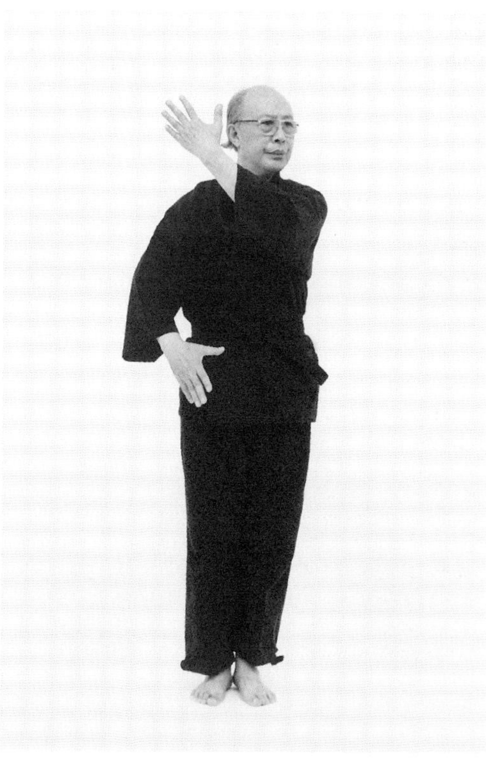

*Abb. 121*

*Wirkungsrichtung*

Die umwickelnde Bewegung der Arme bewirkt ein Schließen und Steigen des Qi. Die ergänzenden Kräfte nach außen und das Aufstützen nach unten bewirken ein Öffnen und Sinken des Qi. Das Sinken des Beckens zur Einleitung des Pferd-Schrittes wird begleitet von einem Schließen im Dantianbereich und wirkt stabilisierend auf die Qi-Bewegung. Der breite Stand und die Drehbewegung der ziehenden Wolken bedeuten ein Sinken und Öffnen, wobei die Drehbewegung und das Öffnen vom Dantian ausgehen. Das Wechseln der Hände hat eine schließende Funktion. Man achte besonders auf die Vollständigkeit des ganzen Körpers während des Öffnens und Schließens. Die gesamte Übung bewirkt eine enge Verbindung von Steigen, Sinken, Öffnen und Schließen des Qi-Flusses.

*Besonders betroffene Leitbahnen*

3 Hand-Yin-Leitbahnen:
Hand-Taiyin (Lungen-Leitbahn)
Hand-Jueyin (Herzhüllen-Leitbahn)
Hand-Shaoyin (Herz-Leitbahn)

Fuß-Taiyang (Blasen-Leitbahn)

*Indikationsbereich*

Diese Übung ist besonders zur Gesunderhaltung und zur Kräftigung des Körpers geeignet. Sie dient der Stärkung des „Unteren Erwärmers“ und des „Primären Qi“ (Qi des Funktionskreises „Niere“). Besonders der Lenden- und Kreuzbereich sowie Beine und Füße werden gekräftigt. Sehnen und Knochen werden durch die starke Dehnung trainiert.

*Zur besonderen Beachtung*

Die Ausführung des Pferd-Schrittes muss den eigenen Bedingungen angepasst werden. Die tiefe Position des Pferd-Schrittes (Abb. 586 d) verlangt große Stützkraft des Körpers und ist besonders für junge gesunde Personen geeignet zur Kräftigung der Konstitution. Geschwächte Personen und ältere Menschen wählen eine weniger tiefe Position (Abb. 586 b und 586 c). Schwerkranke sollten auf diese Übung ganz verzichten. Dasselbe gilt für Patienten mit Bandscheibenorfall und anderen akuten Beschwerden im Lenden-Kreuz-Bereich. Während der Menstruation und Schwangerschaft verzichtet man auf Pferd-Schritt-Übungen oder führt sie in hoher Position aus (Abb. 586 a).
Menschen, die an „Oberer Fülle“ leiden (z. B. hoher Blutdruck, Schwindel), sollten keine zu tiefe Position des Pferd-Schrittes praktizieren, da durch extremes Senken des Beckens das Qi unkontrolliert nach oben steigen kann, wenn es an Stabilität im unteren Körperbereich mangelt („Obere Fülle – Untere Leere“). Ein gutes Maß für die richtige Anpassung des Pferd-Schrittes an die eigenen Bedingungen ist

das Wohlbefinden während und nach der Übung. Wenn man sich nur mit Mühe wieder aus dem tiefen Pferd-Schritt aufrichten kann, hat man das rechte Maß überschritten.

*Anmerkung*

Viele Anforderungen für diese Übung wurden in der Emei-Schule entwickelt. Dort wurde sie auch als „Pferd-Schritt-Pfahl-Übung" bezeichnet.
In den „15 Ausdrucksformen des Taiji-Qigong" sind viele Besonderheiten der Emei-Schule aufgenommen worden.

## 6. Der Kondor breitet seine Schwingen aus

*Bewegungsablauf*

Von der vorangehenden Übung kommend, die linke Fußspitze etwas nach innen drehen und das Gewicht nach rechts verlagern (querer Bogen-Schritt). Das linke Bein zum rechten stellen und die linke Hand zur rechten nach oben führen, die Handflächen stehen einander gegenüber, die Handrücken zeigen zur Seite (Abb. 122 u. 123). Die Hände über die Mitte des Kopfes führen (Abb. 124), das Gewicht ist in der Mitte. Die Hände trennen und auf Kreisbogen seitlich des Körpers nach unten führen (Abb. 125, 126, 127, 128 u. 129), dabei zeigen die Handflächen nach unten. Die Handflächen vor dem Unterbauch überkreuzen, dabei die Handflächen dem Körper zuwenden, die rechte Hand liegt über der linken (Abb. 130). Das Gewicht nach rechts verlagern und den Körper leicht nach links ausrichten.
Mit dem linken Fuß einen kleinen Schritt nach links vorne machen, dabei nur mit dem Vorderfuß aufsetzen, das Gewicht bleibt auf dem rechten Bein (rechter kleiner Sitz-Bogen-Schritt, Abb. 131 u. 132). Die Handgelenke sind etwa eine Faustbreite innerhalb der linken Knielinie. Die Hände trennen und die Arme langsam auf Kreisbogen zu beiden Seiten des Körpers heben bis etwa Kopfhöhe, die Handflächen zeigen dabei nach unten (Abb. 133, 134, 135, 136 u. 137). Den Körper mit der Bewegung der Arme etwas heben. Am höchsten Punkt dieser Bewegung angekommen (Abb. 138), senkt man den Körper wieder etwas in die Sitzhaltung (Abb. 139). Kleiner Halt mit ausgebreiteten Schwingen. Die Arme bilden eine Bogenlinie, Schulter, Ellbogen und Handgelenke sind gelockert, die Finger etwas nach oben gebogen, dadurch zeigen die Handflächen nach unten und etwas zur Seite. Kopf und Körper sind aufgerichtet. Der Blick geht locker in die Ferne, die Blickrichtung wird durch die Richtung der Körperachse bestimmt.
Aus der Standhaltung heraus die Arme wieder senken und vor dem Unterbauch überkreuzen, dabei die linke Hand über die rechte legen (Abb. 140 bis 144). Der Körper senkt sich im Einklang mit dem Senken der Arme, das linke Bein zum rechten zurückholen. Kleiner Halt in dieser tiefen Standhaltung. Mit Heben und Senken des Körpers das Gewicht auf das linke Bein verlagern, der Körper richtet sich dabei etwas nach rechts. Die Übung nach rechts ausführen (Abb. 145 bis 159). Nach links und rechts je 2-mal.

*Wichtige Übungsanforderungen*

- Man achte darauf, den Oberkörper während der ganzen Übung aufrecht zu halten. Ebenso soll man Kopf und Nacken aufrecht und etwas hochragend empfinden (der Kopf soll nicht zwischen hochgezogenen Schultern eingezogen werden).
- Beim Heben der Arme übt man eine starke Kraftentfaltung nach oben aus, wie man sie zum Aufspannen gewaltiger Flügel braucht. Man kann sich vorstellen, im Wasser zu stehen und die Arme zu heben. Durch diese Vorstellung, die

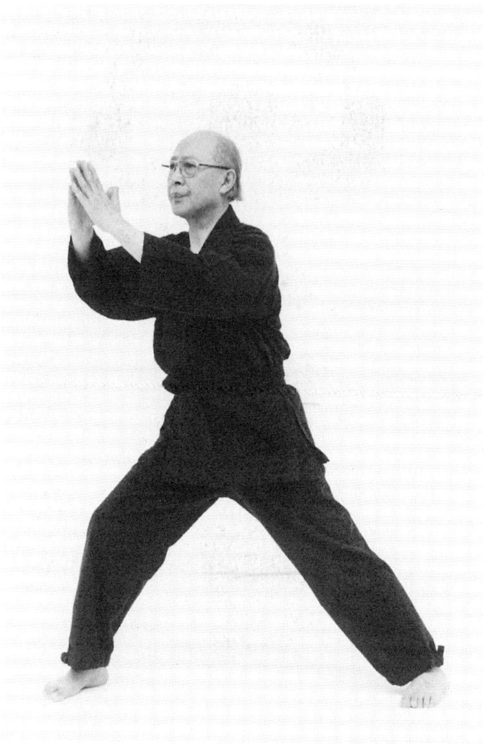

*Abb. 122*

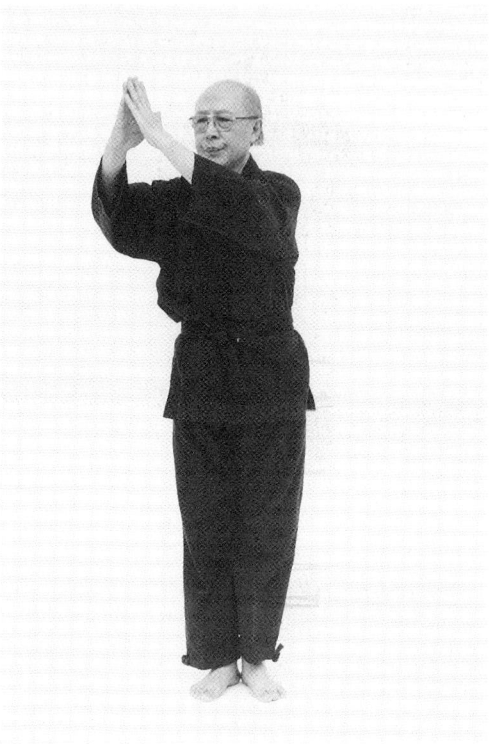

*Abb. 123*

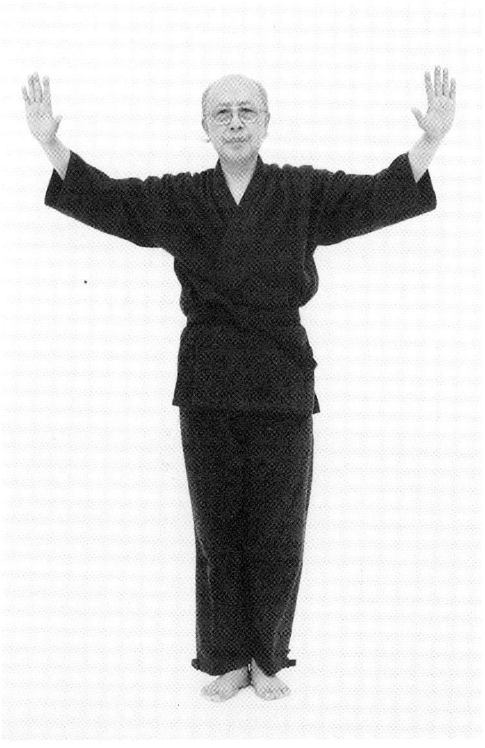

*Abb. 126*

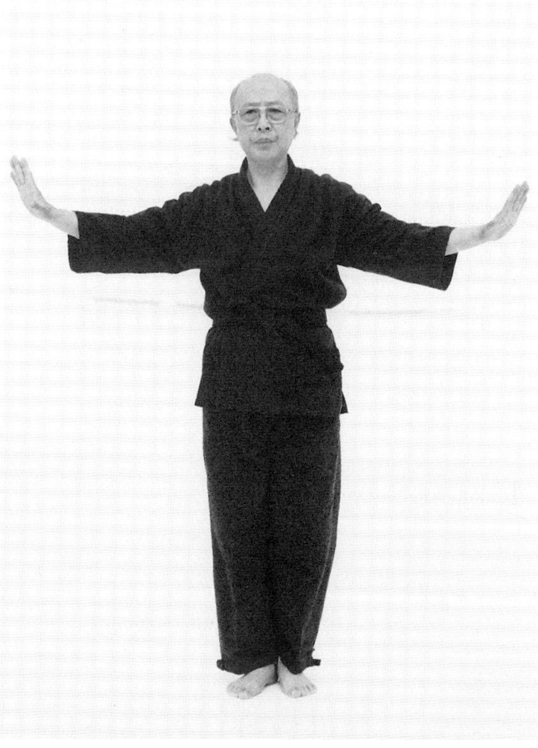

*Abb. 127*

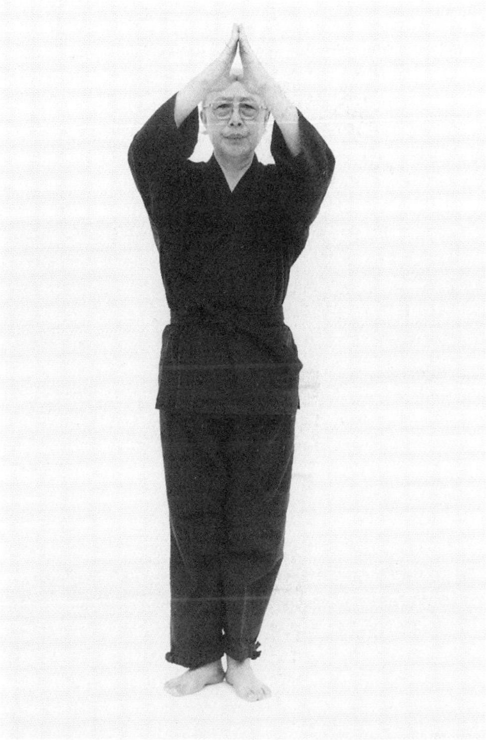

Abb. 124

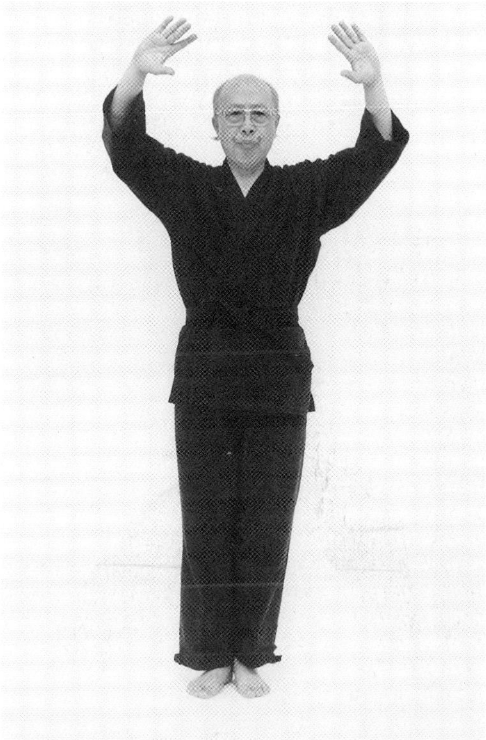

Abb. 125

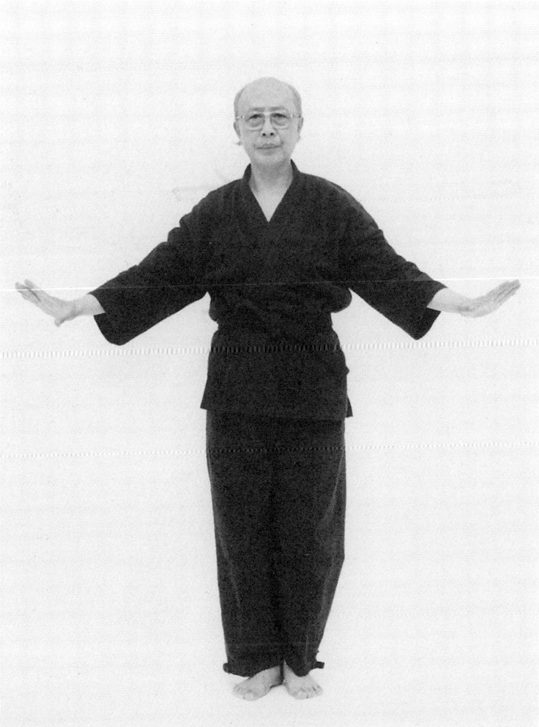

Abb. 128

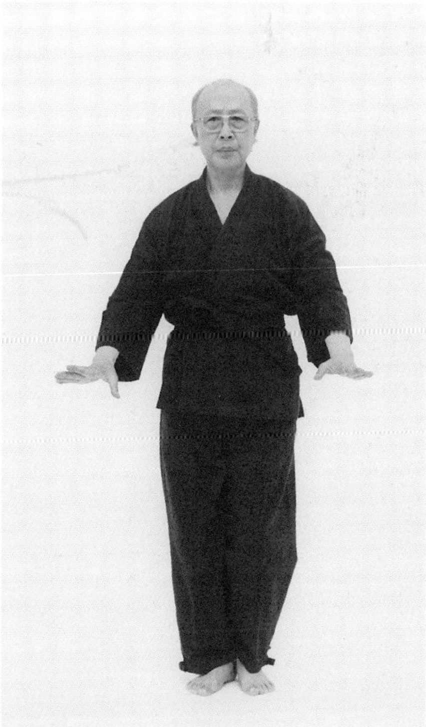

Abb. 129

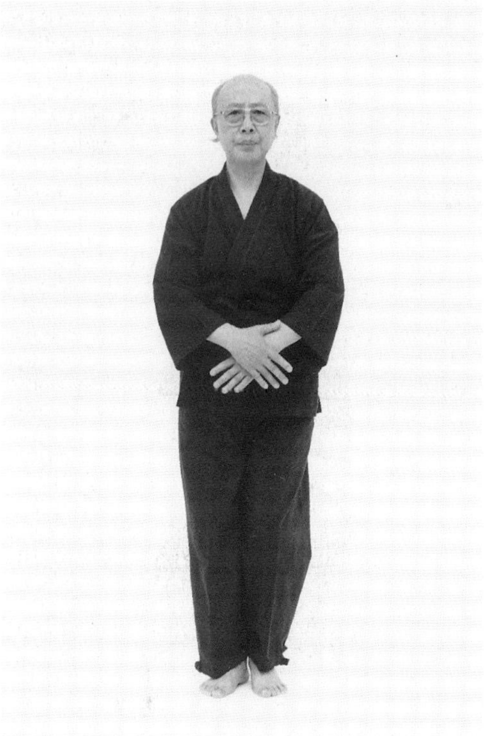

Abb. 130

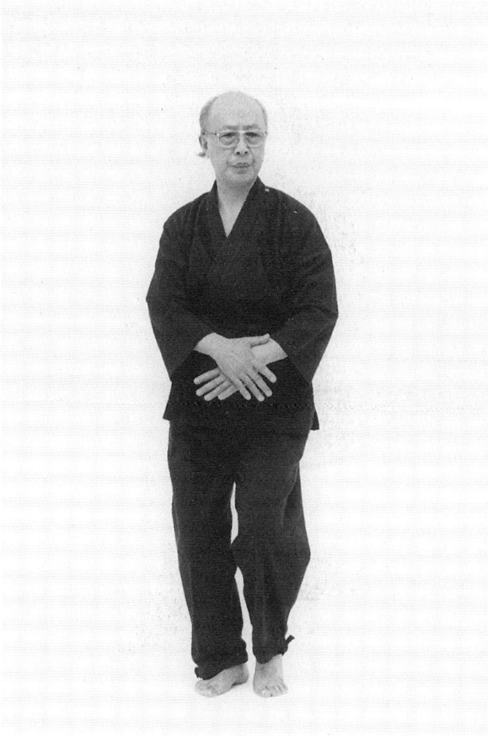

Abb. 131

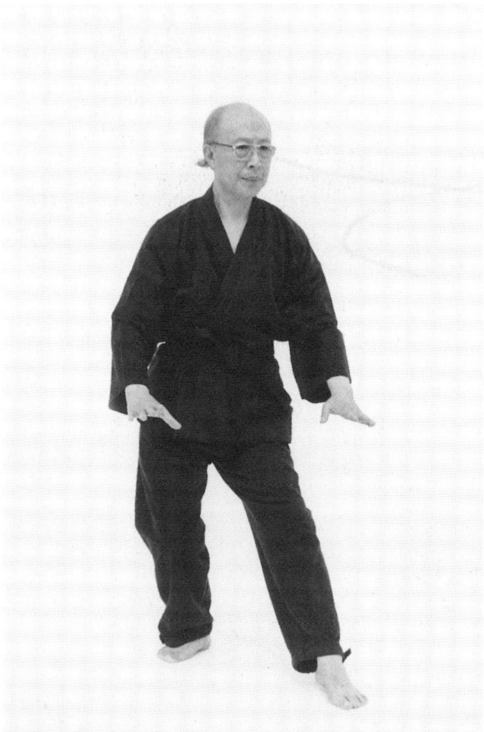

Abb. 134

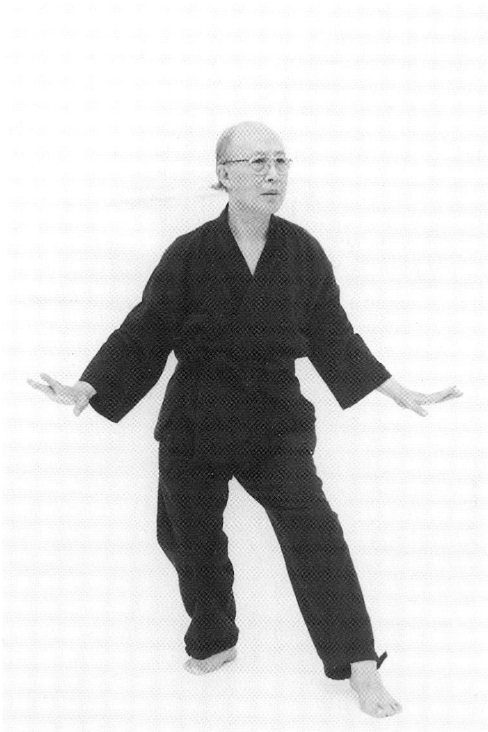

Abb. 135

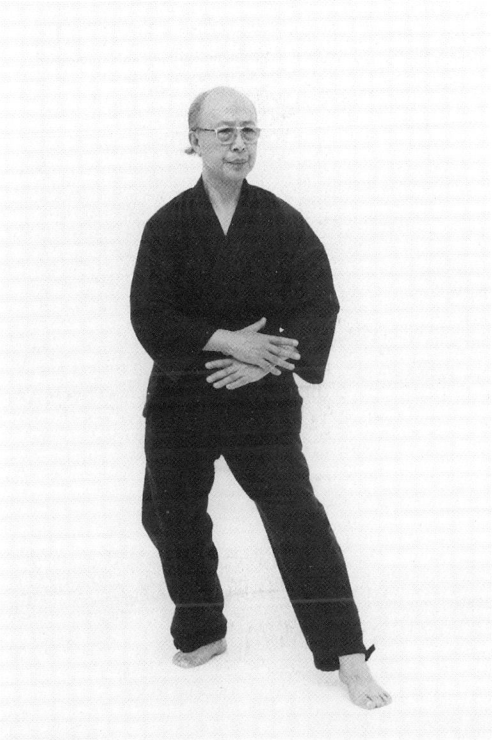

*Abb. 132*

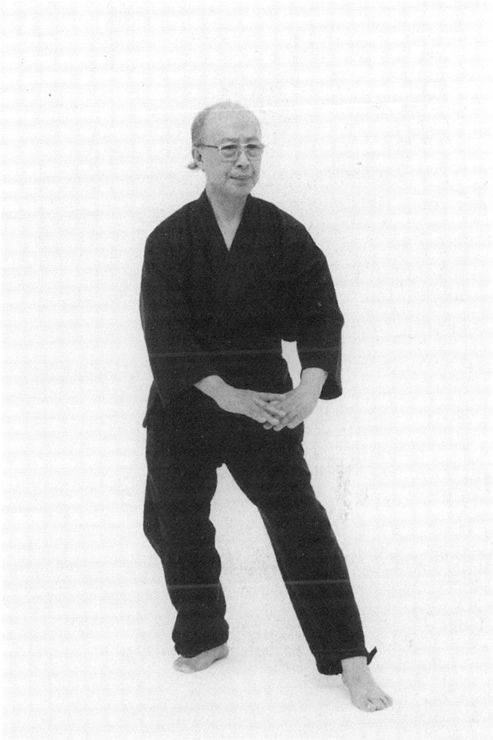

*Abb. 133*

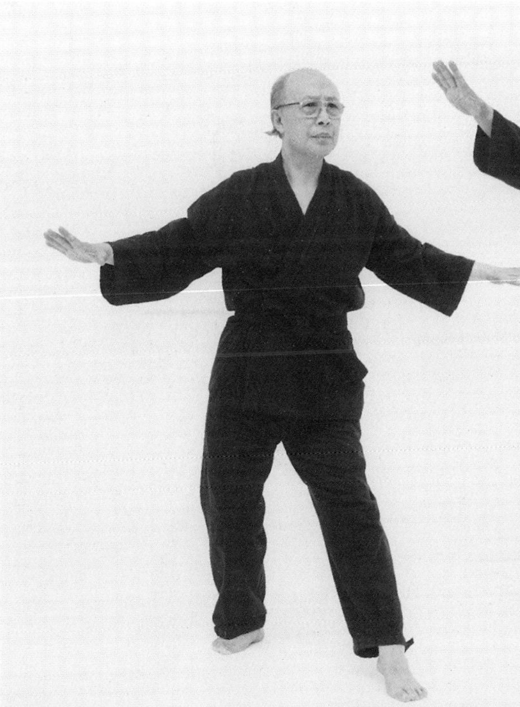

*Abb. 136*

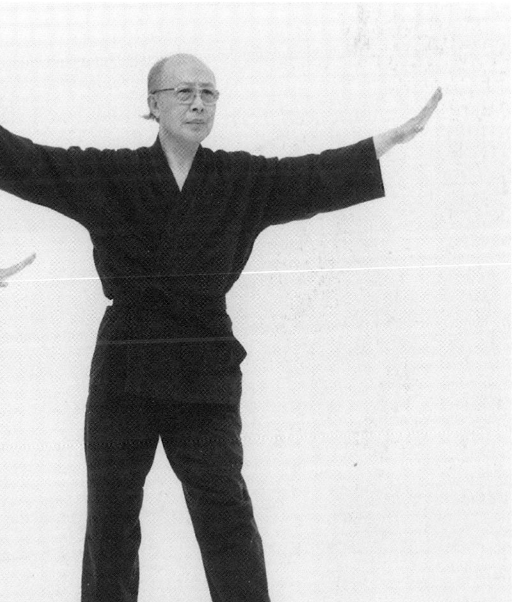

*Abb. 137*

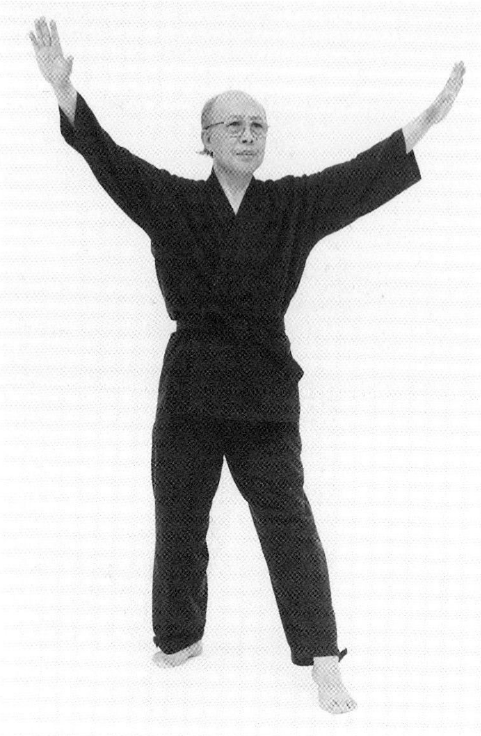

Abb. 138

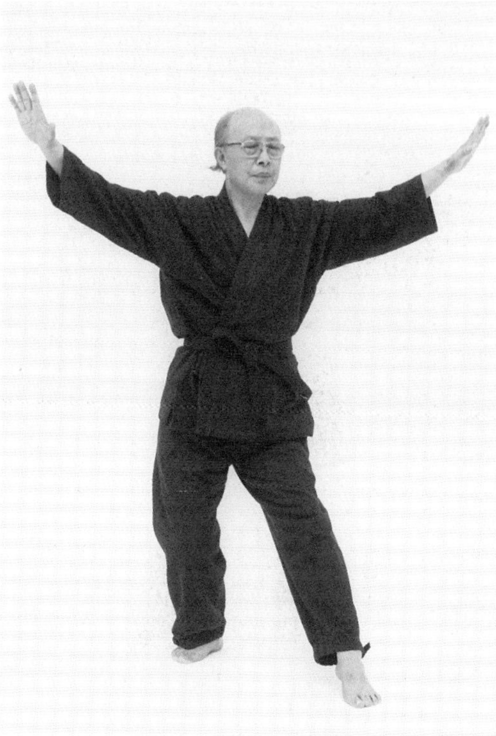

Abb. 139

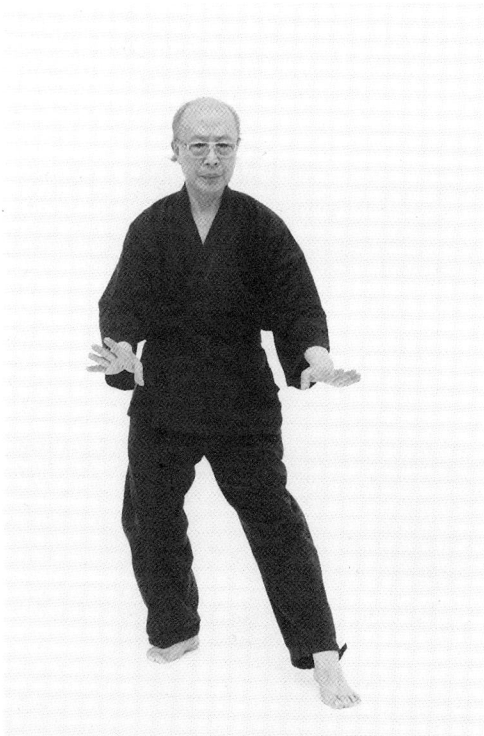

Abb. 142

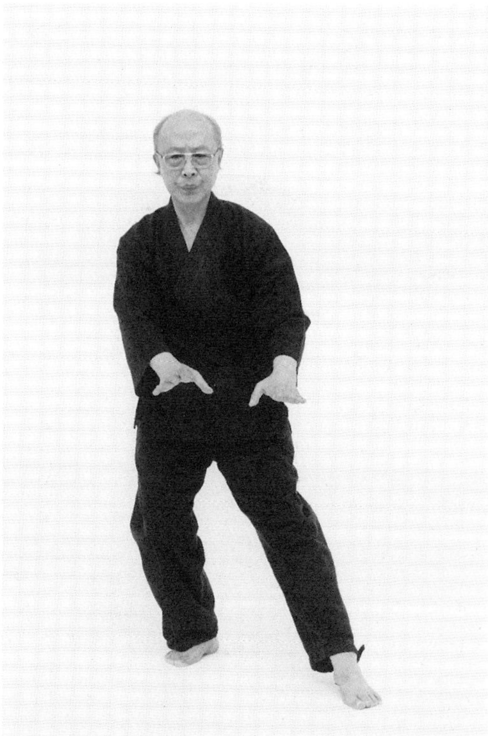

Abb. 143

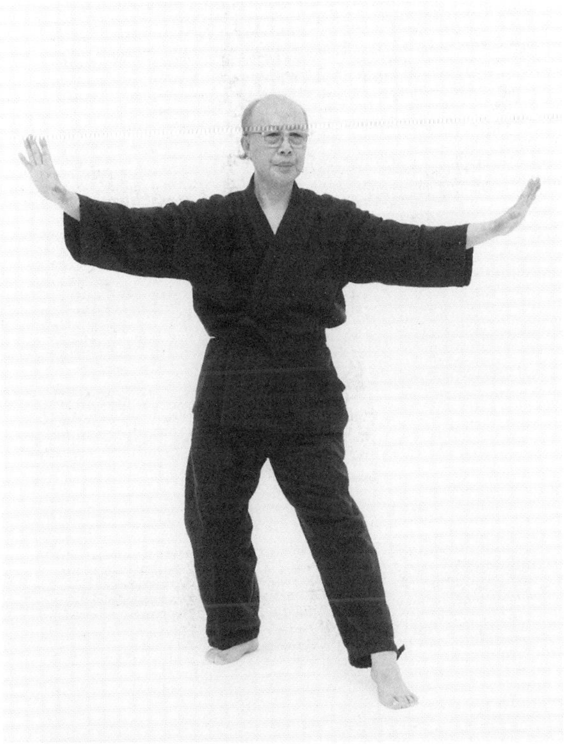
Abb. 140

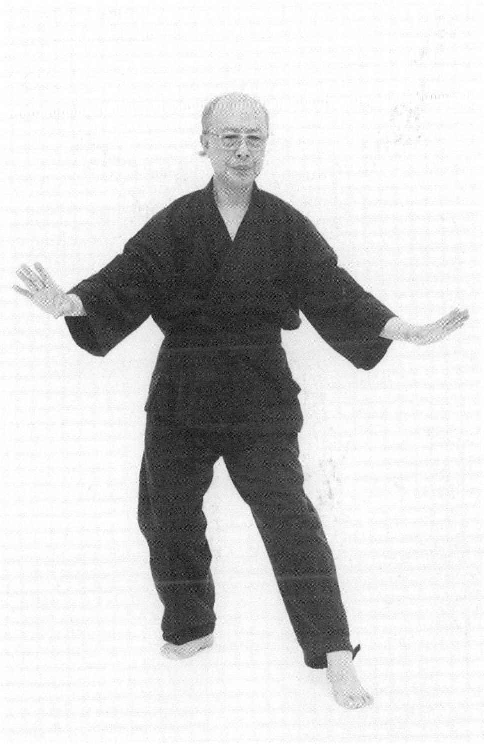
Abb. 141

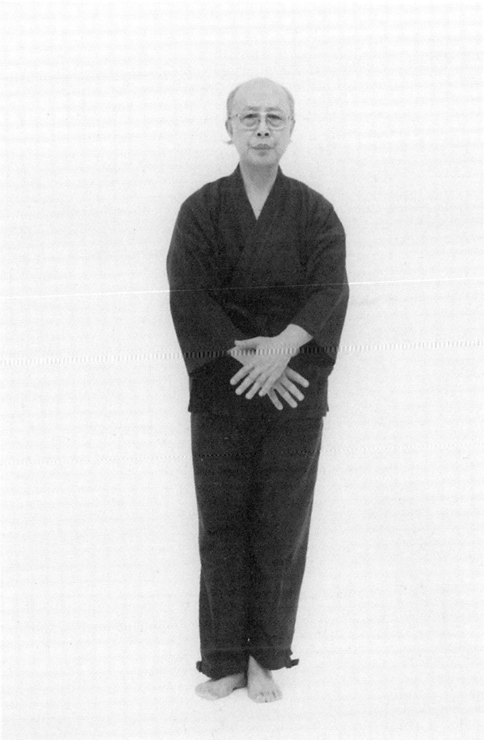
Abb. 144

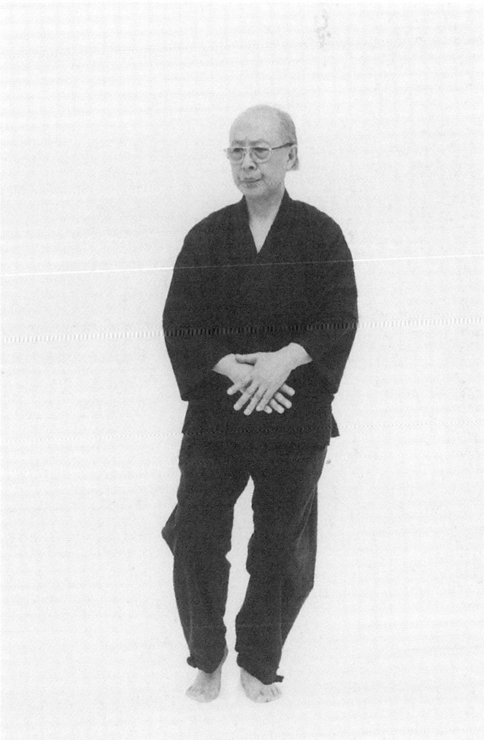
Abb. 145

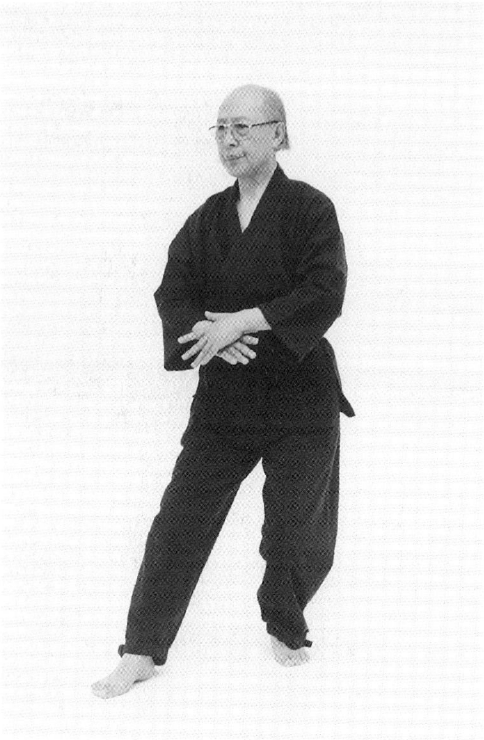

Abb. 146

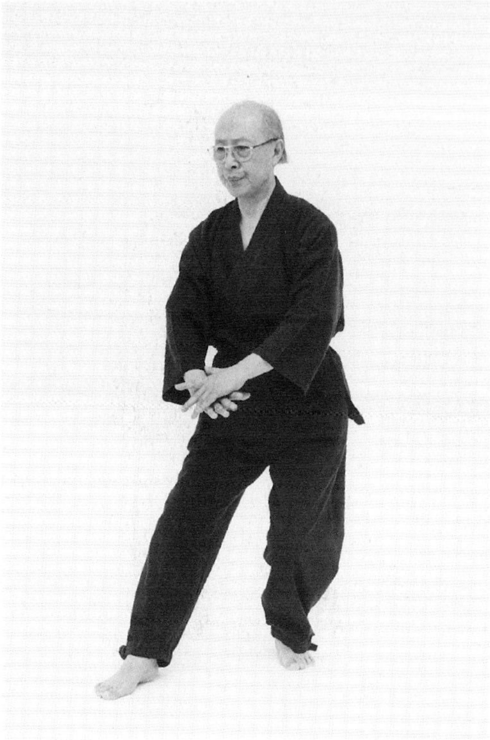

Abb. 147

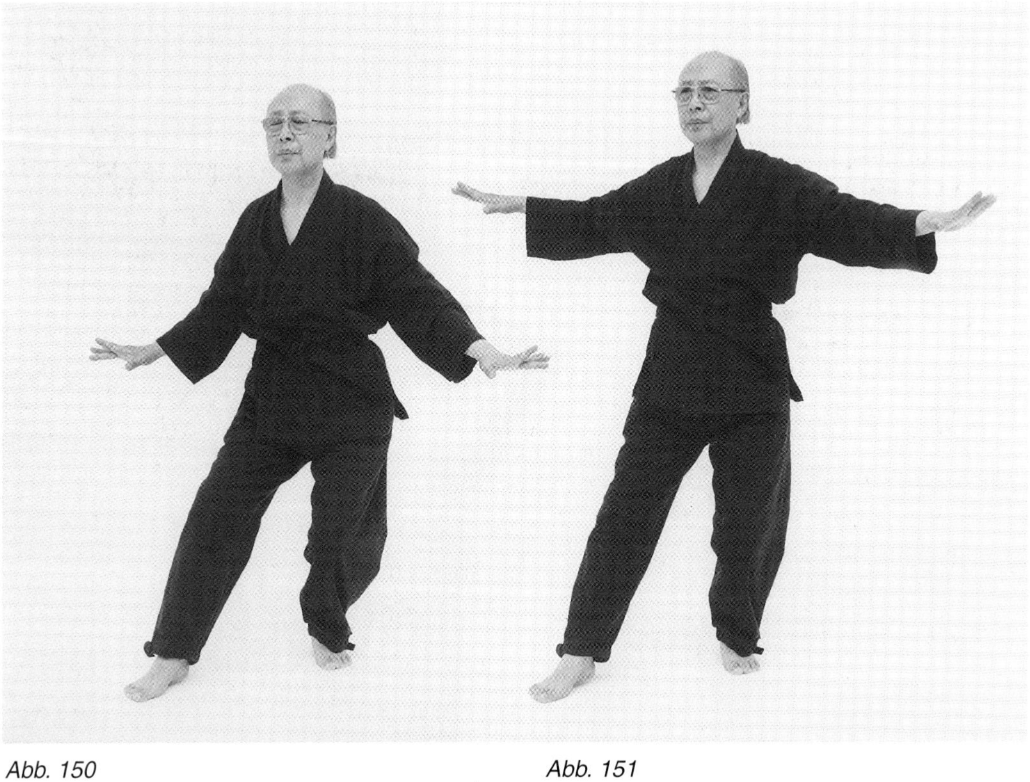

Abb. 150

Abb. 151

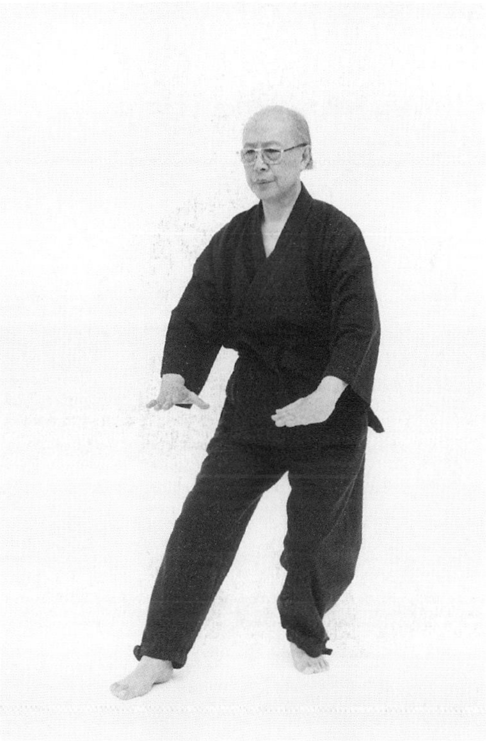
Abb. 148

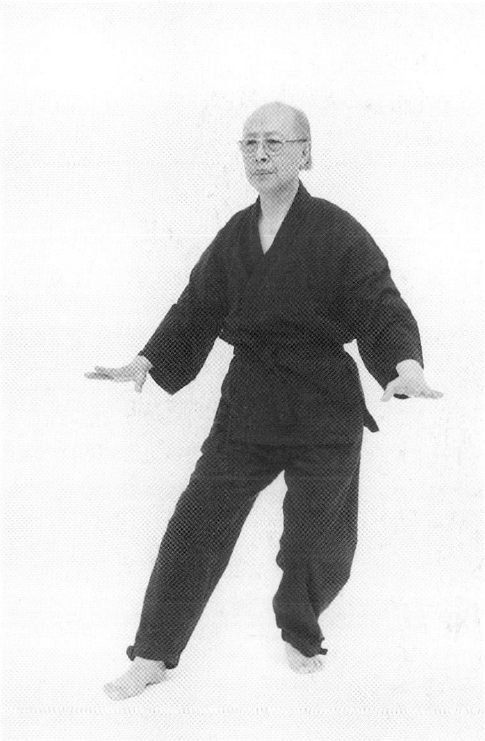
Abb. 149

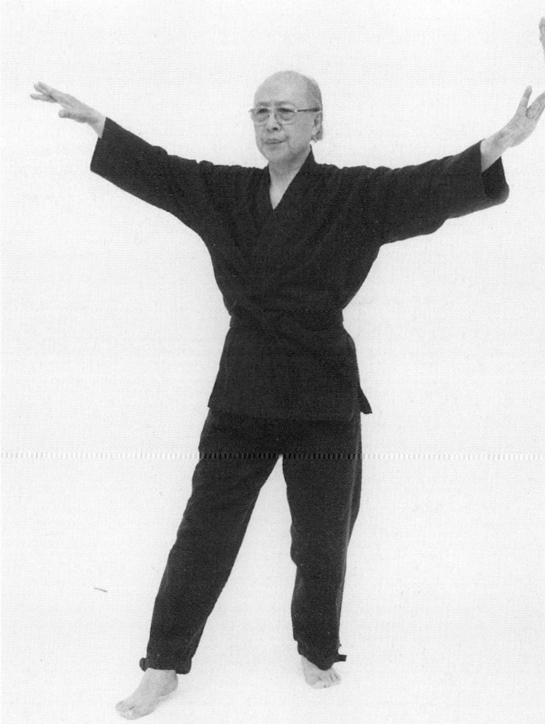
Abb. 152

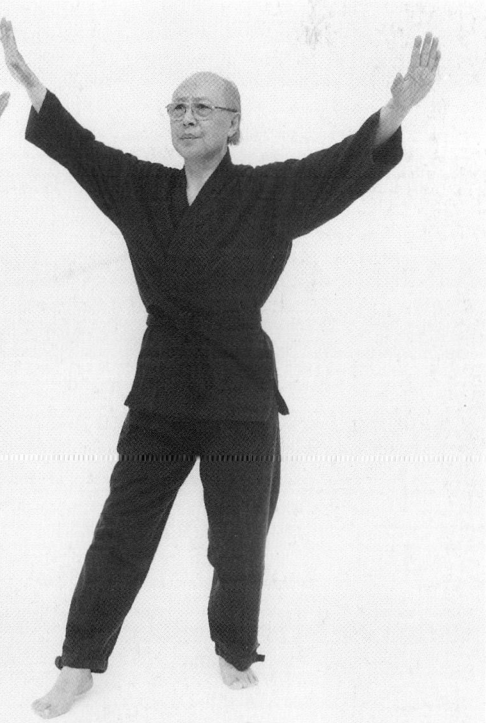
Abb. 153

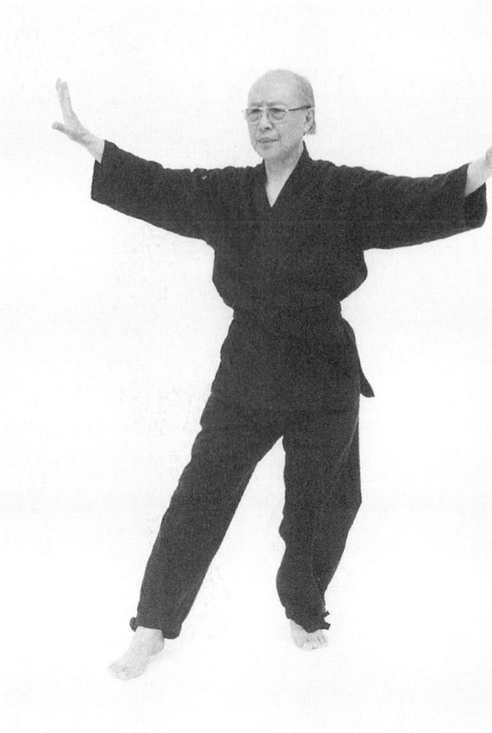

*Abb. 154*

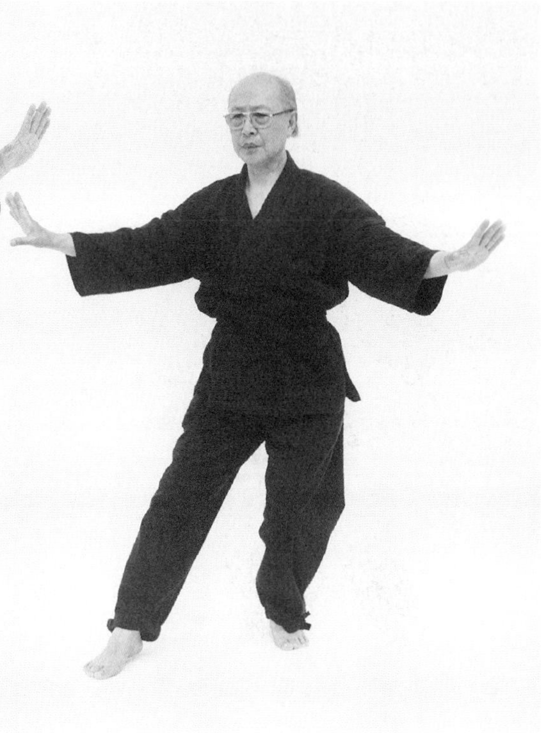

*Abb. 155*

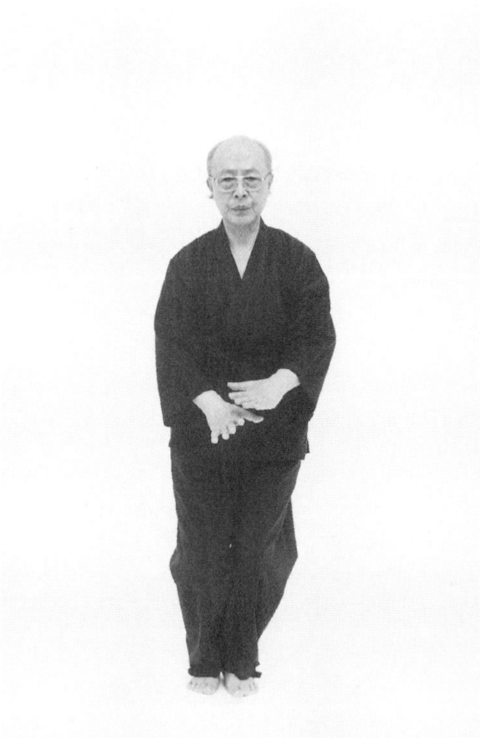

*Abb. 158*

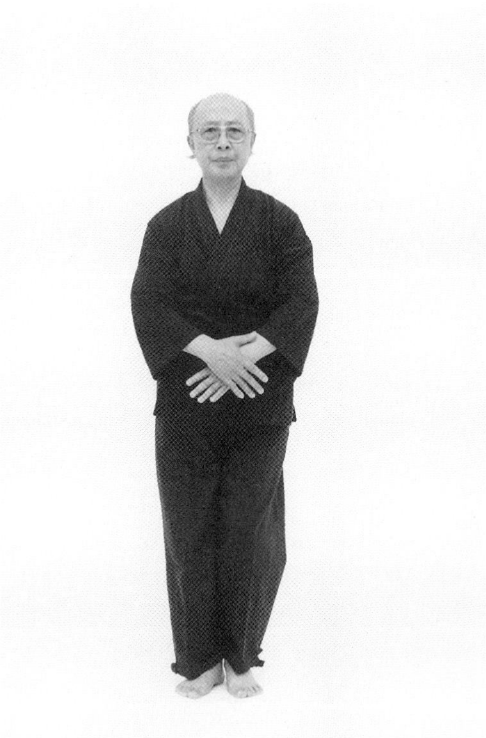

*Abb. 159*

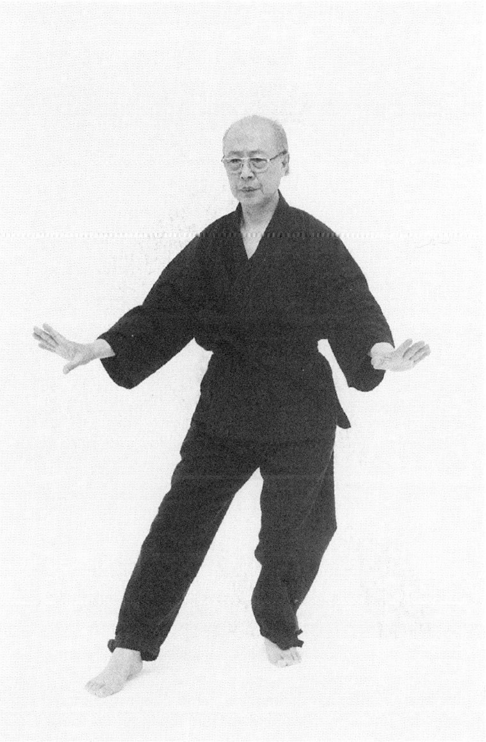

*Abb. 156*

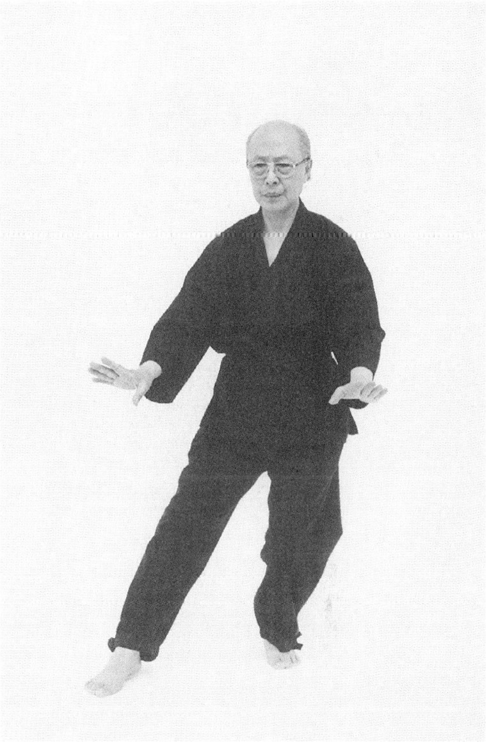

*Abb. 157*

Handrückenseiten gegen den Widerstand des Wassers zu heben und den Kontakt mit dem Wasser zu fühlen, wird eine stärkere Empfindung auf der Außenseite (Yang-Seite) der Arme erreicht.

- Beim Senken der Arme stellt man sich ebenfalls vor, die Arme durch Wasser zu bewegen. Dies bedeutet, dass man die Bewegung mit elastischer Kraft gegen den Widerstand des Wassers ausführt und somit eine stärkere Empfindung an der Innenseite (Yin-Seite) der Arme erreicht.
  Beim Senken der Arme wirkt neben der nach unten gerichteten Kraft auch eine nach außen in die Weite gerichtete Kraft, die über die Finger hinaus gedacht wird. Streicht man beim Senken der Schwingen in der Vorstellung mit den Armen und Händen durch Wasser, so öffnen sich die Finger ein wenig, wenn das Wasser durch die Finger strömt. Vor dem Unterbauch sind die Finger wieder locker aneinandergelegt wie zusammengelegte Flügelspitzen.
- Koordiniert man die Atmung mit der Bewegung, so atmet man mit dem Heben der Arme ein und mit dem Senken der Arme aus.

- Die Standhaltung mit ausgebreiteten Schwingen gehört zu den „Stehen wie ein Pfahl"-Übungen, man kann sie als Übung-in-Ruhe längere Zeit praktizieren. Dabei bilden die Arme eine nach oben offene Bogenlinie. Man achte auf die Lockerung der Schultern, die nach unten „fallende" Kraft in den Ellbogen, die Lockerung in den Handgelenken und Fingern, ferner darauf, dass die Brust nicht vorgestreckt wird, sondern dass Arme und Brust eine nach vorne offene Bogenlinie bilden. In den Armen stellt man sich eine nach außen gehende Kraft vor, vergleichbar mit der „Bewegung der Schlange". In den Fingern wird diese Vorstellung entsprechend ihrer Größe zur „Seidenraupenpuppenkraft". Die harmonische Bewegung einer kriechenden Schlange ist eine große Bewegung, und entsprechend bezieht man in der Vorstellung die größeren Gelenke in diese Bewegung ein. Die „Seidenraupenpuppenkraft" ist eine kleine Bewegung, die man sich insbesondere als innere feine Kraft denkt.
  Mit diesen Vorstellungs-Übungen wird eine feine innere Bewegung erzeugt, die äußerlich nicht sichtbar ist. Übt man schon auf sehr hohem Niveau, kann sich diese innere Bewegung auch zu einer äußerlich sichtbaren Vibrationsbewegung vergrößern.
  Insgesamt stellt man sich in der Haltung mit ausgebreiteten Flügeln die Leichtigkeit und Feinheit des Flügelschlages als wellenförmige Bewegung vor. Die Kraftvorstellung ist dabei nach unten gerichtet, man übt eine leichte „auf das Wasser schlagende" Kraft aus.
  Es ist sehr wichtig beim Praktizieren der „Stehen wie ein Pfahl"-Übung, die Lockerung von Lenden- und Kreuzbereich sowie der Hüftgelenke zu beachten. Das Gewicht ruht hauptsächlich auf dem hinteren Bein (Sitz-Schritt). Je nach den eigenen Bedingungen übt man mit 90, 80, 70 oder 60 Prozent des Gewichtes auf dem hinteren Bein. Das Gesäß darf nicht nach hinten gestreckt werden, sondern bildet mit der hinteren Ferse eine senkrechte Linie. Dies erreicht man durch die nach unten gerichtete Gesäß-Kraft. Das vordere Bein ist leicht gebeugt und wird zur Stabilisierung etwas nach innen gedreht (den Sitz-Schritt mit nach innen gedrehtem vorderen Bein nennt man Sitz-Bogen-Schritt). Das Senken des Beckens und seine nach unten gerichtete Kraft und die hochragende Kraft im Rückenbereich des Oberkörpers ergänzen einander und bewirken eine Aufrichtung der Wirbelsäule.

- In dieser Übung wird das Prinzip der Beschränkung von Yin und Yang deutlich: Das Steigen des Qi, das durch das Heben von Armen und Körper gefördert wird, wird begrenzt durch die das Qi senkende Wirkung des Sitz-Schrittes. Außerdem tragen die Lockerung der Schultern und die nach unten gerichtete Kraft der Ellbogen („fallende Ellbogen") zum Sinken des Qi bei.

*Wirkungsrichtung*

Diese Übung fördert hauptsächlich das Steigen und Sinken des Qi-Flusses, als Nebenaspekt auch das Öffnen und Schließen.

*Hauptsächlich betroffene Leitbahnen*

3 Hand-Yin-Leitbahnen:
Hand-Taiyin (Lungen-Leitbahn)
Hand-Jueyin (Herzhüllen-Leitbahn)
Hand-Shaoyin (Herz-Leitbahn)

*Indikationsbereich*

Husten, Atembeschwerden, Bi-Syndrom (besonders im Bereich des Brustkorbes), Beschwerden im Bereich von Nacken, Schultern und Armen, unwohles Gefühl in der Magengrube, Verdauungsstörungen, unregelmäßige Menstruation, Qi-Stauung, Yin-Mangel allgemein, „Herz"-Yin-Mangel mit Beschwerden wie Schlaflosigkeit und schlechtes Gedächtnis, „Nieren"-Yin-Mangel, „Leber"-Yin-Mangel mit Beschwerden wie instabiler Stimmungslage, Missmut und Neigung zu Ärger und Zorn. Die Symptome von „Leber"- und „Nieren"-Yin-Mangel treten besonders in der Zeit des Klimakteriums auf.

## 7. Der rote Drache spreizt seine Klauen

*Bewegungsablauf*

Von der vorangehenden Übung kommend die Arme senken, die Hände formen einen Ball vor der Körpermitte in Oberbauch-Höhe (Abb. 160, 161, 162, 163 u. 164). Dabei ist die linke Hand oben, die Handfläche zeigt nach unten, die Fingerspitzen zeigen nach rechts vorne. Die rechte Hand ist unten, die Handfläche zeigt nach oben, die Fingerspitzen zeigen nach links vorne.
Mit dem Senken der Arme den rechten Fuß zum linken zurückstellen. Mit Heben und Senken des Körpers das Gewicht nach rechts verlagern, dabei richtet sich der Körper etwas nach links (Abb. 165 u. 166).
Mit dem linken Fuß einen kleinen Schritt nach links vorne machen, dabei mit dem Vorderfuß aufsetzen. Das Gewicht bleibt hinten rechts (kleiner Sitz-Bogen-Schritt, Abb. 167). Die linke Hand auf einer Bogenlinie nach links vorne unten führen bis etwa Unterbauch-Höhe, die Finger sind dabei leicht gespreizt, die Handfläche zeigt nach unten (Abb. 168 u. 169). Der Arm bleibt im Ellbogen leicht gebeugt und befindet sich etwa über dem linken Bein. Die rechte Hand wird gleichzeitig auf einer Bogenlinie nach rechts oben hinten geführt bis Schulter-Kopf-Höhe, die Finger sind leicht gespreizt, die Handfläche zeigt nach oben (Abb. 170 u. 171). Der rechte Arm bleibt im Ellbogen leicht gebeugt und bildet eine Bogenlinie. Mit der öffnenden Handbewegung hebt sich der Körper und dreht sich nach rechts hinten oben, der Blick folgt der rechten Hand. Kleiner Halt (geöffnete Standhaltung, Abb. 172). Nun die Handflächen gleichzeitig wenden (Abb. 173 u. 174). Die rechte Handfläche nach unten wenden, dabei den rechten Ellbogen beugen, bis er einen spitzen Winkel bildet und die rechte Hand eine Faustbreit neben dem rechten Ohr steht, die Finger etwas nach vorne strecken.
Der Körper dreht sich mit dem Wenden der rechten Hand wieder nach links vorne in Richtung des vorderen Beines. Mit der Drehung ist auch ein Senken des Körpers verbunden. Der Blick richtet sich wieder nach vorne in Schrittrichtung.
Die linke Handfläche nach oben wenden, dabei werden die Finger etwas nach vorne gestreckt. Kleiner Halt (geschlossene Standhaltung. In dieser Haltung „spreizt der rote Drache seine Klauen“, Abb. 175). Nun beide Hände zusammenführen zur Ballhaltung vor der Körpermitte in Brust-Oberbauch-Höhe. Den linken Fuß zum rechten zurückstellen (Abb. 176, 177, 178 u. 179). Mit Heben und Senken des Körpers das Gewicht nach links verlagern, der Körper richtet sich dabei leicht nach rechts (Abb. 180 u. 181). Mit dem rechten Fuß einen kleinen Schritt nach rechts vorne machen und die Übung zur anderen Seite ausführen (Abb. 182 bis 195). Nach links und rechts je 2-mal.

*Wichtige Übungsanforderungen*

Man praktiziert diese Übung mit der Vorstellung von einem Drachen, der sich im Wasser bewegt. Die Kraft des Drachens, eine zähe, ausdauernde Kraft, die jedoch gleichzeitig fein und geschmeidig ist, wird während der ganzen Übung ausgedrückt.

- Die öffnende und schließende Bewegung der Hände geschieht in Einklang mit dem Drehen des Rumpfes. Angelpunkt der Drehbewegung ist der Lenden-Kreuz-Becken-Bereich. Mit dem Öffnen wird der Körper leicht gehoben, mit dem Schließen wieder etwas gesenkt. Während des Öffnens und Schließens bewahrt man das Gefühl für die Vollständigkeit und Harmonie des Körpers. Man achtet auf runde fließende Bewegungen, in denen sich zähe und ausdauernde Kraft, aber auch Zartheit und Harmonie ausdrücken.

- Beim Auseinanderziehen der Hände wirkt eine elastische Kraft zwischen den Händen und Armen. Werden die Hände wieder zum Ball zusammengeführt, so stellt man sich vor, dass eine zusammenziehende Kraft die Laogong-Bereiche (s. S. 280) zueinander führt. Beim Zurückführen der unteren linken Hand achtet man auf eine nach unten „hängende" Kraft im linken Arm, die besonders im Bereich des Ellbogens ausgeprägt ist.

- Bei dieser Übung gibt es 2 Stand-Haltungen („Stehen wie ein Pfahl"-Übungen), die als Übung-in-Ruhe längere Zeit praktiziert werden können: Die Haltung mit geöffneten Händen und die Drachen-Haltung. Bei der Drachen-Haltung sind die Handflächen einander zugewandt. Die rechte Hand befindet sich eine Faustbreite neben dem rechten Ohr, der linke Arm über dem linken Bein. Die Finger sind leicht gespreizt. In den Händen und Fingern wirken „Drachenkrallenkräfte". Zwischen den Laogong-Bereichen stellt man sich eine zusammenziehende Kraft vor. Man achte auf die Lockerung der Schultern. Die Blickrichtung entspricht der Richtung des vorderen Beines.

- Beim Übergang von der geöffneten zur geschlossenen Stand-Haltung (Drachen-Haltung) achtet man darauf, dass eine Bewegung mit ihrem Gegenteil beginnt: Unmittelbar vor der schließenden Bewegung führt man eine kleine öffnende Bewegung, die über das normale Öffnen hinausgeht, aus. Dieses Öffnen spielt sich hauptsächlich in der Vorstellung ab und ist äußerlich kaum sichtbar.

- Koordiniert man Bewegung und Atmung, so atmet man im Allgemeinen mit der öffnenden Bewegung aus, mit der schließenden ein. Auch ein umgekehrtes Vorgehen ist möglich.

- In dieser Übung wird das Prinzip der gegenseitigen Ergänzung und Beschränkung von Yin und Yang, von Steigen und Sinken, deutlich: Die obere Hand mit der nach oben gewandten Handfläche bewirkt ein Steigen des Qi. Dieses Steigen wird beschränkt durch die untere Hand mit nach unten gewandter Handfläche, die ein Sinken des Qi bewirkt. Ebenso wie das Steigen und Sinken, so werden auch das Öffnen und Schließen immer in Ergänzung zueinander geübt. So ist die Vorstellungskraft in der geöffneten Standhaltung natürlicherweise auf das Sich-Ausbreiten (Öffnen) des Qi gerichtet, gleichzeitig wird die Vorstellungskraft aber auch im mittleren Dantian bewahrt, womit ein Sammeln (Schließen) des Qi unterstützt wird. Diese gegenseitige Ergänzung von Steigen und Sinken, Öffnen und Schließen machen die Vollständigkeit und Harmonie einer Übung aus.

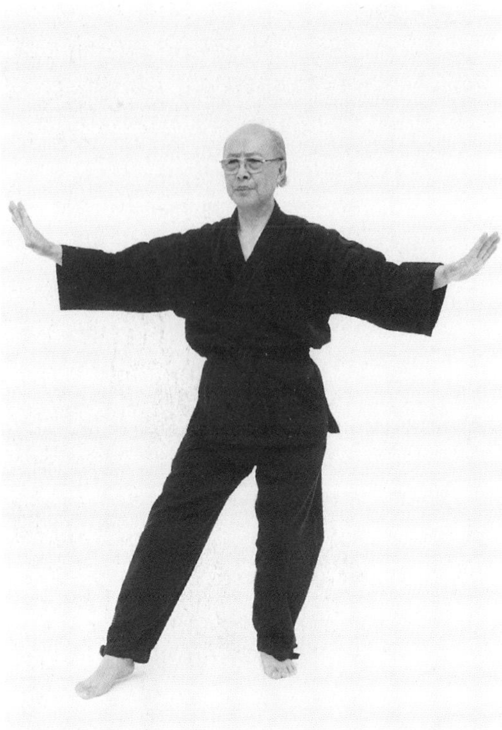
*Abb. 160*

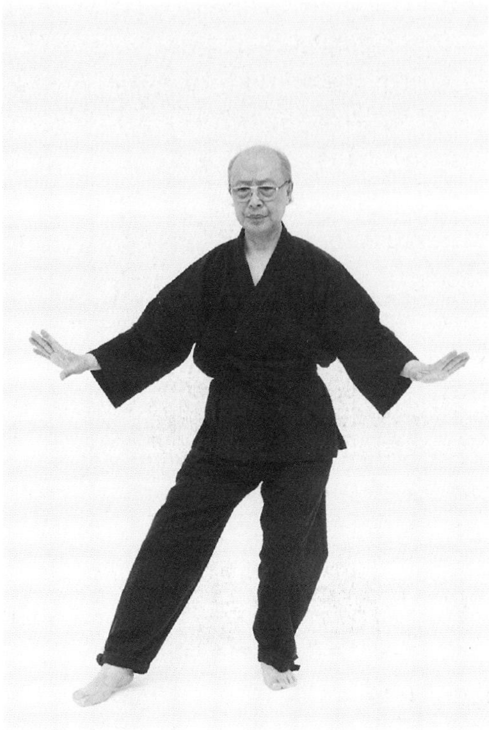
*Abb. 161*

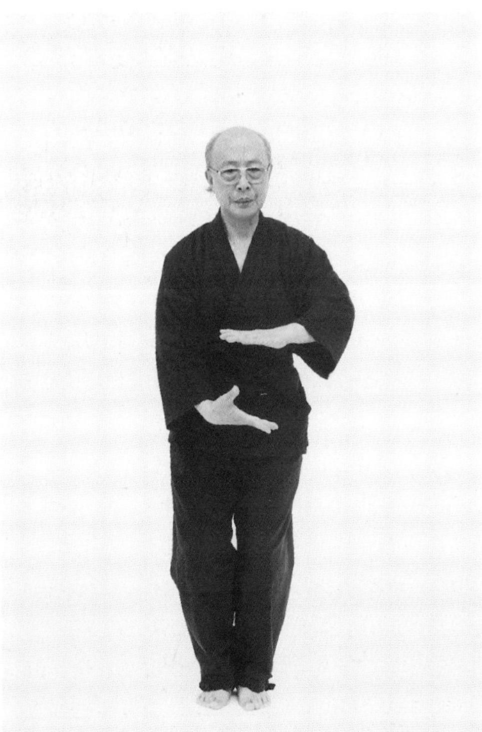
*Abb. 164*

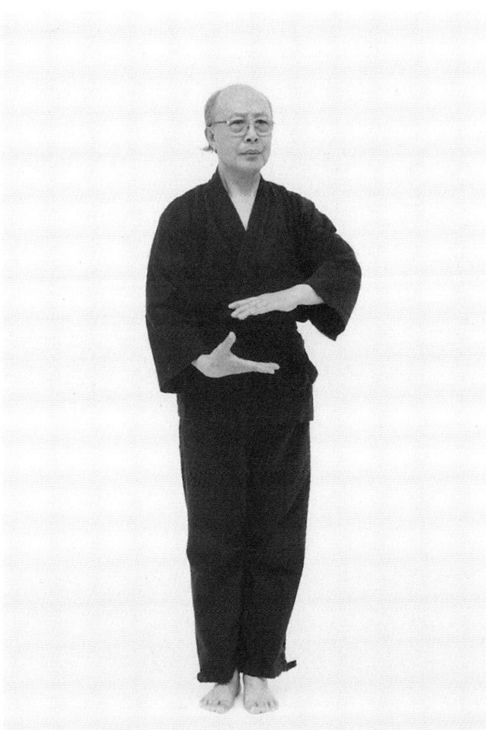
*Abb. 165*

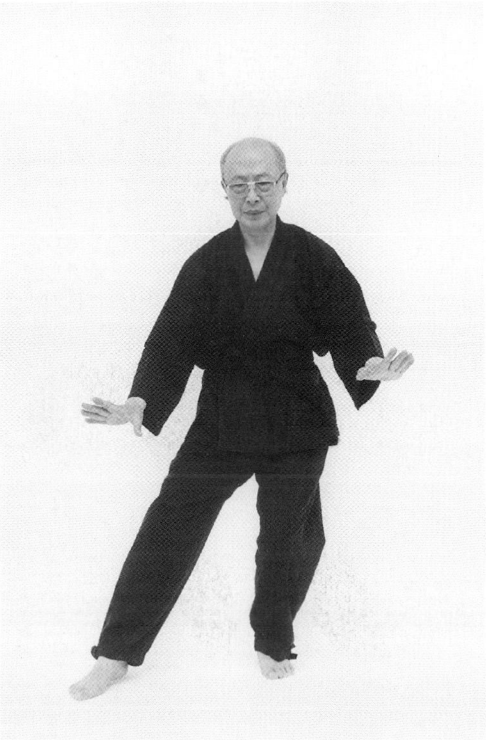
Abb. 162

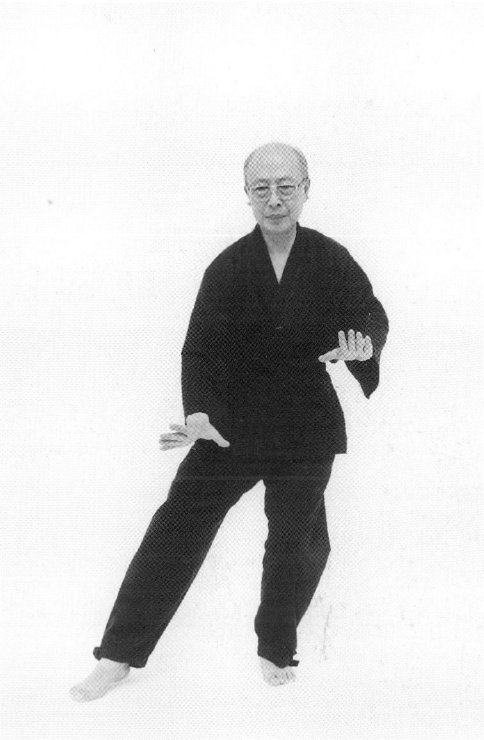
Abb. 163

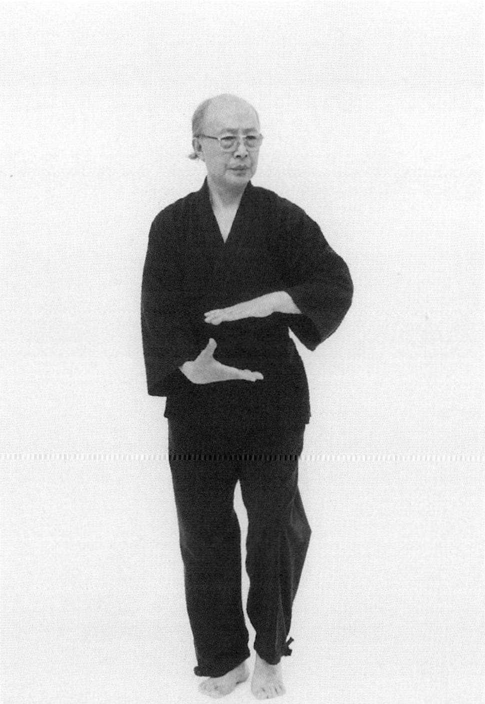
Abb. 166

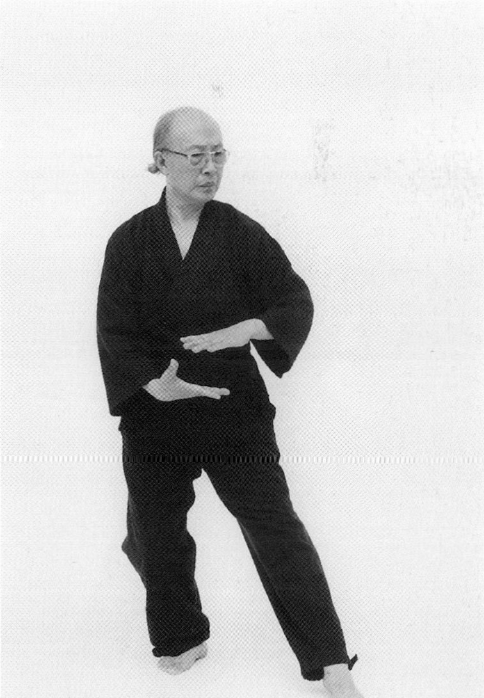
Abb. 167

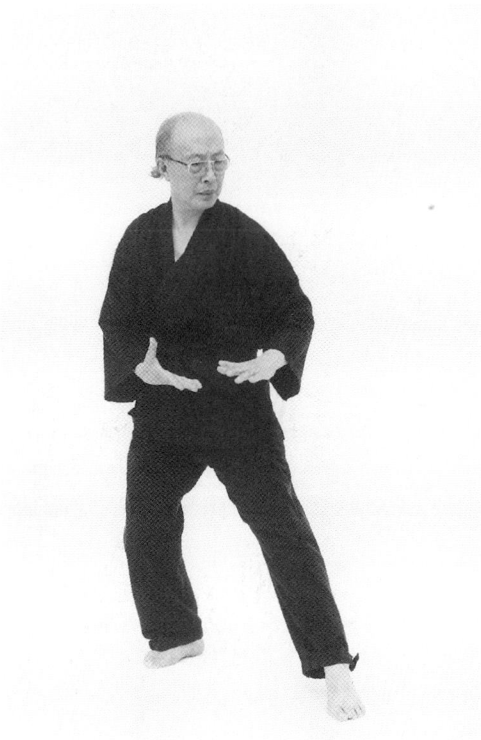

Abb. 168

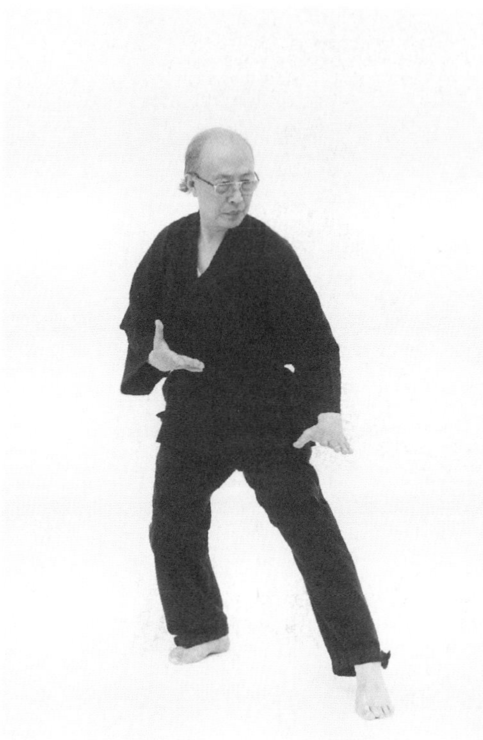

Abb. 169

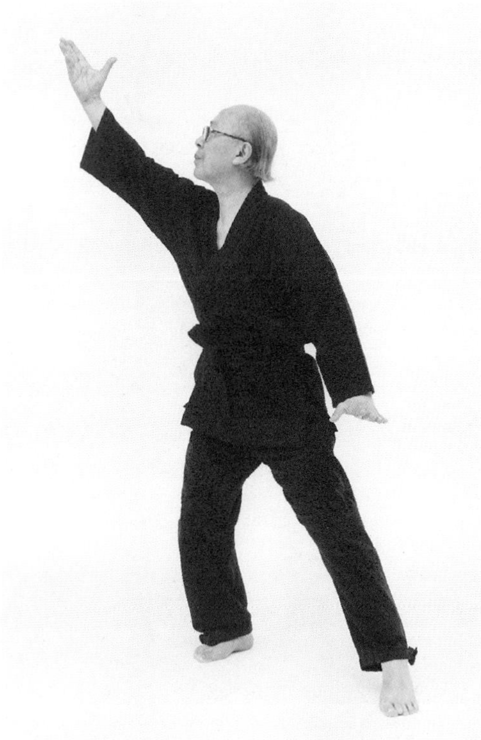

Abb. 172

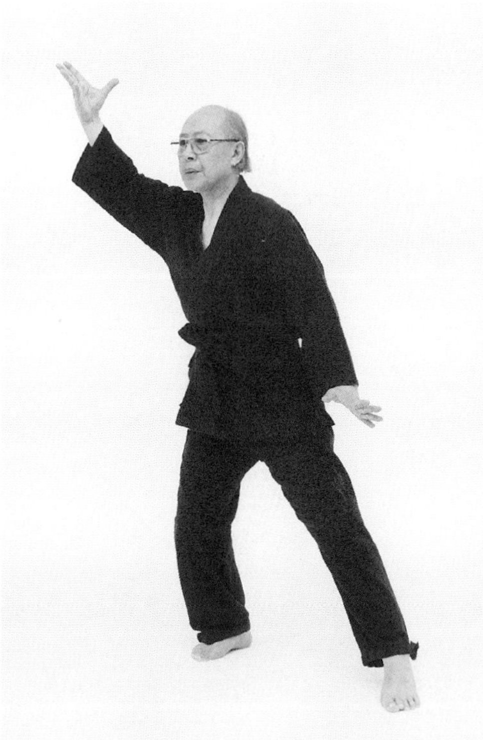

Abb. 173

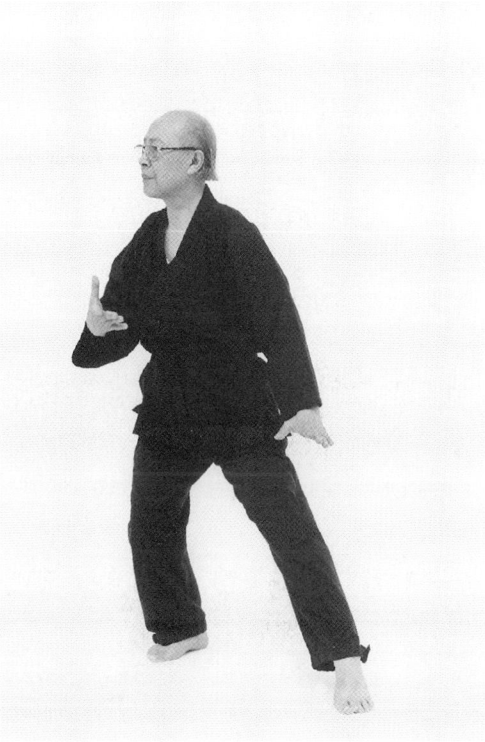
*Abb. 170*

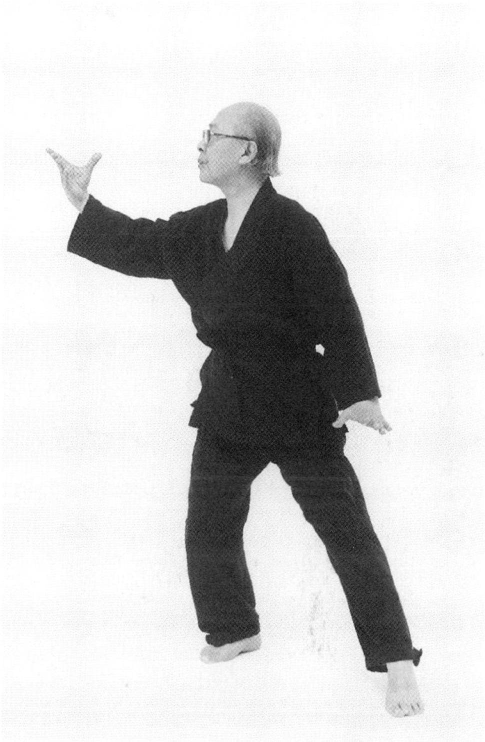
*Abb. 171*

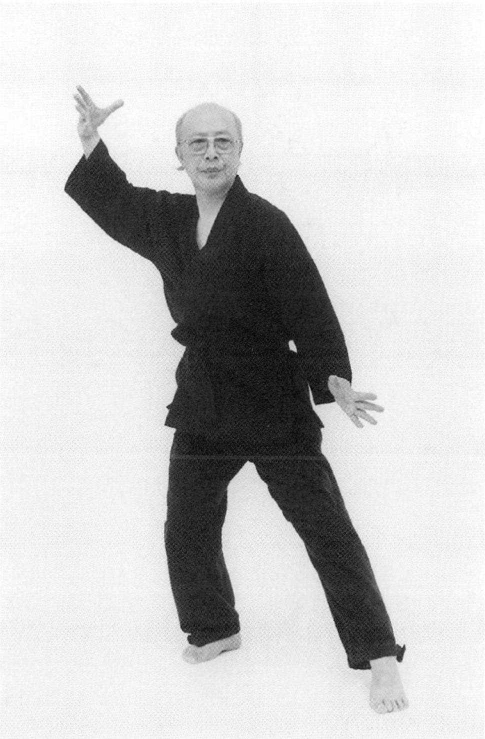
*Abb. 174*

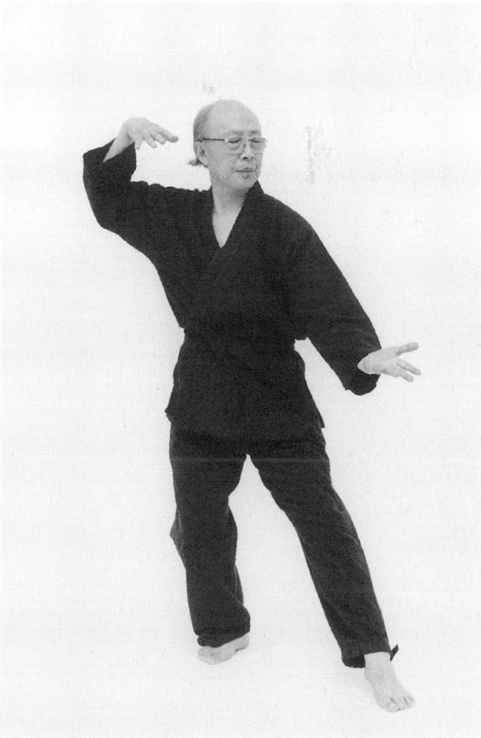
*Abb. 175*

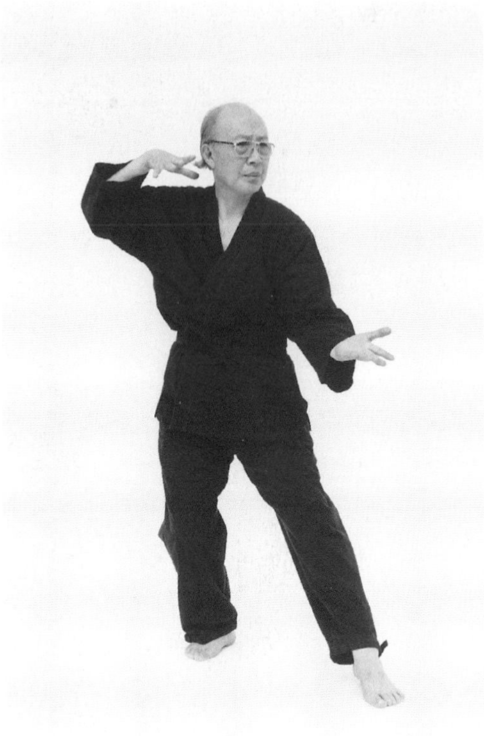

*Abb. 176*

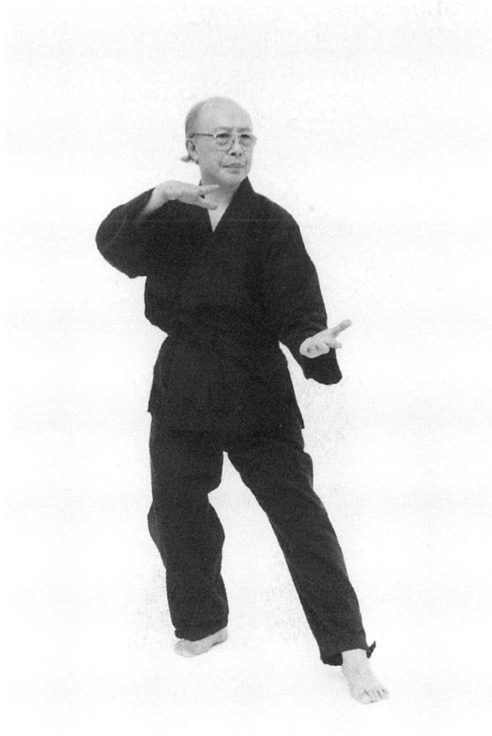

*Abb. 177*

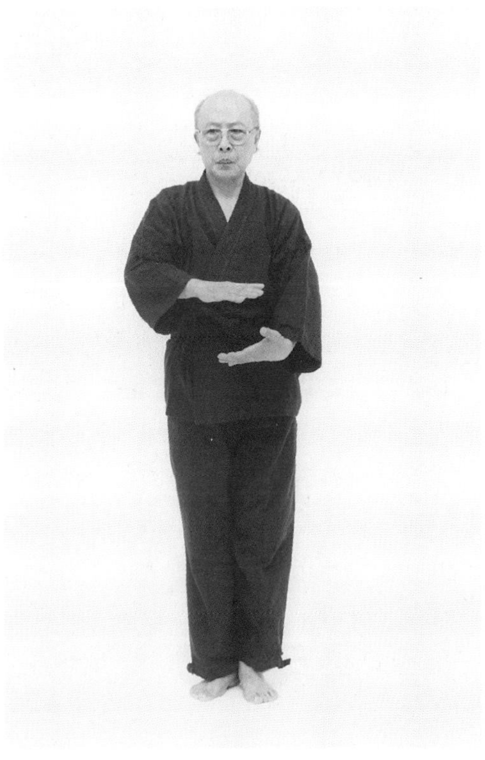

*Abb. 180*

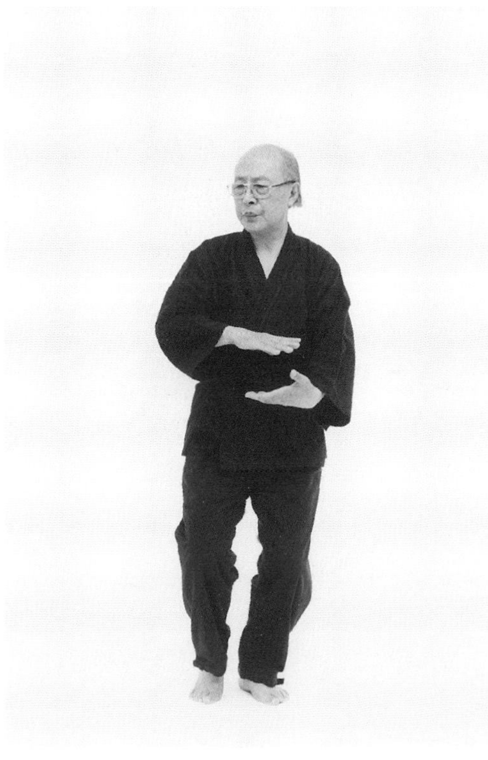

*Abb. 181*

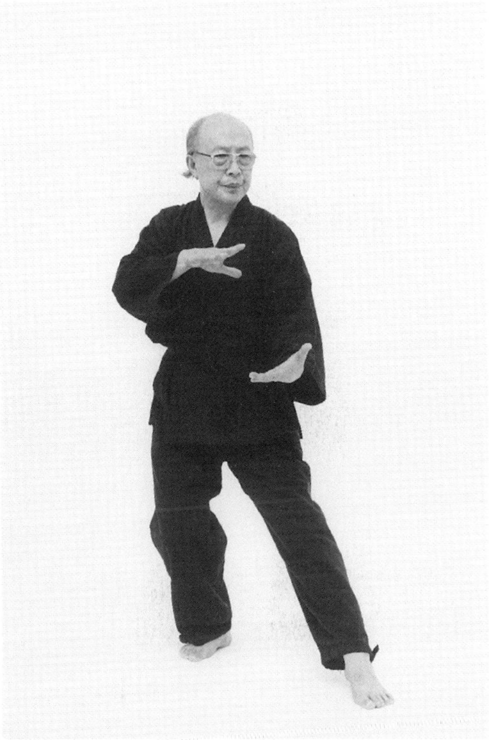

Abb. 178

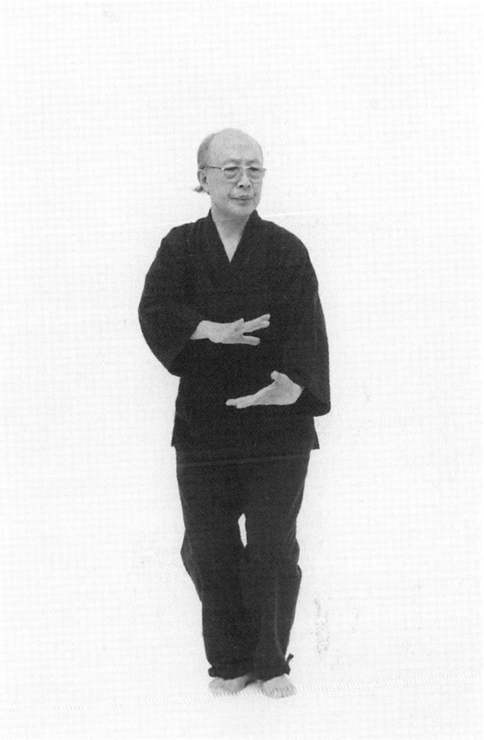

Abb. 179

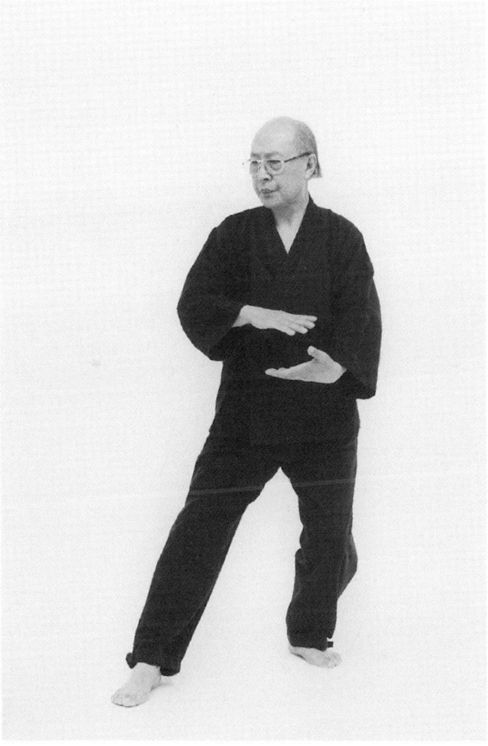

Abb. 182

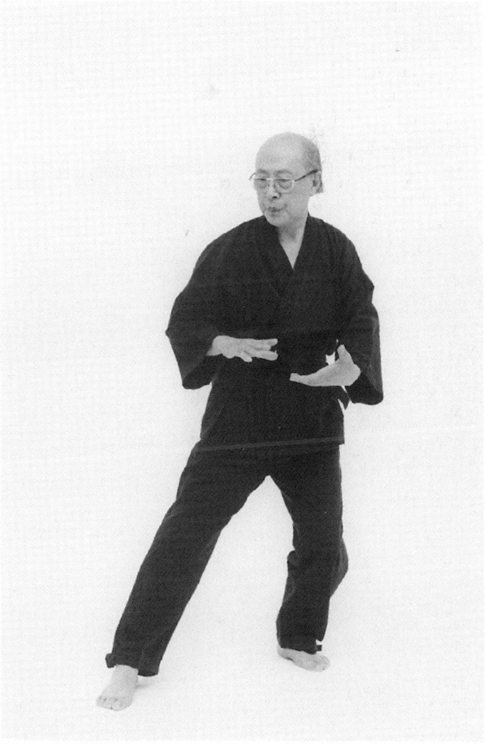

Abb. 183

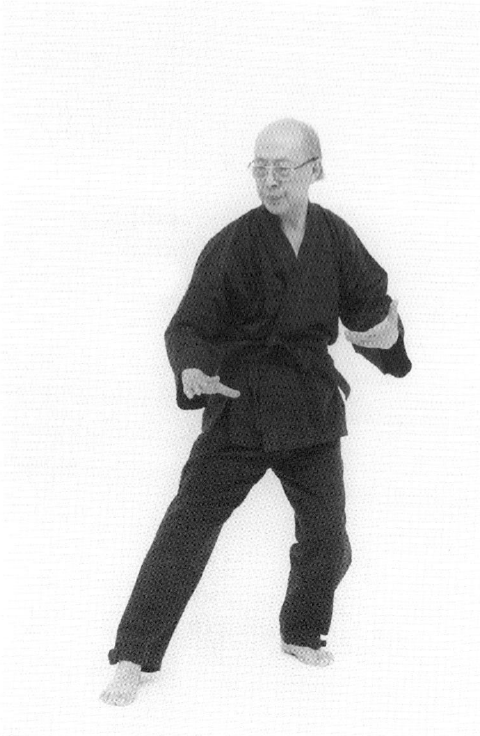
Abb. 184

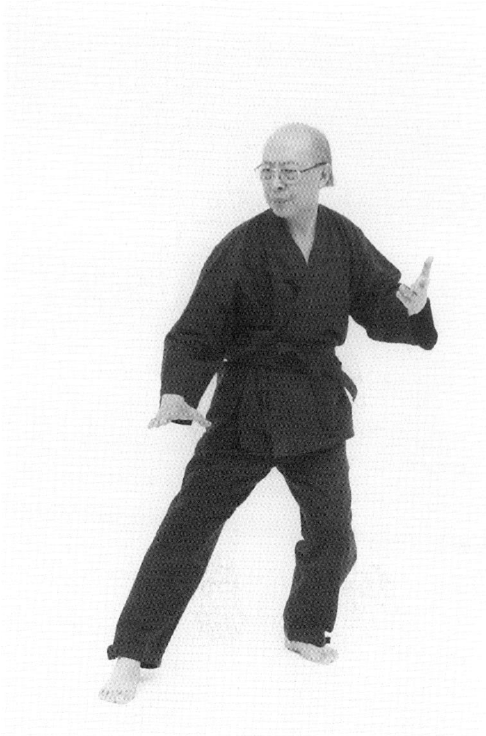
Abb. 185

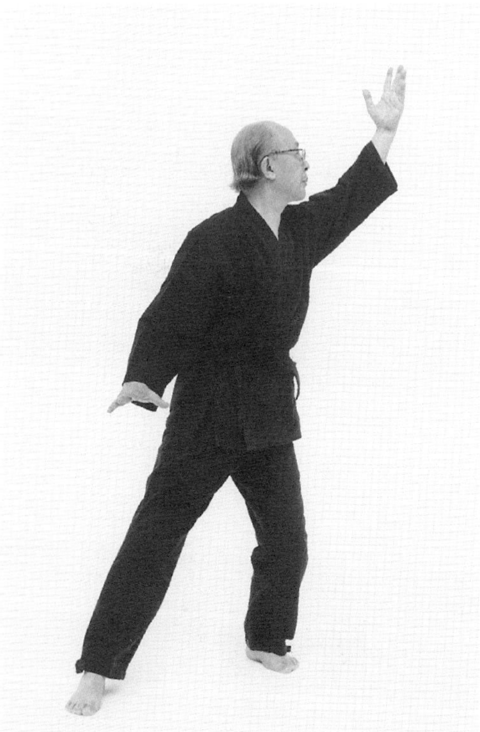
Abb. 188

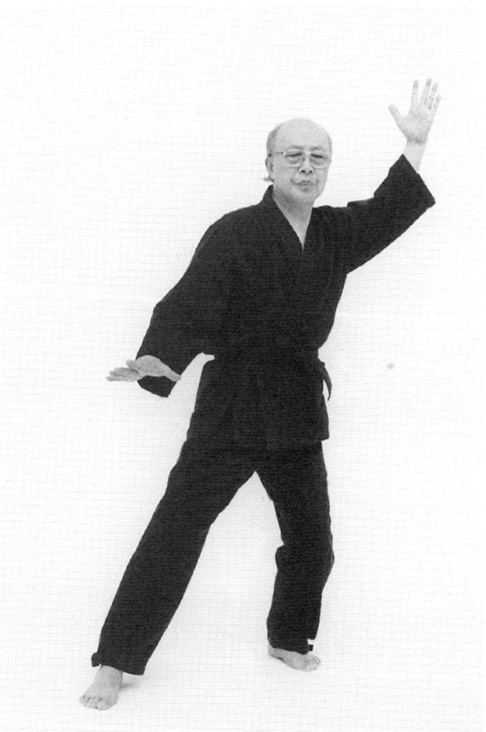
Abb. 189

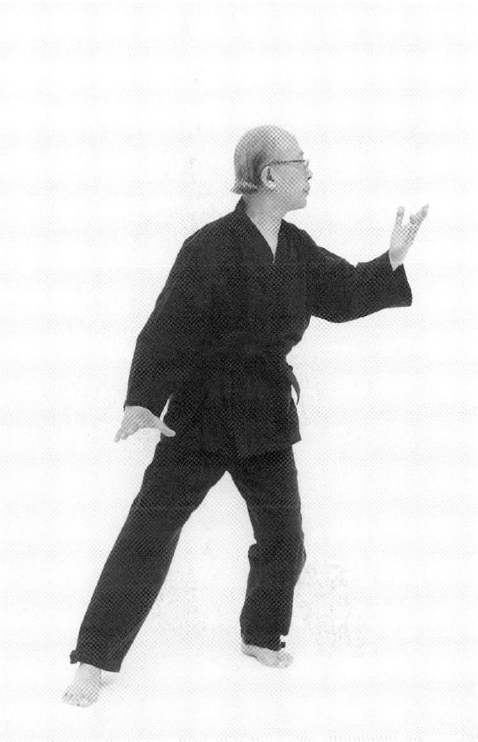
Abb. 186

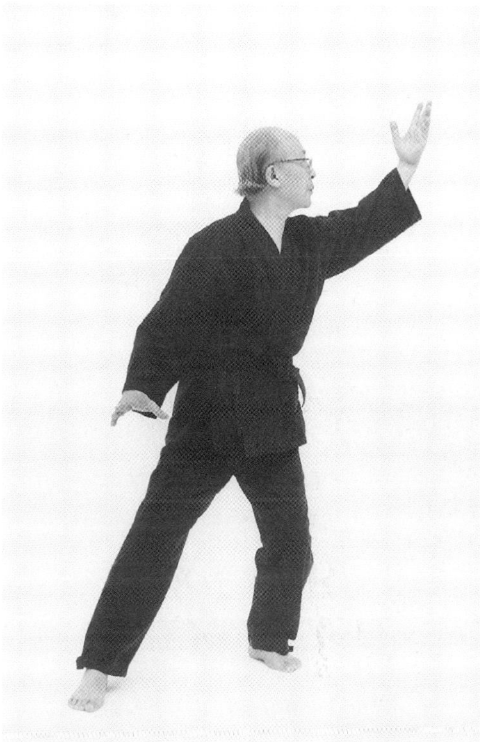
Abb. 187

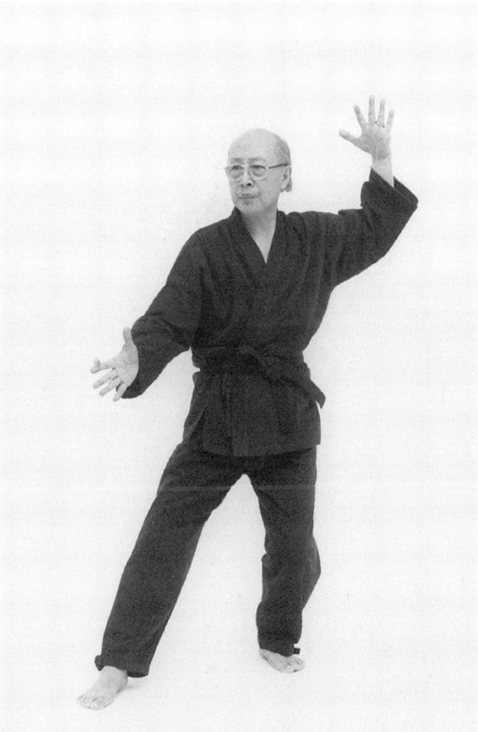
Abb. 190

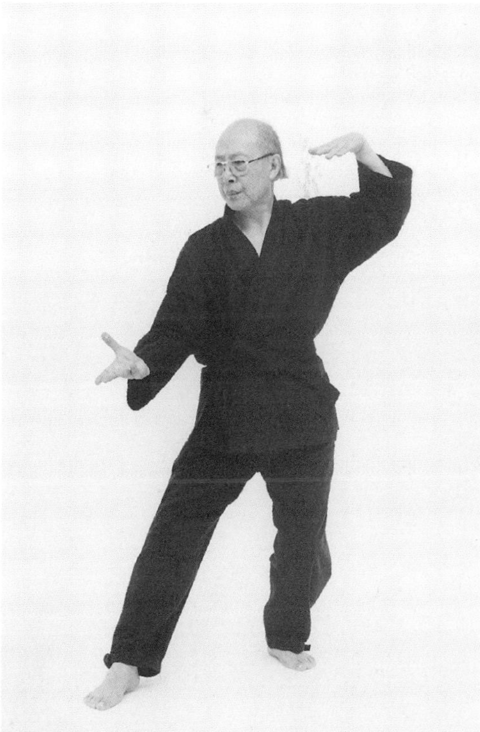
Abb. 191

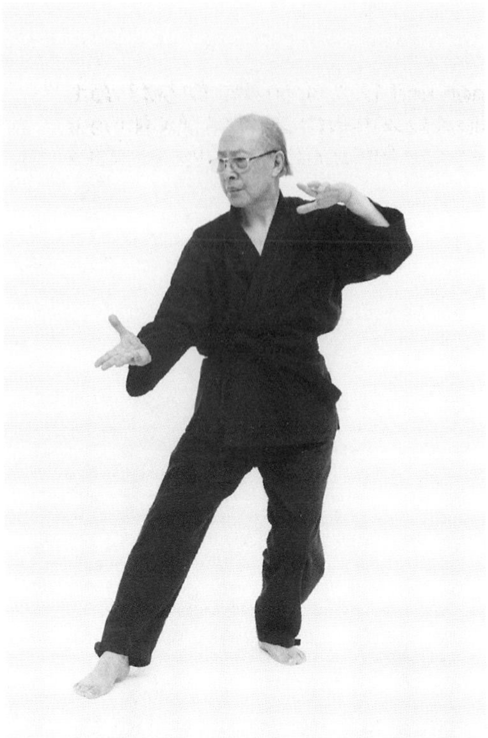
Abb. 192

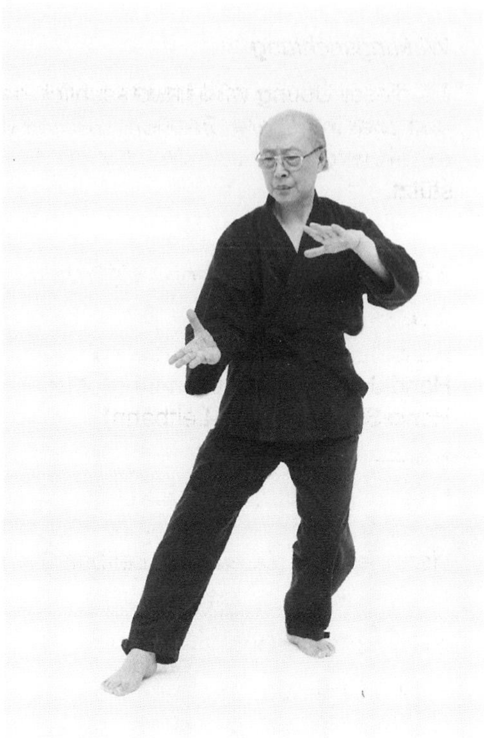
Abb. 193

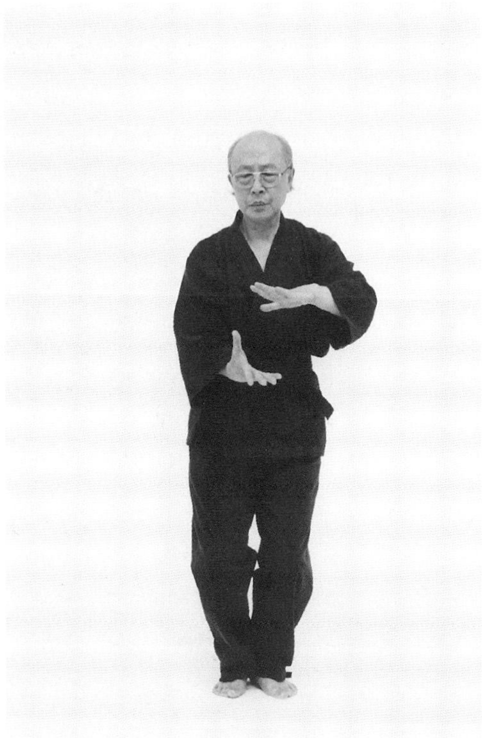
Abb. 194

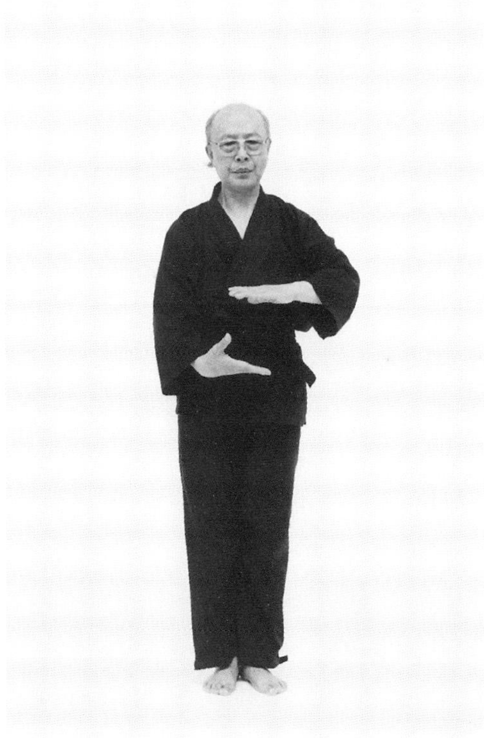
Abb. 195

*Wirkungsrichtung*

Mit dieser Übung wird hauptsächlich das Öffnen und Schließen des Qi gefördert, und zwar in höherer Position, d. h. vor dem Brust-Oberbauch-Bereich. Als Nebenaspekt wird mit dieser Übung auch das Steigen und Sinken des Qi-Flusses unterstützt.

*Hauptsächlich betroffene Leitbahnen*

3 Hand-Yin-Leitbahnen:
Hand-Taiyin (Lungen-Leitbahn)
Hand-Jueyin (Herzhüllen-Leitbahn)
Hand-Shaoyin (Herz-Leitbahn)

3 Hand-Yang-Leitbahnen:
Hand-Yangming (Dickdarm-Leitbahn)
Hand-Shaoyang (Drei-Erwärmer-Leitbahn)
Hand-Taiyang (Dünndarm-Leitbahn)

*Indikationsbereich*

Schlaflosigkeit, schlechtes Gedächtnis, Schlafsucht, Atembeschwerden, Engegefühl im Brustkorb, Beschwerden im Bereich von Nacken, Schultern und Armen, Bi-Syndrom, Qi-Stauung, Kraftlosigkeit im Bereich von Lenden, Kreuz, Hüften und Beinen.

## 8. Den Ball im Wasser halten

*Bewegungsablauf*

Bei der letzten Bewegung der Drachenübung die rechte Handfläche nicht nach oben wenden. Die linke Drachenhand nach unten führen, gleichzeitig die rechte Hand vor den Körper zurückführen (Abb. 196, 197, 198 u. 199). Die Hände treffen sich vor der Körpermitte, die Handflächen zeigen nach unten. Den rechten Fuß zum linken zurückstellen. Mit Heben und Senken das Gewicht nach rechts verlagern und den Körper nach links richten (Abb. 200, 201 u. 202). Mit dem linken Fuß einen kleinen Schritt nach links vorne machen und dabei mit dem Vorderfuß aufsetzen, das Gewicht bleibt auf dem rechten Fuß (kleiner Sitz-Bogen-Schritt, Abb. 203). Die Hände beschreiben einen Kreis: Sie werden vor der Brust nach oben bis etwa Schulterhöhe geführt (Abb. 204 u. 205), dann etwas nach vorne (Abb. 206), dann mit drückender Kraft nach unten (Abb. 207) und wieder vor die Körpermitte zurück (Abb. 208 u. 209). Der Körper hebt und senkt sich mit der Kreisbewegung der Hände. Die Handflächen bleiben immer nach unten gewendet. Die Hände bewegen sich über dem linken Bein oder etwas innerhalb davon. Nachdem die Hände vor die Körpermitte (Dantianbereich) zurückgekommen sind, den linken Fuß zum rechten zurückstellen.
Mit Heben und Senken des Körpers das Gewicht auf das linke Bein verlagern und die Übung nach rechts ausführen (Abb. 210 bis 219).
Nach links und rechts je 2-mal.

*Wichtige Übungsanforderungen*

- Während der ganzen Übung stellt man sich vor, einen Ball unter den Händen zu halten. Der Auftrieb des Wassers lässt den Ball nach oben steigen, man setzt dieser Kraft sanften Widerstand entgegen. Mit der Abwärtsbewegung drückt man den Ball gegen den Widerstand des Wassers nach unten. Um diese Übung mit den richtigen Vorstellungsbildern praktizieren zu können, braucht man also die Erfahrung von Wasser, Auftriebskraft und Ball.

- Man achtet während der ganzen Kreisbewegung der Hände auf das Dreieck, das sich zwischen Daumen und Zeigefingern aufspannt.

- Im Einklang mit dem Heben und Senken der Hände hebt und senkt sich auch der Körper. Das Heben und Senken des Körpers geschieht aus der Körpermitte heraus. Der Körper bleibt im Wesentlichen aufrecht, das Gewicht bleibt immer auf dem hinteren Bein (Sitz-Bogen-Schritt). Beim Senken der Hände kann sich der Körper ein wenig nach vorne beugen, der Impuls für die nach unten drückende Kraft kommt jedoch nicht aus dem Nach-vorne-Beugen des Körpers, sondern aus dem Senken des Beckens.

- Die Größe der Kreisbewegung richtet sich nach der Größe des Sitz-Bogen-Schrittes (siehe Abb. 585 a–c).

- Bei dieser Übung kann man 2 Stand-Haltungen („Stehen wie ein Pfahl"-Übungen) als Übung-in-Ruhe praktizieren.
  Erste Standhaltung: Man hält inne, wenn die Hände bei gleichzeitigem Heben des Körpers bis Brusthöhe gestiegen sind.
  Zweite Standhaltung: Man führt die Hände auf dem Kreis weiter nach oben, nach vorne und senkt sie wieder auf etwa Brusthöhe, bei gleichzeitigem Sinken des Körpers – hier hält man inne. Diese Standhaltung erfordert viel Kraft, da man das Gewicht auf dem hinteren Bein (Sitz-Bogen-Schritt) belässt. Bei dieser Standhaltung dreht man die Ferse des vorderen Fußes etwas nach außen, die Knie-Kraft ist stark nach innen gerichtet.

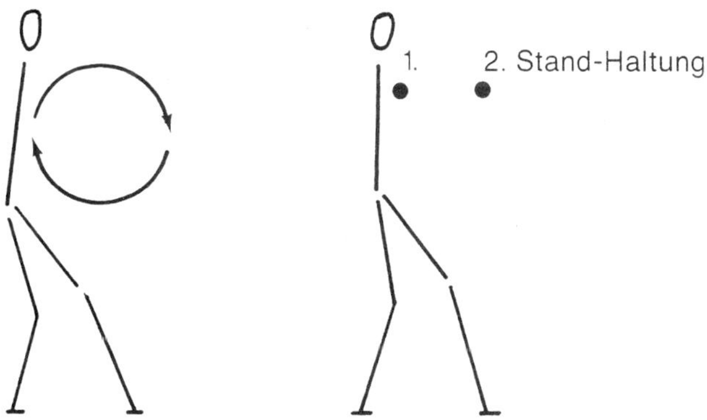


- Menschen, bei denen Qi und Xue („Blut") leicht nach oben steigen, die also leicht Symptome der „Oberen Fülle" aufweisen, achten besonders darauf, die Hände nicht zu hoch zu führen. Im Allgemeinen sollen die Hände etwa bis Schulterhöhe gehoben werden. Wenn man die Vorstellungskraft stabil im mittleren Dantian bewahren kann, kann man die Hände auch bis Kopfhöhe nach oben führen. Bei Symptomen der „Oberen Fülle" hebt man die Hände besser nur bis Brusthöhe.
- Koordiniert man die Bewegung mit der Atmung, so atmet man mit der Aufwärtsbewegung ein und mit der Abwärtsbewegung aus. Bei Symptomen der „Oberen Fülle" schenkt man dem Einatmen keine besondere Aufmerksamkeit, das Ausatmen nimmt man dagegen bewusst wahr.
- Die Gewichtsverteilung beim Sitz-Bogen-Schritt soll man gemäß der eigenen Konstitution und Kondition wählen, so dass die Übung die eigenen Kräfte mehrt, aber nicht über die Maßen strapaziert. Auf dem hinteren Bein ruhen 90, 80, 70 oder auch nur 60 Prozent des Gewichtes. Die Größe des Schrittes wählt man ebenfalls entsprechend den eigenen Bedingungen. Macht man den Schritt auch nur ein klein wenig größer, so benötigt man sehr viel mehr Stützkraft.

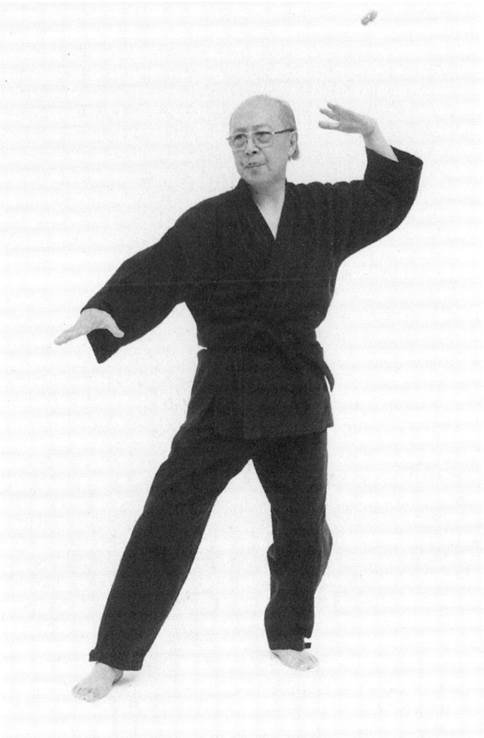

Abb. 196

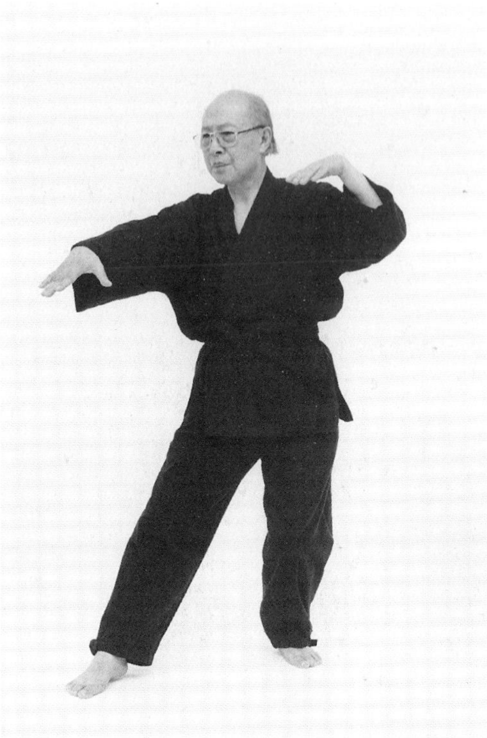

Abb. 197

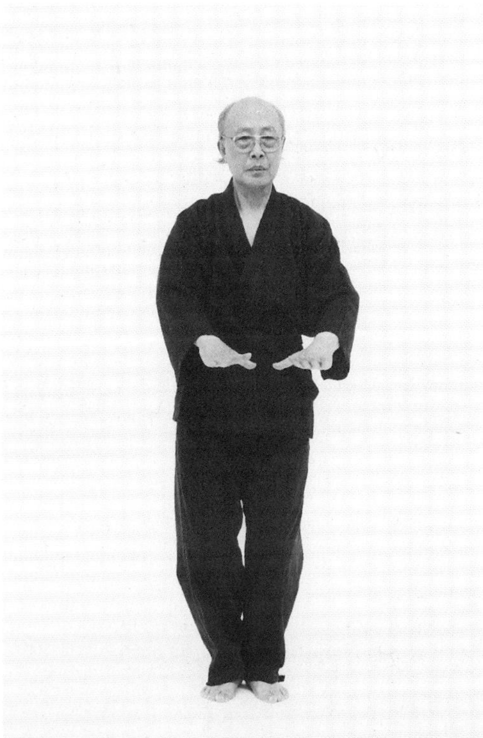

Abb. 200

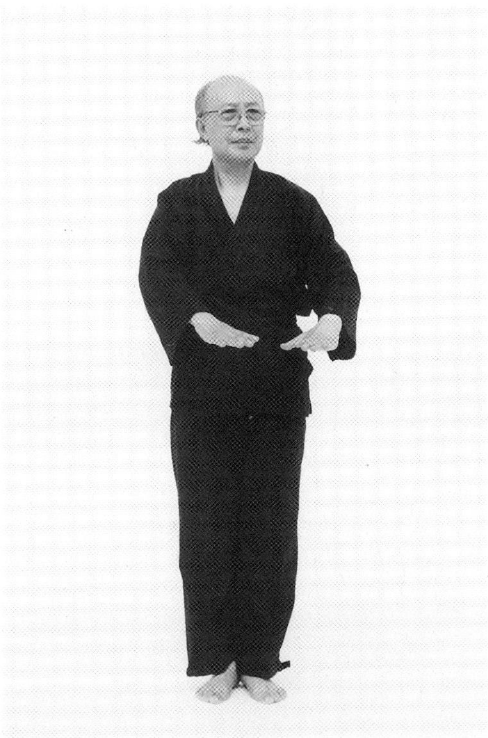

Abb. 201

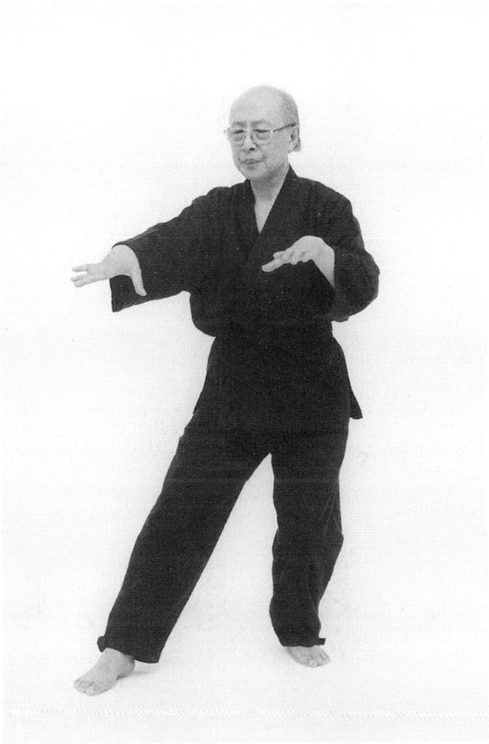
Abb. 198

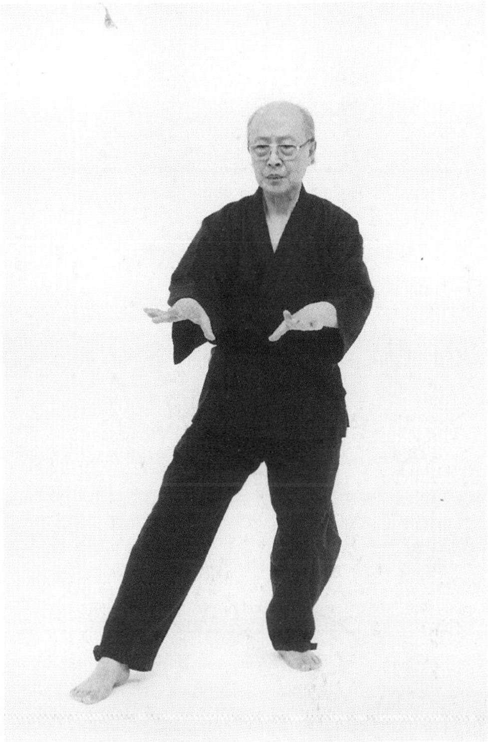
Abb. 199

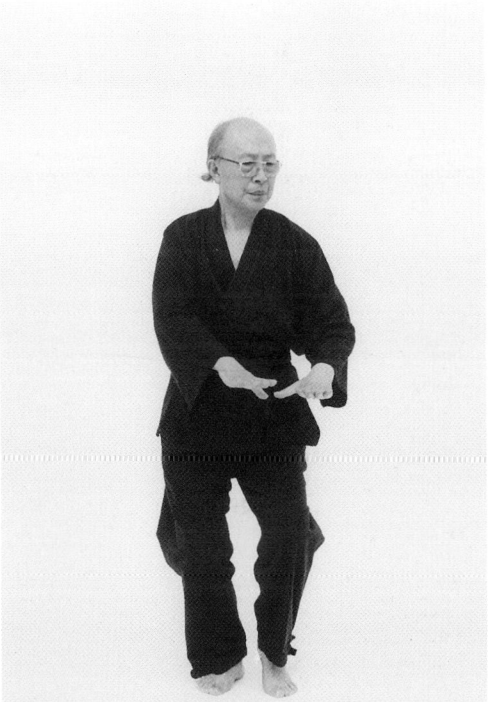
Abb. 202

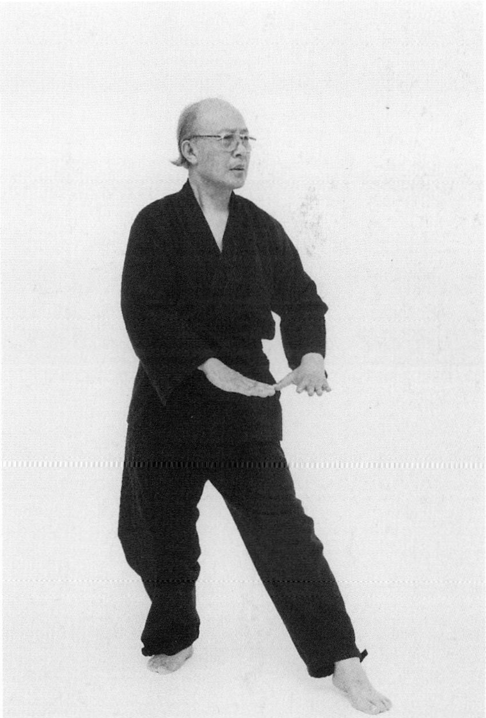
Abb. 203

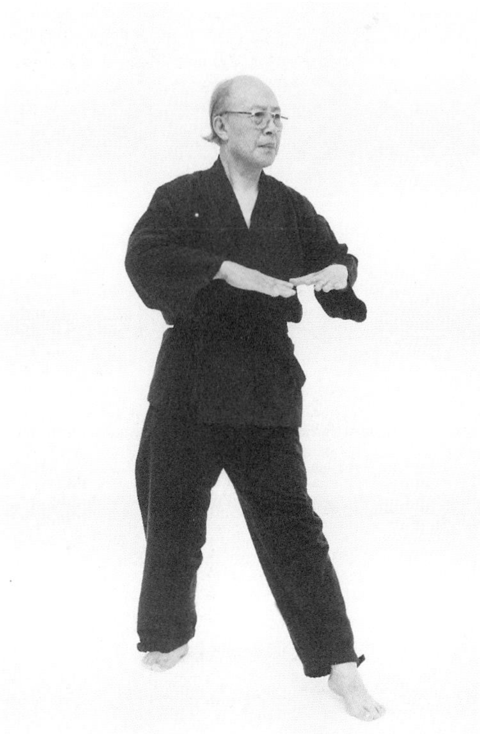

Abb. 204

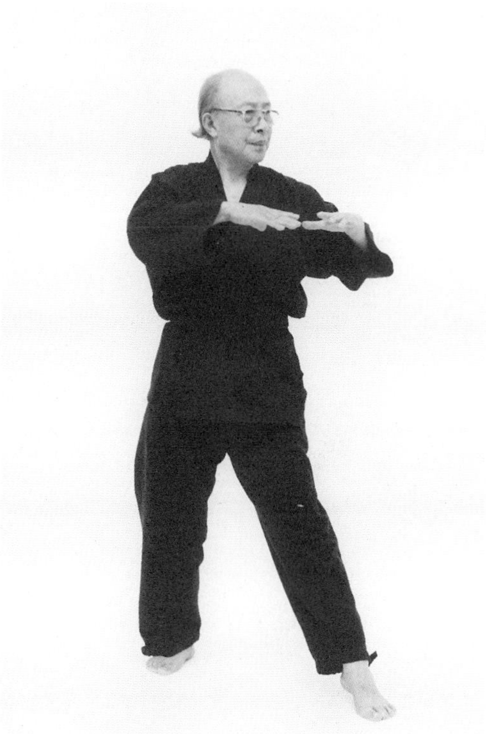

Abb. 205

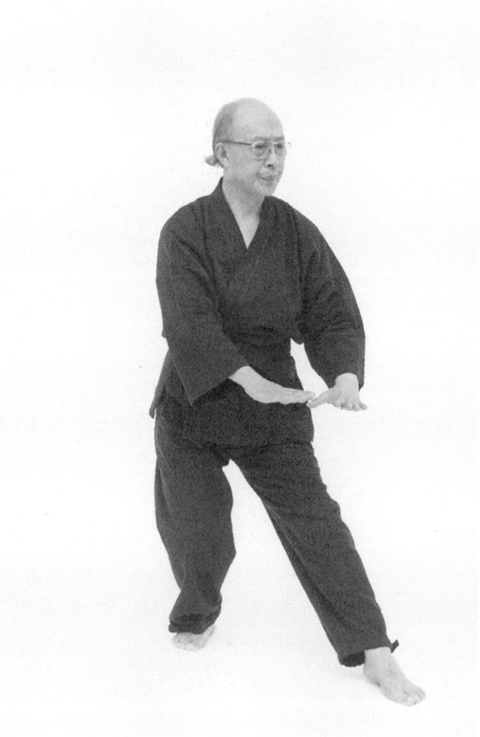

Abb. 208

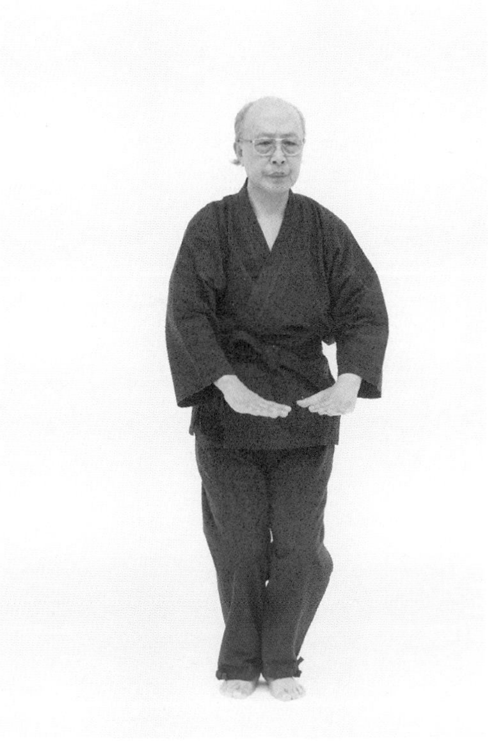

Abb. 209

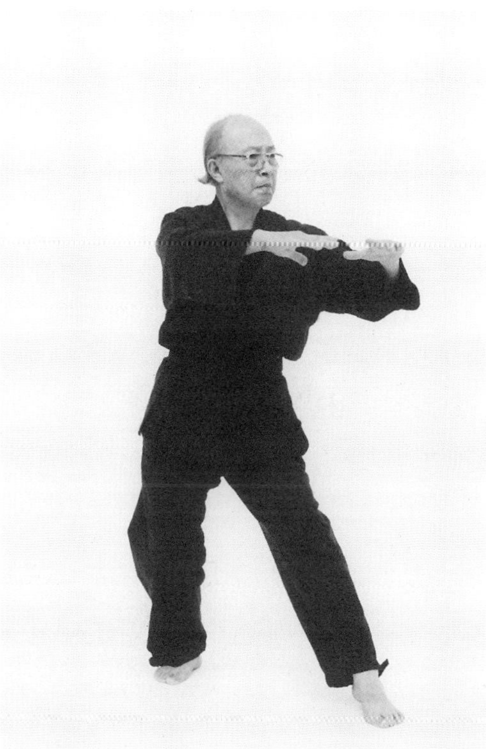

Abb. 206

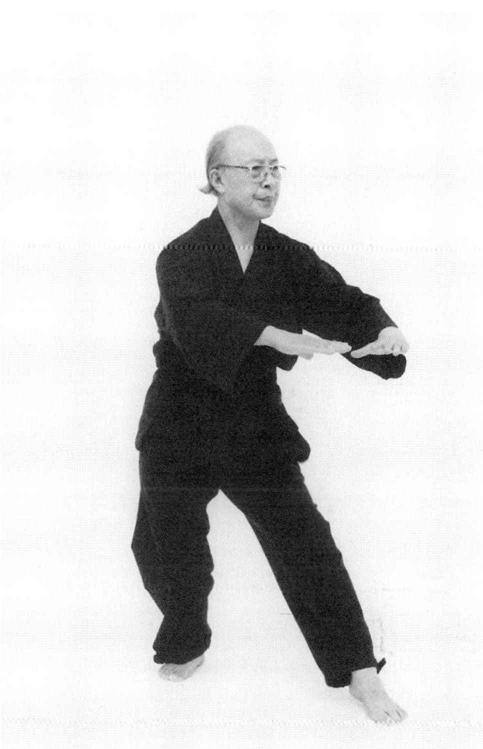

Abb. 207

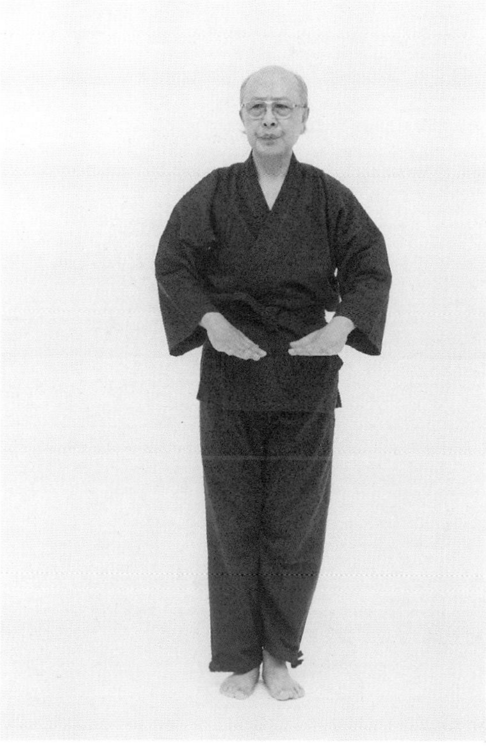

Abb. 210

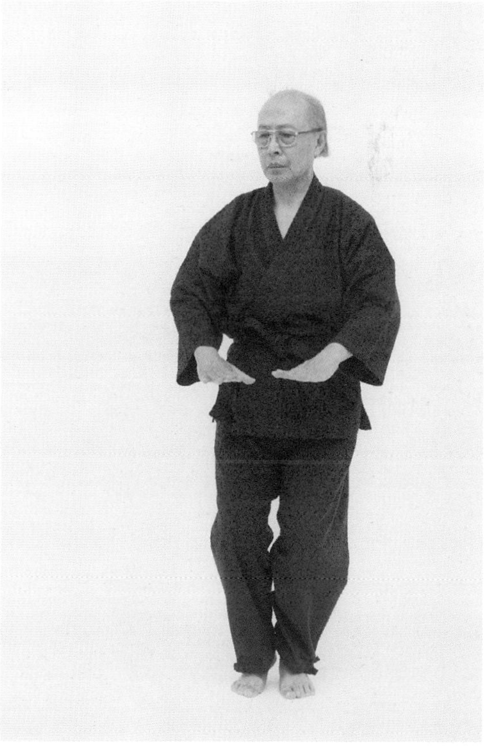

Abb. 211

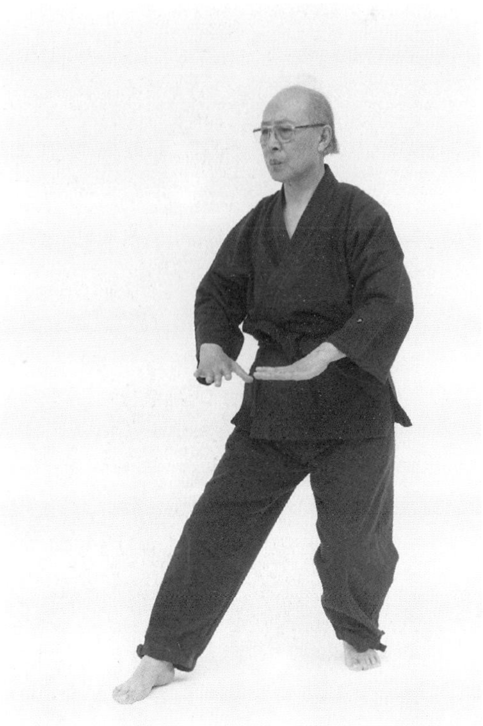

Abb. 212

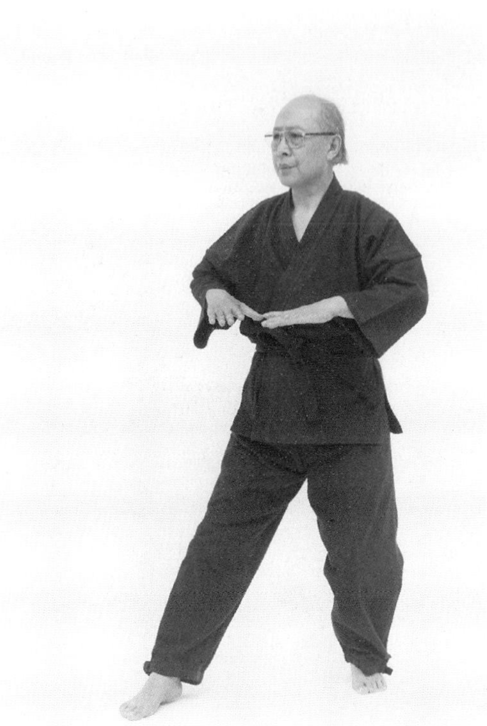

Abb. 213

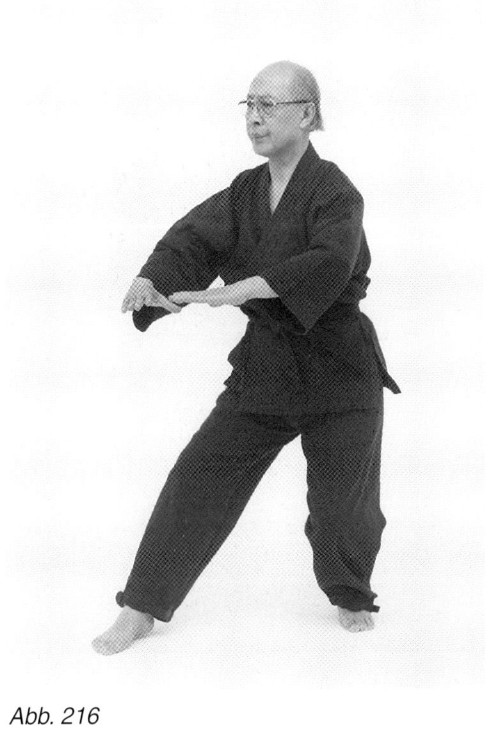

Abb. 216

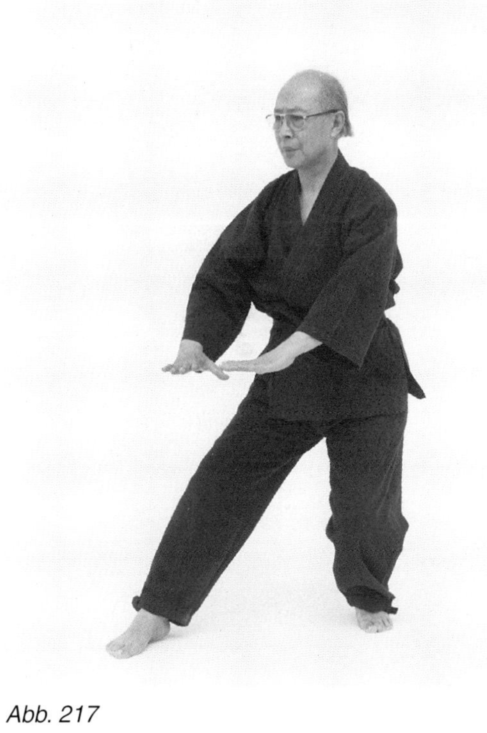

Abb. 217

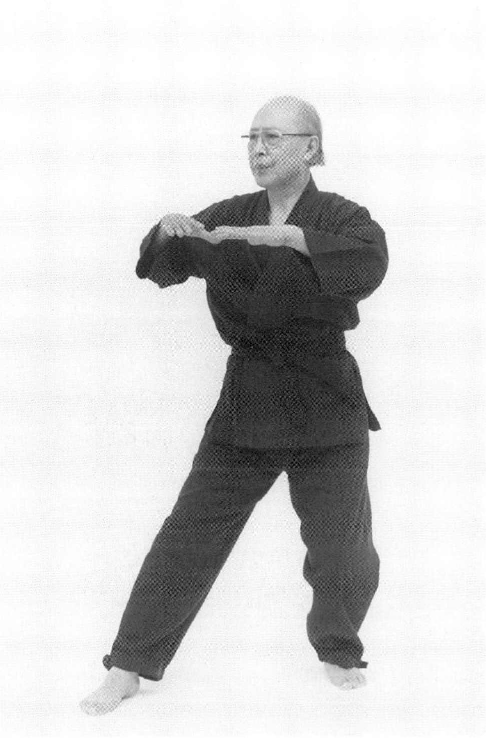

*Abb. 214*

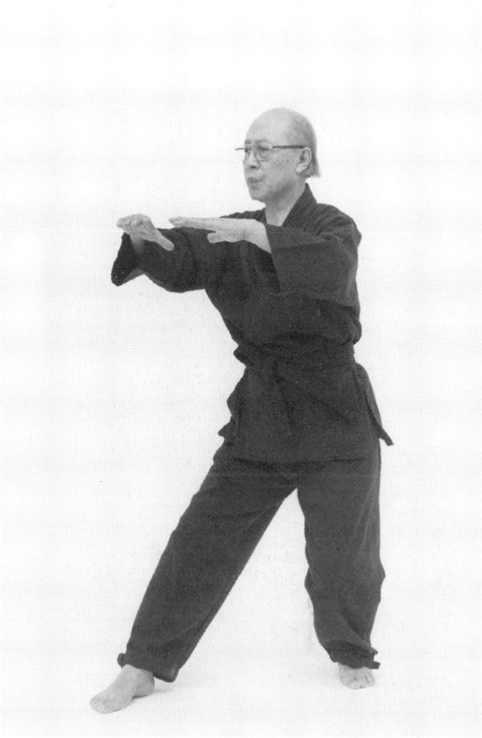

*Abb. 215*

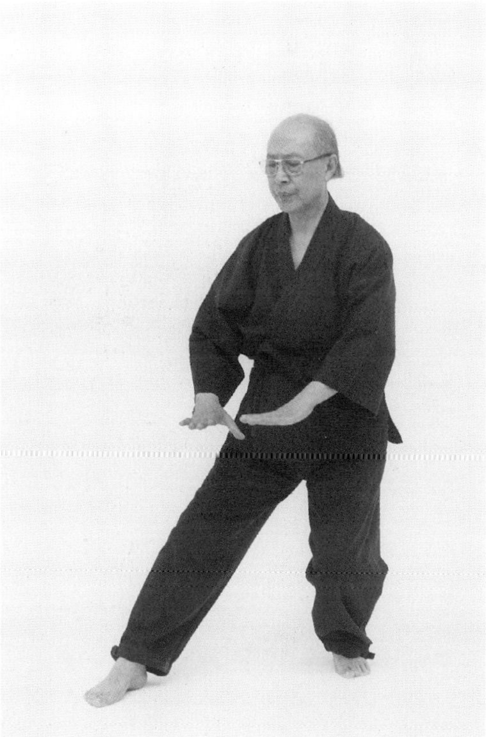

*Abb. 218*

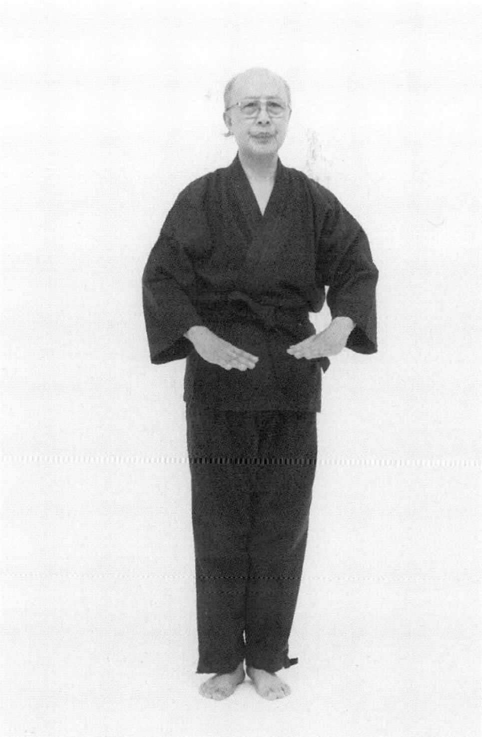

*Abb. 219*

*Wirkungsrichtung*

Der Hauptaspekt dieser Übung ist das Steigen und Sinken des Qi, der Nebenaspekt das Öffnen und Schließen.

*Hauptsächlich betroffene Leitbahnen*

3 Hand-Yin-Leitbahnen:
Hand-Taiyin (Lungen-Leitbahn)
Hand-Jueyin (Herzhüllen-Leitbahn)
Hand-Shaoyin (Herz-Leitbahn)

3 Hand-Yang-Leitbahnen:
Hand-Yangming (Dickdarm-Leitbahn)
Hand-Shaoyang (Drei-Erwärmer-Leitbahn)
Hand-Taiyang (Dünndarm-Leitbahn)

Fuß-Taiyang (Blasen-Leitbahn)

*Indikationsbereich*

Beschwerden im Bereich von Nacken, Schultern und Armen, Disharmonie im Funktionsbereich „Milz-Magen“ (insbesondere im Sinne einer gestörten Aufnahmefähigkeit mit Symptomen wie Appetitmangel, Unwohlgefühl im Magen, Verdauungsstörungen, chronische Verstopfung), Disharmonie zwischen den Funktionskreisen „Leber“ und „Magen“, unregelmäßige Menstruation, Kraftlosigkeit im Bereich von Lenden, Kreuz und Beinen.

## 9. Rolle den Ball nach links und rechts

*Bewegungsablauf*

Von der vorangehenden Übung kommend das rechte Bein zum linken zurückstellen. Die Hände sind vor der Körpermitte in Nabel- bis Unterbauchhöhe, die Handflächen zeigen nach unten (Abb. 220 u. 221). Mit Heben und Senken des Körpers das Gewicht nach rechts verlagern, dabei richtet sich der Körper etwas nach links (Abb. 222 u. 223).
Mit dem linken Fuß einen Schritt nach links vorne machen (Abb. 224), dabei mit der Ferse aufsetzen. Beim Aufsetzen der Ferse ruht das ganze Gewicht noch rechts hinten, der Lenden-Kreuz-Bereich ist entspannt, im Unterbauch fühlt man sich stabil und voller Kraft, das Becken ist locker und gesenkt. Das rechte Gesäß ist in einer senkrechten Linie mit der rechten Ferse (rechter großer Sitz-Bogen-Schritt). Nun das Gewicht langsam nach vorne auf das linke Bein verlagern (Abb. 225 u. 226). Die Hände bewegen sich auf einer Bogenlinie nach links vorne mit, dabei überschreiten sie die linke Bein- und Fußlinie nicht. Durch die Verlagerung des Gewichtes kommt man in den Bogen-Schritt, dabei ist das linke Knie senkrecht über den linken Fußspitzen, 70 Prozent des Gewichtes ruhen auf dem vorderen Bein (Abb. 227). Diese öffnende Bewegung ist der 1. Teil der Übung. Nun vollendet man die Bewegung durch das Zurückverlagern des Gewichtes nach rechts hinten (Sitz-Bogen-Schritt) und eine bogenförmige Bewegung der Hände vor die Körpermitte zurück (Abb. 228, 229 u. 230).
Den linken Fuß zurückstellen, mit Heben und Senken des Körpers das Gewicht nach links verlagern, der Körper richtet sich dabei etwas nach rechts (Abb. 231, 232, 233 u. 234). Die Übung zur rechten Seite ausführen (Abb. 235 bis 246). Nach links und rechts je 2-mal.

*Wichtige Übungsanforderungen*

- Man übt diese Form sehr ausgewogen und stabil. Dies bezieht sich auf die Körperhaltung und Gewichtsverlagerung als auch auf das Bewahren der Vorstellungskraft im mittleren Dantian.
- Man stellt sich während der ganzen Übung vor, einen Ball mit den Händen mit leicht „knetender“ Kraft im Wasser zu halten. Diese Vorstellung des Balles begleitet die öffnende als auch die schließende Bewegung.
- Bei dieser Übung bewegen sich die Hände ungefähr auf Kreislinien. Diese Bewegung entsteht jedoch nicht aus den Armen, sondern aus der Gewichtsverlagerung und aus der Bewegung des Lenden-Kreuz-Bereiches heraus. Der Lenden-Kreuz-Bereich ist der Angelpunkt und Impulsgeber der Bewegung.
- Die Kreisbewegung der Hände wird in Nabel- bis Unterbauchhöhe ausgeführt.
- Die Kreisbewegung der Hände verläuft nicht starr in der Horizontalen, sondern in einer leicht steigenden und fallenden Bewegung, so dass neben der öffnenden und schließenden Bewegung auch ein leichtes Steigen und Sinken geübt wird.

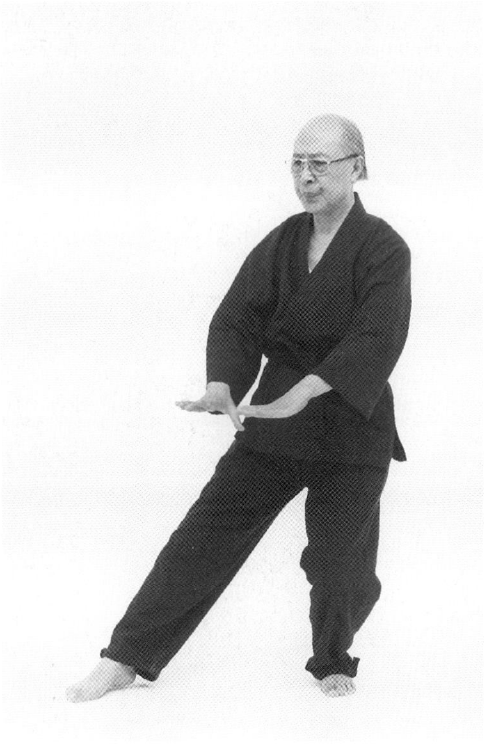

*Abb. 220*

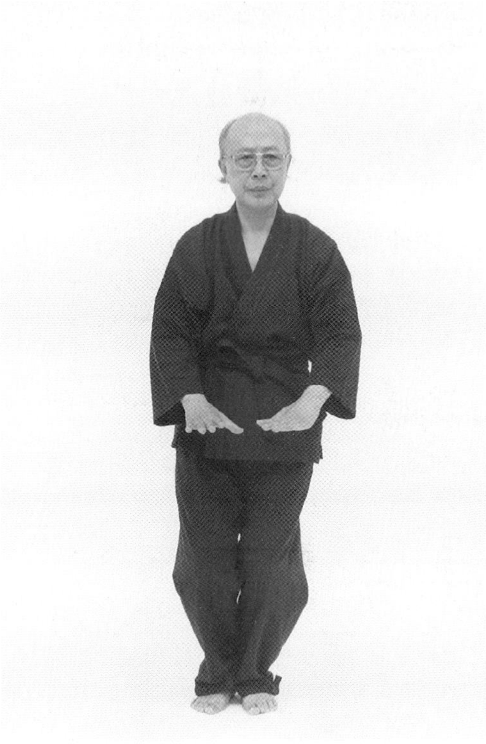

*Abb. 221*

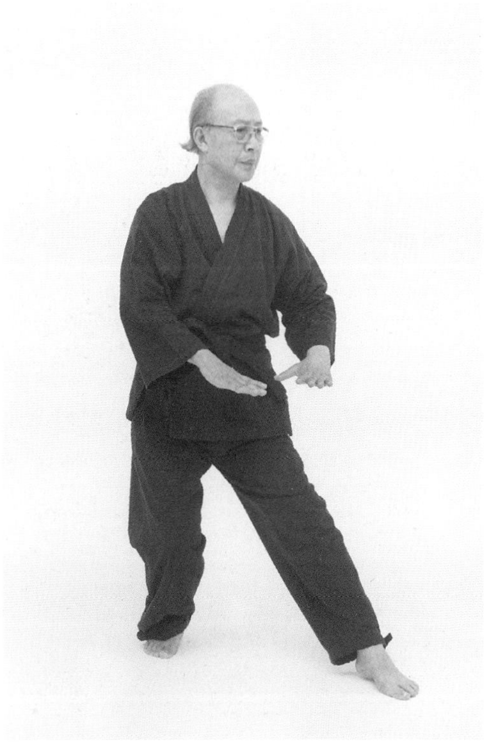

*Abb. 224*

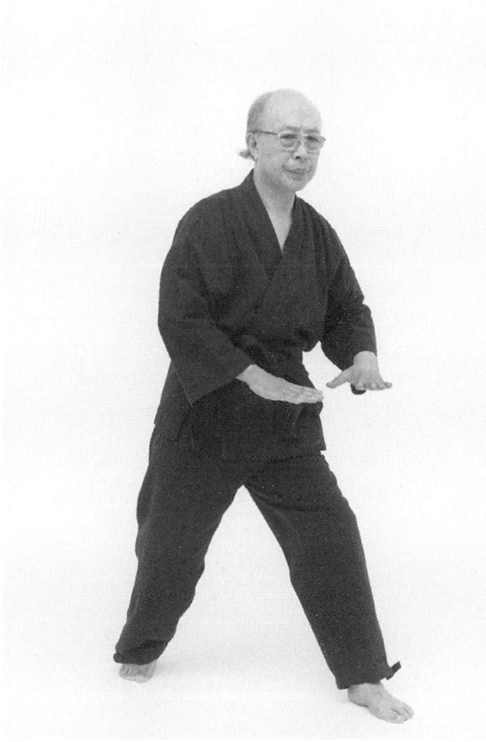

*Abb. 225*

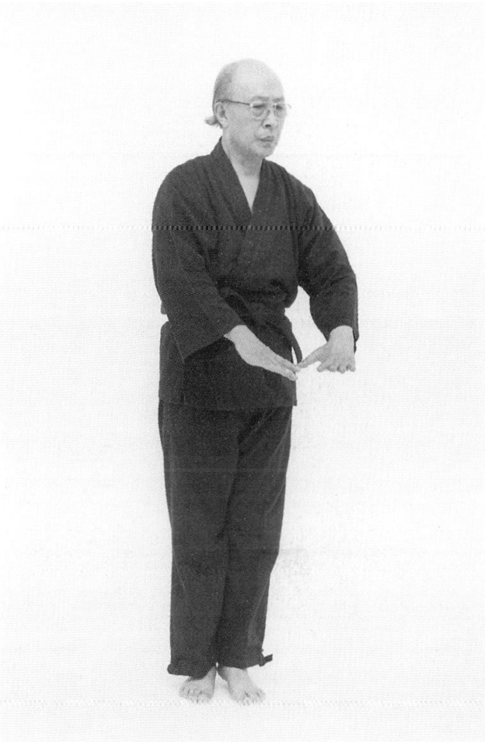
Abb. 222

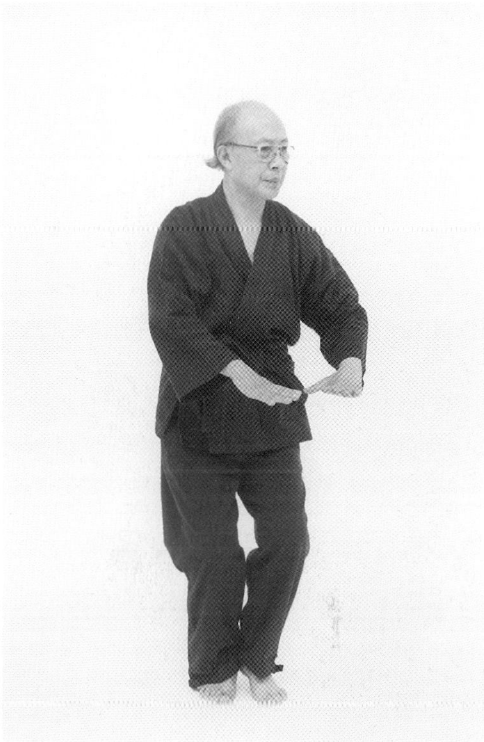
Abb. 223

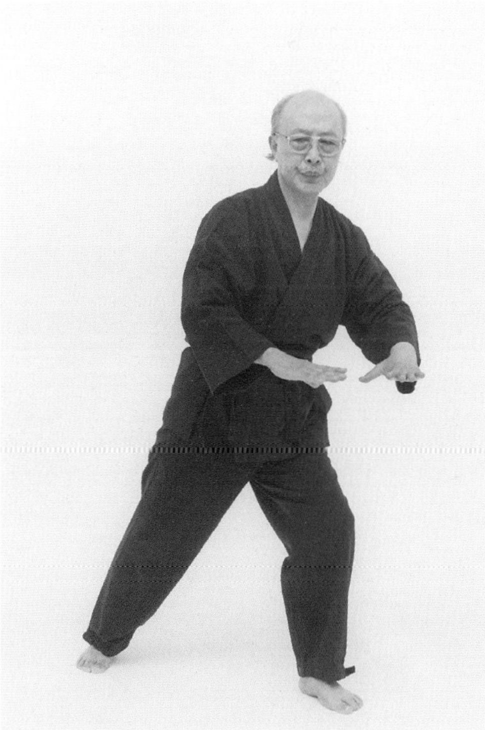
Abb. 226

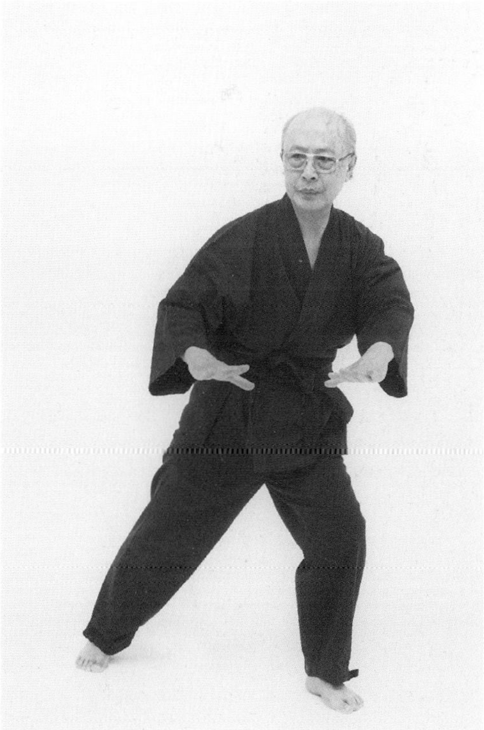
Abb. 227

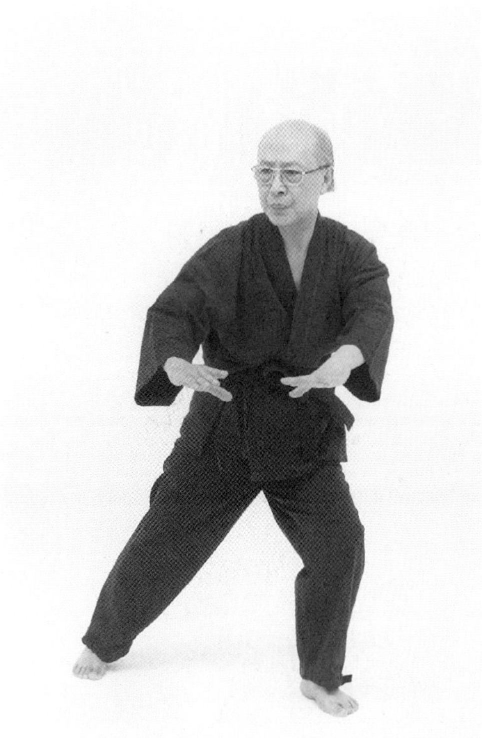

*Abb. 228*

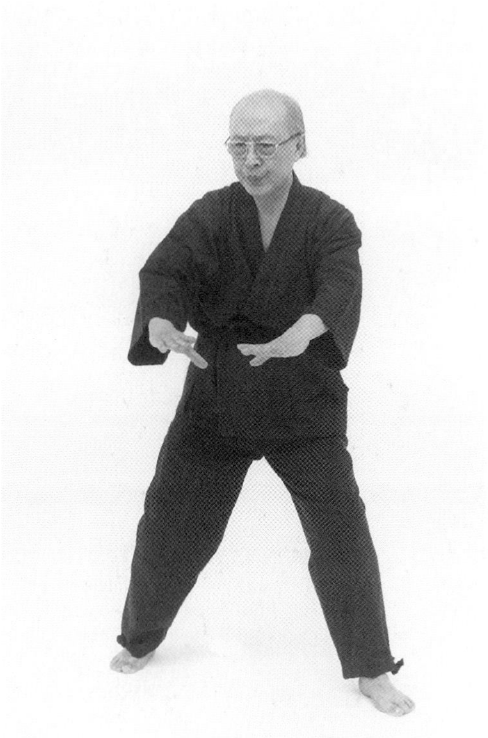

*Abb. 229*

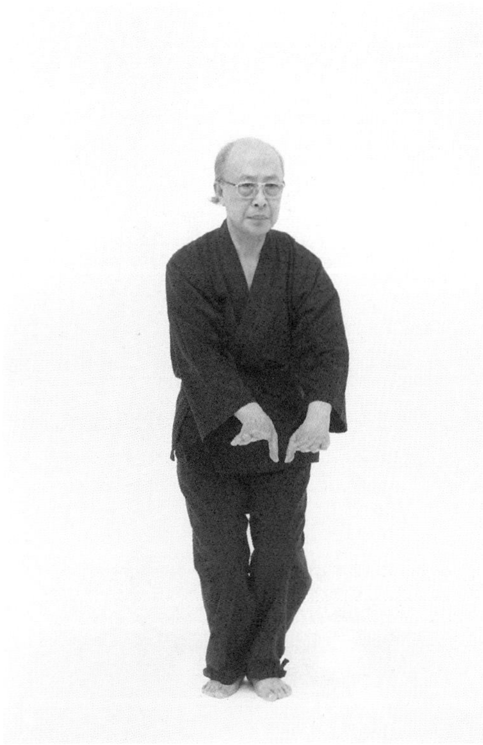

*Abb. 232*

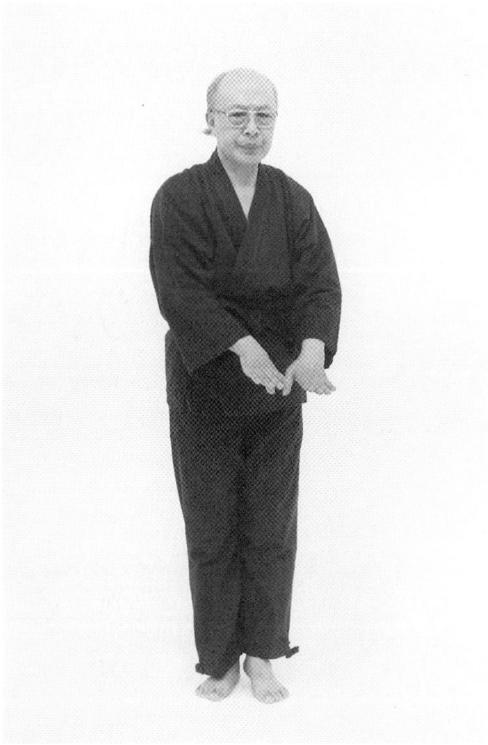

*Abb. 233*

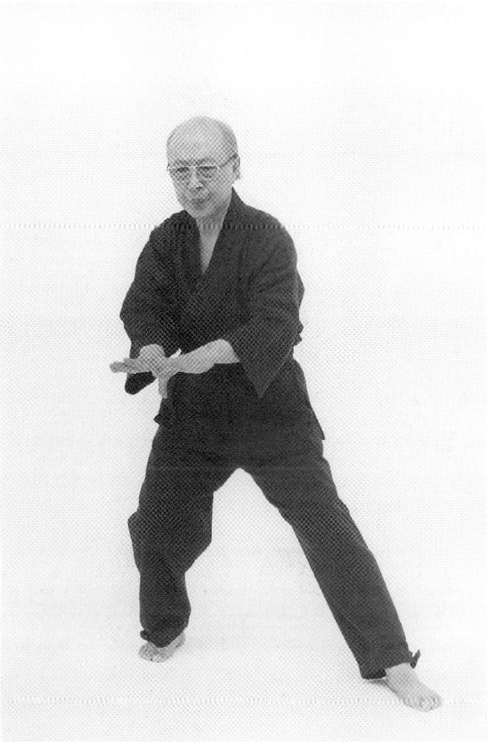

*Abb. 230*

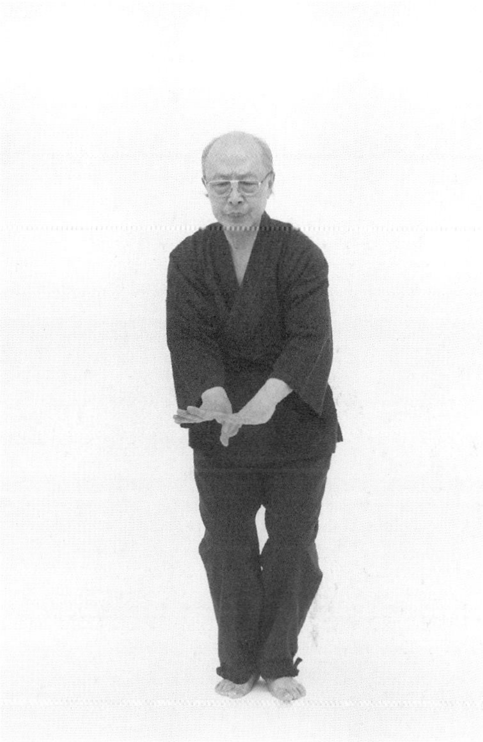

*Abb. 231*

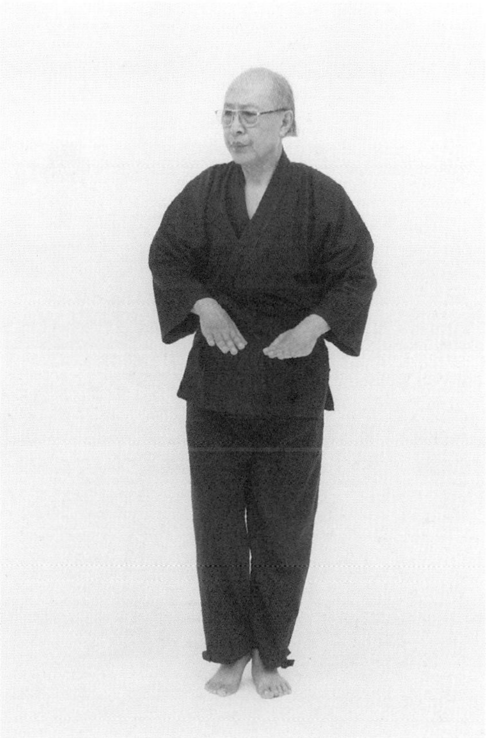

*Abb. 234*

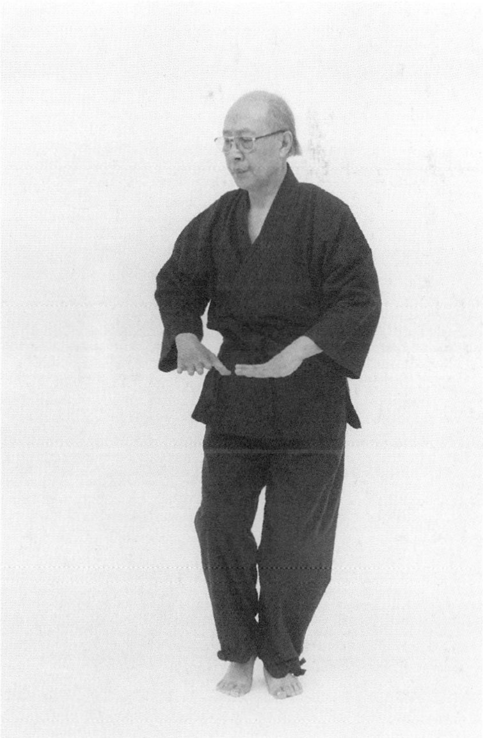

*Abb. 235*

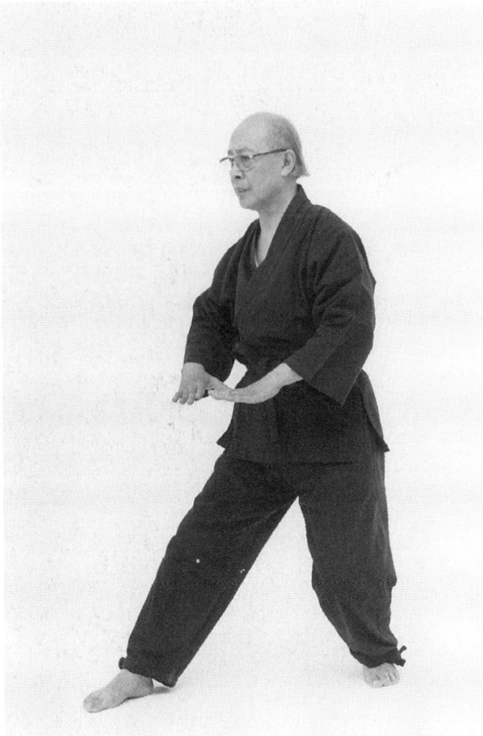

Abb. 236

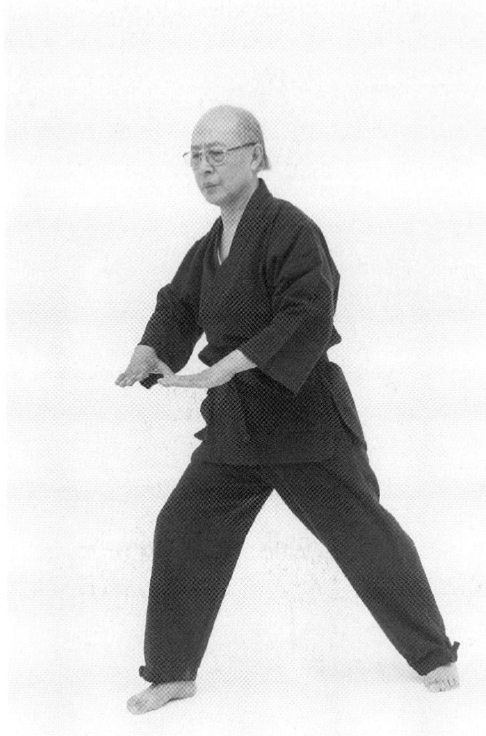

Abb. 237

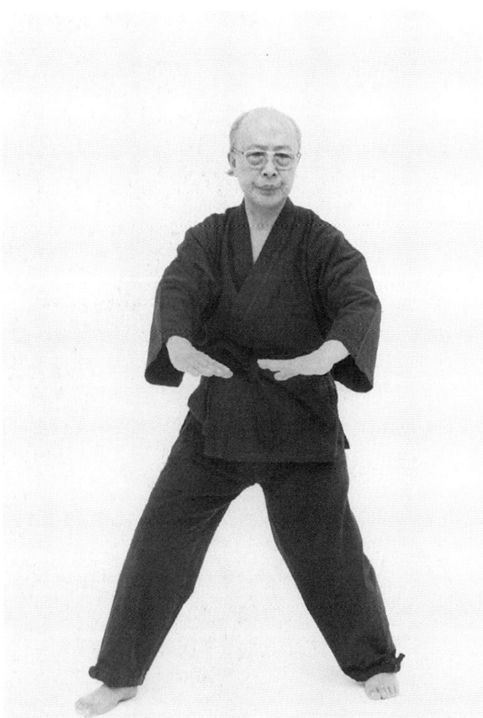

Abb. 240

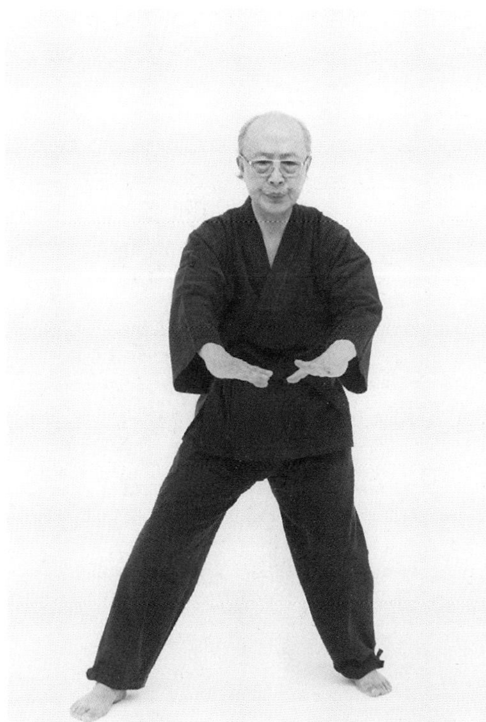

Abb. 241

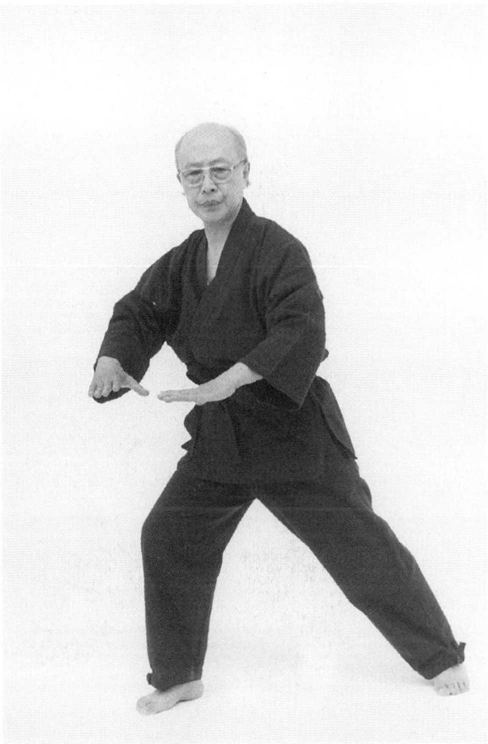

*Abb. 238*

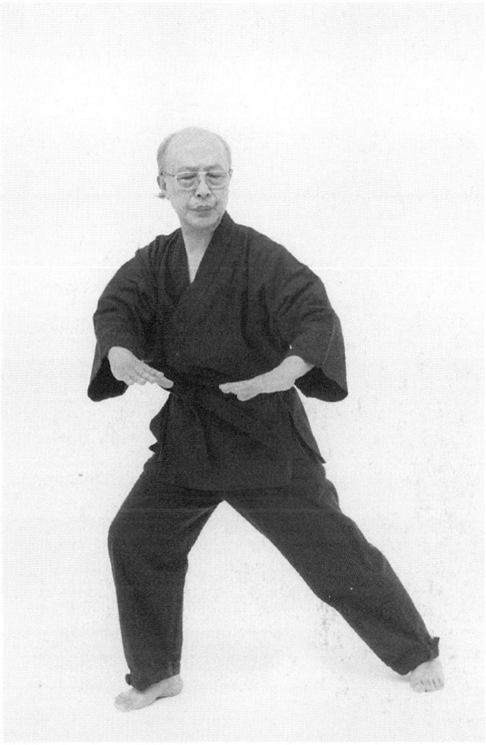

*Abb. 239*

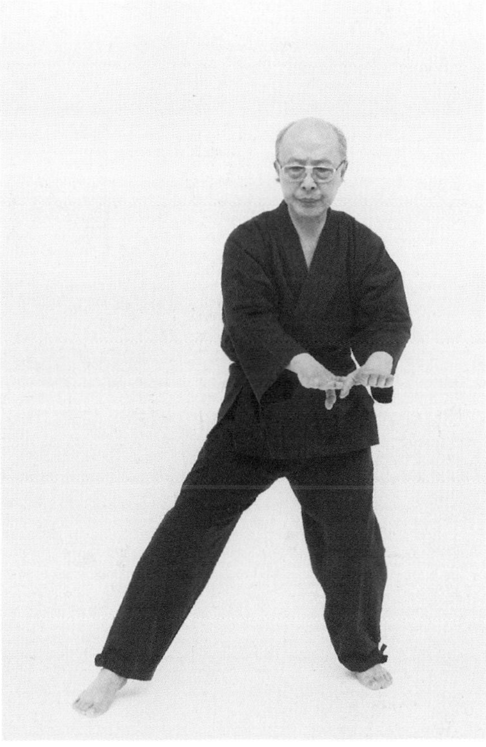

*Abb. 242*

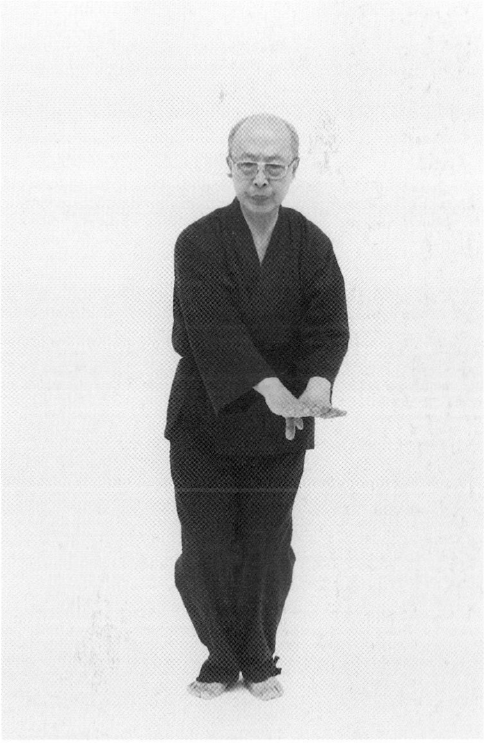

*Abb. 243*

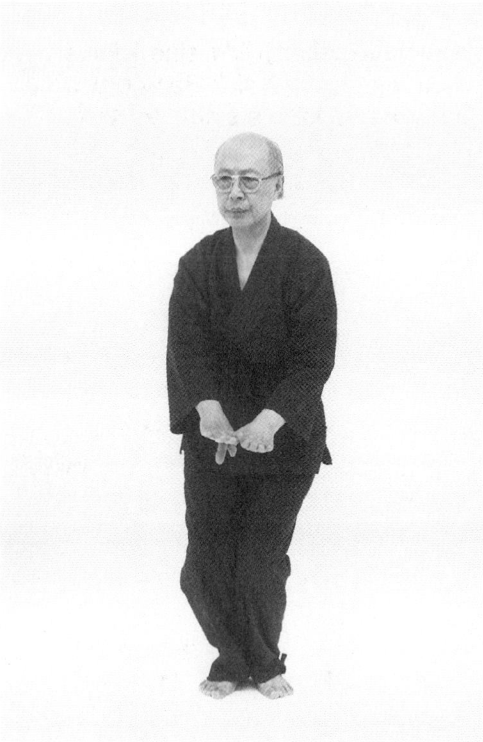

Abb. 244

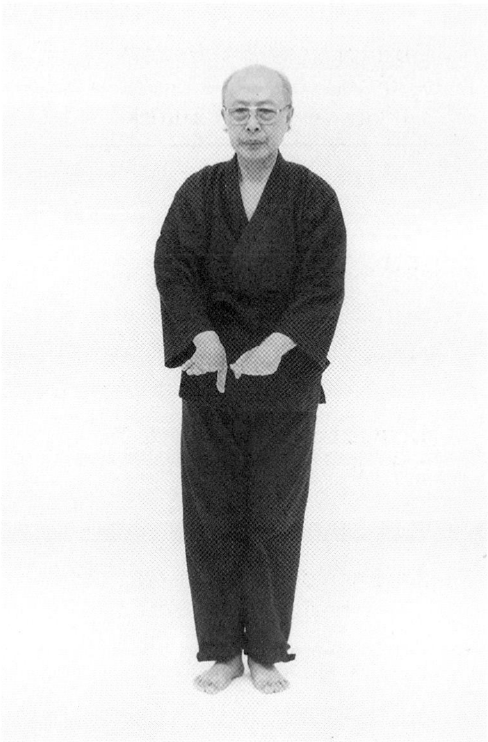

Abb. 245

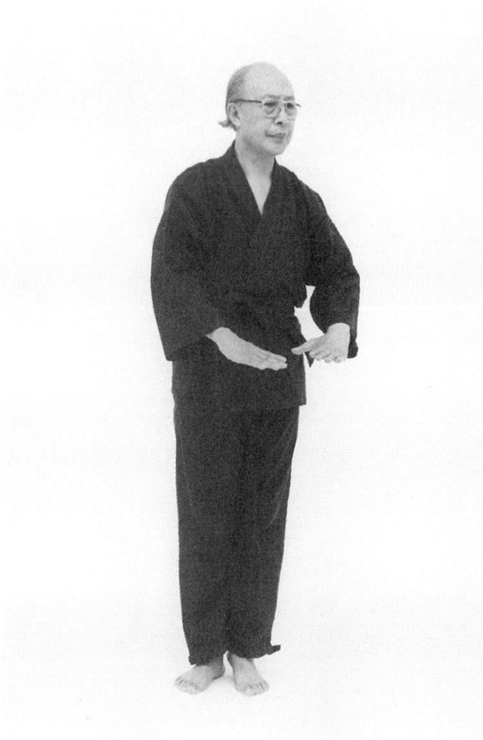

Abb. 246

- Beim Nach-außen-Kreisen und In-den-Bogenschritt-Gehen wirkt eine leichte hochhebende Kraft (Steigen). Im Kreis nach außen entfalten sich Becken und Hüftgelenke. Beim Zurückkommen zur Mitte wirkt eine leichte sinkende Kraft, verbunden mit der Vorstellung, zum Dantian hin zu schließen. Damit ist auch das innere Schließen des Beckens (siehe 1. Vorbereitungshaltung) verbunden.
- Während der Verlagerung des Gewichtes nach links vorne geht von der Außenkante des linken Armes eine Kraft nach links außen, sie ist besonders im Bereich des Unterarmes ausgeprägt. Diese Kraft wird unterstützt von einer leicht schiebenden Kraft der rechten Hand, die besonders vom Zeigefinger-Daumen-Bereich ausgeht. Bei der zweiten Hälfte der Kreisbewegung geht die Kraft von der Außenkante des linken Armes zur Außenkante des rechten Armes über.
- Ununterbrochen achte man während des Übens auf die schließende, nach innen gerichtete Kraft der Beine, die besonders im Bereich der Knie ausgeprägt ist. Im Bereich der Unterschenkel wirkt auch eine öffnende, d. h. nach außen gerichtete Kraft.
- Am Ende des Kreises, der nach links begann, wird die Übung nach rechts durch eine einleitende Bogenbewegung der Hände bereits vorbereitet:
  Beim Zurückholen der Hände vor die Körpermitte überschreitet die Bewegung der Hände die Mittelachse des Körpers nach rechts, kurz vor dem Körper machen die Hände einen kleinen Bogen nach links und dann zur Mitte, um so in die Bewegungsrichtung für die folgende Übung zur rechten Seite zu kommen.

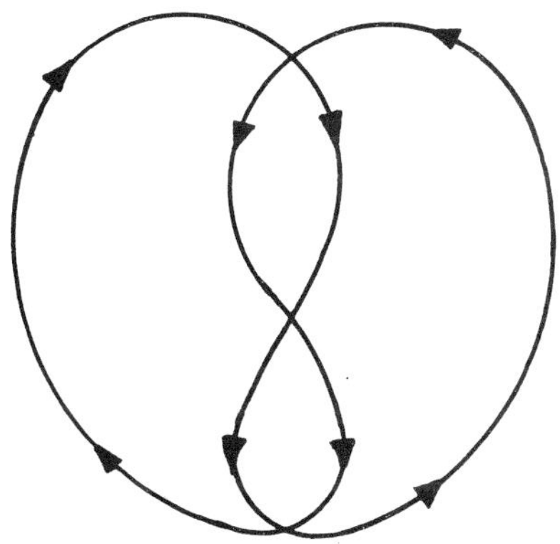

- Die Blickrichtung passt sich harmonisch der Kreisbewegung an. Der Blick geht locker in die Ferne.
- Diese Übung ist eine Bewegung des Öffnens und Schließens auf horizontaler Ebene in kreisender Form. Dabei wird das Symbol des Taiji, der Kreis, in dem Yin und Yang in ununterbrochener Wandlung, in ununterbrochenem schöpferi-

schem Prozess ineinander übergehen, nachgezeichnet. Man bezeichnet diese Form deshalb auch als eine Yin-Yang-Form.

- Der nach außen öffnenden Bewegung und Körperhaltung schenkt man 30 Prozent, der nach innen schließenden Bewegung und Körperhaltung 70 Prozent der Aufmerksamkeit. Das Öffnen bedeutet hauptsächlich Aktivierung und Verbrauch, das Schließen bedeutet hauptsächlich Sammeln, Speichern und Nähren. Der Verbrauch basiert auf dem Sammeln und Speichern. Deshalb schenkt man den schließenden Aspekten der Übung besondere Aufmerksamkeit.

*Wirkungsrichtung*

Der Hauptaspekt dieser Übung ist das Öffnen und Schließen, daneben wird auch das Steigen und Sinken des Qi gefördert.
Das Öffnen und Schließen in horizontaler Bewegung vor der Körpermitte trainiert besonders das mittlere Dantian und führt das Qi zu seiner Wurzel zurück.

*Hauptsächlich betroffene Leitbahnen*

Hand-Taiyang (Dünndarm-Leitbahn)
Hand-Shaoyin (Herz-Leitbahn)
Hand-Taiyin (Lungen-Leitbahn)
Hand-Yangming (Dickdarm-Leitbahn)

*Indikationsbereich*

Husten, Atembeschwerden, Beschwerden im Bereich von Nacken, Schultern und Armen, Kraftlosigkeit in Ellbogen und Armen, „Rippenschmerz“ (Schmerzen im Bereich des Rippenbogens), Stagnation von „Leber“-Qi (besonders bei Symptomen wie Kurzatmigkeit, Druck auf der Brust, schlechte Laune), Bi-Syndrom, Verdauungsstörungen, Verstopfung, Kraftlosigkeit im Bereich von Lenden, Kreuz und Knien.

## 10. Der Pfau schlägt ein Rad

*Bewegungsablauf*

Von der vorangehenden Übung kommend, den rechten Fuß zum linken zurückstellen. Die Hände zur Ballhaltung vor dem mittleren Dantian zurückführen (Abb. 247, 248 u. 249), dabei zeigen die Handrücken zur Seite, die Fingerspitzen sind nach vorne und etwas nach oben gerichtet, die Fingerspitzen stehen enger zusammen als die Handflächen, die Hände bilden eine „Pyramide" vor dem mittleren Dantian. Mit Heben und Senken des Körpers das Gewicht auf das rechte Bein verlagern, dabei richtet sich der Körper nach links (Abb. 250).
Mit dem linken Fuß einen Schritt nach links vorne machen, dabei mit der Ferse aufsetzen (Abb. 251 u. 252). Die Hände mit zueinander zeigenden Handflächen nach vorne und oben schieben bis etwa Brusthöhe (Abb. 253 u. 254). Dann trennen sich die Hände und bewegen sich von der Körpermitte ausgehend auf Bogenlinien zur Seite auseinander. Mit dieser entfaltenden, öffnenden Bewegung der Arme wird das Hauptgewicht nach links vorne verlagert zum linken großen Bogen-Schritt (Abb. 255, 256 u. 257, Bewegung 1). Kleiner Halt. In der geöffneten Standhaltung bilden die Arme eine Bogenlinie, die Ellbogen haben etwa Brusthöhe, die Handgelenke etwa Schulterhöhe, die Finger ungefähr Ohrenhöhe. Wenn man zwischen den Handflächen eine Linie zieht, so ist diese etwa 2 Faustbreiten von der Brust entfernt. Der Blick ist gelockert und geradeaus gerichtet (Abb. 258).
Nun die Hände auf dem gleichen Weg, d. h. auf Bogenlinien, zurück vor das mittlere Dantian führen (Abb. 259 u. 260). Dabei das Gewicht auf das rechte hintere Bein zum großen Sitz-Bogen-Schritt zurückverlagern (Abb. 261 u. 262). Den linken Fuß zum rechten zurückstellen (Abb. 263, Bewegung 2). Mit Heben und Senken des Körpers das Gewicht auf den linken Fuß verlagern und die Übung zur rechten Seite ausführen (Abb. 264 bis 274). Nach rechts und links je 2-mal.

*Wichtige Übungsanforderungen*

- Zu Beginn hat die Bewegung der Hände eine kleine Tendenz nach unten, um dann zum Steigen und Öffnen zu kommen (vergleiche auch die kreisenden Übergangsbewegungen zwischen den Standhaltungen der Vorbereitungsübung: Auch hier beginnt das Steigen mit einem kleinen Sinken, d. h. eine Bewegung beginnt mit ihrem Gegenteil, „das Kauern kommt vor dem Sprung").

- Bei der öffnenden Bewegung bleiben die Handflächen zunächst dicht beieinander, obwohl eine innere Tendenz zum Öffnen vorhanden ist. Erst wenn die Hände in Brusthöhe angekommen sind, beginnt das äußerlich sichtbare Öffnen der Hände und Arme.

- Die sich nach vorne schiebenden Hände bewegen sich etwa eine Faustbreite innerhalb der Knielotlinie des vorderen Beines.

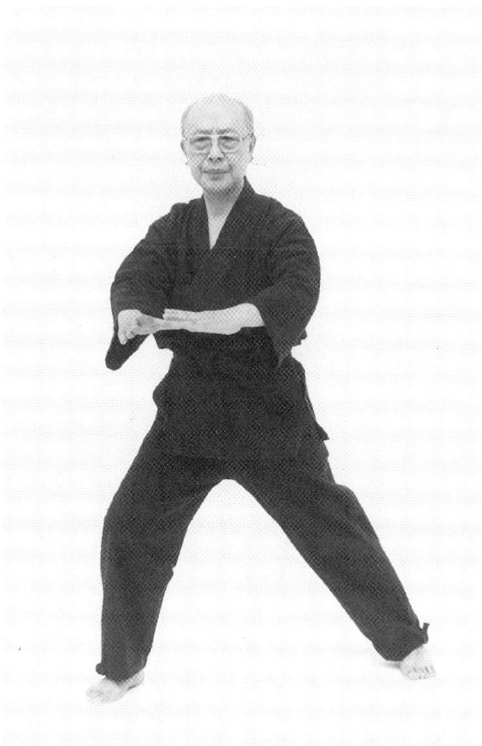
Abb. 247

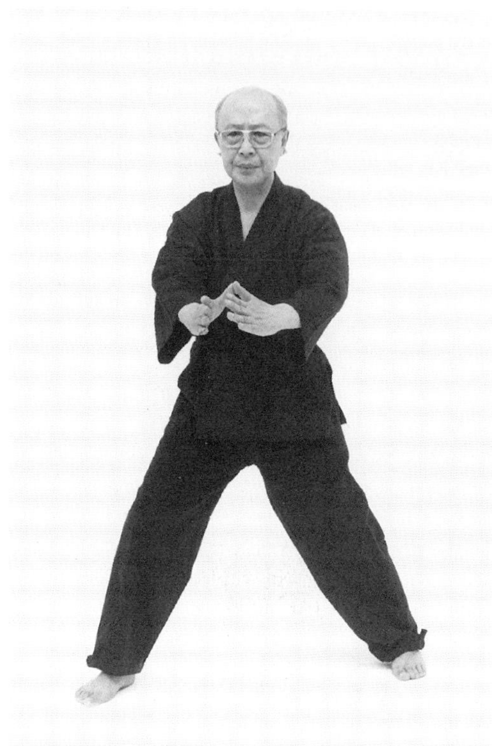
Abb. 248

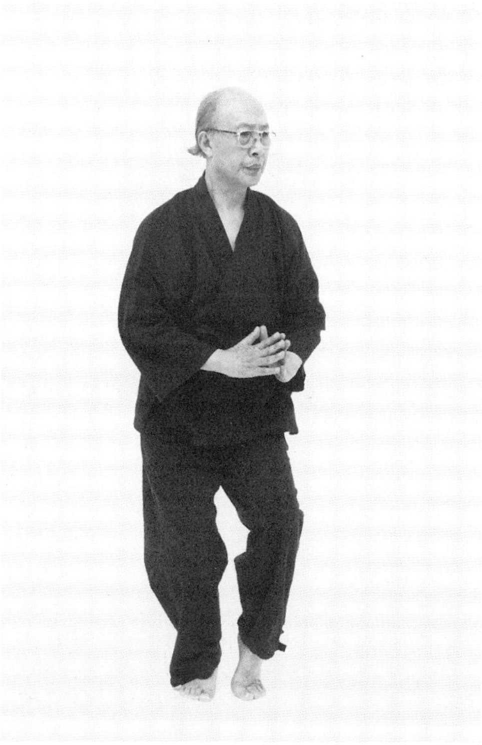
Abb. 251

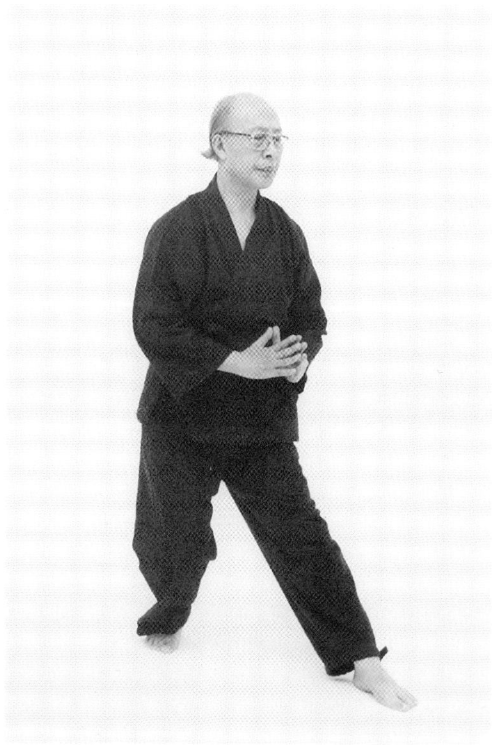
Abb. 252

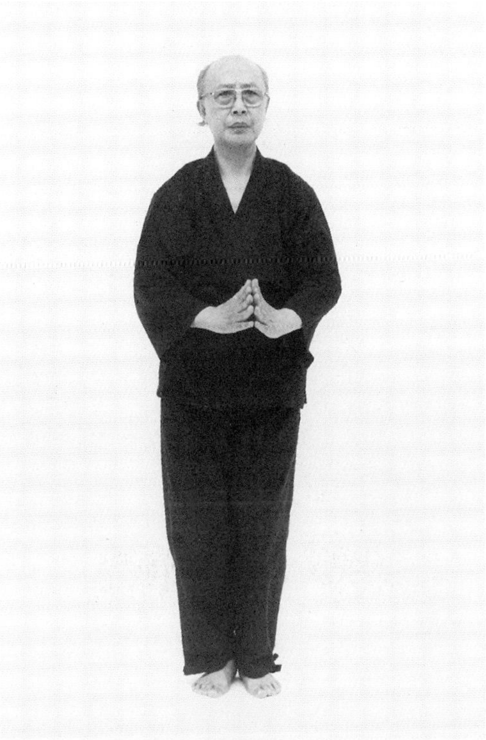

Abb. 249

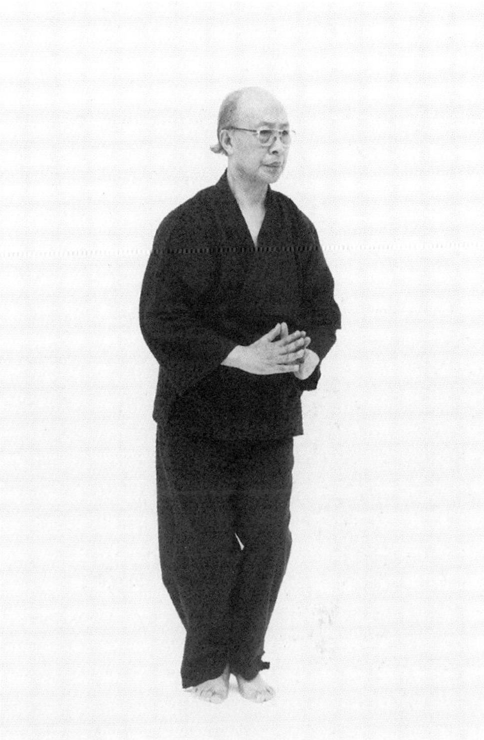

Abb. 250

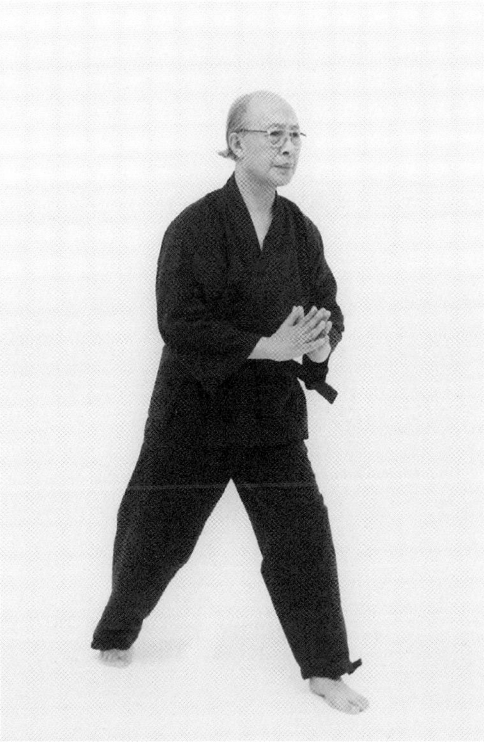

Abb. 253

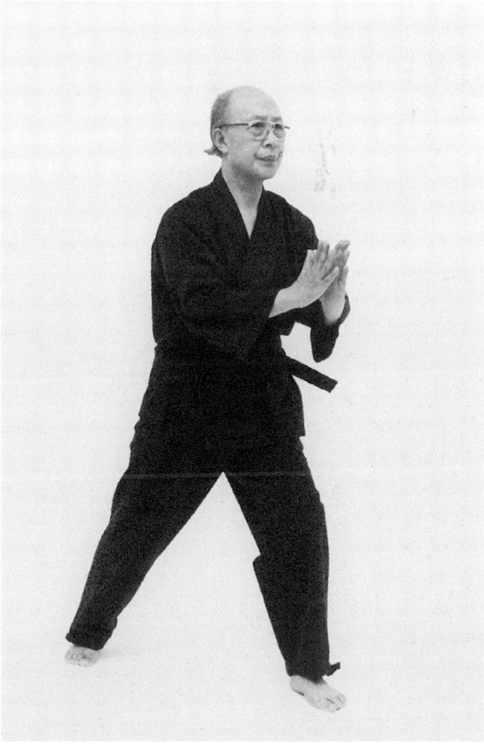

Abb. 254

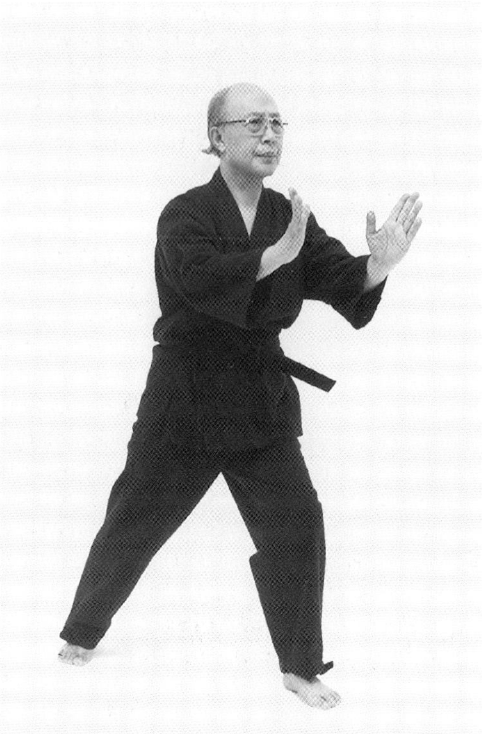

Abb. 255

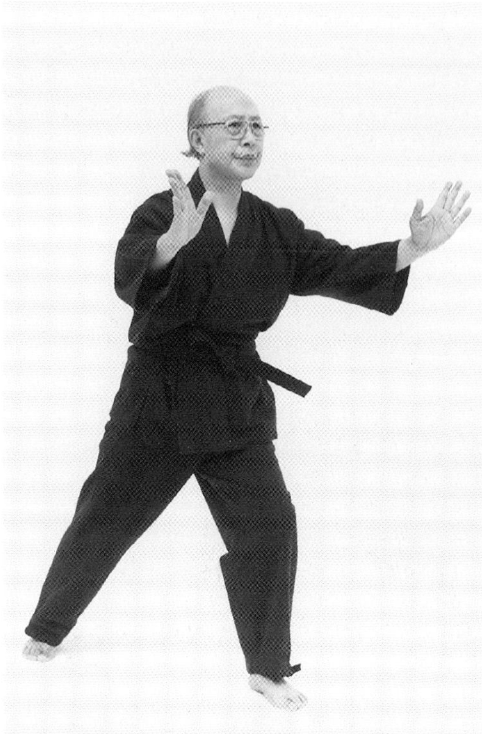

Abb. 256

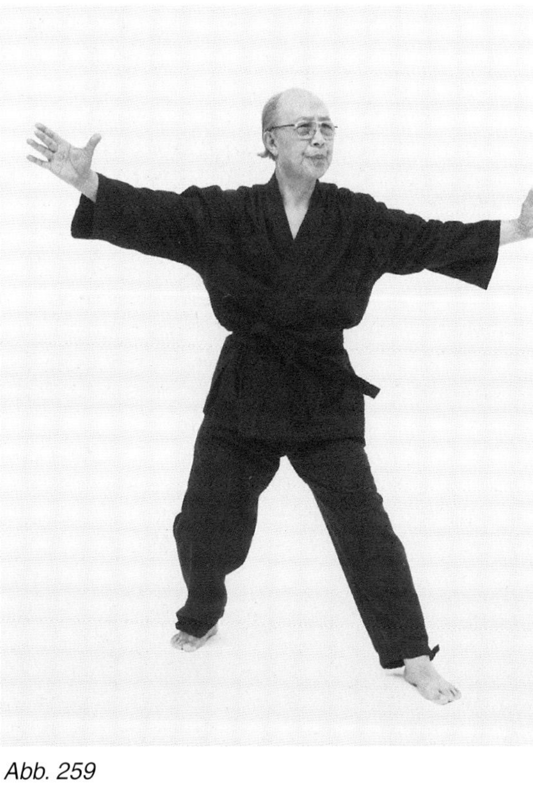

Abb. 259

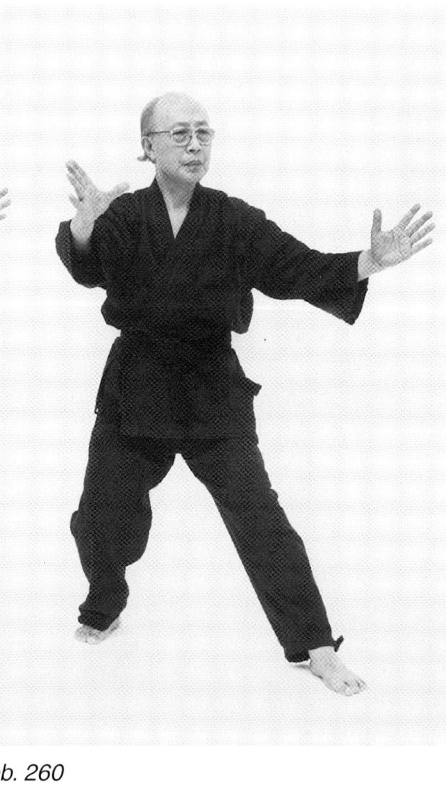

Abb. 260

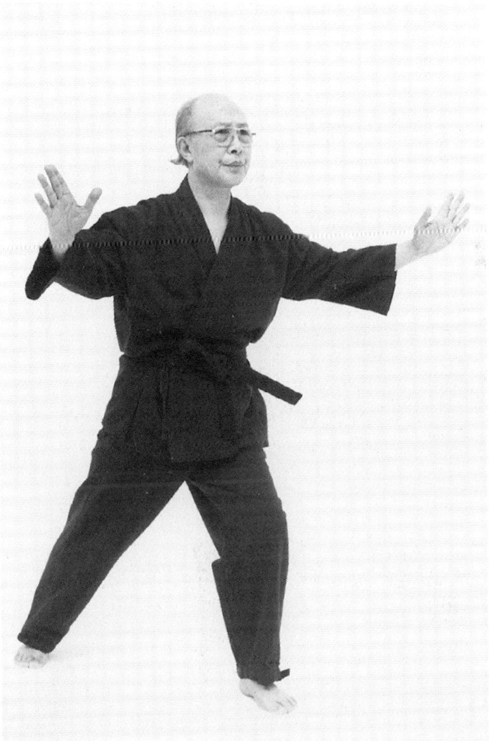

Abb. 257

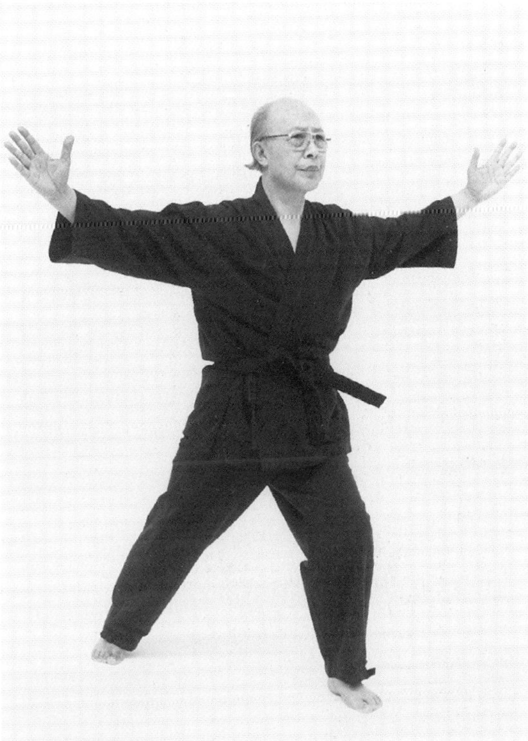

Abb. 258

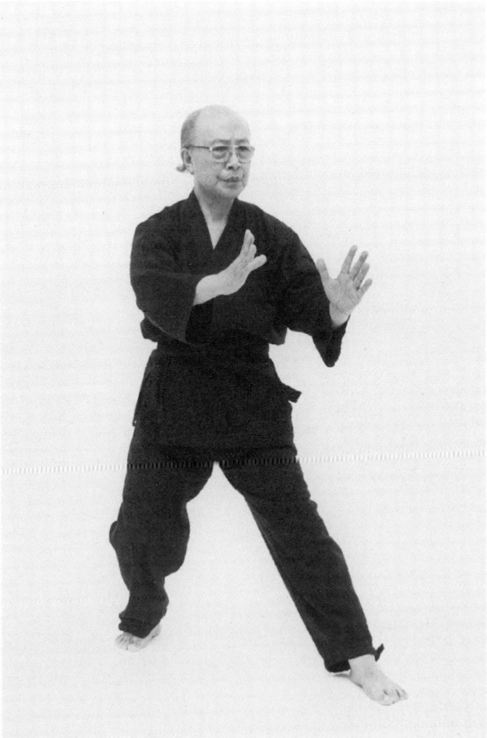

Abb. 261

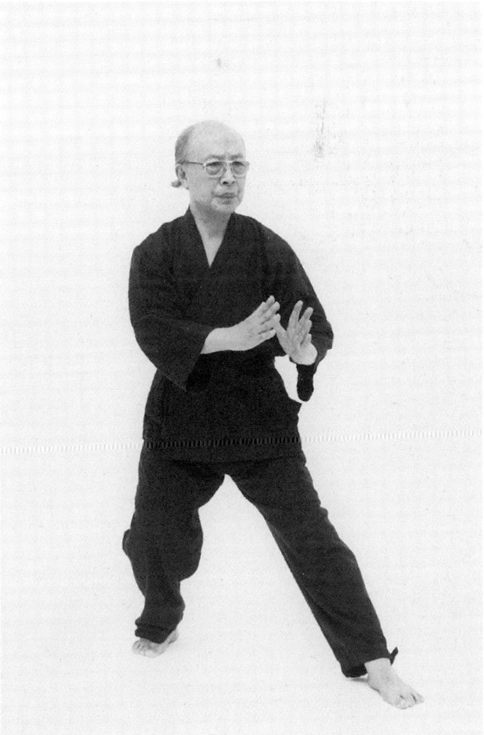

Abb. 262

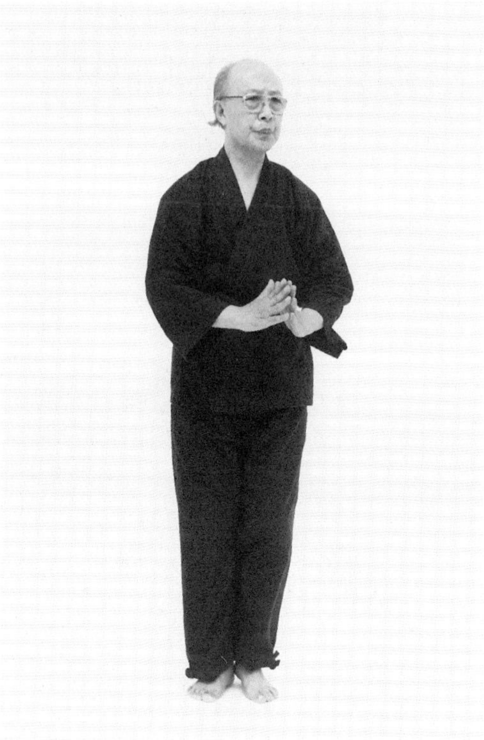

*Abb. 263*

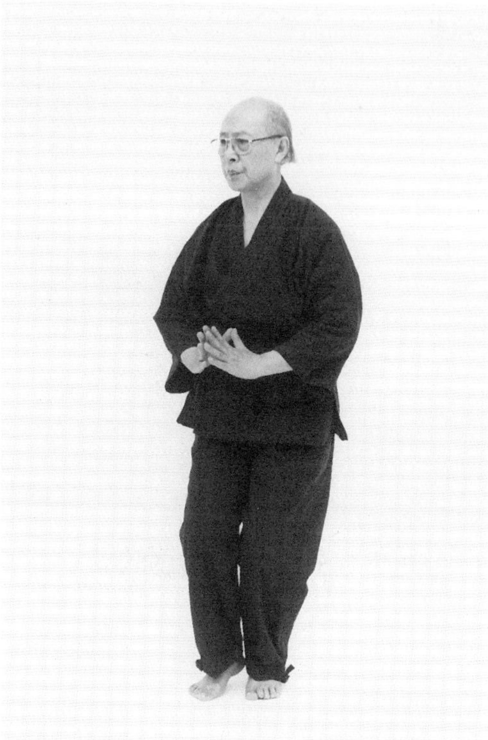

*Abb. 264*

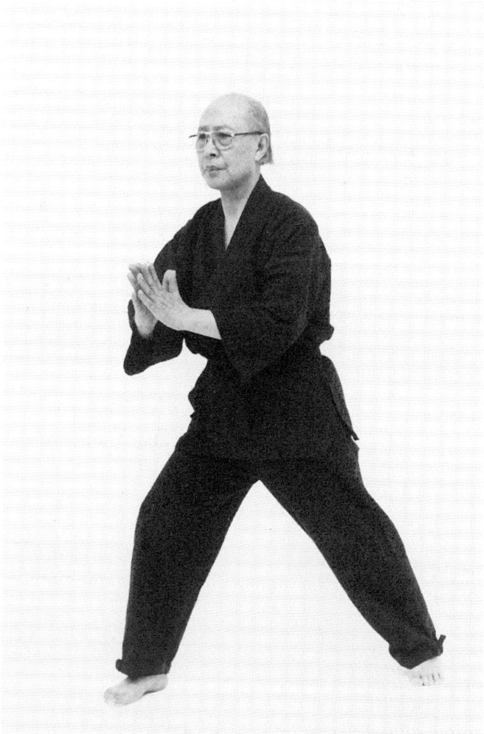

*Abb. 267*

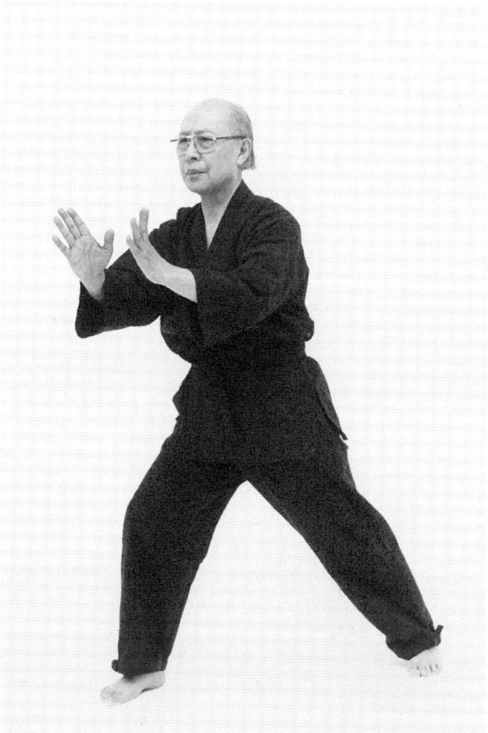

*Abb. 268*

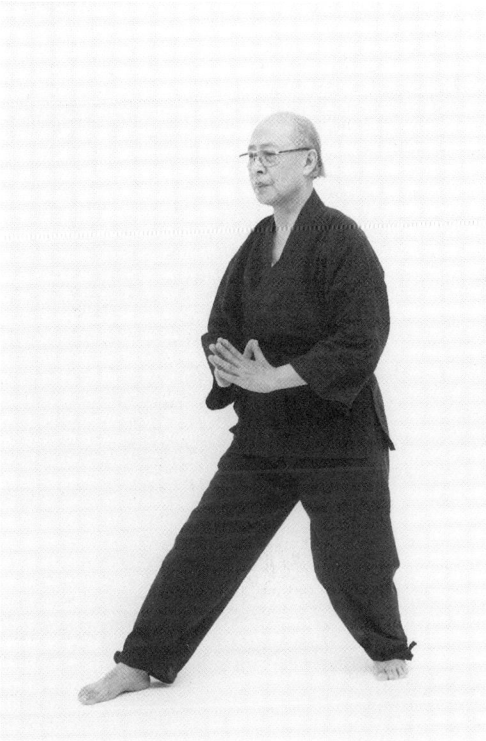
Abb. 265

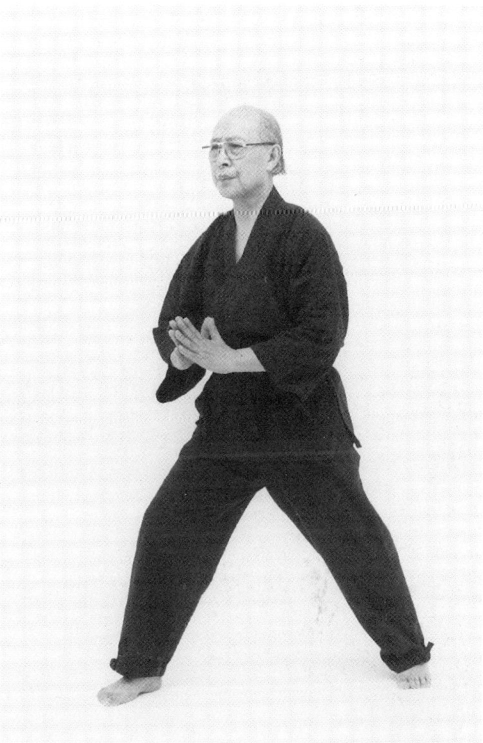
Abb. 266

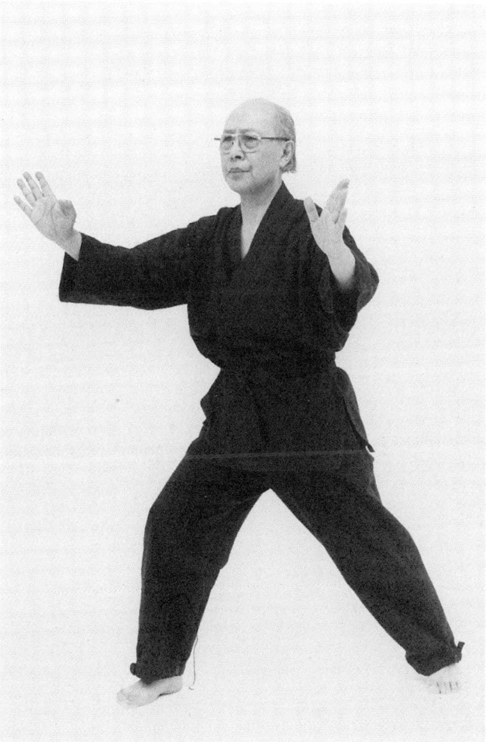
Abb. 269

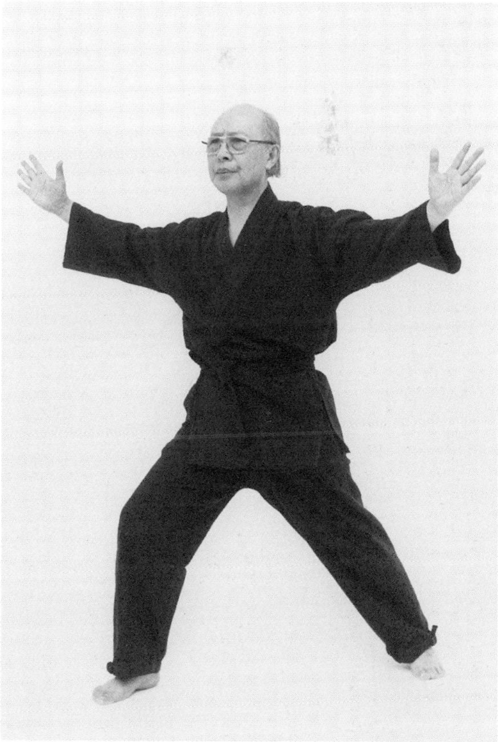
Abb. 270

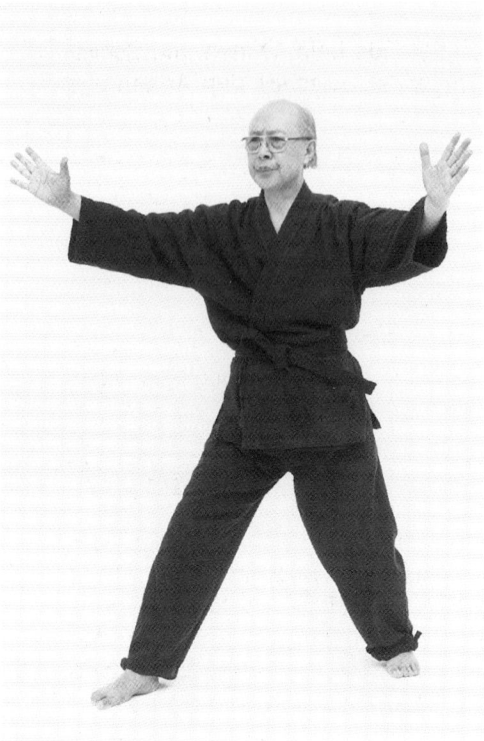

Abb. 271

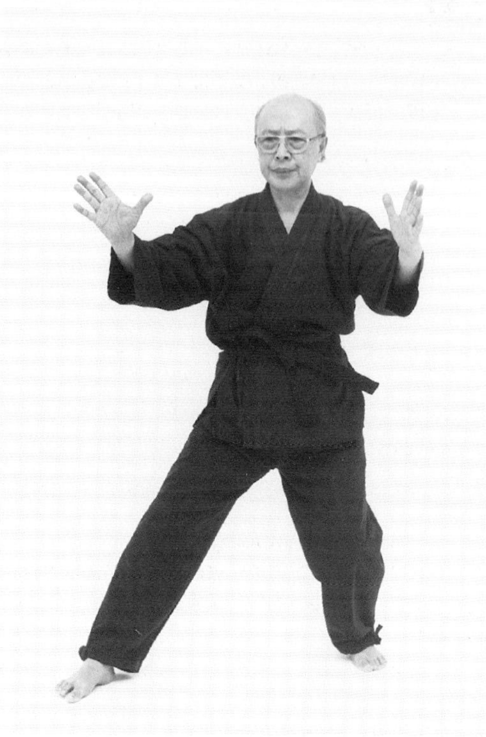

Abb. 272

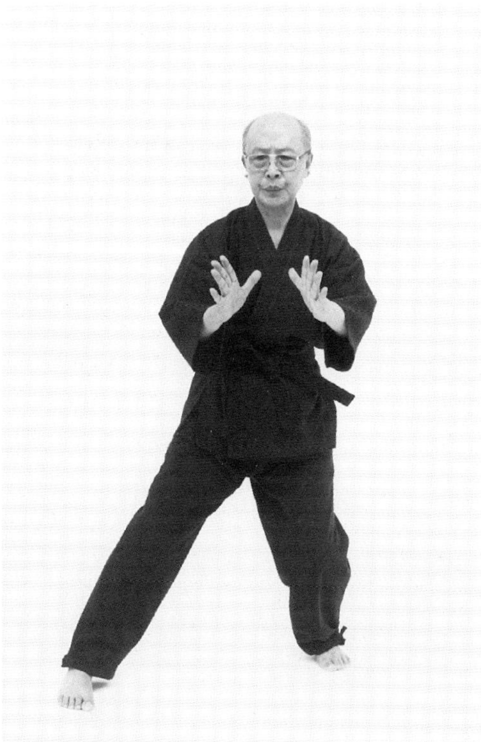

Abb. 273

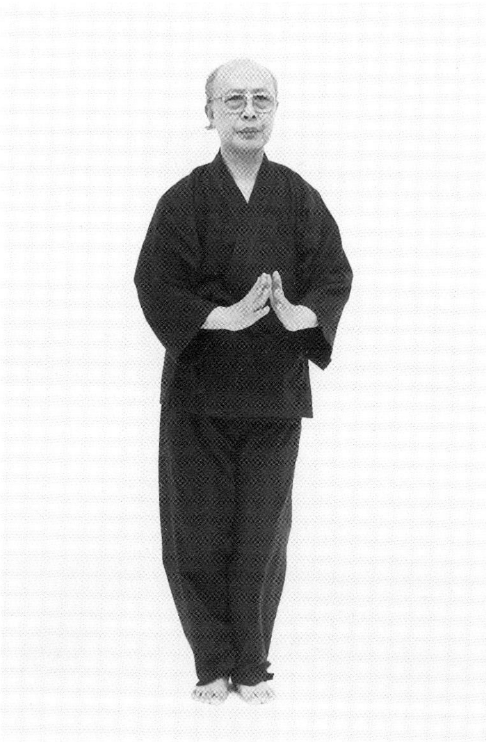

Abb. 274

- Man achte darauf, dass sich beide Arme und Hände beim Öffnen und Schließen immer auf gleicher Höhe befinden. Dabei wirkt zwischen den Armen und Händen die Kraft eines elastischen Bandes.
- In der geöffneten Standhaltung achtet man auf folgende Bogenlinien: 1. Die Bogenlinien, die auf den ausgebreiteten Armen liegen (die gelockerten Ellbogen stehen tiefer als die Schultern). 2. Die Bogenlinie, die die Innenseite (Handflächenseite) des linken Armes, die Brust und die Innenseite des rechten Armes bilden. Die Brust ist also etwas zurückgenommen („im Tal").
- Bei dieser Übung wird der Bogen-Schritt so ausgeführt, dass sich das Knie des vorderen Beines über der Fußmitte befindet (nicht über den Fußspitzen wie in der 3., 4. und 9. Übungsform)
- Man achte bei dieser sich nach vorne öffnenden Bewegung und Haltung besonders auf eine stabil verankerte Standhaltung.
- Vorstellungsübungen beim Öffnen und in der geöffneten Standhaltung: „Sich mit dem Kosmos verbinden", „Den Kosmos umfassen", „Die zehntausend Dinge und Wesen des Universums stehen zur Verfügung". In der geöffneten Standhaltung stellt man sich die Brust geweitet und geöffnet vor. Sowohl bei der öffnenden Bewegung als auch in der geöffneten Standhaltung bewahrt man eine stabile Verankerung der Vorstellungskraft im mittleren Dantian, „die Wurzel wird im Dantian bewahrt".
- Vorstellungsübungen beim Schließen:
  „Die Einflüsse des Kosmos zum Dantian zurückführen",
  „Die Einflüsse des Kosmos im Dantian bewahren und speichern".
- In der geöffneten Standhaltung wirken Vorstellungskräfte in drei Richtungen:

  1. Eine nach außen weitende Kraft durch die Finger sowie eine ausdehnende Kraft der geöffneten Arme. Die Vorstellungskraft macht dabei nicht Halt bei den Fingerspitzen, sondern die öffnende Vorstellung geht über die Finger hinaus in die Weite.

  2. Eine nach unten gehende Kraft, hauptsächlich als „sitzende" Kraft im Ellbogenbereich.

  3. Eine nach hinten gehende Kraft, die das Öffnen nach vorne ergänzt. Die Vollständigkeit und Ausgewogenheit dieser inneren Kräfte bedarf einer langen Übung.

- Man achte darauf, dass während der ganzen Übung das Prinzip „Untere Festigkeit und Obere Leichtigkeit" gewahrt bleibt.
- Man schenke der schließenden Bewegung und Vorstellungsübung besonders große Aufmerksamkeit. Das Öffnen bedeutet Aktivierung und Verbrauch von Qi, das Schließen bedeutet Sammlung und Speicherung von Qi.

*Wirkungsrichtung*

Diese Übung bewirkt hauptsächlich ein Öffnen und Schließen, d. h. ein Sich-Ausbreiten und Sich-Sammeln des Qi-Flusses, daneben auch ein Steigen und Sinken.

*Hauptsächlich betroffene Leitbahnen*

Hand-Yangming (Dickdarm-Leitbahn)
Hand-Shaoyang (Drei-Erwärmer-Leitbahn)
Hand-Jueyin (Herzhüllen-Leitbahn)
Hand-Shaoyin (Herz-Leitbahn)

*Indikationsbereich*

Atembeschwerden mit dem Gefühl des Luftmangels, chronische Verdauungsbeschwerden mit dem Gefühl des Unwohlseins im Bereich von Magengrube und Bauch aufgrund einer Aufnahmestörung und Blockierung im Funktionskreis „Magen", Verstopfung; Beschwerden und Schmerzen im Bereich von Nacken, Schultern und Armen, Kraftlosigkeit in Ellbogen und Armen, Beschwerden und Schmerzen und Kraftlosigkeit im Bereich von Lenden, Kreuz, Hüften, Beinen und Knien.

## 11. Der weiße Kranich zeigt seine Schwingen

*Bewegungsablauf*

Von der vorangehenden Übung kommend, die Hände vor den Unterbauch führen, die Handflächen zeigen zueinander (Abb. 275 u. 276). Den rechten Fuß zum linken zurückholen, mit Heben und Senken des ganzen Körpers das Gewicht auf das rechte Bein verlagern, der Körper richtet sich etwas nach links (Abb. 277 u. 278). Mit dem linken Fuß einen halben Schritt nach links vorne gehen, dabei nur den Vorderfuß aufsetzen, das Hauptgewicht bleibt auf dem rechten Bein (rechter schwerer kleiner Sitz-Bogen-Schritt, Abb. 279). Die linke Hand in runder Bewegung vor der Brust nach links oben neben den Körper heben. Die linke Handfläche zeigt nach rechts und etwas nach vorne, die Finger sind gestreckt und leicht gespreizt. Das linke Handgelenk hat etwa Kopfhöhe, der linke Ellbogen etwa Schulterhöhe. Die rechte Hand gleichzeitig in runder Bewegung nach rechts unten neben die rechte Hüfte senken. Die rechte Handfläche zeigt zum Körper und etwas nach hinten. Die Finger sind nach unten gerichtet. Körper, Kopf und Blick sind nach links vorne gerichtet (Abb. 280, 281, 282 u. 283, Bewegung 1). Kleiner Halt.

Die linke Hand im Bogen nach unten führen, die rechte Hand im Bogen nach oben führen (Abb. 284 u. 285), die Hände treffen sich vor dem mittleren Dantian. Mit der Bewegung der Hände wird auch die Vorstellung zum mittleren Dantian zurückgeführt (Abb. 286, Schließen des Qi zum Dantian). Mit dem Schließen der Hände den linken Fuß zum rechten zurückstellen (Abb. 287, Bewegung 2). Mit Heben und Senken des Körpers das Gewicht auf das linke Bein verlagern, der Körper richtet sich etwas nach rechts (Abb. 288). Die Übung zur rechten Seite ausführen (Abb. 289 bis 298). Nach links und rechts je 2-mal.

*Wichtige Übungsanforderungen*

- Während der Übung des Öffnens und Schließens, in Verbindung mit dem Steigen und Sinken, bewahrt man das Gefühl der Fülle und Stabilität im mittleren Dantian. Dieses Gefühl bleibt während der ganzen Übung harmonisch und beständig.
- Folgende Vorstellungen begleiten die Bewegung und Haltung:
    1. Hochhebende, aufragende Kraft in der oberen Hand, hauptsächlich im Daumen-Zeigefinger-Bereich. Sitzende Kraft im oberen Handgelenk mit etwas Spannkraft nach außen.
    2. Nach hinten aufstützende und drückende Kraft in der unteren Hand, hauptsächlich im Kleinfinger-Bereich. Sitzende Kraft im unteren Handgelenk. Bei der Handbewegung nach unten wirkt eine nach unten schneidende Kraft an der Kleinfinger-Seite und im ganzen Arm. Es wirken also gegensätzliche, „widerstreitende“ Kraftvorstellungen nach oben außen und nach unten außen.

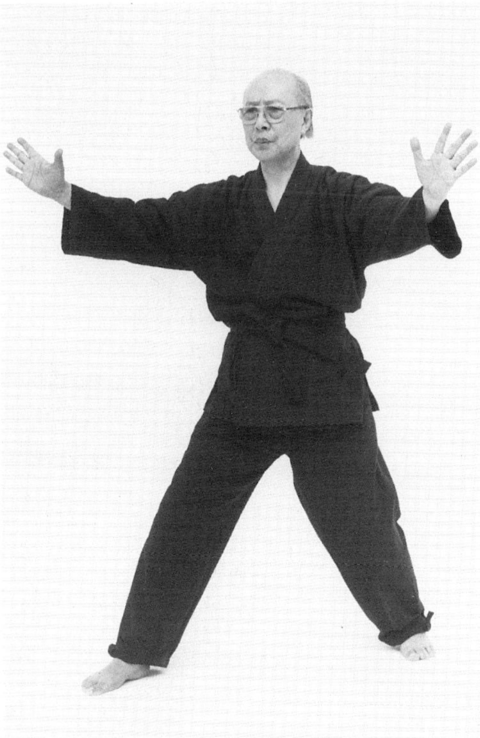

Abb. 275

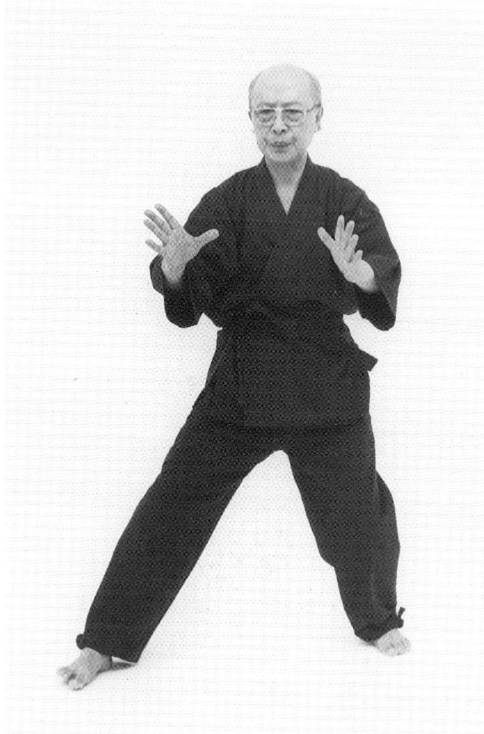

Abb. 276

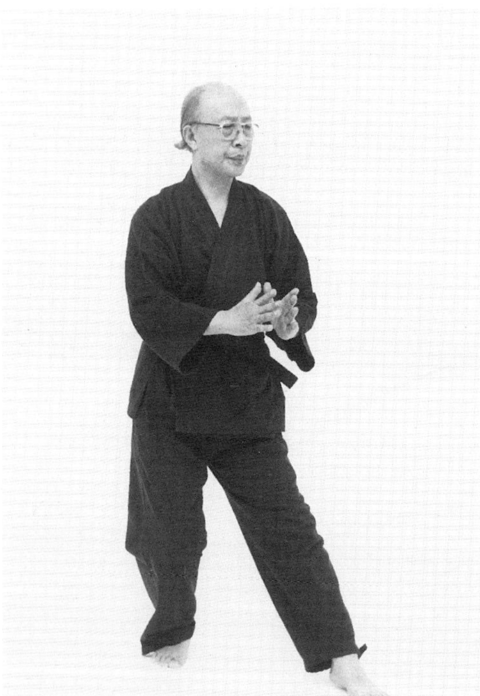

Abb. 279

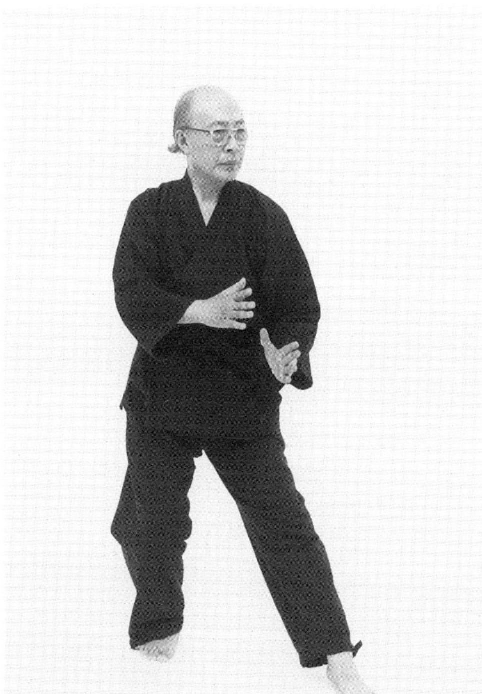

Abb. 280

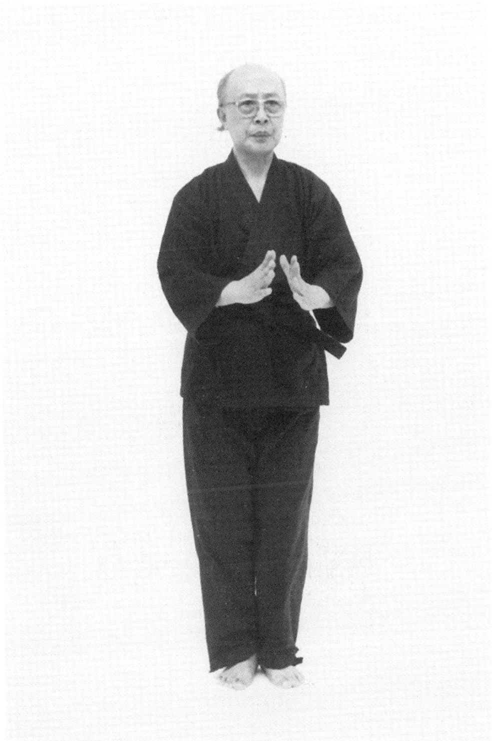
Abb. 277

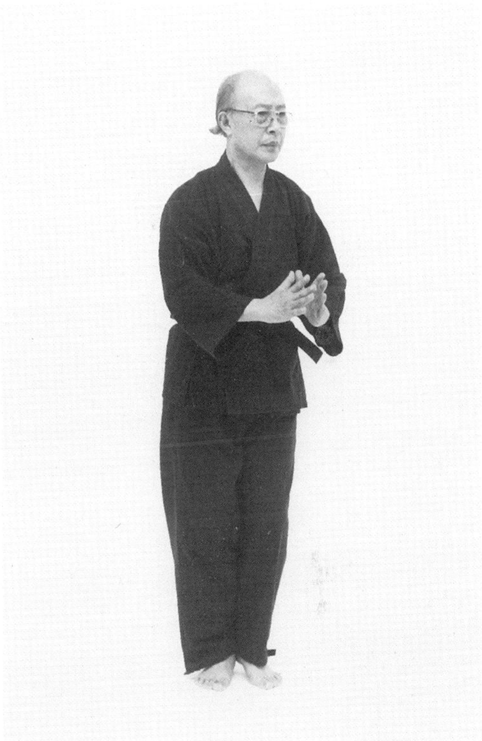
Abb. 278

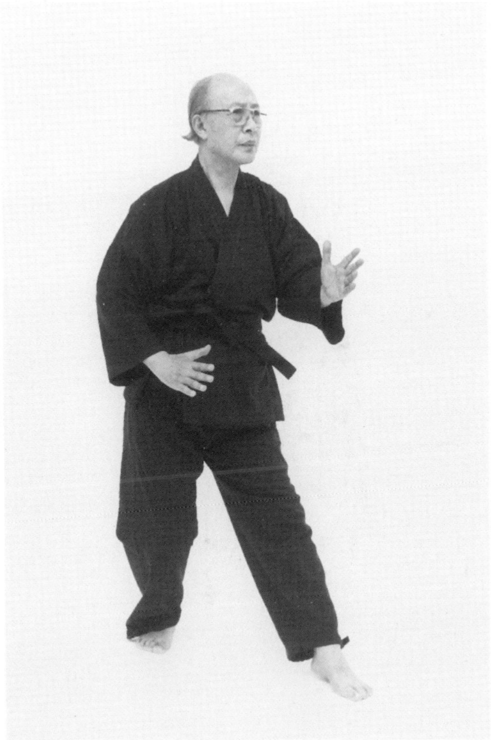
Abb. 281

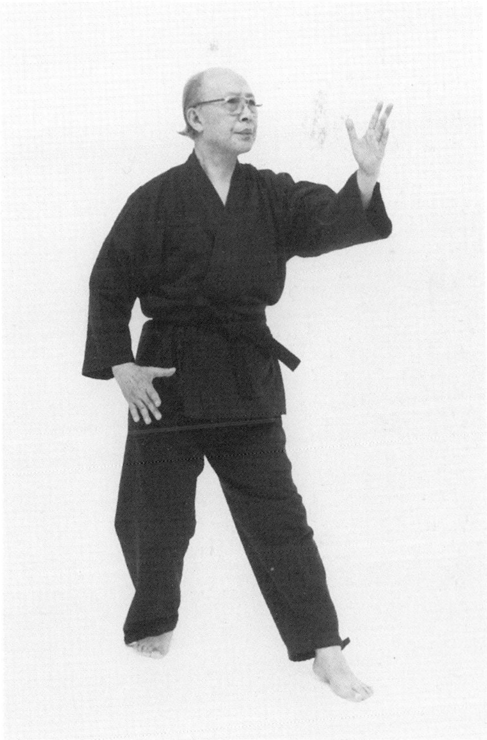
Abb. 282

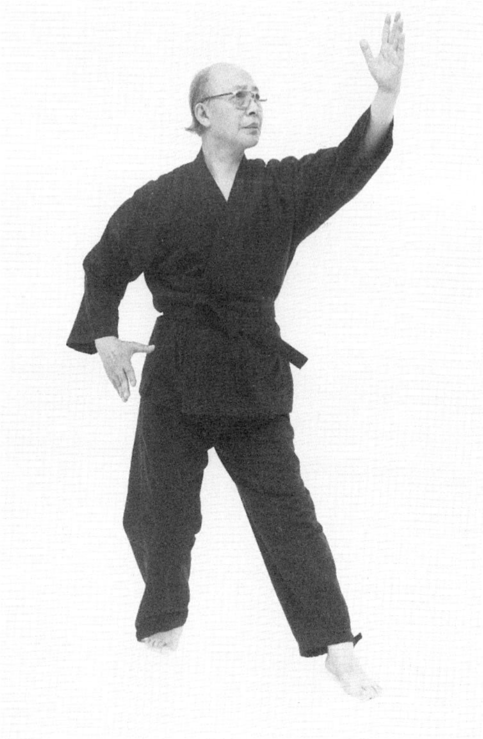

Abb. 283

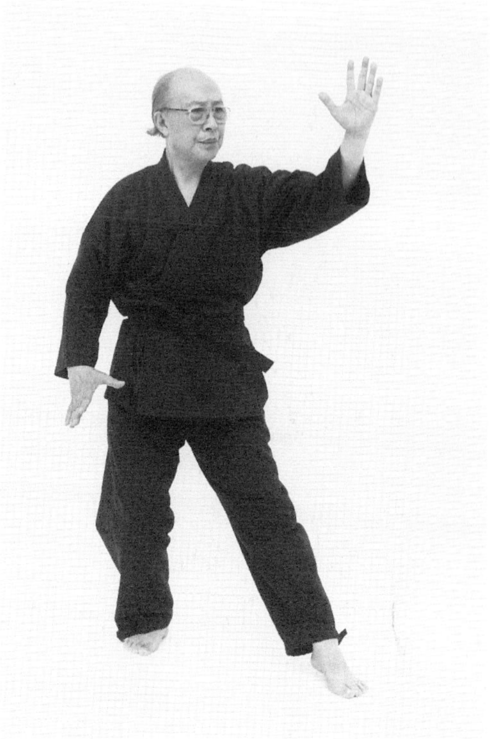

Abb. 284

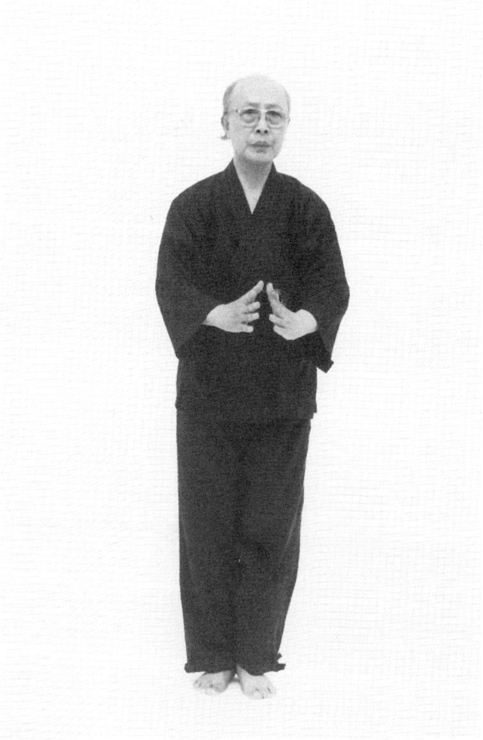

Abb. 287

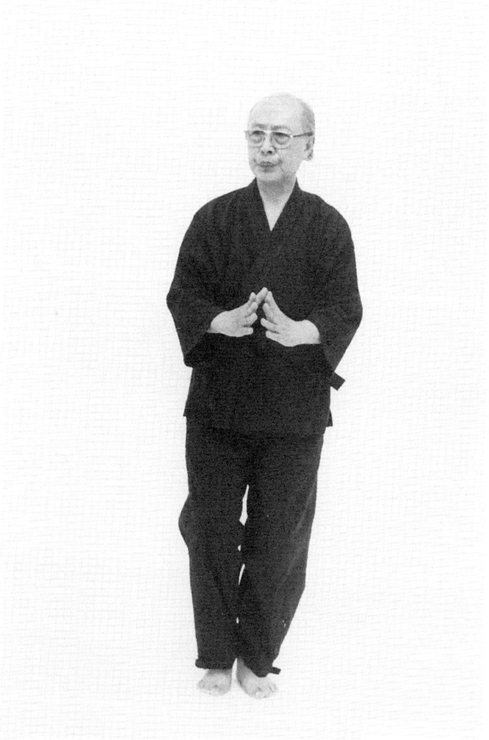

Abb. 288

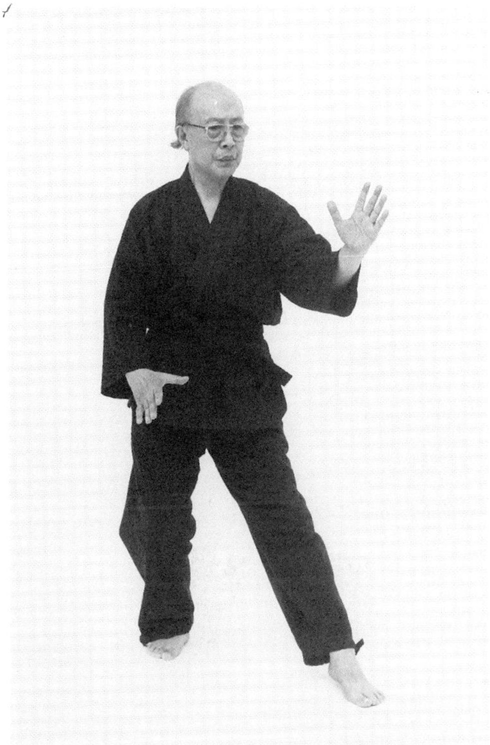

Abb. 285

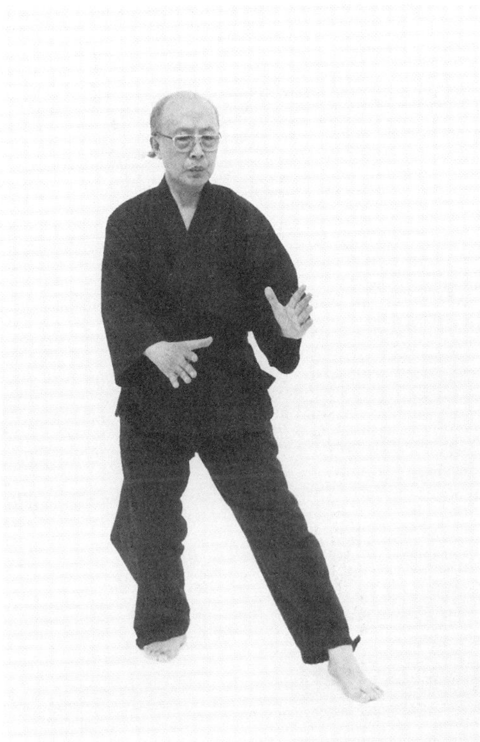

Abb. 286

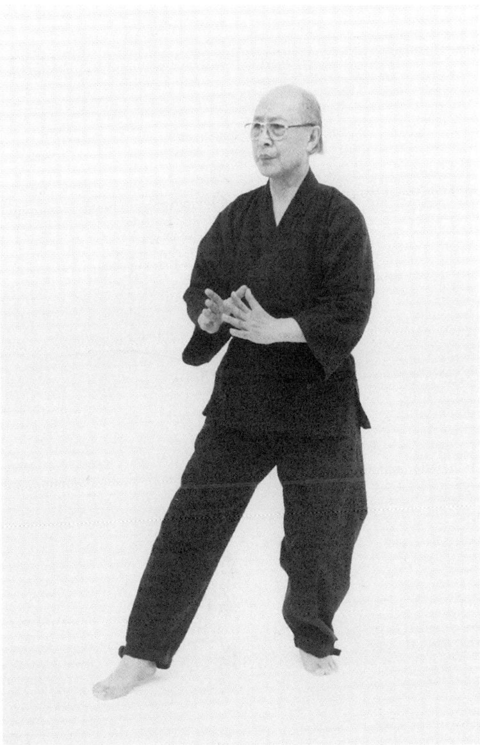

Abb. 289

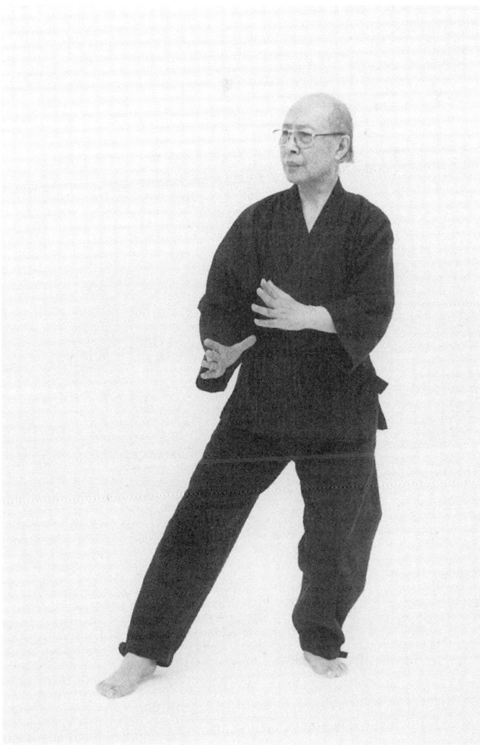

Abb. 290

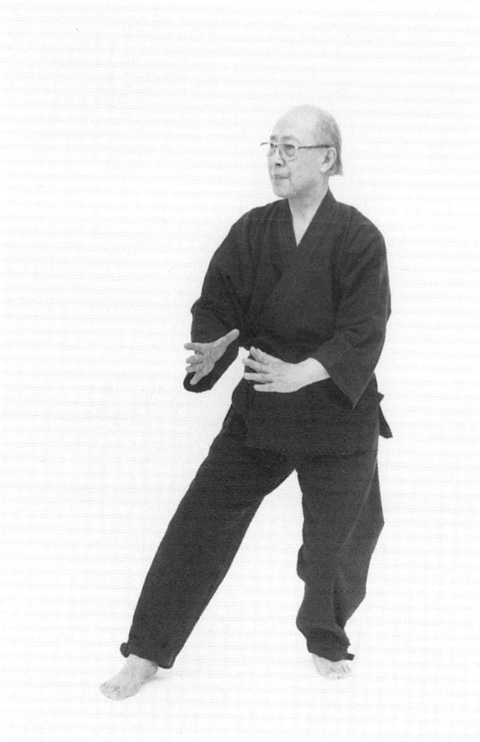

Abb. 291

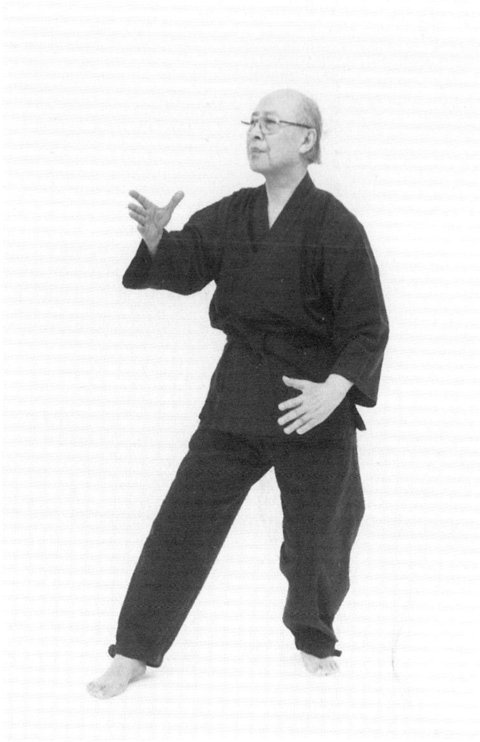

Abb. 292

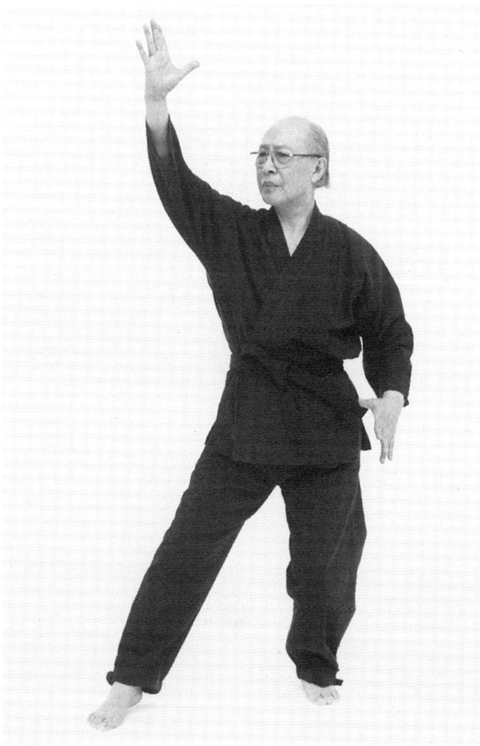

Abb. 295

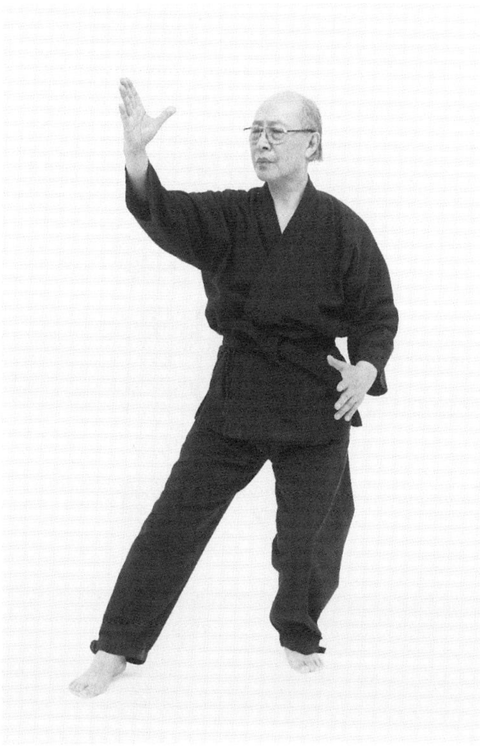

Abb. 296

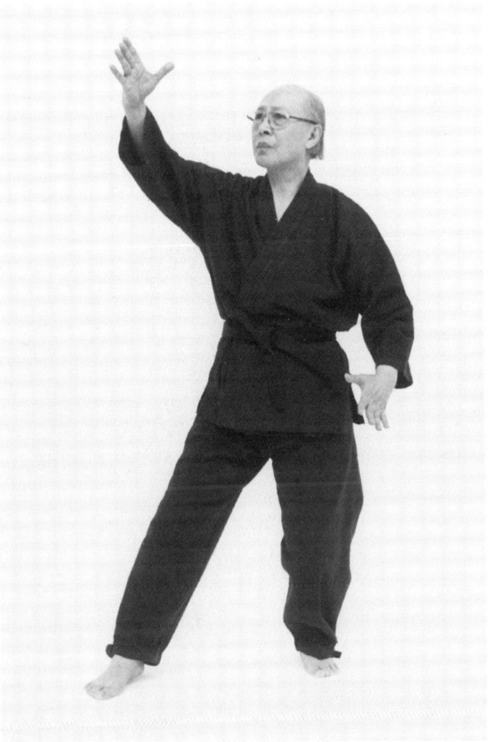

Abb. 293

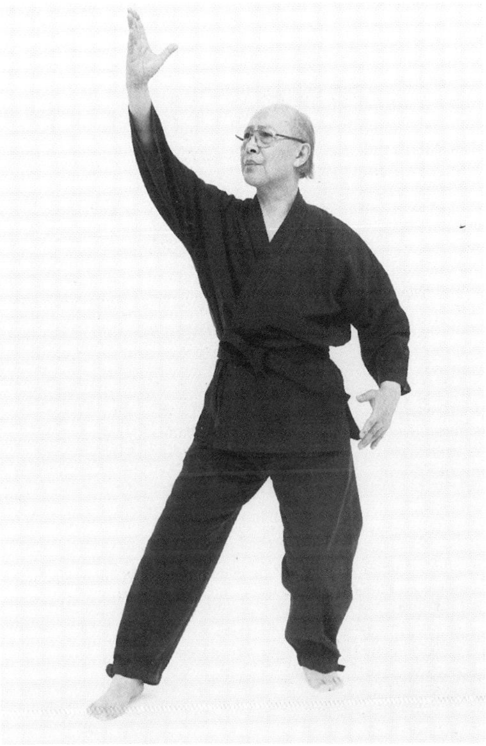

Abb. 294

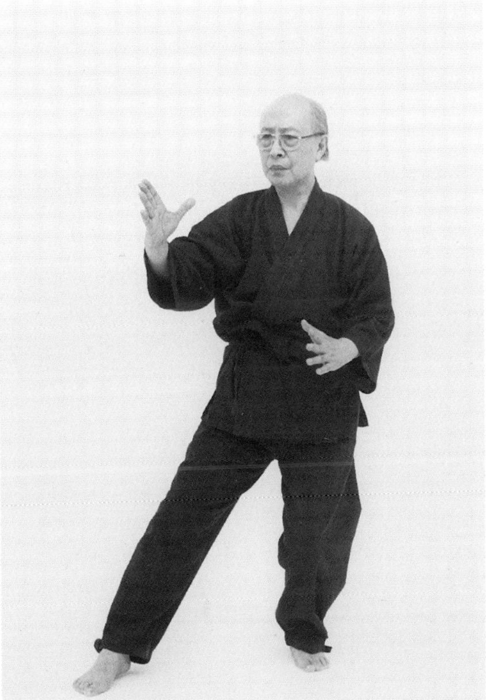

Abb. 297

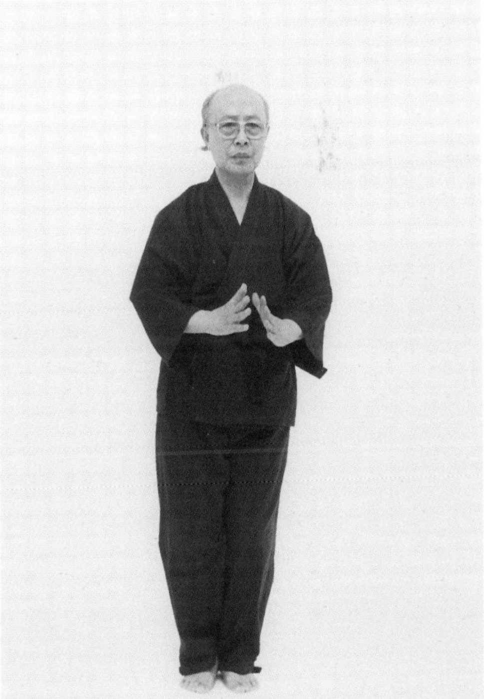

Abb. 298

3. In den Handflächen wirken „Dreiecks-Kräfte“, die sich zwischen Daumenwurzel, Zeigefinger- und Kleinfingerballen aufspannen, die „Dreiecks-Kraft“ ist besonders in der oberen Hand ausgeprägt.

- Man achte auf die Vollständigkeit von Körperhaltung und Bewusstseinshaltung. Körperhaltung und Vorstellungskräfte sollen harmonisch aufeinander abgestimmt sein. Das Steigen des Qi durch das Heben des Armes wird beschränkt durch die senkende Wirkung des Sitz-Bogen-Schrittes (sitzende Kraft im Gesäß, sitzende und zur Erde gerichtete Kraft in den Füßen). Das Steigen des Qi durch die hochhebende innere Kraft in der oberen Hand wird beschränkt durch eine nach unten und hinten gehende Kraft im Ellbogenbereich des oberen Armes sowie durch das sitzende Handgelenk, das eine nach vorne und unten aufstützende Kraft ausübt. Die nach unten gerichteten Kraftvorstellungen ergänzen und vervollständigen die aufragenden Kraftvorstellungen in der Haltung des Kranichs.

- In beiden Armen wirken nach außen öffnende und nach innen schließende Kräfte.

- Beim Sitz-Bogen-Schritt soll das vordere (wenig belastete) Bein locker, d. h. etwas gebeugt sein.

- Position des oberen Armes: Der obere Arm soll nicht zu weit hochgehoben werden, der Ellbogen die Schulterhöhe nicht wesentlich übersteigen. Der obere Arm befindet sich etwa über dem vorderen Bein, der Ellbogen befindet sich eine Faustbreite seitlich des vorderen Knies, die Hand befindet sich über der Lotlinie des Fußes. Position der unteren Hand: Die Hand wird neben die Hüfte (Hosennahtlinie) und nicht hinter den Körper geführt, der Abstand zwischen Hand und Hüfte beträgt etwa eine Faustbreite.

- Der Blick geht locker geradeaus oder ein wenig nach unten.

- Bei „Oberer Fülle – Unterer Leere“ achte man besonders auf die richtige Übung mit der Vorstellungskraft bezüglich ihrer Verteilung und Intensität. Die Vorstellungskraft darf dabei nicht zu stark eingesetzt werden und die Verteilung „Unten = 7, Oben = 3“ sowie „Öffnen = 3, Schließen = 7“ muss besonders beachtet werden. Bei der Übung gibt man der hochragenden Kraft mit gleichzeitigem Öffnen die Gewichtung 3, der zur Mitte zurückkehrenden, schließenden Kraft die Gewichtung 7. Man atmet natürlich, ohne der Atmung besondere Aufmerksamkeit zu schenken. Die Vorstellung wird stabil im mittleren Dantian bewahrt.

- Keine Übungsanforderung darf als absolut angesehen werden. Zwar gilt im Allgemeinen die Verteilung der Vorstellungskraft: „Öffnen = 3, Schließen = 7“. Sehr zurückhaltende Menschen können aber auch zunächst das Öffnen mehr betonen („Öffnen = 5, Schließen = 5“ oder „Öffnen = 6, Schließen = 4“ oder sogar „Öffnen = 7, Schließen = 3“). Übt man in dieser Weise, so sollte man nach einiger Zeit zu den allgemeinen Anforderungen zurückkehren.

– Bei der Übung bringe man die majestätische Haltung des Kranichs zum Ausdruck. Der Kopf ist aufrecht und aufragend.

*Wirkungsrichtung*

Diese Übung bewirkt hauptsächlich ein Öffnen, Sich-Ausbreiten und ein Schließen, Sich-Verdichten des Qi-Flusses. Durch das Auseinandergehen der Hände nach außen oben bzw. nach außen unten kommt es zu einem Öffnen und Schließen in der Diagonalen. Bezieht man die Atmung in die Übung mit ein, so kann man das Öffnen und Schließen durch eine gleichsinnig wirkende Atmung unterstützen: Ausatmen beim Öffnen der Körper- und Bewusstseinshaltung, Einatmen beim Schließen der Körper- und Bewusstseinshaltung. Neben dem Öffnen und Schließen wird auch ein Steigen und Sinken des Qi-Flusses durch das Heben und Senken der Arme sowie die hochragende bzw. sinkende Bewusstseinshaltung bewirkt.

*Hauptsächlich betroffene Leitbahnen*

Hand-Yangming (Dickdarm-Leitbahn)
Hand-Taiyang (Dünndarm-Leitbahn)

*Indikationsbereich*

„Leere“ bzw. Mangel an „Zhong-Qi“ (Qi der „Mitte“, Qi des „Mittleren Erwärmers“, Qi der Funktionskreise „Milz-Magen“) mit Beschwerden wie Schwellungs- und Blähungsgefühl im Magenbereich. Beschwerden im Nacken-, Schulter- und Armbereich. Kraftlosigkeit im Kreuz-Lenden-Bereich sowie in den Beinen („weiche Knie“).

## 12. Teile die Mähne des wilden Pferdes

*Bewegungsablauf*

Von der vorangehenden Übung kommend den rechten Fuß zum linken zurückstellen, die linke untere Hand nach oben zur rechten führen, die rechte Hand etwas senken (Abb. 299 u. 300). Die Hände halten einen Ball vor der rechten Schulter, die Handrücken zeigen dabei nach außen (Abb. 301). Den Ball mit spiraliger Kraft drehen, so dass der linke Handrücken nach vorne und der rechte Handrücken zum Körper zeigt (Abb. 302 u. 303). Das Gewicht auf das rechte Bein verlagern und den rechten Fuß geradeaus richten. Das Becken etwas senken, die linke Ferse anheben (Abb. 304). Das linke Bein mit gebeugtem Knie anheben, dabei sicher und fest verwurzelt auf dem rechten Bein stehen (Abb. 305). Das linke Bein wieder senken und mit „schleifendem Schritt", d. h. nahe am Fußboden, in einen breiten Stand gehen (Abb. 306). Die Schrittbreite beträgt 2 bis 3 Fußlängen, die Füße stehen parallel (Pferd-Schritt in hoher Position). Die Hände in Ball-Haltung vor die Körpermitte führen. Den Körper senken (Pferd-Schritt in tiefer Position), das Gewicht ist in der Mitte, der Oberkörper bleibt aufrecht (Abb. 307). Mit dem Senken des Körpers die Mähne des wilden Pferdes teilen: Die rechte Hand von Brusthöhe auf einer Bogenlinie mit nach unten drückender Kraft nach unten rechts führen über das rechte Knie, die Handfläche zeigt nach unten. Die linke Hand gleichzeitig von Brusthöhe auf einer Bogenlinie mit nach außen spannender Kraft nach oben links bis Kopfhöhe führen, die Handfläche zeigt nach innen (Abb. 308 u. 309). Der Blick richtet sich nach rechts unten vorn, einige Fußlängen vor und seitlich vom rechten Fuß aufkommend. Mit der Ausrichtung des Blickes dreht sich auch der Kopf in natürlicher Weise in die Blickrichtung (Abb. 310). Kleiner Halt.

Den Körper langsam aufrichten, die rechte Fußspitze etwas zur Mitte (nach innen) drehen, das Gewicht auf das linke Bein verlagern und den rechten Fuß zum linken holen (Abb. 311, 312, 313 u. 314). Dabei die rechte Handfläche zur linken wenden und die rechte Hand der linken entgegen nach oben führen. Die Hände formen einen Ball vor der linken Schulter, die Handrücken zeigen dabei nach außen. Das Gewicht ruht auf beiden Füßen (Abb. 315). Den Ball mit spiraliger Kraft drehen, so dass der rechte Handrücken nach vorne, der linke zum Körper zeigt (Abb. 316 u. 317). Das Gewicht nach links verlagern, nach rechts in den Pferd-Schritt gehen und die Übung zur anderen Seite ausführen (Abb. 318 bis 326). Nach links und rechts je 2-mal.

*Wichtige Übungsanforderungen*

– Bei der spiraligen Drehung des Balles setzt sich die spiralige Kraft des vorderen Armes im Rücken fort. Bei der Ball-Haltung achtet man auf lockere Schultern und nach unten „fallende" Ellbogen. Dadurch drehen sich die Fingerspitzen ein wenig nach oben. Die Finger sind in der Ballhaltung natürlich gespreizt und leicht gekrümmt.

- Die Haltung im Pferd-Schritt mit geteilter Mähne kann man als Übung-in-Ruhe längere Zeit praktizieren.
- Man achtet auf die Kraftstützpunkte und die Kraftrichtung: Die rechte untere Hand drückt mit der Handfläche (Yin-Seite) nach unten, die linke obere Hand spannt mit der Handrückenseite (Yang-Seite) nach außen. Die Kräfte, die von den Händen ausgehen, werden durch die Ellbogen unterstützt. Der rechte Ellbogen hat eine nach unten tendierende Kraft, der linke Ellbogen eine nach außen aufspannende Kraft. Wenn diese Kräfte nicht in Harmonie sind, können die Arme nicht die angestrebte ausgewogene runde Form annehmen.
- Insgesamt praktiziert man diese Übung mit der Vorstellung von „Kampfkraft", d. h. widerstreitender Kraft, in den Händen. Dabei ist die nach unten drückende „Dreiecks-Kraft", die sich zwischen den Grundgelenken von Daumen, Zeigefinger und kleinem Finger aufspannt, besonders ausgeprägt. Die Arme formen in der Vorstellung Bogenlinien und zwischen den Armen stellt man sich eine elastische zusammenhaltende Kraft vor. Es ergänzen sich also die Vorstellungen von öffnenden und schließenden inneren Kräften.
- Wenn man nicht sicher auf einem Bein stehen kann, so braucht man das linke Bein nicht anzuheben, um in den Pferd-Schritt zu gehen. Es genügt, den Fuß zu heben und sich mit der Fußspitze aufzustützen oder auch nur die Ferse etwas anzuheben.
- Beim Pferd-Schritt sind die Knie in einer Linie über den großen Zehen. Wenn die Knie über die Zehenlinie nach vorne ragen, hat sich das Becken nicht gerade nach unten gesenkt. Die Größe des Schrittes und die Tiefe des Senkens werden aufeinander abgestimmt. In der Haltung des Pferd-Schrittes haben die Beine eine nach innen gerichtete klemmende Kraft, die im Bereich der Knie besonders ausgeprägt ist. Man sitzt wie auf einem Sattel, die Gesäßkraft ist nach unten gerichtet. Die Füße stehen wie in einem Steigbügel und treten fest nach unten auf. Der Rumpf ist gerade und ganz wenig nach vorne geneigt. Der Pferd-Schritt kann in verschieden hoher Position praktiziert werden (Abb. 586 a bis 586 d). Übt man die tiefe Position, so bilden Gesäß und die Unterseite der Oberschenkel eine waagerechte Linie. Diese tiefe Position benötigt sehr viel Stützkraft. Die Höhe der Position muss immer der eigenen Kondition und Konstitution angepasst werden.
- Nach dem Teilen der Mähne befindet sich die rechte untere Hand über dem rechten Knie. Der Abstand zwischen Handflächen und Knien hängt von der Tiefe des Pferd-Schrittes ab. Die obere linke Hand befindet sich in einer Lotlinie mit dem linken Knie. Die Hände sollen die Knielotlinien nicht überschreiten, damit die Körpergestalt in sich geschlossen bleibt. Die Ellbogen ragen aufgrund der runden Form der Arme über die Knielotlinien hinaus.
- Man achte darauf, den Blick beim Pferd-Schritt schräg nach unten zu richten. Bei extremer Senkung des Beckens neigt das Qi zum Steigen, der nach unten gerichtete Blick beugt dem vor.

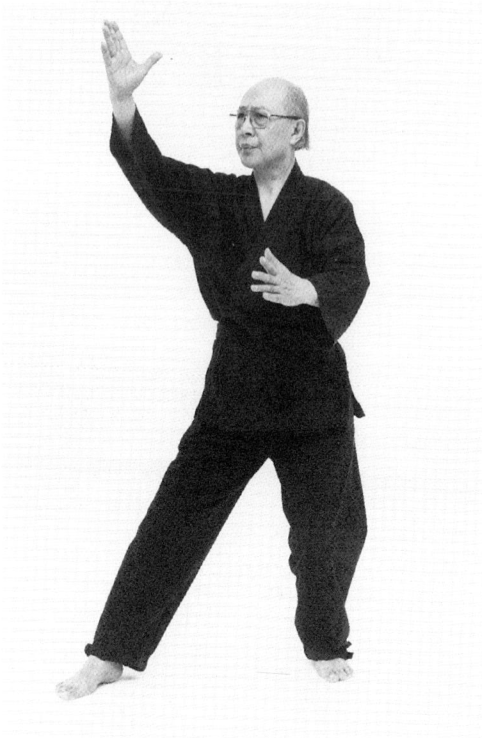

Abb. 299

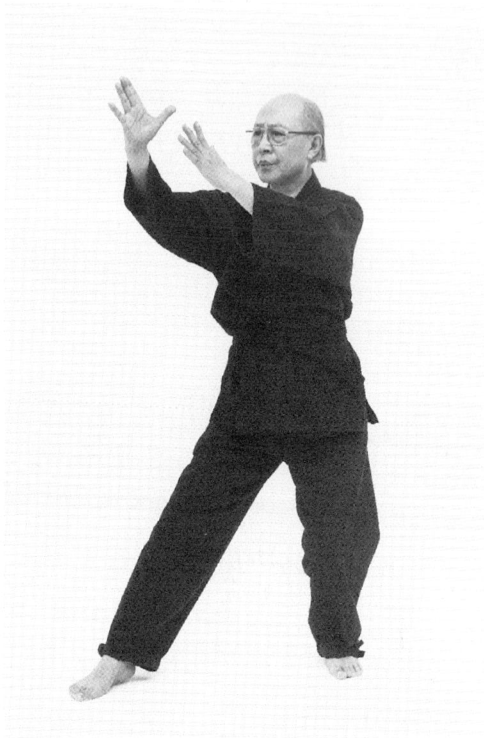

Abb. 300

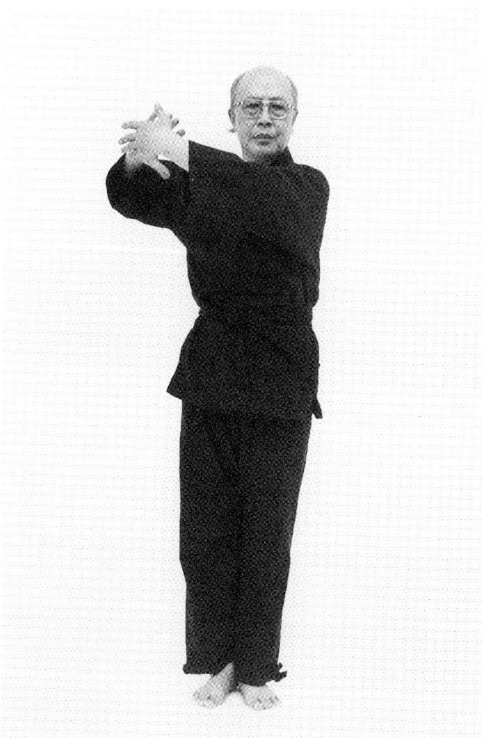

Abb. 303

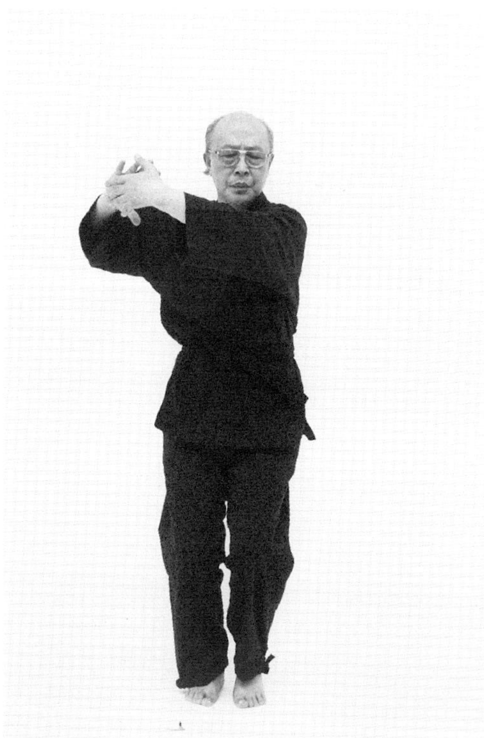

Abb. 304

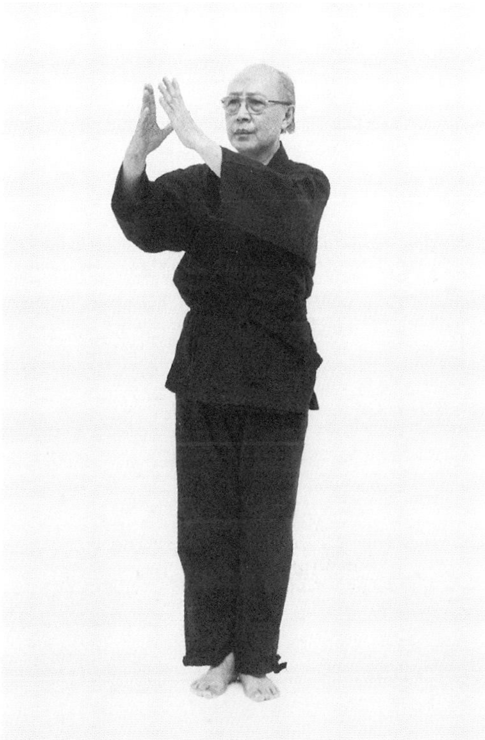

Abb. 301

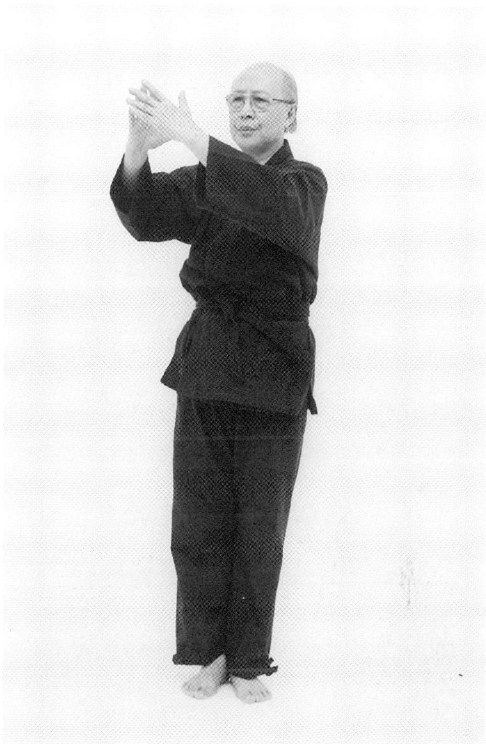

Abb. 302

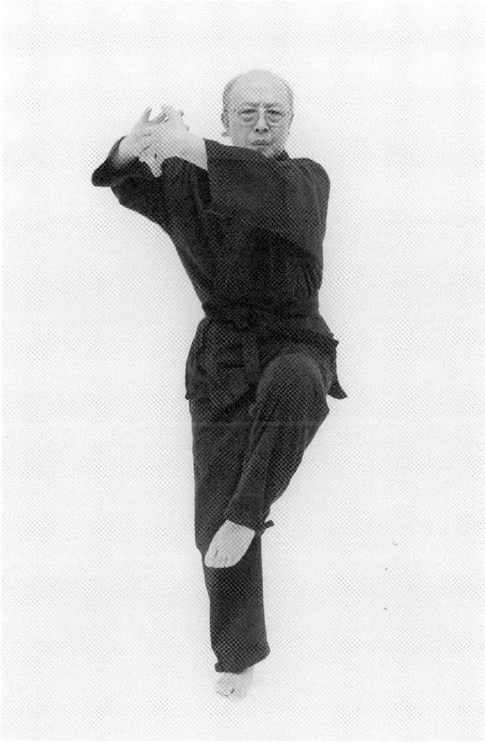

Abb. 305

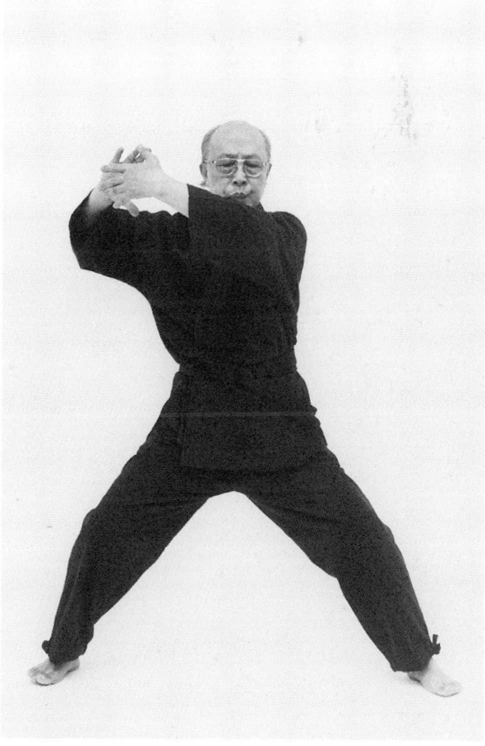

Abb. 306

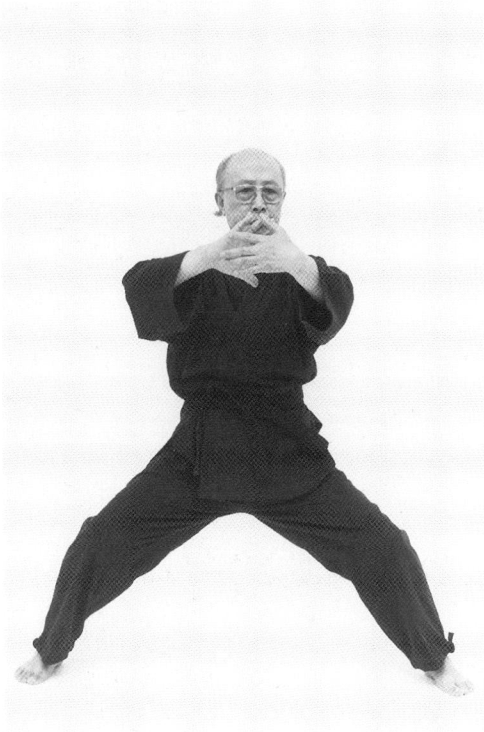

*Abb. 307*

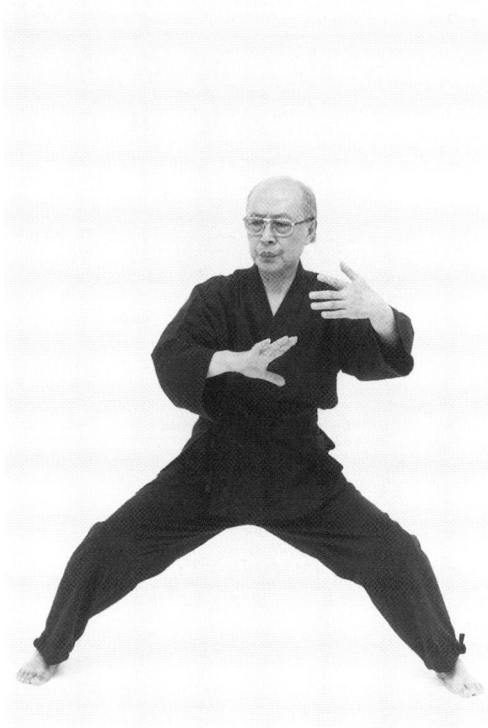

*Abb. 308*

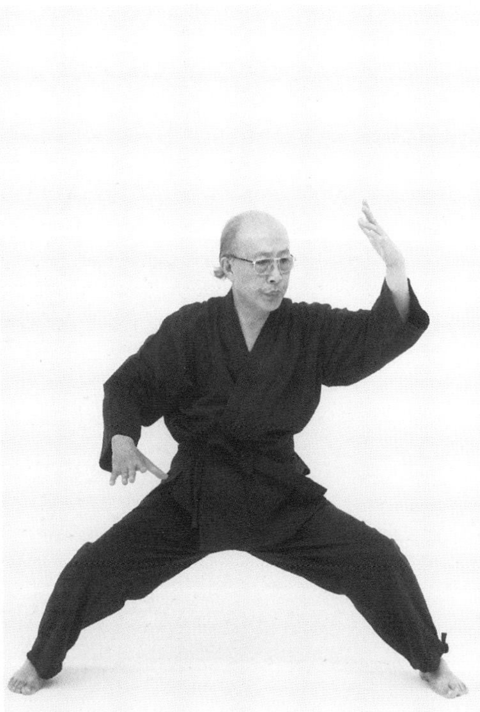

*Abb. 311*

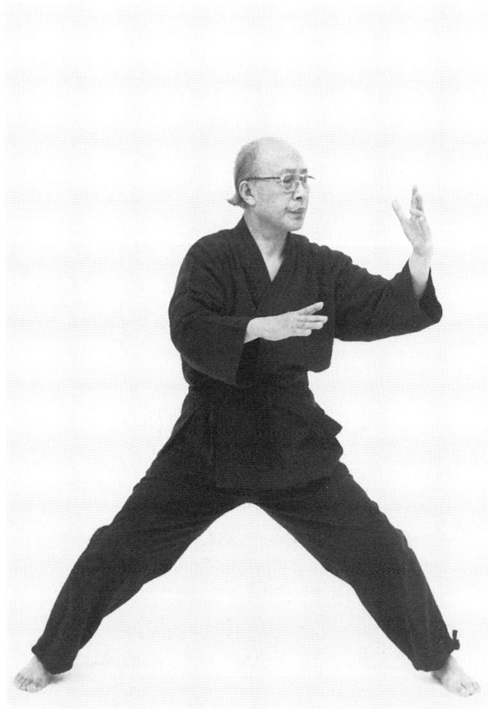

*Abb. 312*

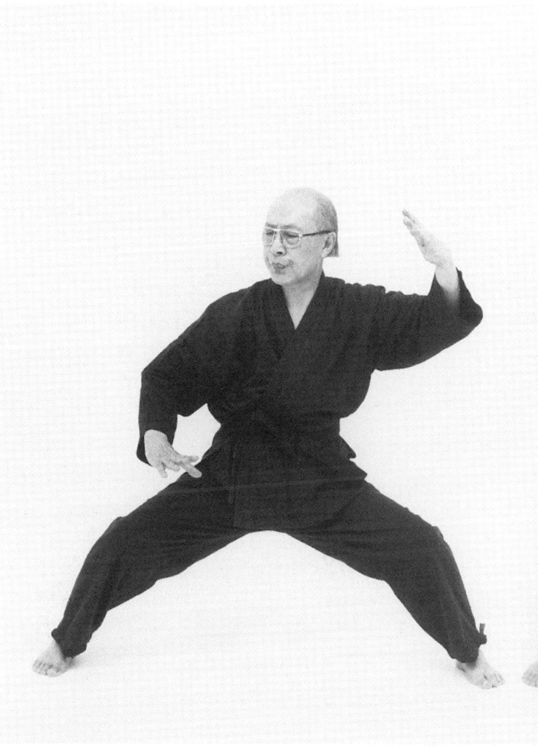

Abb. 309

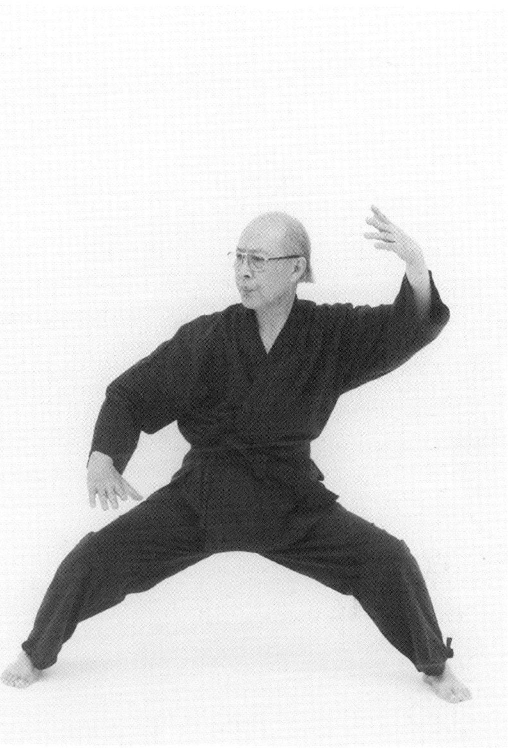

Abb. 310

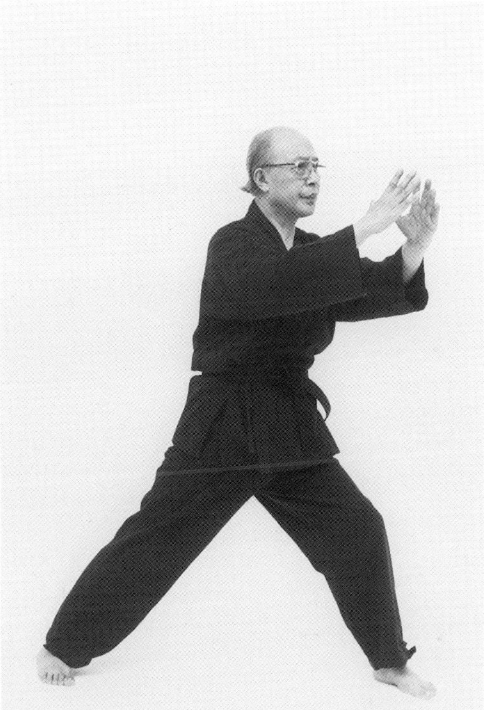

Abb. 313

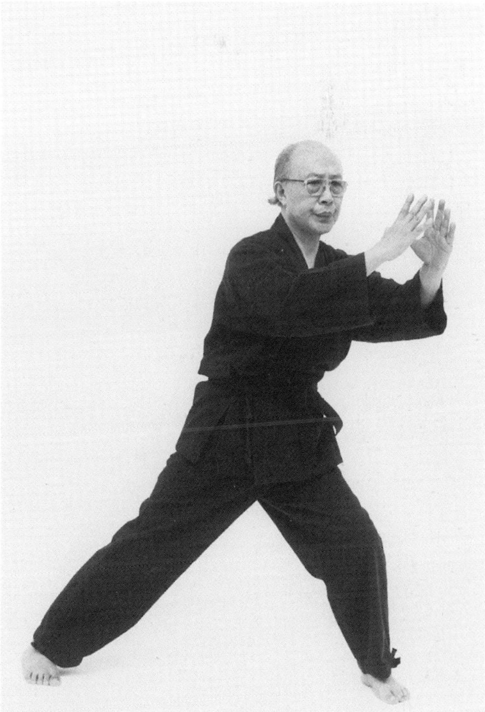

Abb. 314

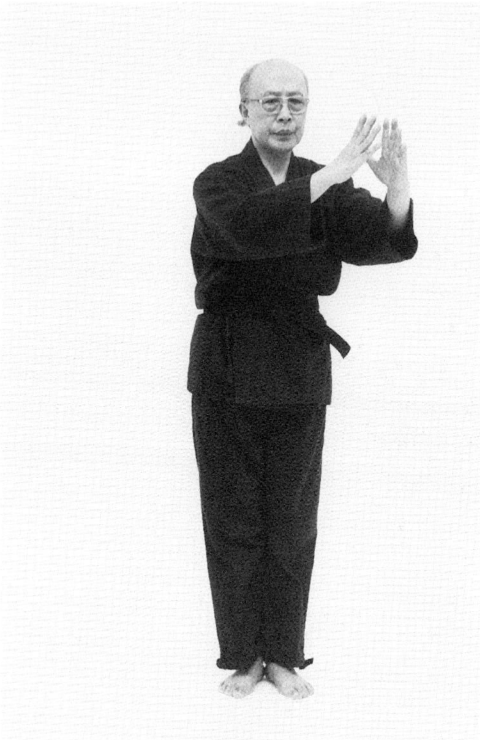
Abb. 315

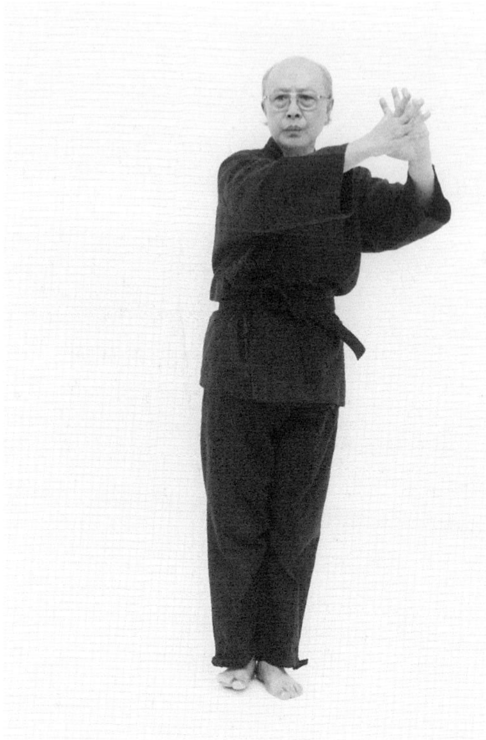
Abb. 316

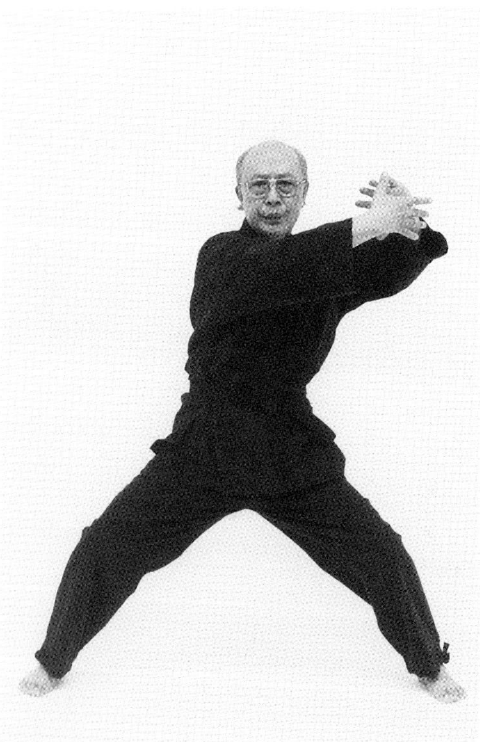
Abb. 319

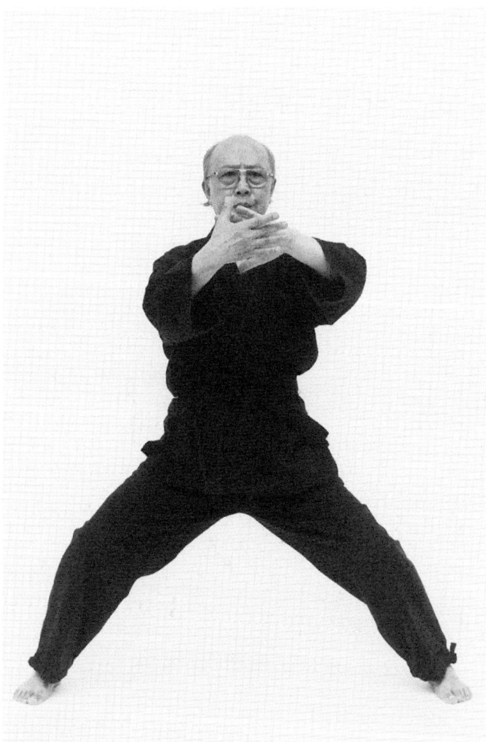
Abb. 320

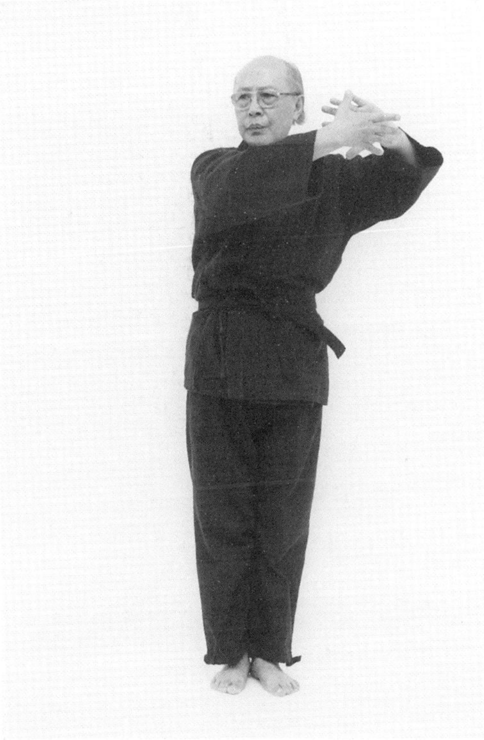
Abb. 317

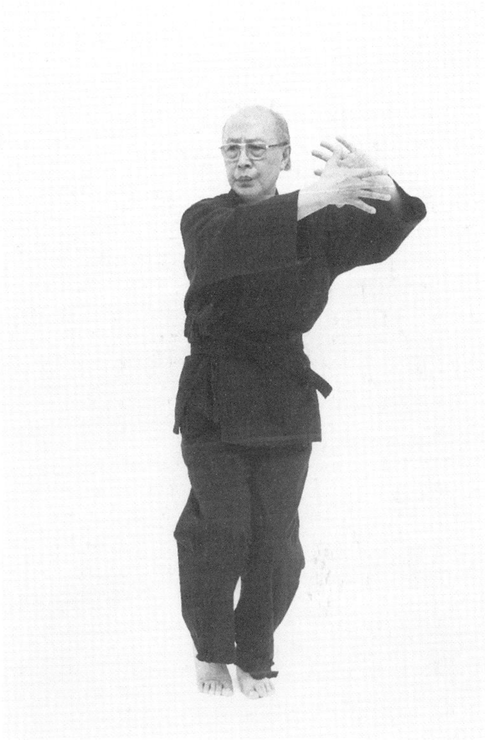
Abb. 318

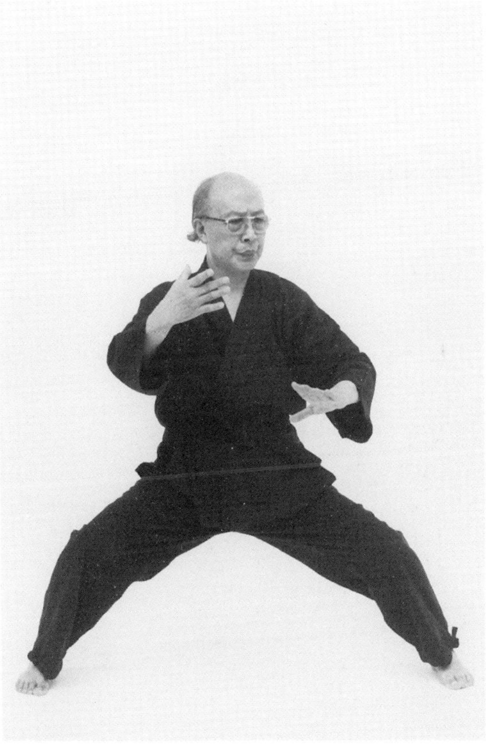
Abb. 321

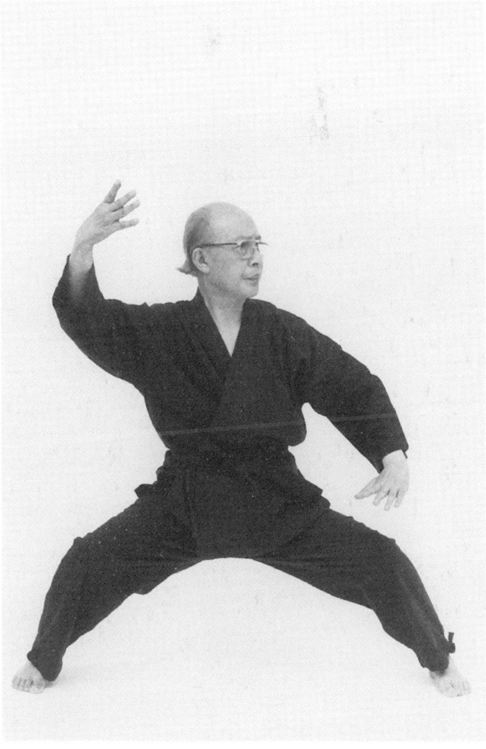
Abb. 322

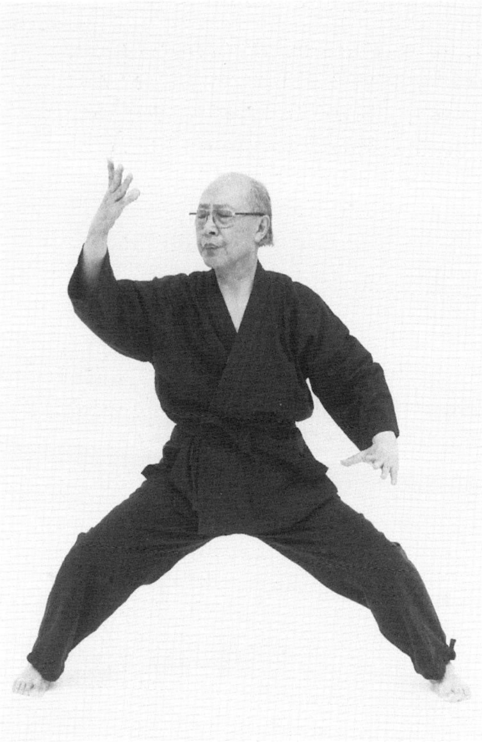

Abb. 323

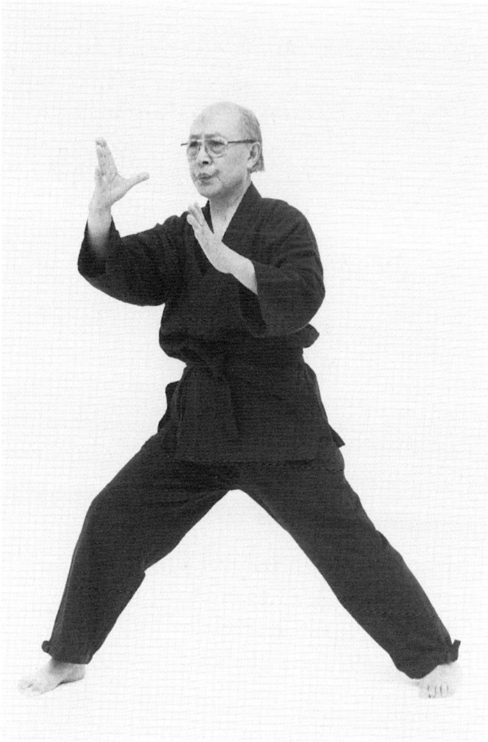

Abb. 324

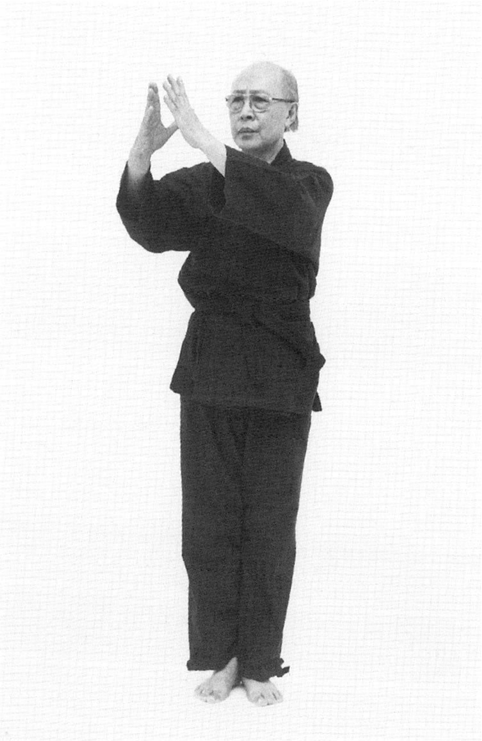

Abb. 325

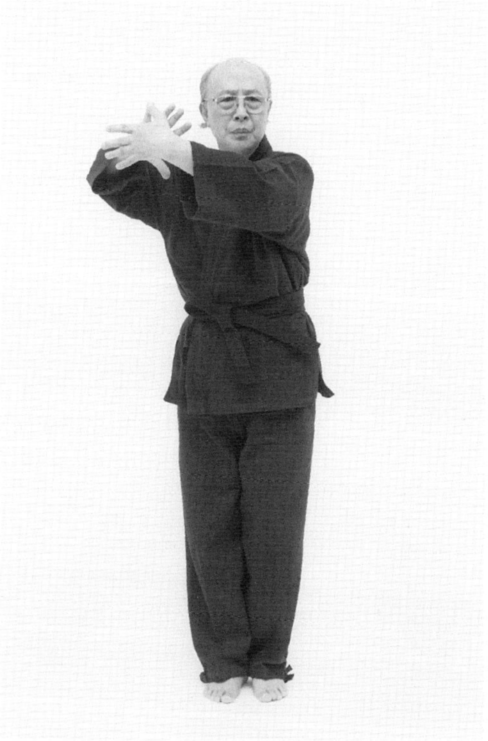

Abb. 326

- Nach dem Aufrichten des Körpers aus dem tiefen Pferd-Schritt dreht man den rechten Fuß etwas nach innen, um das Zurückstellen des rechten Fußes zum linken zu erleichtern. Damit dreht sich auch der ganze Körper ein wenig nach links. Im Einklang mit dieser Drehung wird das Gewicht nach links verlagert, das linke Knie beugt sich etwas (querer Bogen-Schritt). Man kann auch den linken Fuß etwas nach außen wenden, um die Körperhaltung einheitlich zu gestalten. In diesem Falle wendet man den linken Fuß vor dem Senken des Beckens als Beginn des Pferd-Schritts nach rechts wieder geradeaus

*Wirkungsrichtung*

In dieser Übung werden das Steigen, Sinken, Öffnen und Schließen des Qi-Flusses in Ausgewogenheit gefördert.

*Hauptsächlich betroffene Leitbahnen*

Hand-Shaoyin (Herz-Leitbahn)
Hand-Jueyin (Herzhüllen-Leitbahn)
Hand-Yangming (Dickdarm-Leitbahn)
Hand-Shaoyang (Drei-Erwärmer-Leitbahn)

*Indikationsbereich*

Diese Übung hat eine ähnliche Wirkung wie die 5. Form, die ebenfalls im Pferd-Schritt ausgeführt wird. Die Wirkung der 12. Ausdrucksform ist durch die starke nach unten drückende bzw. nach außen spannende „Kampfkraft“ noch intensiver. Diese Übung ist besonders zur Gesunderhaltung und zur Kräftigung des Körpers geeignet. Sie dient der Stärkung des „Unteren Erwärmers“ und des „Primären Qi“ (Qi des Funktionskreises „Niere“). Besonders der Lenden- und Kreuzbereich sowie Beine und Füße werden gekräftigt. Sehnen und Knochen werden durch die starke Dehnung trainiert.

*Zur besonderen Beachtung*

Die Ausführung des Pferd-Schrittes muss den eigenen Bedingungen angepasst werden. Die tiefe Position des Pferd-Schrittes (Abb. 586 d) verlangt große Stützkraft des Körpers und ist besonders für junge gesunde Personen geeignet zur Kräftigung der Konstitution. Geschwächte Personen und ältere Menschen wählen eine weniger tiefe Position (Abb. 586 b). Schwerkranke sollten auf diese Übung ganz verzichten. Dasselbe gilt für Patienten mit Bandscheibenvorfall und anderen akuten Beschwerden im Lenden-Kreuz-Bereich. Während der Menstruation und Schwangerschaft verzichtet man auf Pferd-Schritt-Übungen oder führt sie in hoher Position aus (Abb. 586 a).
Menschen, die an „Oberer Fülle“ leiden (z. B. hoher Blutdruck, Schwindel), sollten keine zu tiefe Position des Pferd-Schrittes praktizieren, da durch extremes Senken

des Beckens das Qi unkontrolliert nach oben steigen kann, wenn es an Stabilität im unteren Körperbereich mangelt („Obere Fülle – Untere Leere“). Ein gutes Maß für die richtige Anpassung des Pferd-Schrittes an die eigenen Bedingungen ist das Wohlbefinden während und nach der Übung. Wenn man sich nur mit Mühe wieder aus dem tiefen Pferd-Schritt aufrichten kann, hat man das rechte Maß überschritten.

## 13. Zwei Ringe umfassen den Mond

*Bewegungsablauf*

Nach dem letzten Aufrichten des Körpers bei der vorangehenden Übung das Gewicht auf das rechte Bein verlagern und den linken Fuß zum rechten zurückstellen (Abb. 327, 328 u. 329). Dabei wird auch die linke Hand zur rechten nach oben geführt zur Ballhaltung, die Handrücken zeigen zur Seite. Die Hände werden in dieser Haltung nach oben und zur Mitte geführt, etwas über Kopfhöhe und etwas vor die Gesichtslotlinie (Abb. 330). Nun mit dem linken Fuß nach links in den schulterbreiten Stand gehen, die Füße parallel stellen. Gleichzeitig mit dem Öffnen der Standhaltung öffnen sich auch die Hände: Die Handflächen werden nach vorne gewendet, die Zeigefinger und die abgespreizten Daumen bilden ein Dreieck, die gerundeten Arme umrahmen den Kopf etwas vor der Gesichtslotlinie (Oberer Ring, Abb. 331 u. 332). Die Beine werden ganz durchgestreckt. Nun trennen sich die Hände und zeichnen einen Kreis zu beiden Seiten des Körpers nach unten, die Ellbogen sind dabei leicht gebeugt und bilden Bogenlinien (Abb. 333, 334 u. 335). Wenn die Hände etwa Schulterhöhe haben, den Körper in den Hüftgelenken nach vorne beugen (Abb. 336). Die Hände zeichnen weiter einen Kreis und wenden sich langsam nach unten (Abb. 337 u. 338). Mit der weiteren Beugung des Körpers wenden sich die Handflächen vor den Füßen wieder nach oben, die Fingerspitzen zeigen zueinander, die Arme bilden einen Kreis (Unterer Ring, Abb. 339, 340 u. 341). Mit der Beugung des Oberkörpers wird der Kopf ein wenig in den Nacken genommen. Die Knie bleiben gestreckt. Kleiner Halt.
Nun den Oberkörper wieder aufrichten, den „Mond auf den Händen tragend" (Abb. 342, 343 u. 344). Die Hände langsam nach oben führen und die Handflächen über dem Kopf nach vorne wenden (Abb. 345 u. 346). In der aufrechten Haltung die Brust ein wenig zurücknehmen, die Beine ganz strecken, die Wirbelsäule aufrichten. Die Übung 4-mal ausführen.

*Wichtige Übungsanforderungen*

- Beim Übergang von der 12. Form, beim gleichzeitigen Öffnen von Schritt und Händen, wendet man die Kraft der Hände nach außen. Man achte auf den Einklang zwischen dem Öffnen des Schrittes und dem Öffnen der Hände. Die Kraft der Hände nach außen zu wenden bedeutet nicht, die nach innen gerichtete Kraft zu vergessen. Das Verhältnis von nach innen gerichteter Kraft zur nach außen gerichteten Kraft bleibt allgemein 7 : 3.

- Wenn sich die Hände über dem Kopf trennen, übt man eine auseinanderziehende Kraft aus, als wolle man ein elastisches Band auseinanderziehen.

- Man achte darauf, dass die Hände ohne Unterbrechung einen Kreis zeichnen und sich dabei mit sanfter fließender Bewegung wenden. Beim Zeichnen des Kreises kann man sich vorstellen, eine „Spur im Wasser zu hinterlassen".

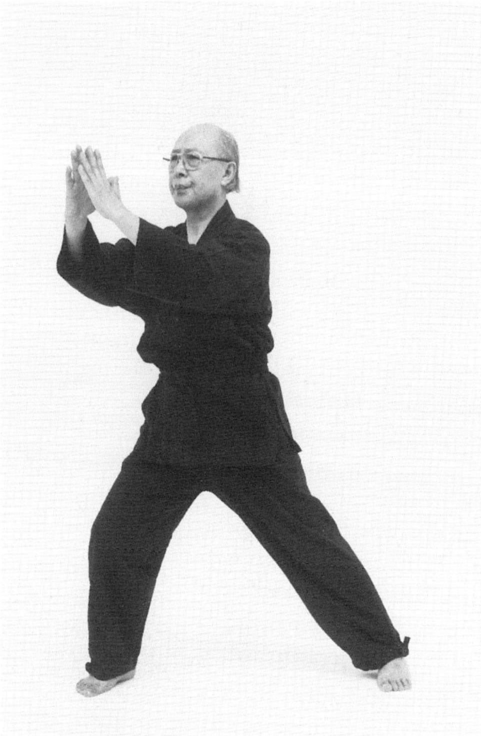
Abb. 327

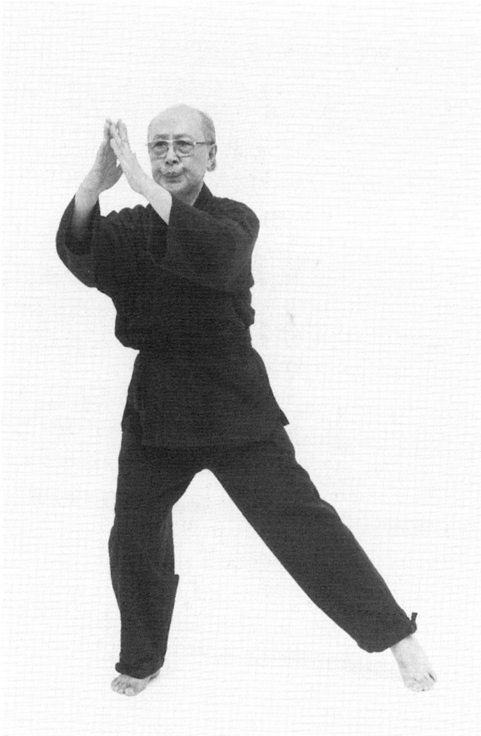
Abb. 328

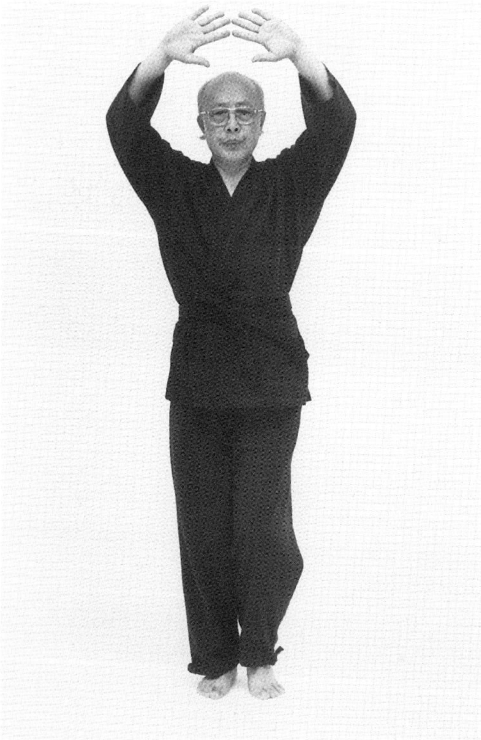
Abb. 331

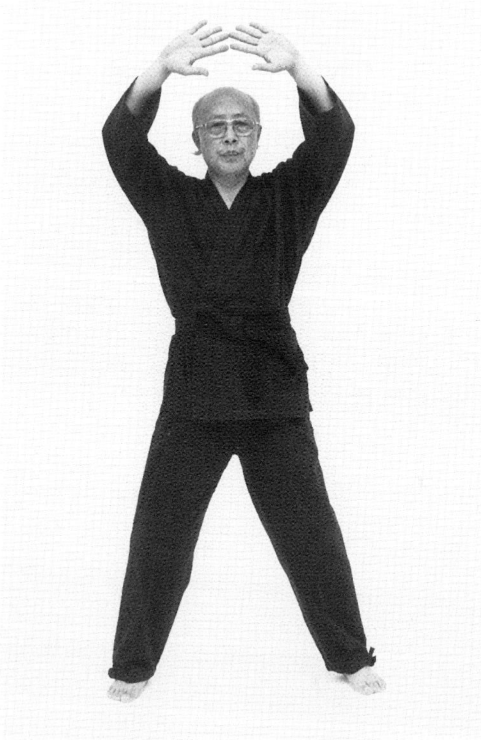
Abb. 332

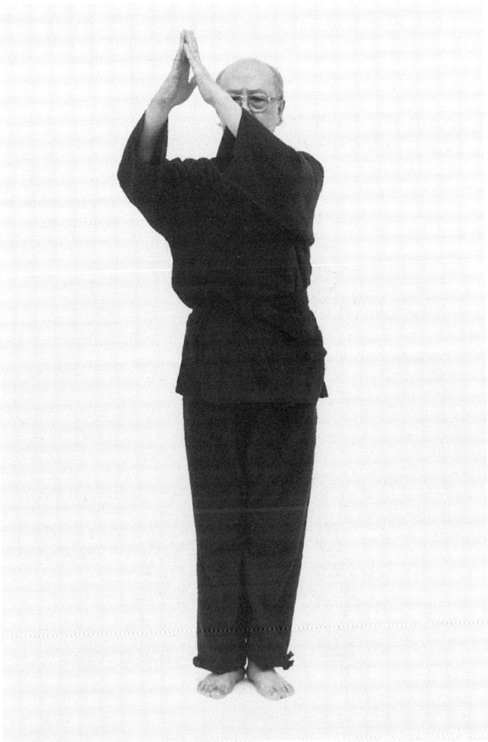
Abb. 329

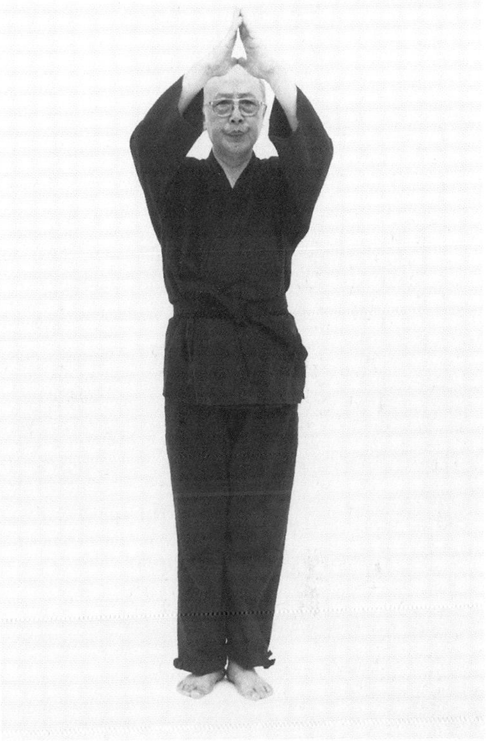
Abb. 330

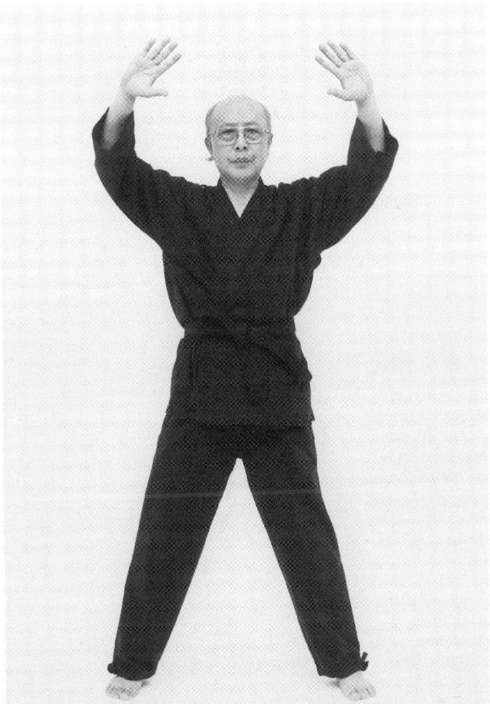
Abb. 333

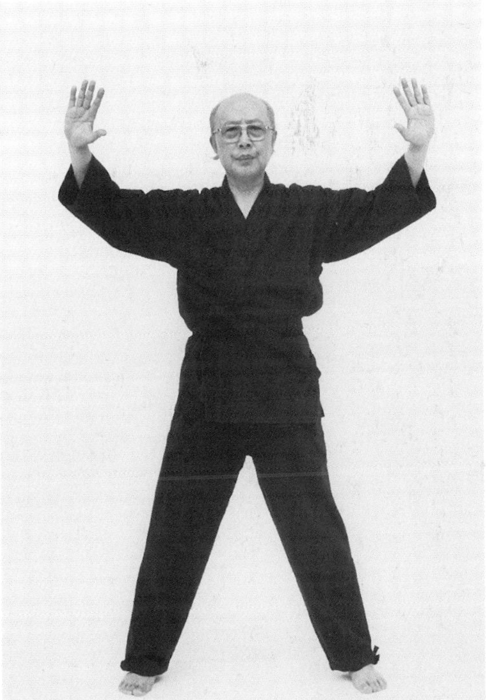
Abb. 334

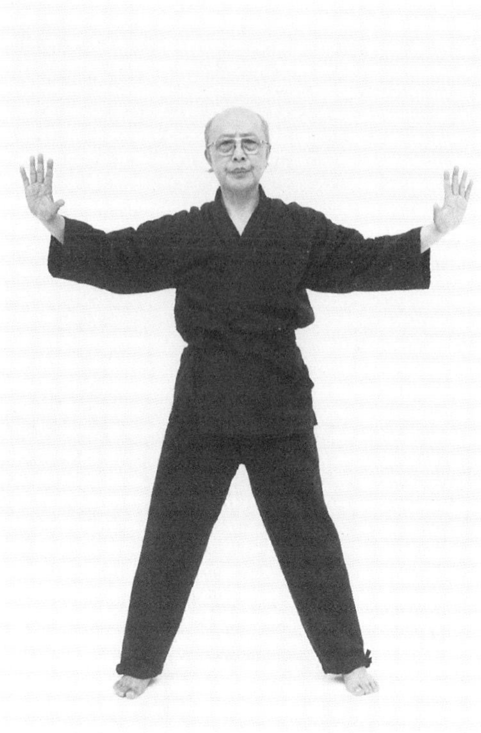

Abb. 335

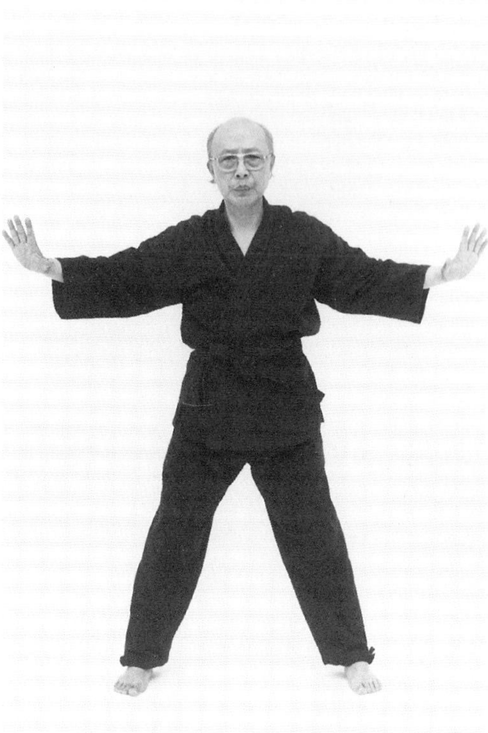

Abb. 336

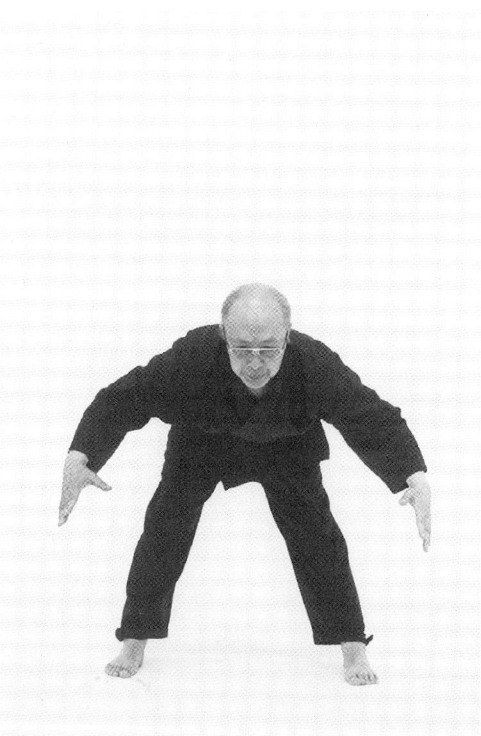

Abb. 339

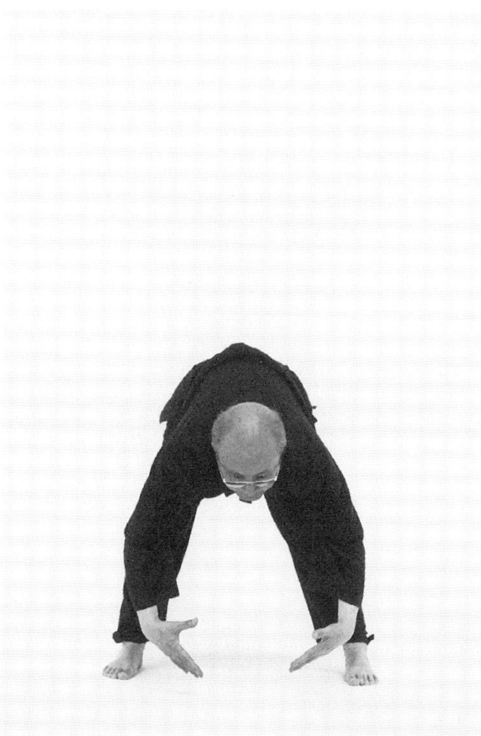

Abb. 340

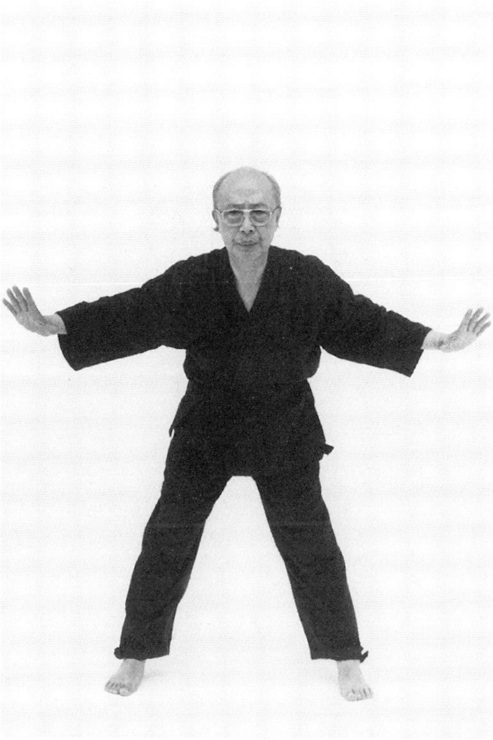

Abb. 337

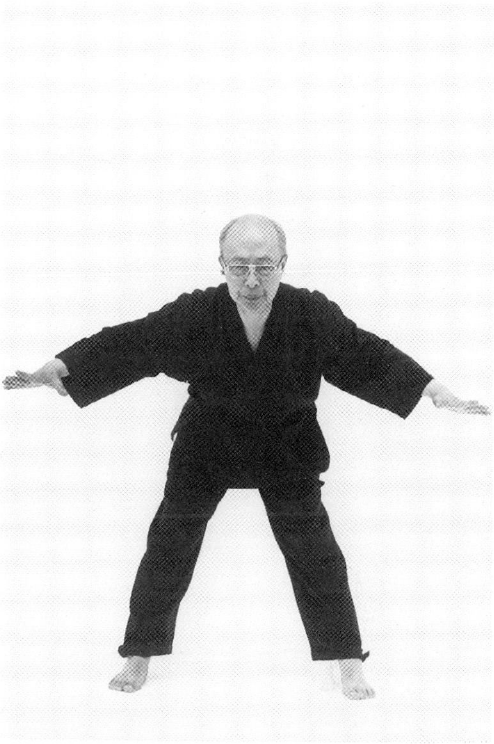

Abb. 338

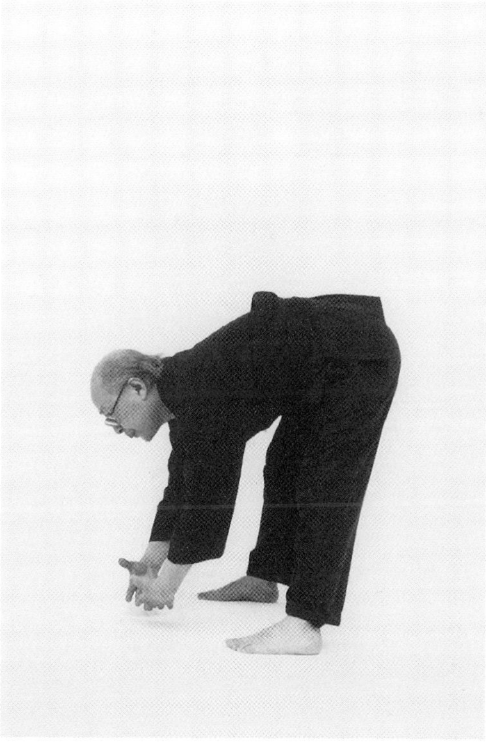

Abb. 341

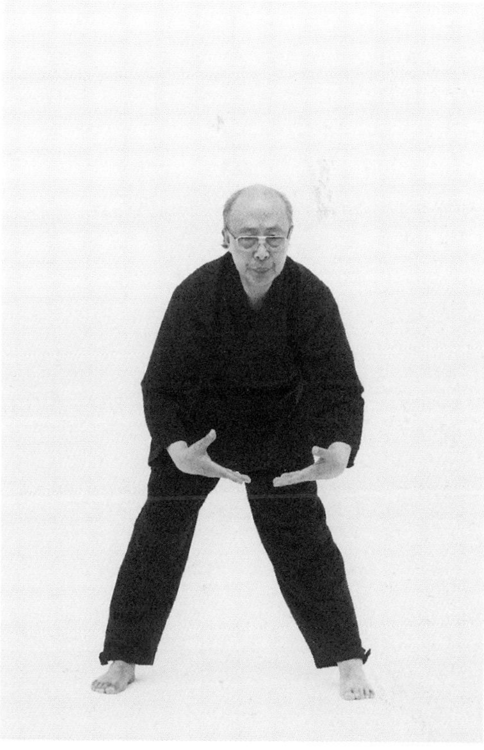

Abb. 342

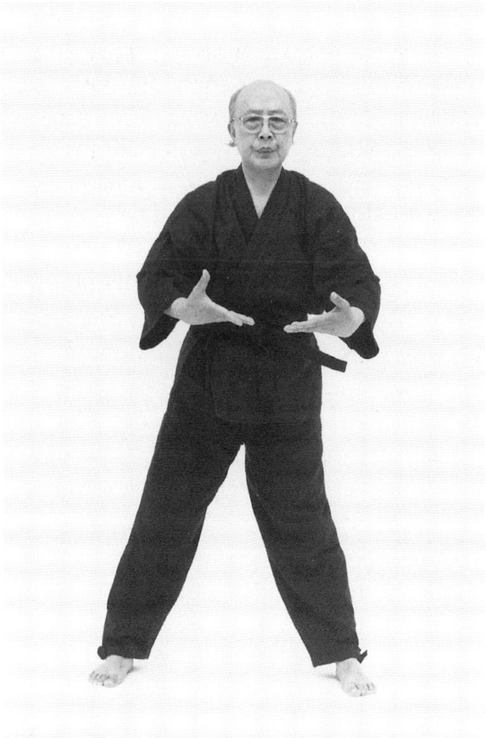

Abb. 343

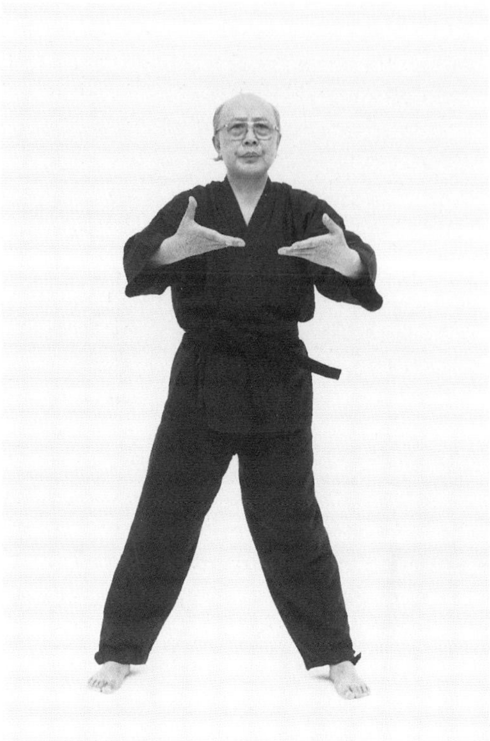

Abb. 344

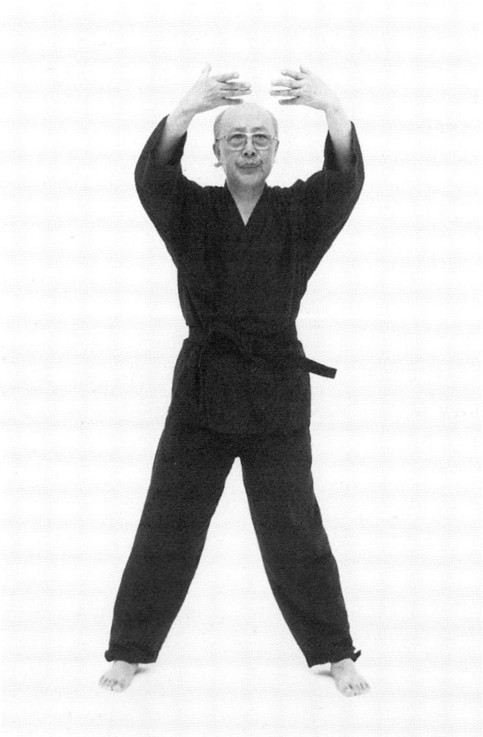

Abb. 345

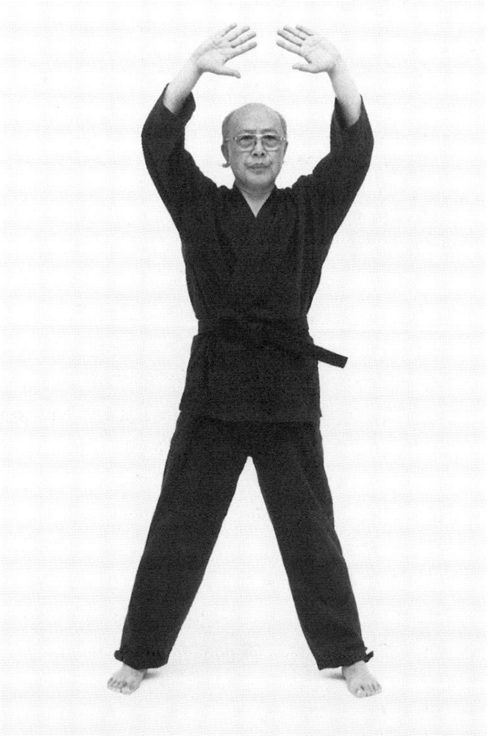

Abb. 346

- Man beugt den Rumpf gerade nach unten und richtet ihn auch so wieder auf (keinen Buckel machen). „Gerade“ ist aber nicht absolut zu verstehen, sondern den eigenen Bedingungen gemäß zu praktizieren.
  Gedanklich ist der Kreuzbein-Bereich der Angelpunkt der beugenden und der aufrichtenden Bewegung. Beim Beugen geht die Kraft der Lendenwirbelsäule in der Vorstellung nach innen, d. h. zum Bauchbereich. Beim Aufrichten geht die Vorstellungskraft nach oben entlang der Wirbelsäule bis zum Schulterbereich. Dabei ist zu beachten, dass die Kraftvorstellung nach oben ergänzt wird durch ein stabilisierendes Bewahren der Vorstellungskraft im mittleren Dantian oder Yongquan-Bereich (s. S. 280). Das Verhältnis der Vorstellungskräfte, die nach oben bzw. nach unten gerichtet sind, bleibt 3 : 7.
  Nach längerer Übung kann man die Beugung des Rumpfes immer tiefer ausführen.
- Wenn sich die Fingerspitzen im unteren Ring gegenüberstehen, wirkt zwischen ihnen die Kraft eines elastischen Bandes.
- Der Blick ist zunächst geradeaus gerichtet und senkt sich dann harmonisch mit dem Beugen des Oberkörpers etwas tiefer.
- Die Beine bleiben während der ganzen Übung gestreckt.

*Zur besonderen Beachtung*

Bei akuten Beschwerden und Schmerzen im Lenden- und Kreuzbereich (z. B. Bandscheibenvorfall) soll man diese Übung nicht praktizieren.
Bei chronischen Beschwerden im Lenden- und Kreuzbeinbereich, sowie im Bereich der gesamten Wirbelsäule ist diese Übung besonders angezeigt. Sie muss aber sehr sorgfältig den individuellen Bedingungen angepasst werden, um keine Verschlimmerung der Beschwerden hervorzurufen.
Geschwächte Menschen sollen diese Übung auslassen oder in einer abgemilderten Form üben oder weniger oft wiederholen.
Um die Übung abzumildern, kann man den Oberkörper weniger tief beugen, die Bewegung besonders langsam und behutsam ausführen und beim Formen des unteren Ringes gegebenenfalls die Knie etwas beugen.
Bei allen Anzeichen „Oberer Fülle“ (z. B. hoher Blutdruck, unsicherer Stand, Schwindelgefühl) soll man den Rumpf nicht zu tief beugen. Der Kopf soll dabei höchstens bis zur Nabelhöhe gesenkt werden. Man achte besonders darauf, beim Beugen des Rumpfes den Kopf in den Nacken zu nehmen und den Blick nicht zu tief nach unten zu wenden und die Vorstellungskraft stabil im mittleren Dantian zu bewahren.

*Wirkungsrichtung*

Mit dieser Übung wird eine harmonische Verbindung von Steigen, Sinken, Öffnen und Schließen des Qi-Flusses bewirkt.

*Hauptsächlich betroffene Leitbahnen*

Hand-Shaoyin (Herz-Leitbahn)
Hand-Jueyin (Herzhüllen-Leitbahn)
Fuß-Taiyang (Blasen-Leitbahn)

*Indikationsbereich*

Diese Übung stärkt insbesondere den Funktionskreis „Niere". In der TCM heißt es: „Wenn man älter wird, muss man besonders die ‚Niere' üben".
Beschwerden im Bereich von Nacken, Schultern und Armen, Bi-Syndrom, Potenzstörungen, Schmerzen und Kraftlosigkeit im Lenden-Kreuz-Bereich und in den Knien.

## 14. Strecke die Arme und beuge die Knie

(Stärke Kreuz und Füße)

*Bewegungsablauf*

Von der vorangehenden Übung kommend die Arme seitlich des Körpers kreisförmig nach unten senken, gleichzeitig das Gewicht auf das rechte Bein verlagern (Abb. 347, 348 u. 349). Den linken Fuß zum rechten stellen in einen schmalen Stand. Die Fersen stehen eng zusammen, die Fußspitzen sind etwas geöffnet (Abb. 350). Die Handgelenke überkreuzen sich vor dem Unterbauch, dabei zeigen die Handflächen zum Körper, die linke Hand ist innen, die rechte Hand ist außen (Abb. 351). Nun die Hände trennen und die Arme seitlich des Körpers bis Schulterhöhe heben, dabei zeigen die Handflächen nach unten (Abb. 352, 353, 354 u. 355). Die Finger werden mit der Aufwärtsbewegung etwas nach oben gebogen (Abb. 356, Bewegung 1).

Nun die Fersen vom Boden abheben (Abb. 357). Die Knie langsam beugen, dabei bleibt der Oberkörper aufrecht, die Arme bleiben zur Seite gestreckt. Beim Senken des Körpers bleiben die Knie nahe zusammen (Abb. 358, 359 u. 360, Bewegung 2). Nun den Körper wieder anheben, die Fersen senken sich (Abb. 361 u. 362, Bewegung 3).Wenn der Körper aufgerichtet ist, die Arme senken (Abb. 363, 364, 365 u. 366, Bewegung 4). Die Handgelenke vor dem Unterbauch überkreuzen, die Handflächen zeigen zum Körper, die rechte Hand ist innen, die linke Hand ist außen.

Bewegung 1 bis 4 bilden eine Übung. Die Übung 4-mal ausführen.

*Wichtige Übungsanforderungen*

- Bei dieser Übung sind die Knie in den aufgerichteten Positionen gestreckt.
- Die Arme sollen nicht zu hoch angehoben werden, höchstens ein wenig über Schulterhöhe.
- Das Steigen der Arme und das Beugen der Knie geschieht langsam mit sanfter Kraft (wie „einen Seidenfaden aus dem Kokon ziehen").
- Die Arme werden zu beiden Seiten des Körpers weit in die Ferne gestreckt, sie bilden aber trotzdem durch Lockerung in Schultern und Ellbogen eine Bogenlinie.
- Beim Senken des Körpers ist das Gesäß nach unten gerichtet und ein wenig zusammengezogen, das Gesäß darf nicht hinter der Fersenlotlinie sein. Das Gleiche gilt auch beim Wiederaufrichten des Körpers.
- Bei Bewegung 1 (Heben der Arme) wirken Kräfte nach oben und in die Weite. Die weitende Kraftvorstellung geht besonders von den Handgelenken aus. Bei Bewegung 2 (Beugen der Knie bei ausgebreiteten Armen) wirken Kräfte nach unten und zum Körperzentrum hin (schließende Kraftvorstellung). Bei Bewegung 3 (Wiederaufrichten) wirken steigende und weitende Kräfte. Bei

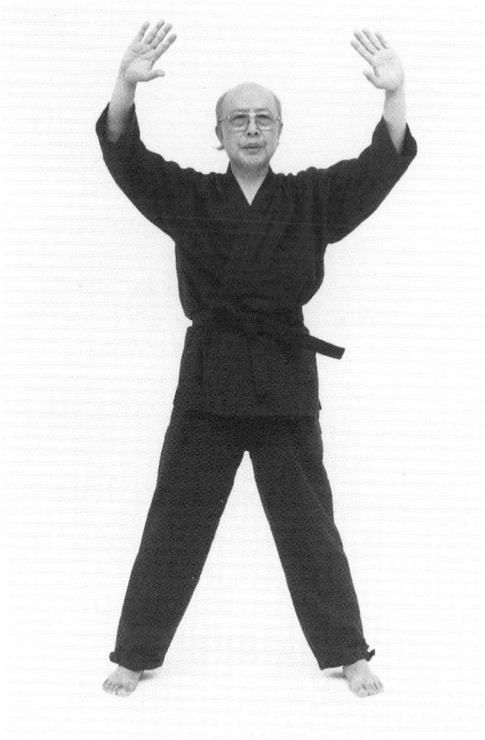

Abb. 347

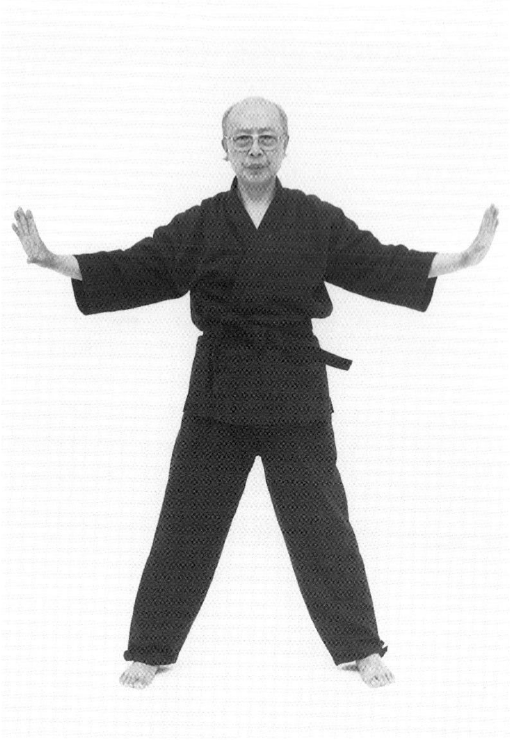

Abb. 348

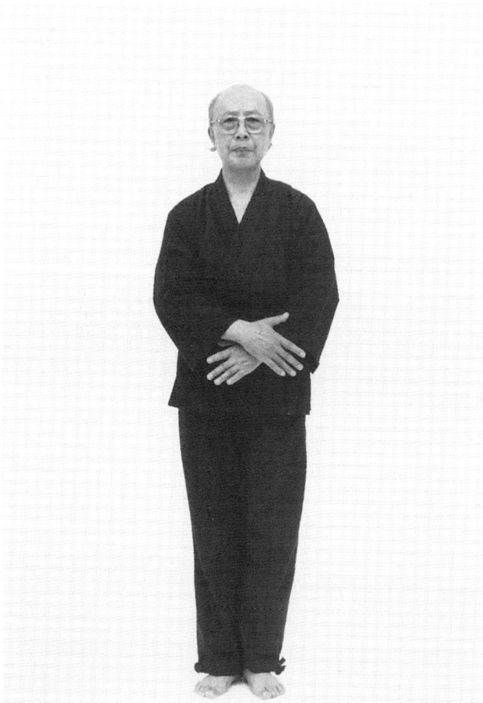

Abb. 351

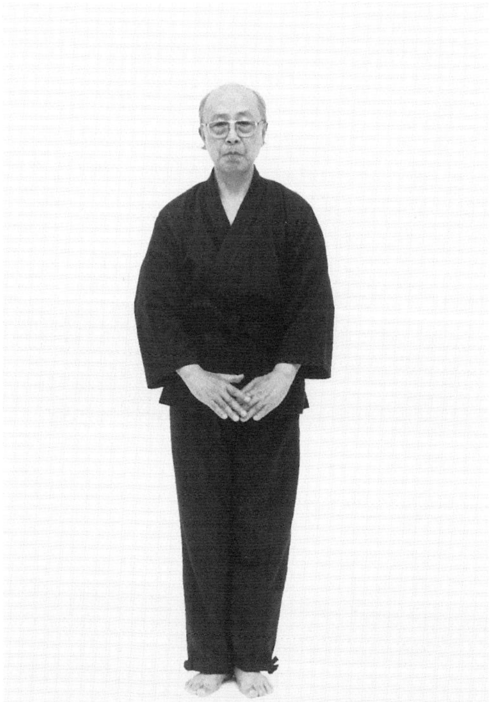

Abb. 352

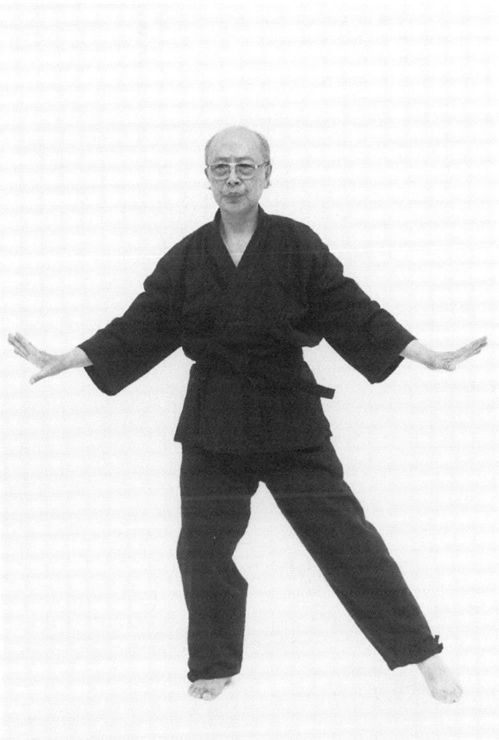

*Abb. 349*

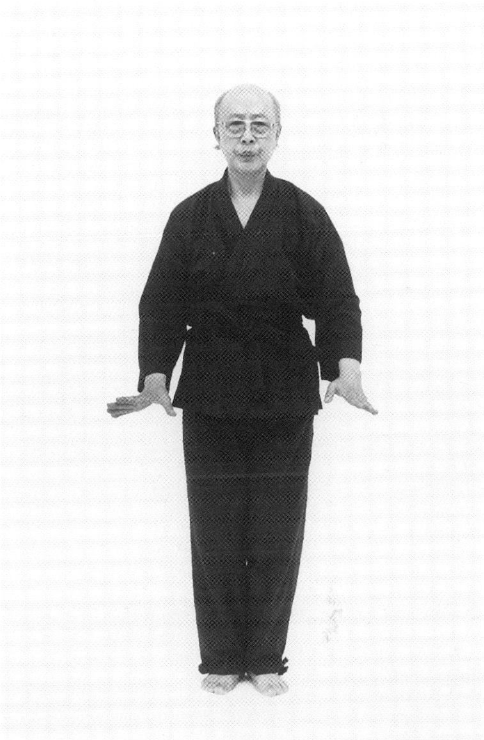

*Abb. 350*

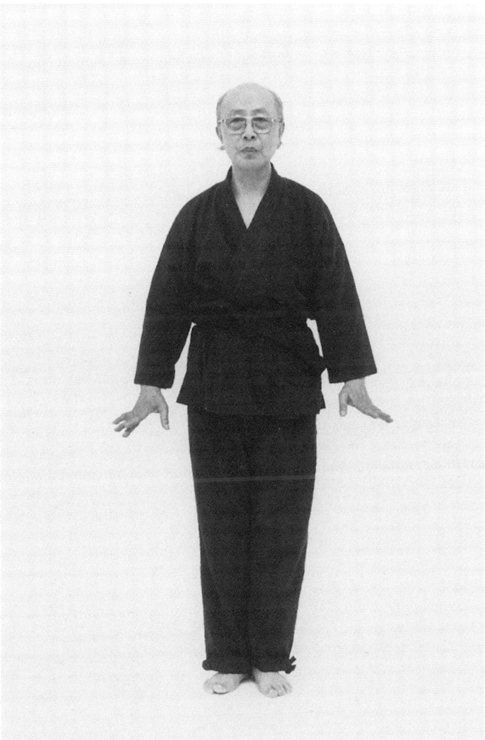

*Abb. 353*

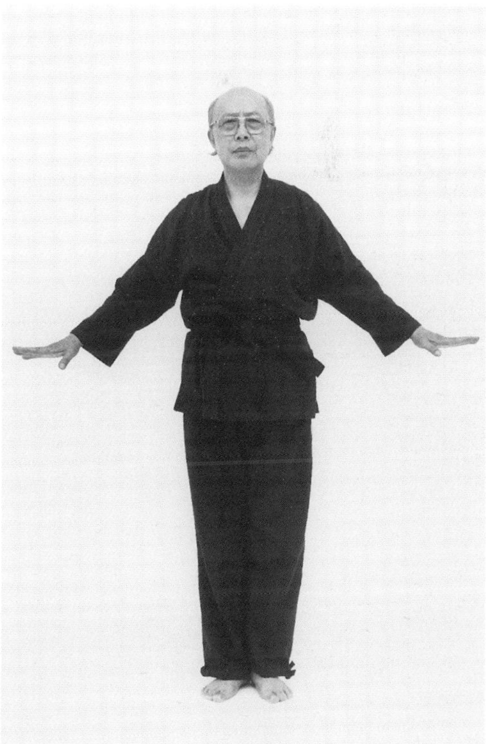

*Abb. 354*

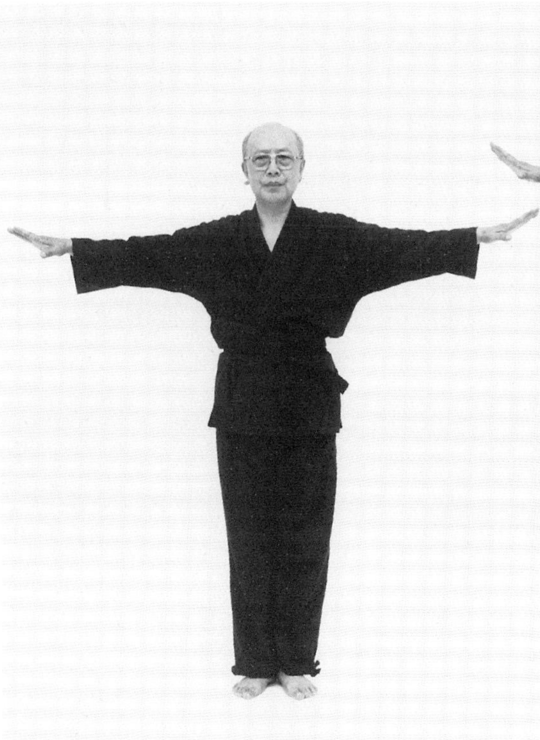

Abb. 355

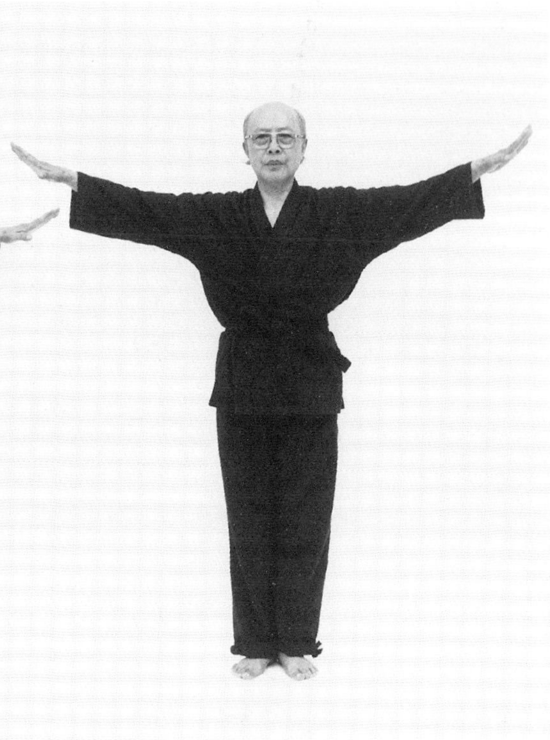

Abb. 356

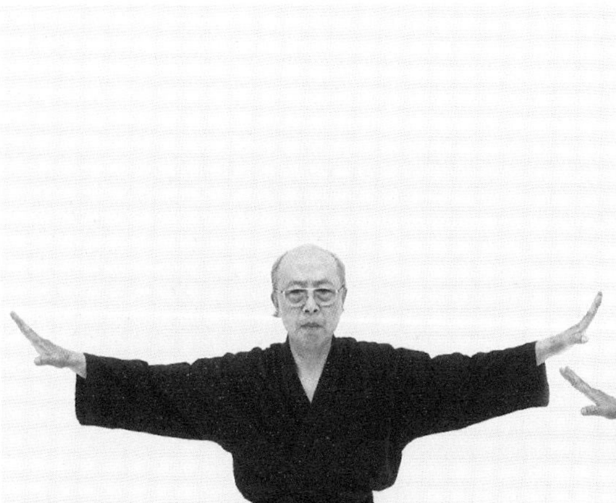

Abb. 359

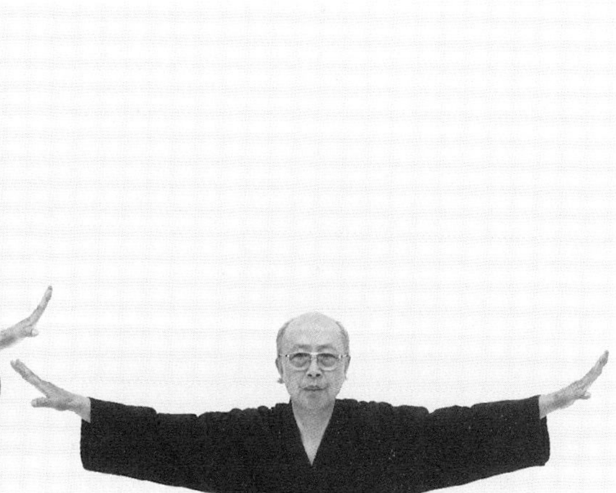

Abb. 360

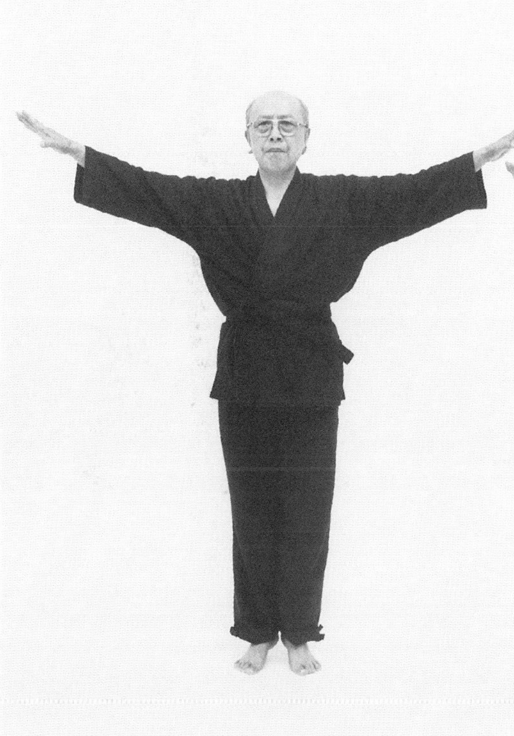

Abb. 357

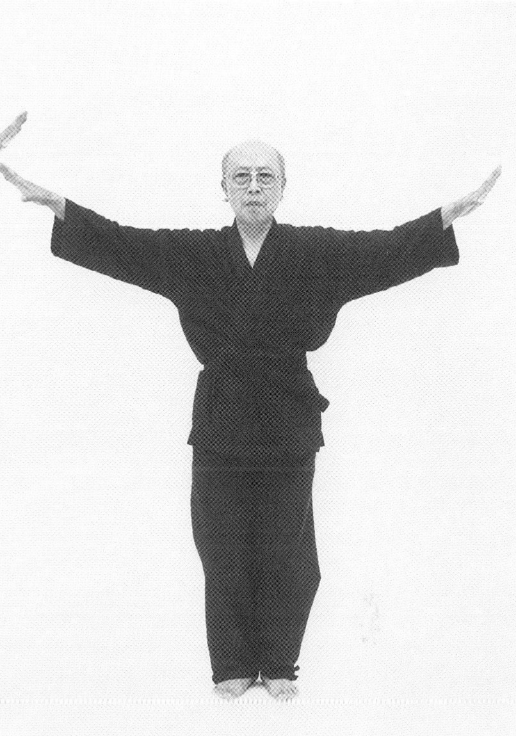

Abb. 358

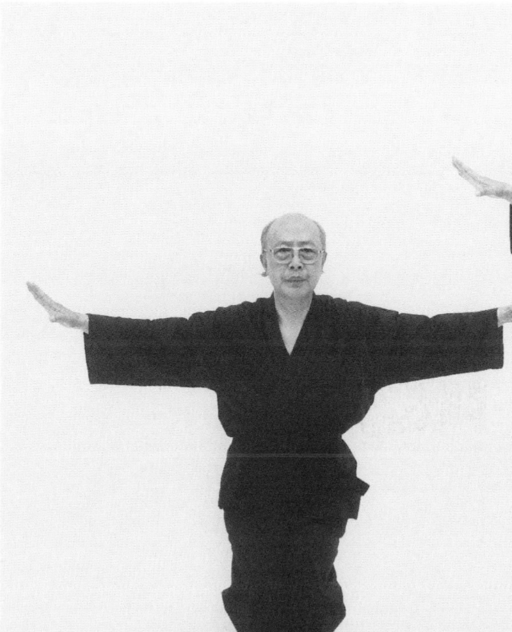

Abb. 361

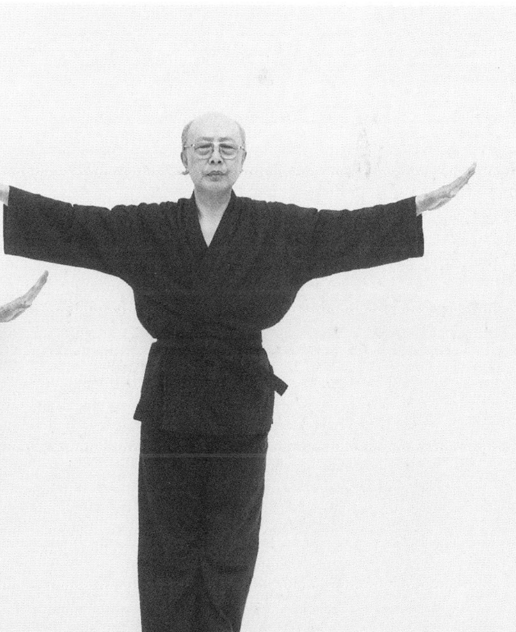

Abb. 362

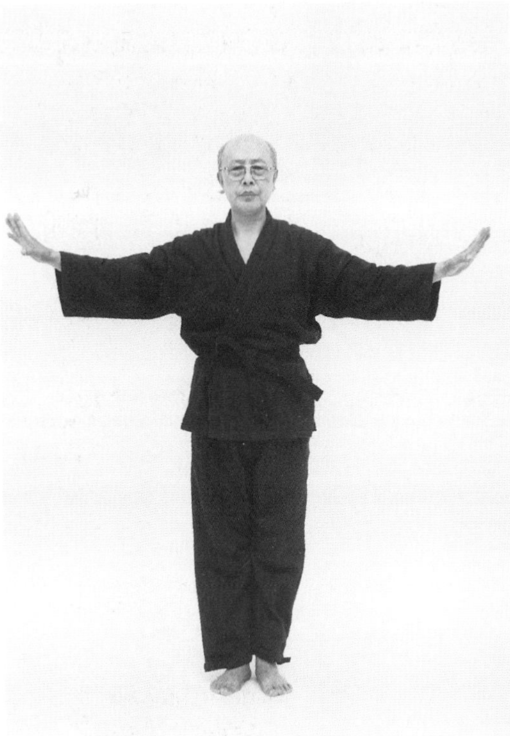
Abb. 363

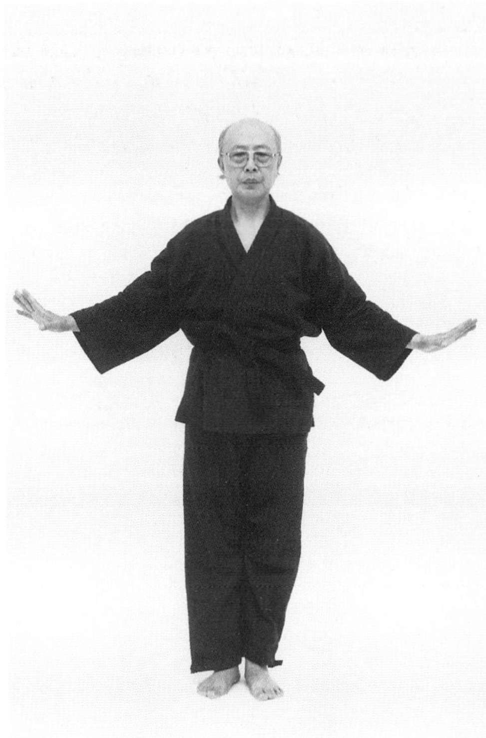
Abb. 364

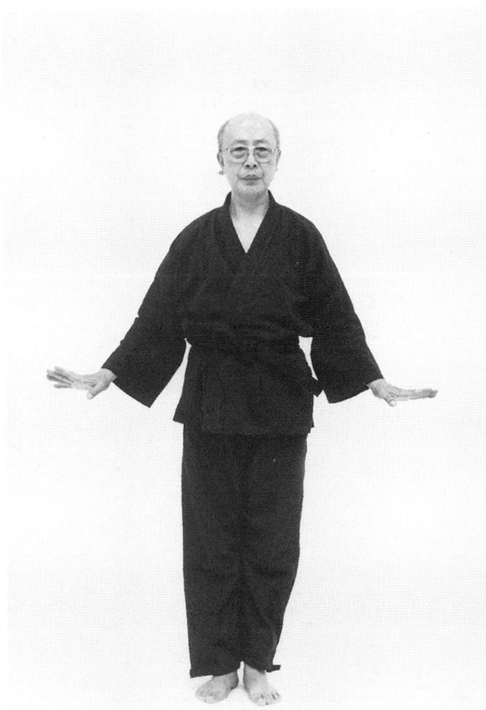
Abb. 365

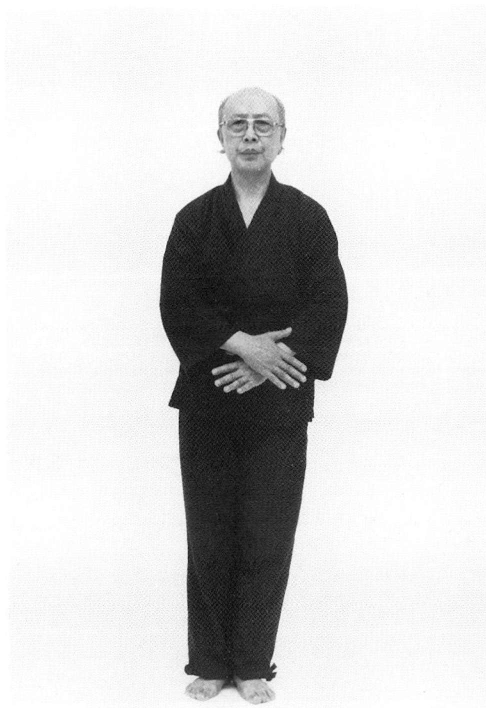
Abb. 366

Bewegung 4 (Senken der Arme) wirken wiederum sinkende und schließende Kräfte. Man stellt sich vor, die Arme durch Wasser nach unten zu ziehen, dabei eine Spur im Wasser hinterlassend. Die senkende und schließende Kraft geht mehr vom Ellbogenbereich aus und nicht so sehr von den Handgelenken.

- Man achte darauf, dass die sinkende „sitzende“ Kraft beim Beugen der Knie (Sinken des Körpers) ergänzt wird durch eine hochragende Kraft (aufrechter Oberkörper). Ebenso wird die steigende Kraft beim Strecken der Knie ergänzt durch eine sinkende Kraftvorstellung (stabiler Stand). Beim Sinken und Steigen des Körpers wirken stets „widerstreitende“ Kräfte, d. h. beim Sinken gibt es auch ein Steigen, beim Steigen gibt es auch ein Sinken.
- Man achte darauf, die Vorstellungskraft nicht zu stark nach oben zu leiten. Man achte also auf eine Beschränkung des Steigens durch eine sinkende Vorstellung und durch das Bewahren der Vorstellung im mittleren Dantian („Stabilisieren im mittleren Dantian“, „Schließen des Qi im mittleren Dantian“).
  Das Bewahren der Vorstellungskraft im mittleren Dantian praktiziert man während der ganzen Übung.
- Wenn man nicht sehr sicher steht, soll man die Fersen nicht vom Boden abheben.
- Kranke und geschwächte Menschen sowie Patienten mit Verletzungen oder akuten Beschwerden im Nieren-, Lenden- und Kreuzbereich sollen diese Übung entweder gar nicht praktizieren oder in sehr abgemilderter Form, d. h. mit ganz geringem Senken des Körpers.

*Wirkungsrichtung*

Mit dieser Übung wird besonders das Steigen und Sinken des Qi gefördert, daneben auch das Öffnen (Sich-Ausbreiten) und Schließen (Sich-Sammeln).

*Hauptsächlich betroffene Leitbahnen*

Fuß-Taiyang (Blasen-Leitbahn)
Hand-Jueyin (Herzhüllen-Leitbahn)
Hand-Shaoyang (Drei-Erwärmer-Leitbahn)

*Indikationsbereich*

Diese Übung dient besonders der Stärkung des Lenden-Kreuz-Bereiches und der Beine und Füße. Insbesondere werden die Shenshu-Bereiche (s. S. 278) sowie der Bereich der Yaoyanshu (s. S. 278) trainiert. Somit ist diese Übung besonders bei „Leere“ bzw. Mangel des „Nieren“-Qi angezeigt. Ein chinesisches Sprichwort sagt: „Sind Lenden und Füße schwach, so ist man alt, ohne alt (an Jahren) zu sein“. Im Allgemeinen zeigen sich Alterserscheinungen zuerst im Lenden-Kreuz-Bereich sowie in Beinen und Füßen. Deshalb trainiert man besonders diese

Bereiche, um vorzeitiges Altern zu vermeiden. Hierzu dienen vor allem die 13. und 14. Übung der „15 Ausdrucksformen des Taiji-Qigong". Sie wirken besonders folgenden Beschwerden und Missempfindungen entgegen: Schmerzen, Schwächegefühl, ziehendes Gefühl, Bewegungseinschränkungen im Lenden-Kreuz-Bereich („lendenlahm"), Potenzstörungen, Kraftlosigkeit in Armen und Beinen, „weiche Knie", unsicherer Gang, Schmerzen und Bewegungseinschränkungen in Beinen und Füßen.

## 15. Der Elefant kreist mit der Hüfte*

*Bewegungsablauf*

Von der vorangehenden Übung kommend die Arme senken und die Handrücken mit den äußeren Laogong-Bereichen auf den Rücken in Höhe der Shenshu-Bereiche (Abb. 367, 368 u. 369) legen. Das Gewicht nach rechts verlagern (Abb. 370) und nach links in den schulterbreiten Stand gehen, die Füße stehen parallel zueinander (Abb. 371 u. 383). Der Körper ist aufrecht, die Brust etwas zurückgenommen, der Bauch wird leicht eingehalten. Der Geist ist ruhig, das Qi sinkt langsam nach unten, die Vorstellungskraft wird im mittleren Dantian bewahrt. Die Knie sind leicht gebeugt, die Füße sind fest in der Erde verankert, wie die Wurzeln eines Baumes. Die Zehen greifen leicht in den Boden, die Kraft der Zehen ist nach unten gerichtet.

Langsam kreist man mit dem Lenden-Kreuz-Bereich als Angelpunkt der Bewegung auf horizontalen Kreisen. Man beginnt mit der Bewegung nach links. Dabei wird das Gewicht zunächst nach rechts verlagert (Abb. 372 u. 384), dann beginnt man, einer Bogenlinie folgend die Körpermitte (Lenden-Kreuz-Bereich) nach vorne (Abb. 373 u. 385) und dann nach links kreisen zu lassen. Das Gewicht wird dabei nach links verlagert und die rechte Ferse hebt sich auf natürliche Weise ein wenig (Abb. 374 u. 386). Nun die kreisende Bewegung über einen Halbkreis nach hinten fortsetzen (Abb. 375, 376, 377 u. 387, 388, 389) und das Gewicht wieder nach rechts verlagern, die linke Ferse hebt sich dabei auf natürliche Weise ein wenig (Abb. 378).

Nach 4 Kreisen, das Gewicht ruht auf dem rechten Fuß, kurz innehalten. Dann 4 Kreise in entgegengesetzter Richtung ausführen, also mit der Bewegung nach hinten beginnen und das Gewicht nach links verlagern (Abb. 379, 380, 381, 382). Zum Schluss das Gewicht wieder zur Mitte bringen.

*Wichtige Übungsanforderungen*

– Während man mit leicht gebeugten Knien übt, stellt man sich vor, so stabil auf der Erde zu stehen wie ein Baum mit tiefen Wurzeln. Man fühlt besonders den engen Kontakt, den die Zehen mit dem Boden haben. Der ganze Körper hat eine hochragende Kraft, die Brust wird dabei etwas zurückgenommen. Der Rücken ist aufgerichtet, der Lenden-Kreuz-Bereich und die Hüftgelenke sind locker und entspannt.

* Die Bedeutung des hier als „Hüfte“ übersetzten chinesischen Wortes yao kann nicht genau mit einem einzigen Wort unserer Sprache wiedergegeben werden. Es bedeutet je nach Kontext „Taille“, „Lendenbereich“, „Kreuzbereich“, „Hüftbereich“. Wenn wir sagen „ich habe es im Kreuz“, bezeichnen wir damit vage einen Bereich in der unteren Rückenpartie, der sich häufig durch Schmerzen, Bewegungseinschränkungen oder Schwächegefühl bemerkbar macht. Dieser Bereich, der in der traditionellen chinesischen Medizin dem Funktionskreis „Niere“ zugeordnet wird, ist der Angelpunkt der kreisenden Bewegung.

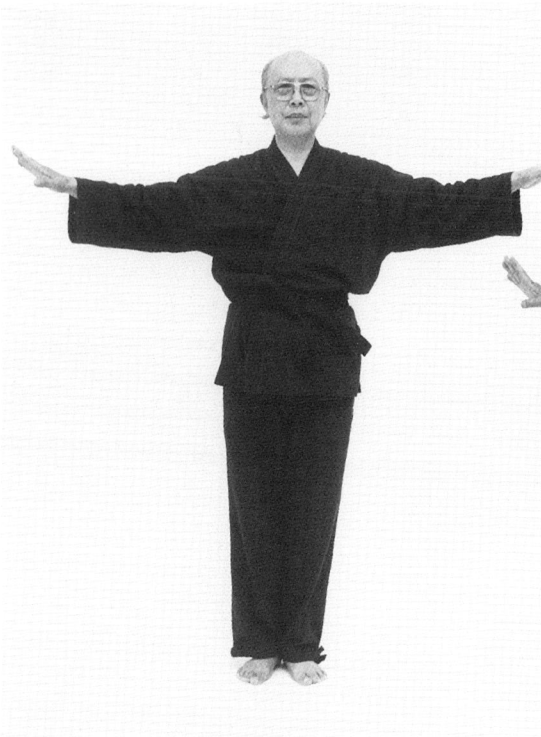

Abb. 367

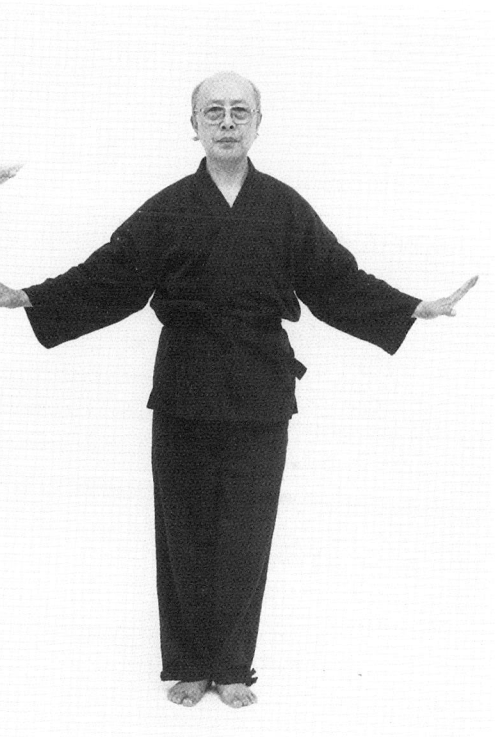

Abb. 368

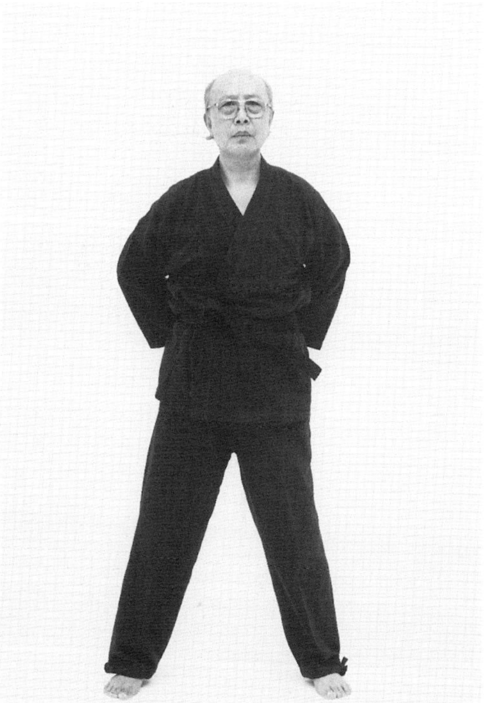

Abb. 371

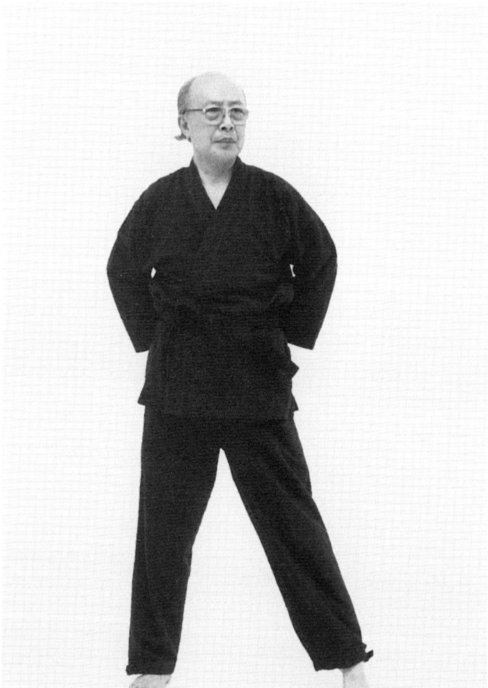

Abb. 372

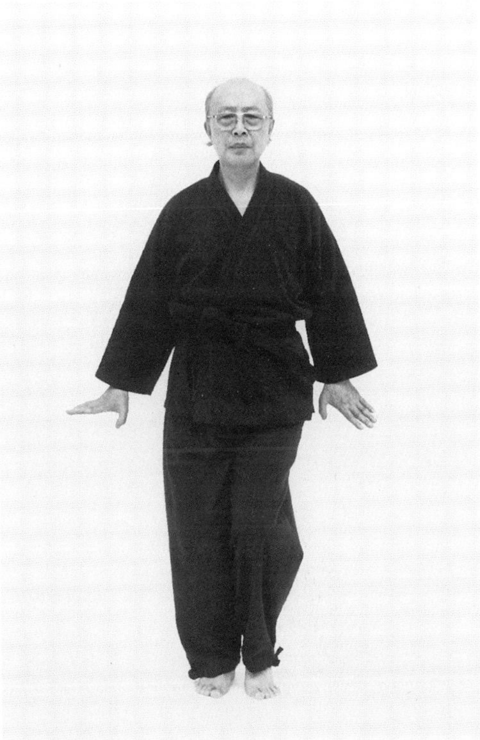

Abb. 369

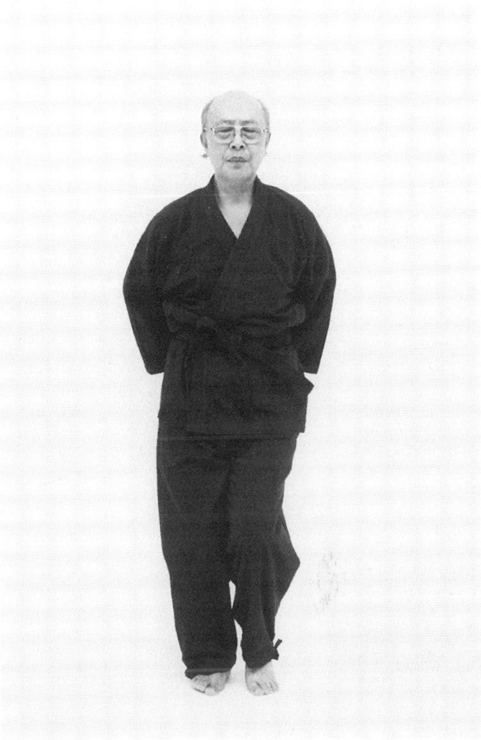

Abb. 370

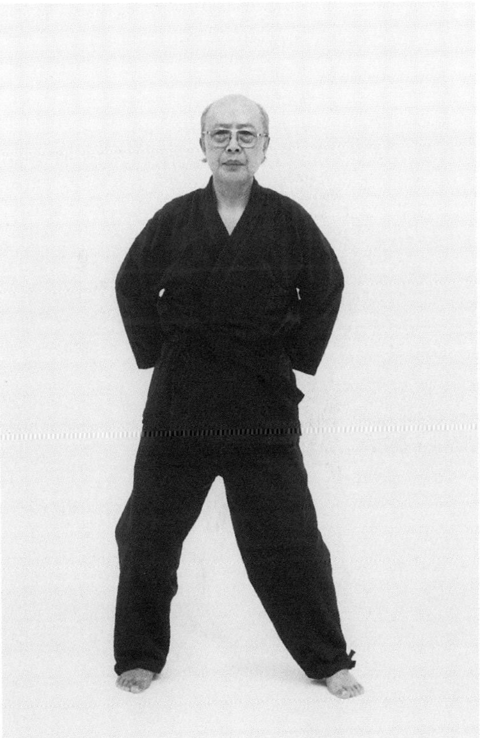

Abb. 373

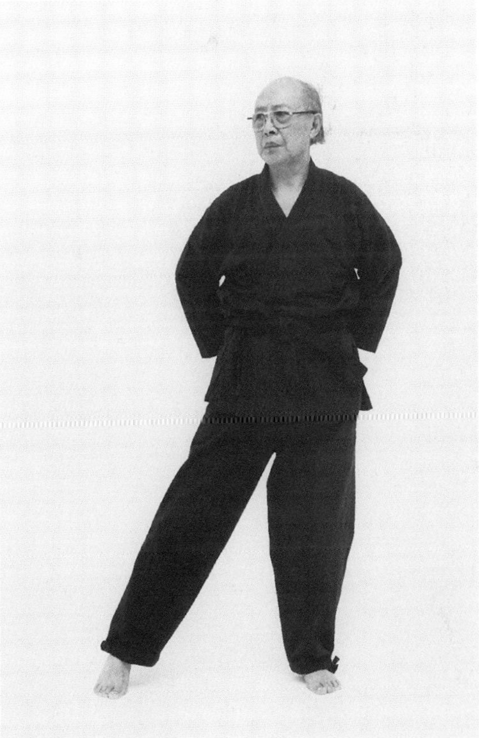

Abb. 374

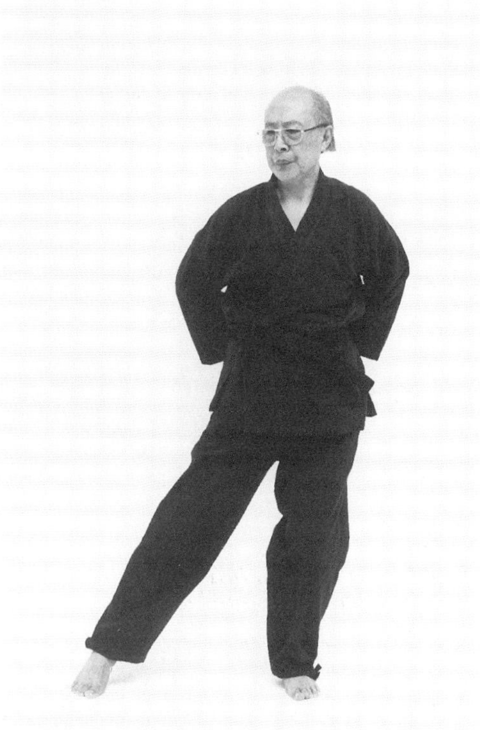

Abb. 375

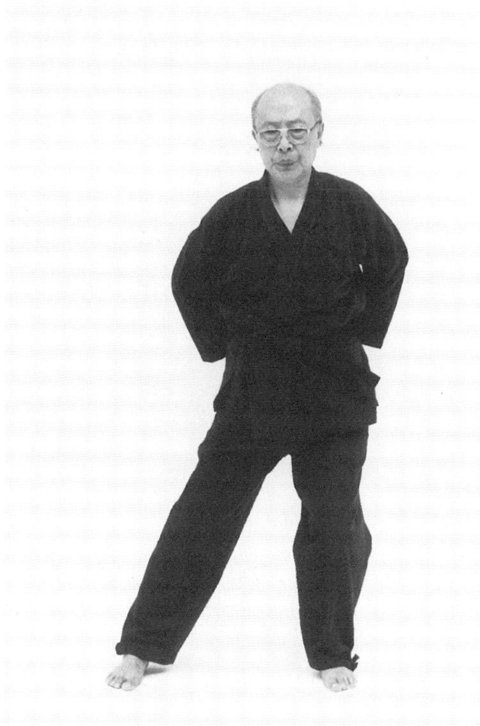

Abb. 376

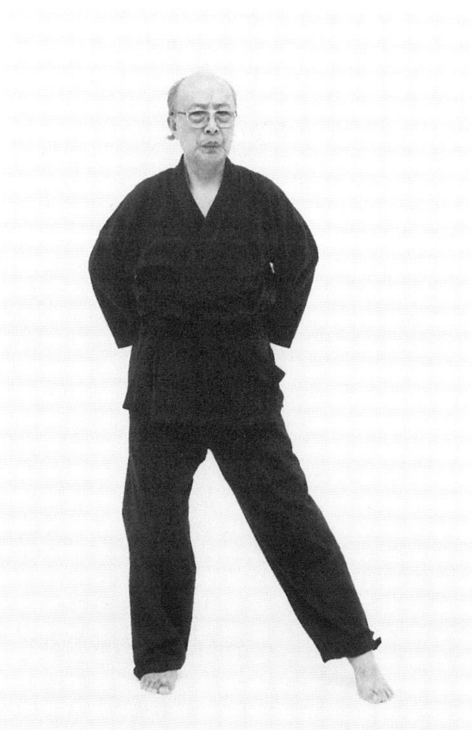

Abb. 379

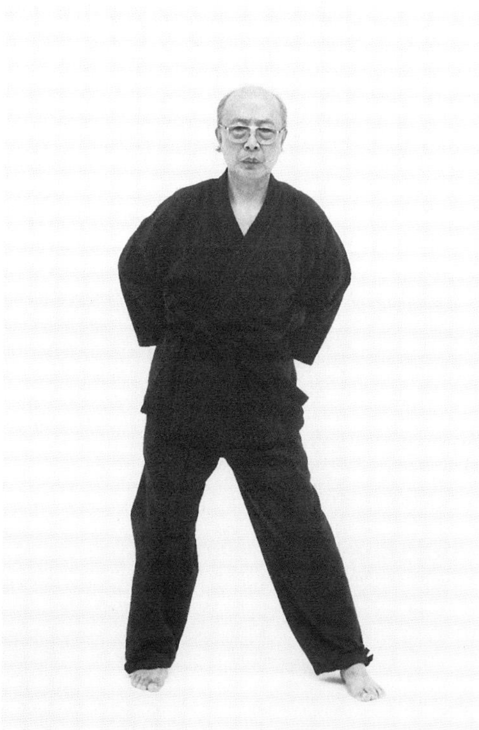

Abb. 380

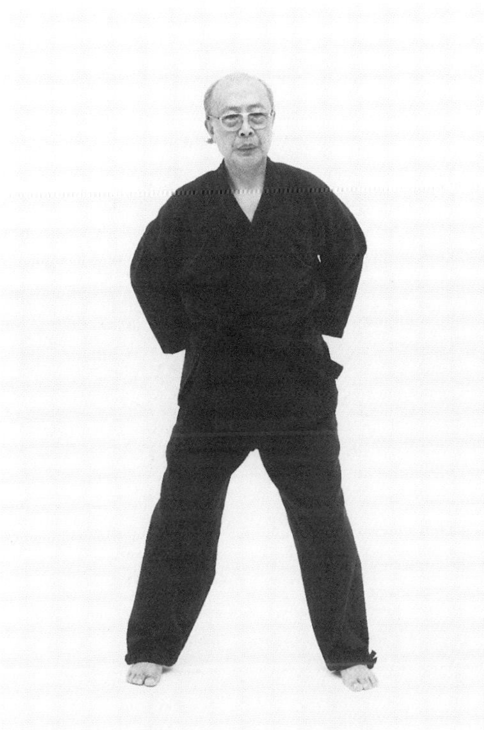
Abb. 377

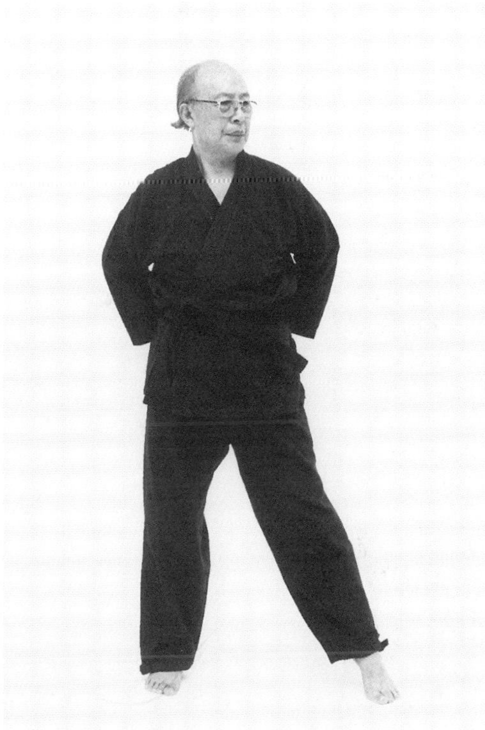
Abb. 378

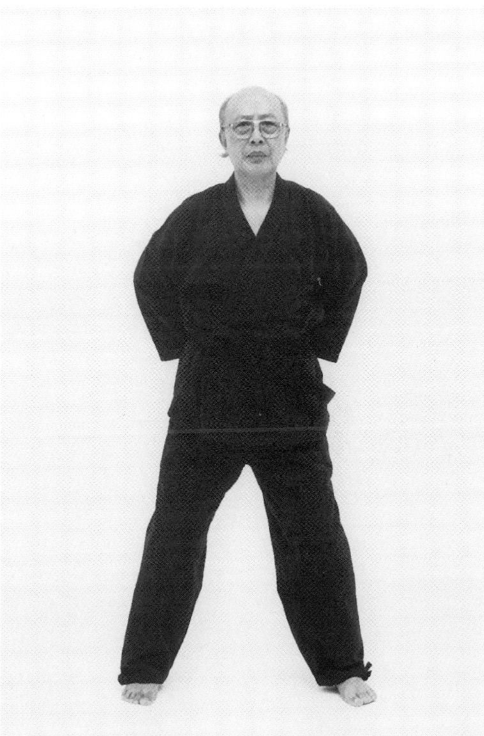
Abb. 381

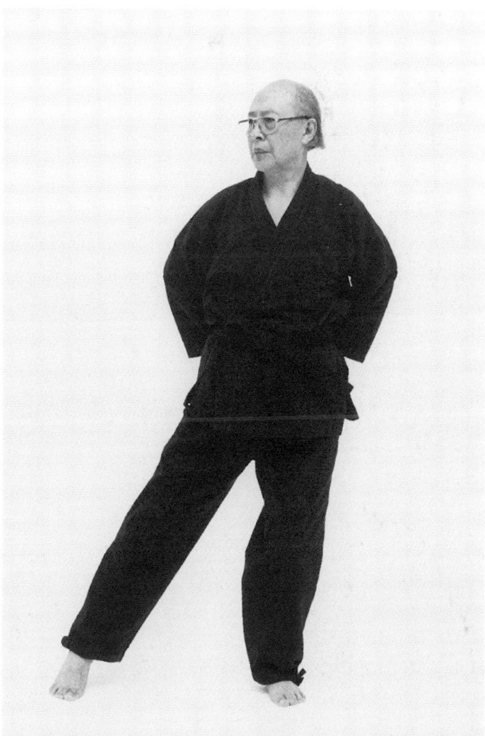
Abb. 382

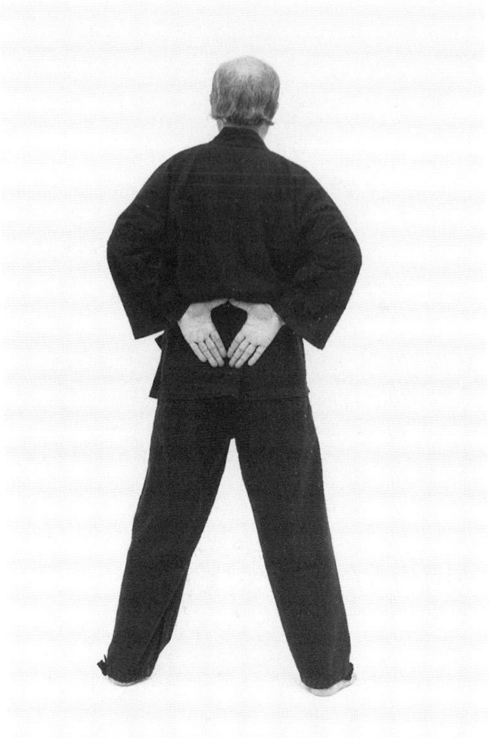
Abb. 383

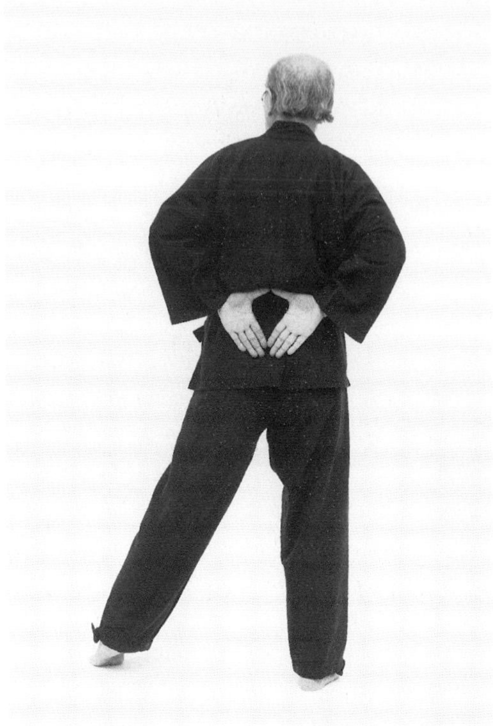
Abb. 384

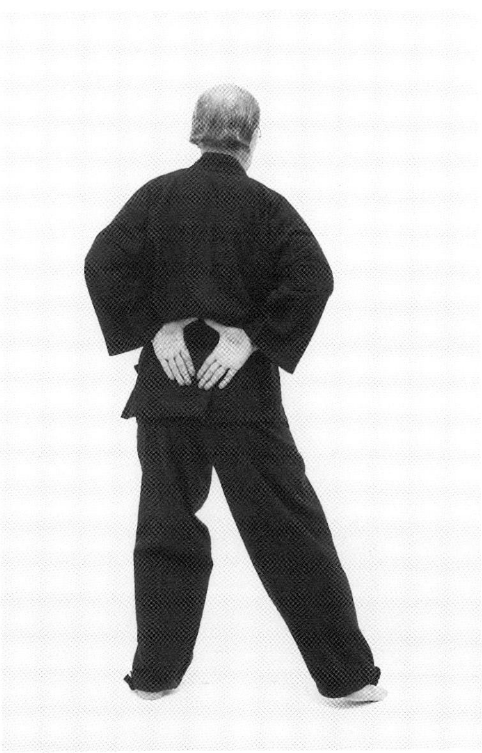
Abb. 387

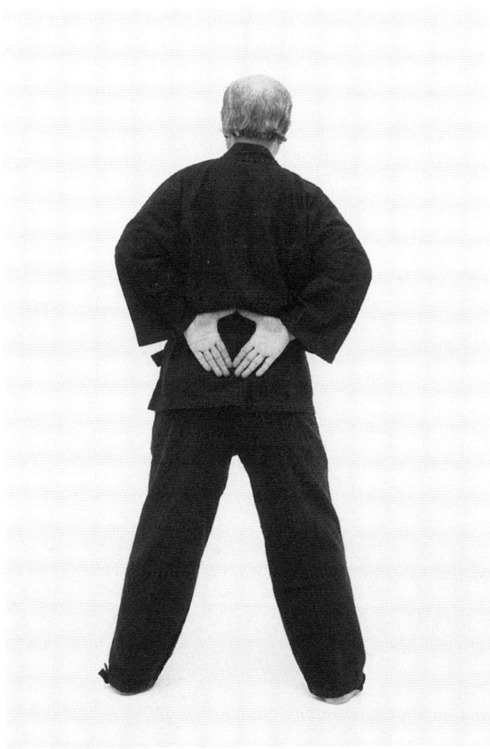
Abb. 388

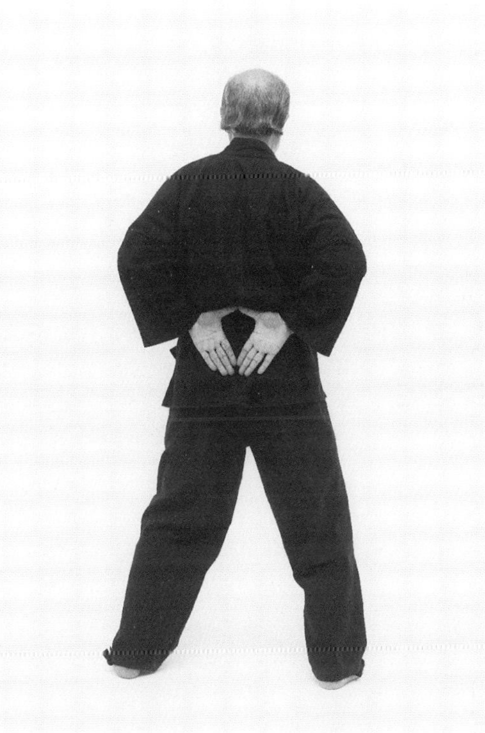

Abb. 385

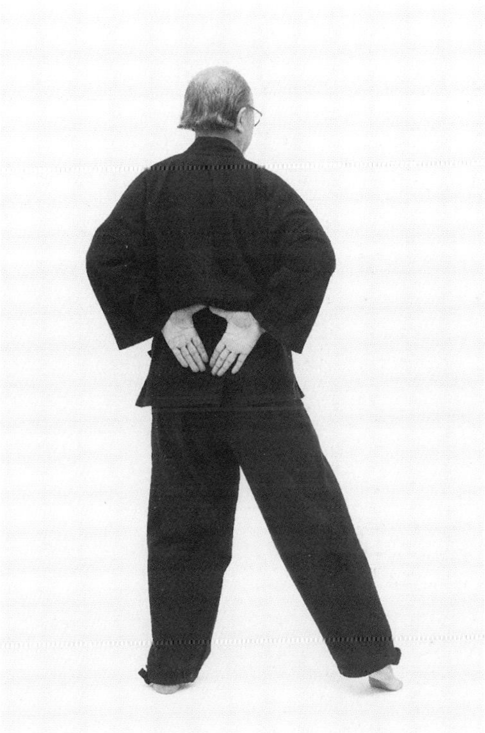

Abb. 386

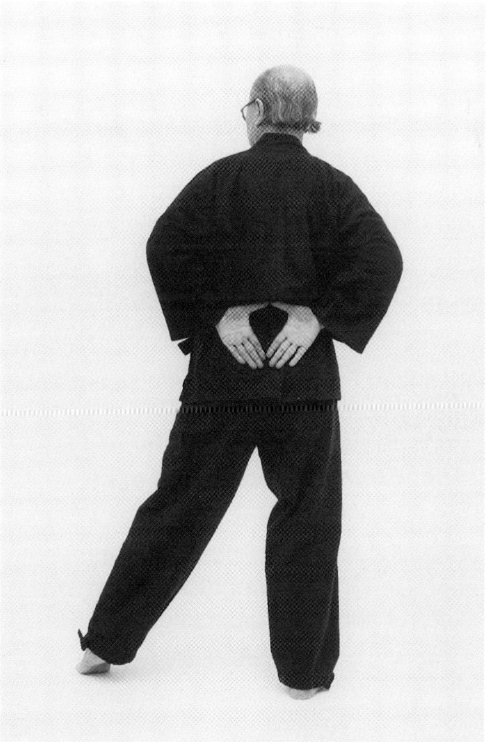

Abb. 389

- Zunächst kann man sich vorstellen, den Lenden-Kreuz-Bereich in 4 Richtungen, nach vorne, links, hinten und rechts, zu bewegen. Mit zunehmender Übungspraxis wird das Kreisen in die 4 Richtungen immer feiner unterteilt, bis aus der „Bewegung in die 4 Himmelsrichtungen" der „Himmelskreis" als ununterbrochene Bewegung entsteht.

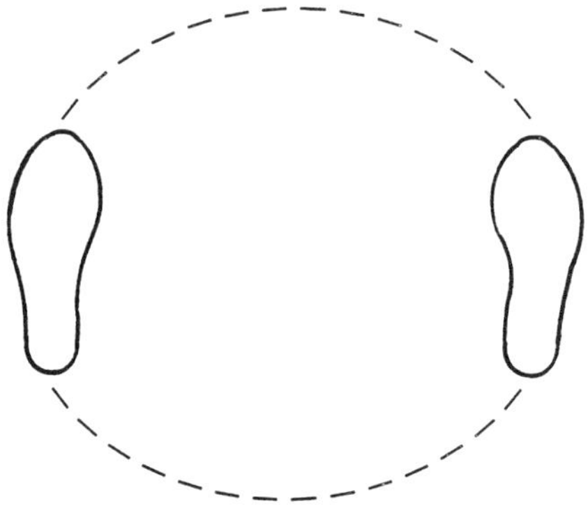

- Man übt mit der Vorstellung, durch das Kreisenlassen der Körpermitte alle großen und kleinen Gelenke und alle Körperteile in Bewegung zu bringen. Man nennt diese Übung auch „Der Elefant kreist mit der Hüfte und alle 365 Gelenke bewegen sich". Insbesondere kann man sich das Kreisen auf den Ebenen der größeren Gelenke vorstellen, die als besondere Kraftstützpunkte dienen. Kraftstützpunkte sind Orte, an denen durch die Vorstellung innere Kraft entwickelt wird. So stellt man sich das Kreisen auf den Ebenen der Schultern und der Hüften, der Ellbogen und der Knie, der Handgelenke und der Fußgelenke vor. Durch diese Gelenke sind also 6 Paare und somit 12 wichtige Kraftstützpunkte bestimmt, die die Bewegung neben dem Lenden-Kreuz-Bereich als Hauptkraftstützpunkt formen.
- Durch das Kreisenlassen des Schwerpunktes fühlt man Punkt für Punkt jede Stelle an der Außenkante der Füße.
- Wenn man mit dem Schwerpunkt über dem linken Fuß ist, denkt man sich eine Streckungslinie von der linken Schulter zum rechten Fuß. Ist der Schwerpunkt über dem rechten Fuß, so denkt man sich eine Streckungslinie von der rechten Schulter zum linken Fuß. Bei der kreisenden Bewegung empfindet man abwechselnd diese beiden Streckungslinien.
- Während der ganzen Übung wird die Vorstellungskraft im mittleren Dantian bewahrt. Durch den leichten „anhaftenden" Druck der Handrücken wird die Vorstellung auch auf die Shenshu-Bereiche und damit auf das hintere Dantian gelenkt.

- Die Augen sind während des Kreisens entspannt, wodurch sich die jeweilige Blickrichtung ganz natürlich ergibt: Ist das Gewicht nach rechts verlagert, geht der Blick nach vorn links, ruht das Gewicht auf dem linken Bein, geht der Blick nach vorn rechts. Sind die Beine gleich belastet, geht der Blick geradeaus. Der Blick wird, insbesondere während der Dehnungsphasen, leicht gesenkt.
- Man achtet darauf, das Kreisen sehr langsam auszuführen, da man sonst keine Empfindung für das Kreisen aller Körperteile bekommen kann. Keinesfalls sollte man diese Übung schneller als die vorangehenden praktizieren, besser ist es, das Tempo sogar noch zu verlangsamen.
- Die 15. Übungsform muss besonders gewissenhaft geübt werden. Sie leitet zur Abschluss-Übung über und bereitet ein sicheres und stabiles Sammeln und Speichern des Qi im mittleren Dantian vor.

*Wirkungsrichtung*

Diese Übung fördert vor allem das Öffnen und Schließen des Qi-Flusses, daneben auch das Steigen und Sinken.
Durch die kreisende Bewegung des Schwerpunktes wird der Wechsel von „voll" und „leer", Gewichtung und Neutralität, auf allen Ebenen des Körpers geübt.

*Besonders betroffene Leitbahnen*

Diese Übung reguliert alle 12 Hauptleitbahnen und die 8 außerordentlichen Leitbahnen (Dumai, Renmai, Chongmai, Daimai, Yangqiao, Yinqiao, Yangwei, Yinwei).

*Indikationsbereich*

Schlaflosigkeit, Schwindel, „Rippenblähung" (Druck-, Schwellungs-, Enge- und Völlegefühl im Bereich des Rippenbogens), Magenbeschwerden, Verdauungsbeschwerden, Verstopfung, unregelmäßige Menstruation, Qi-Stauung, Qi-„Leere" bzw. -Schwäche, Bi-Syndrom, „Leber"-Yin-Mangel (vor allem mit Beschwerden wie instabiler Gemütslage, innerer Unruhe, schlechtem Gedächtnis). „Leber"-Yin-Mangel kommt häufig in der Zeit des Klimakteriums vor. Beschwerden in Rücken und Beinen.
Der Indikationsbereich dieser Übung ist sehr breit. Sie hat eine regulierende Wirkung auf alle inneren Organe und kräftigt den Lenden-Kreuz-Bereich und die Beine. Alle 15 Übungsformen haben günstige Auswirkungen auf die Gelenke, die 15. Übung ist jedoch besonders wirksam bei allen Gelenkbeschwerden.

## Abschlussübungen

Reibe die Shenshu, schließe den Daimai, reibe das Dantian, wasche die Laogong, führe das Qi zum Ursprung zurück.

### Reibe die Shenshu

*Bewegungsablauf*

Von der vorigen Übung kommend werden die Handflächen gewendet und auf die Shenshu-Bereiche (Lokalisation: 2 Querfinger seitlich des Zwischenraumes zwischen den Dornfortsätzen des 2. und 3. Lendenwirbels, s. S. 278) gelegt. Dabei zeigen die Finger nach unten, die Handballen liegen auf den Shenshu, die Handflächenmitten (Laogong) entsprechend unterhalb der Shenshu (Abb. 390). Mit leichtem Druck die Hände nach unten und wieder nach oben führen (Abb. 391, 392), die reibende Kraft geht dabei von den Handballen aus. Die Massagebewegung ist leicht kreisend: Mit der Abwärtsbewegung werden die Hände etwas nach außen zur Seite geführt (Öffnen), mit der Aufwärtsbewegung werden sie wieder zusammengeführt (Schließen). Mit der Ab- und Aufwärtsbewegung der Hände senkt und hebt sich auch der Körper. Die kreisende Bewegung wird 4-mal ausgeführt.

*Wichtige Übungsanforderungen*

Die Vorstellungskraft bleibt während der ganzen Übung gleichzeitig im Bereich des Shenshu und des Mingmen („Lebenstor", Lokalisation: zwischen den Dornfortsätzen des 2. und 3. Lendenwirbels), die zusammen das hintere Dantian bilden, sowie im mittleren Dantian.

- Um die steigende und sinkende Wirkung zu stabilisieren, achtet man auf die kreisende Bewegung der Hände, die das Öffnen und Schließen des Qi-Flusses fördert.
- Koordiniert man die Atmung mit der Bewegung, so atmet man mit dem Reiben nach unten und der Senkung des Körpers aus, mit der Massagebewegung nach oben und dem Heben des Körpers ein.

*Wirkungsrichtung*

Hauptwirkung ist das Steigen und Sinken des Qi-Flusses, daneben wird auch das Öffnen und Schließen des Qi-Flusses unterstützt.

*Hauptsächlich betroffene Leitbahn*

Fuß-Taiyang (Blasen-Leitbahn)

*Indikationsbereich*

Diese Übung stärkt besonders das Qi des Funktionskreises „Niere“.

## Schließe den Daimai

*Bewegungsablauf*

Die Finger langsam nach vorne richten und mit den ganzen Handflächen entlang der Gürtellinie (Daimai) nach vorne streichen. Die Handflächen über dem mittleren Dantian (etwas unterhalb des Nabels) übereinanderlegen, dabei liegt die linke Hand auf dem Körper, die rechte darüber (Abb. 393, 394, 395, 396, 397).

*Wichtige Übungsanforderungen*

- Die streichende Bewegung über die Daimai-Leitbahn wird sehr langsam ausgeführt. Dabei soll man jeden Punkt der Gürtellinie deutlich empfinden. Übt man das Reiben der Shenshu und das Schließen des Daimai in Zeittakten, so zählt man das Reiben der Shenshu als 4 Takte und das Schließen des Daimai ebenfalls als 4 Takte (die Hände nach vorne bewegen = 5 und 6, die Finger übereinanderführen = 7, die Handflächen übereinanderlegen = 8).
- Man achtet während der ganzen Übung auf einen stabilen Stand mit gleichem Gewicht auf beiden Füßen.

*Wirkungsrichtung*

Diese Übung fördert vor allem das Schließen (Sich-Sammeln) des Qi.

*Hauptsächlich betroffene Leitbahn*

Daimai (Gürtelgefäß)

*Indikationsbereich*

Diese Übung fördert besonders die Verbindung von Yin und Yang.

## Reibe das Dantian („Zinnoberfeld“)

*Bewegungsablauf*

Die Handflächen liegen übereinander vor dem Bereich des mittleren Dantian (etwas unterhalb des Nabels, s. S. 277). Die Hände in 4 größer werdenden Kreisen um das Dantian führen, dabei den ersten Kreis nach rechts unten beginnen. Nach 4 Kreisen die Richtung wechseln, also den Kreis nach links unten beginnen

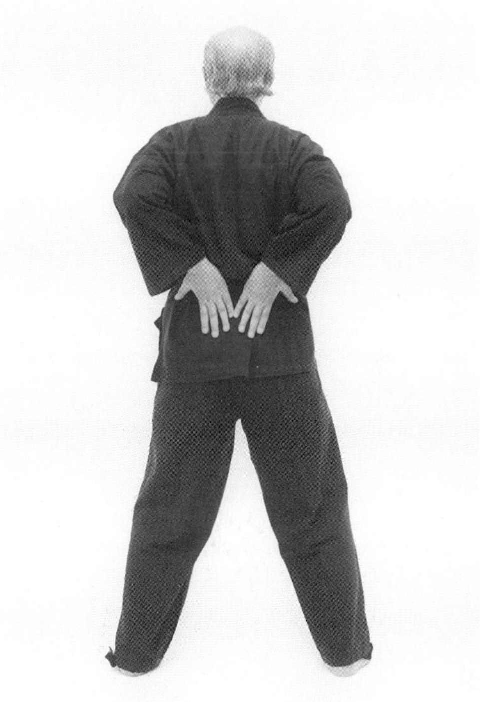

Abb. 390

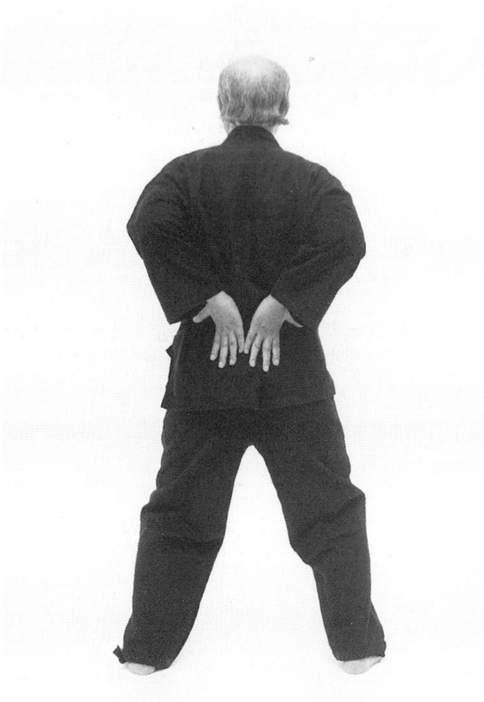

Abb. 391

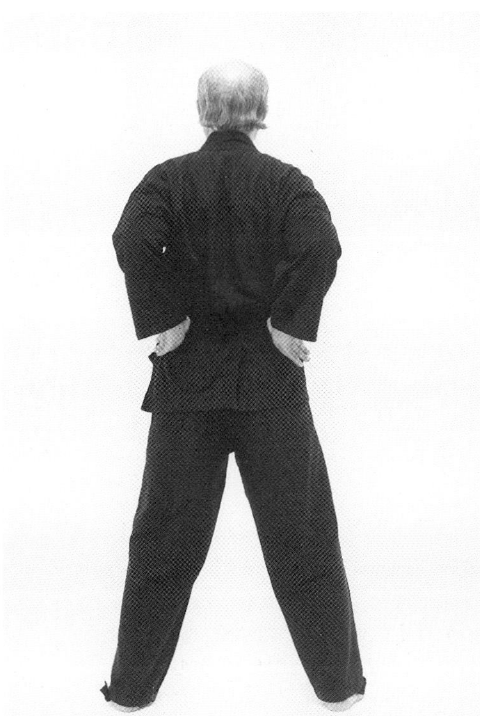

Abb. 394

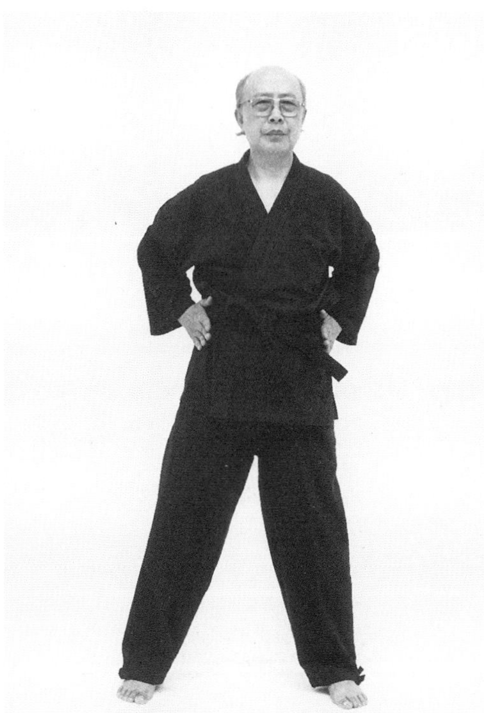

Abb. 395

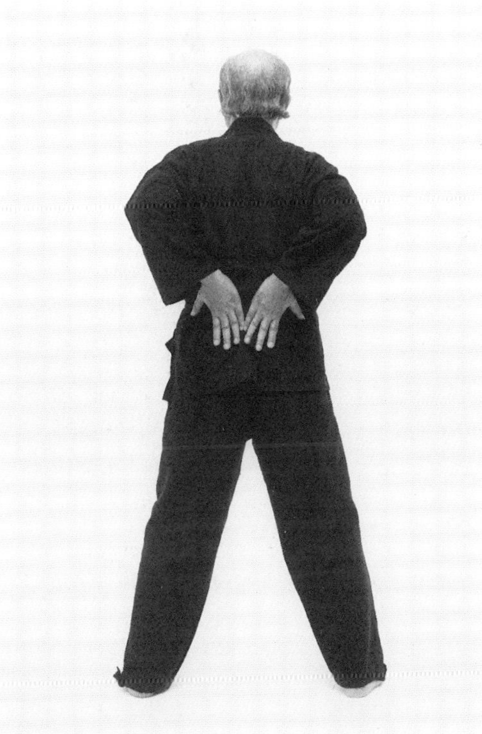
Abb. 392

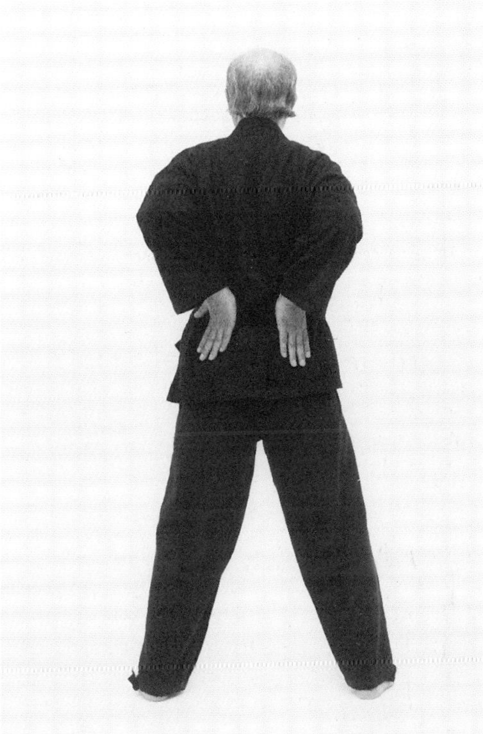
Abb. 393

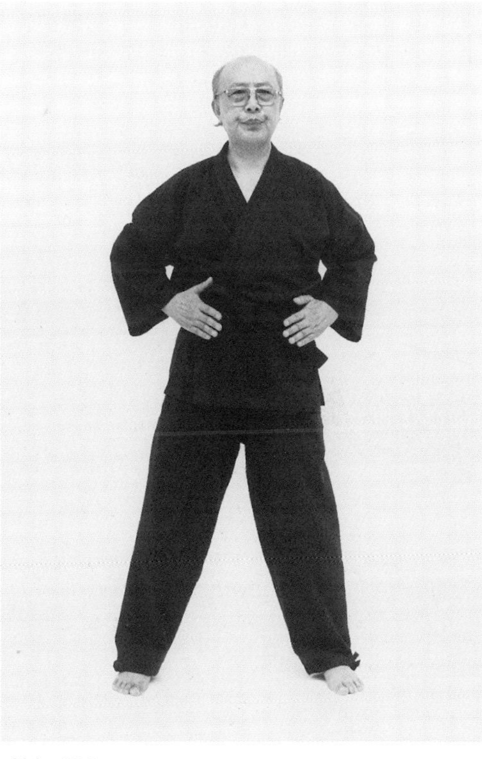
Abb. 396

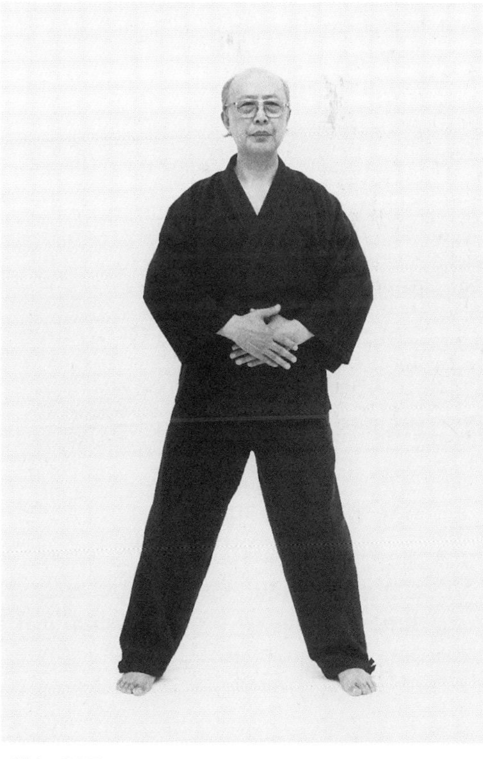
Abb. 397

und in kleiner werdenden Kreisen zum Dantian zurückkommen. Mit der kreisenden Bewegung der Hände senkt und hebt sich der Körper.
Der größte Kreis reicht vom Bereich des Guanyuan (etwas oberhalb des Schambeins, s. S. 279) bis zum Bereich des Zhongwan (s. S. 279), der etwa der Magengrube entspricht.

*Wichtige Übungsanforderungen*

- Die Vorstellungskraft wird während der ganzen Übung im mittleren Dantian bewahrt.
- Der Stand ist sehr stabil, das Gewicht in der Mitte.
- Man achte auf den Einklang zwischen der kreisenden Bewegung der Hände und dem Senken und Heben des Körpers. Die Tiefe des Senkens entspricht der Größe der Kreisbewegung.
- Wenn man die Vorstellungskraft und somit das Qi schon stabil im mittleren Dantian bewahren kann, braucht man nicht unbedingt die reibende Kreisbewegung der Hände auf dem Bauch auszuführen, sondern kann die Kreise in kleinem Abstand vor dem Bauch ausführen oder sogar die Hände ruhig auf dem mittleren Dantian halten und die Kreisbewegung nur mit der Vorstellungskraft ausführen.

*Wirkungsrichtung*

Diese Übung bewirkt die Ausgewogenheit vom Steigen, Sinken, Öffnen und Schließen des Qi-Flusses. Die kreisende Bewegung um die Mitte hilft, sich heftig in der Peripherie bewegendes Qi zur Mitte zurückzuführen.

*Hauptsächlich betroffene Leitbahn*

Renmai

*Indikationsbereich*

Diese Übung stärkt das Qi der Mitte.

### Wasche die Laogong

*Bewegungsablauf*

Die Hände vom Dantian lösen und vor dem Körper nach oben vor die Brustmitte führen (Abb. 398, 399). Dabei zeigen die Handflächen zueinander und stehen sich nahe gegenüber (Gebetshaltung, Abb. 400, 401). Die Blickrichtung ist höher als die Hände. Der Abstand der Hände zur Brust beträgt etwa 2 bis 3 Faustbreiten.

Zuerst wird die linke Hand nach unten geführt, bis sich der linke Mittelfinger in Höhe des Laogong-Bereiches (Abb. 402) der rechten Hand (oder darunter, Abb. 403, 404, 405) befindet. Die linke Hand wird wieder nach oben geführt und die rechte Hand wird gesenkt, bis sich der Mittelfinger der rechten Hand auf Höhe des Laogong-Bereiches der linken Hand (oder darunter) befindet (Abb. 406, 407, 408, 409) Die Übung besteht aus 4 solchen abwärtsstreichenden Bewegungen der Hände. Zum Schluss werden die Hände wieder auf gleiche Höhe gebracht (Abb. 410, 411, 412).

*Wichtige Übungsanforderungen*

- Man achtet besonders auf einen stabilen Stand und das Übungsprinzip „Unten 7 – Oben 3". Insbesondere achtet man darauf, die Vorstellungskraft stabil im unteren Körperbereich, im Bereich des mittleren Dantian, zu bewahren.
- Man richtet die Vorstellungskraft auf die Laogong-Bereiche und stellt sich eine zusammenziehende, verbindende Kraft („Magnetkraft") zwischen den Handflächen und insbesondere zwischen den Laogong-Bereichen vor.
- Von den Händen geht eine nach vorne gerichtete Kraft aus, vom Nackenbereich eine nach hinten gerichtete Kraft.
- Beim „Waschen" der Laogong ist die innere Kraft der Handflächen nach unten gerichtet. Die innere Kraft der Kleinfingerseiten von Händen und Unterarmen ist nach hinten unten gerichtet.
- Bei richtiger Haltung und Verteilung der Vorstellungskraft entwickelt sich ein Qi-Gefühl vom hinteren Dantian bis zu den Händen und kleinen Fingern. Damit werden die Funktionskreise „Herz", repräsentiert durch den Hand-Shaoyin (Herz-Leitbahn) und „Niere", repräsentiert durch das hintere Dantian, harmonisiert.
- Diese Übung hat eine sehr starke Wirkung auf den Qi-Fluss. Im Rahmen der Kampfkunst wird sie sehr lange und ausdauernd geübt.

*Wirkungsrichtung*

Die Hauptwirkung dieser Übung liegt im Steigen und Sinken des Qi-Flusses, daneben wird auch das Öffnen und Schließen des Qi-Flusses gefördert.

*Hauptsächlich betroffene Leitbahn*

Hand-Jueyin (Herzhüllen-Leitbahn)

*Indikationsbereich*

Diese Übung fördert den Fluss des Herz-Qi, bewirkt eine Harmonisierung der Funktionskreise „Herz" und „Niere" und fördert das Zusammenspiel von „Herz" und „Niere".

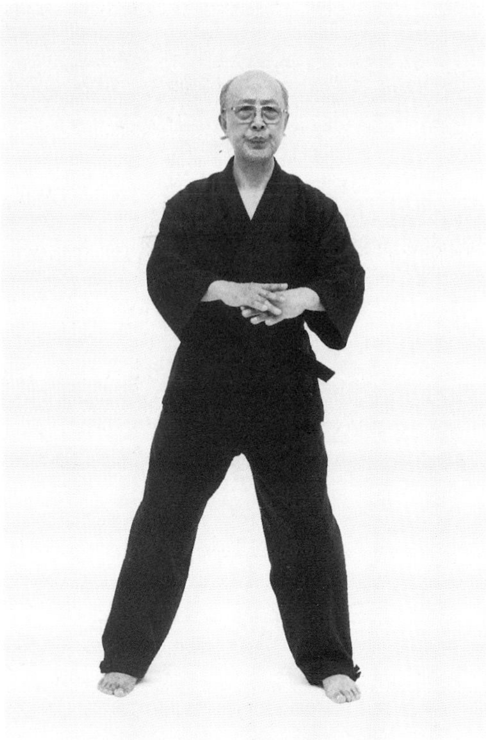
Abb. 398

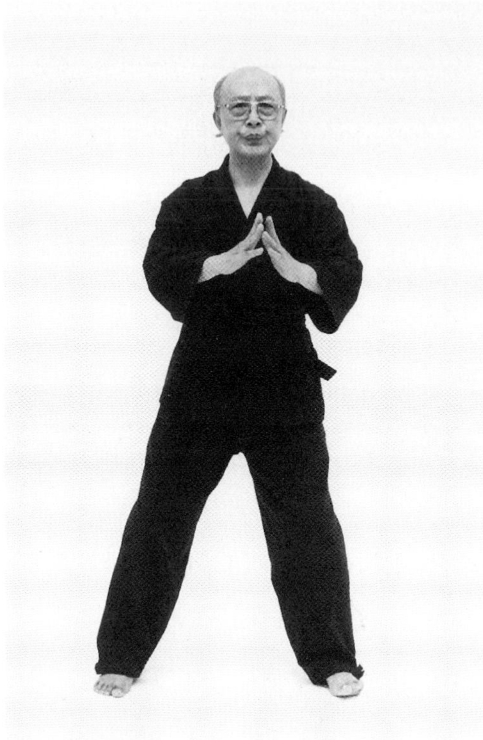
Abb. 399

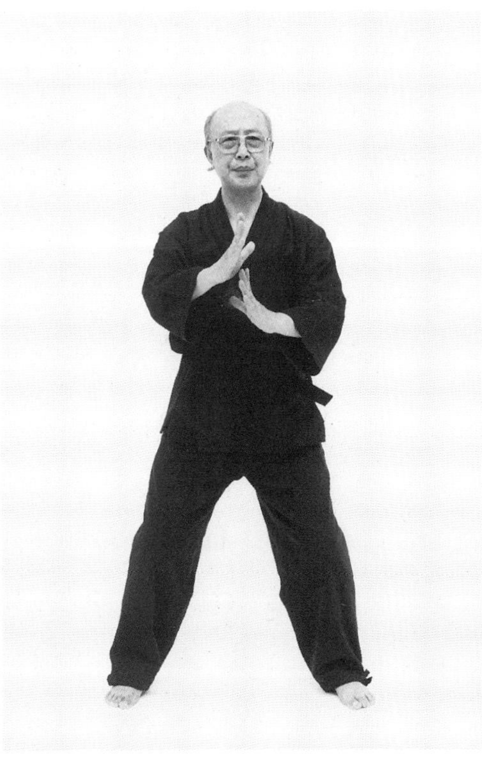
Abb. 402

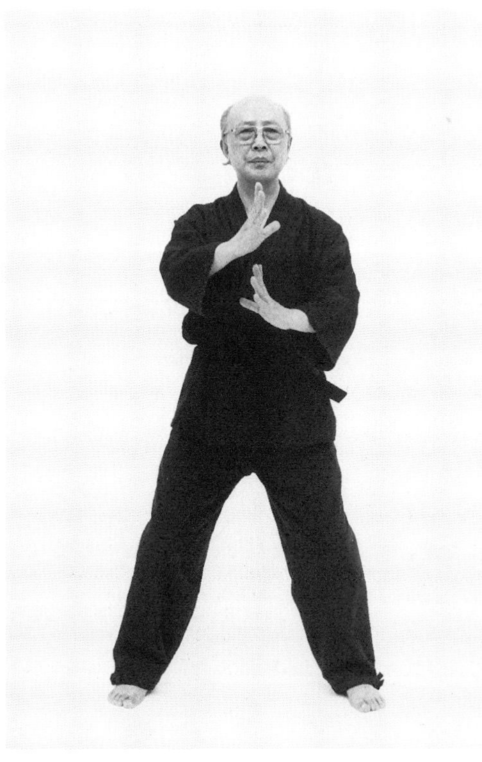
Abb. 403

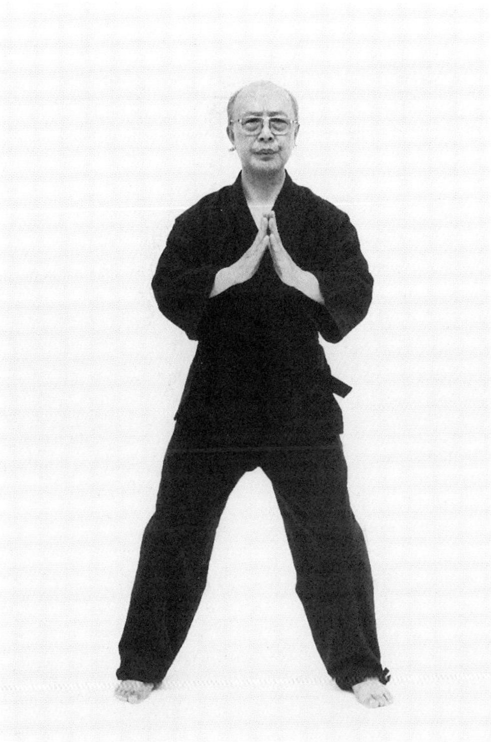

Abb. 400

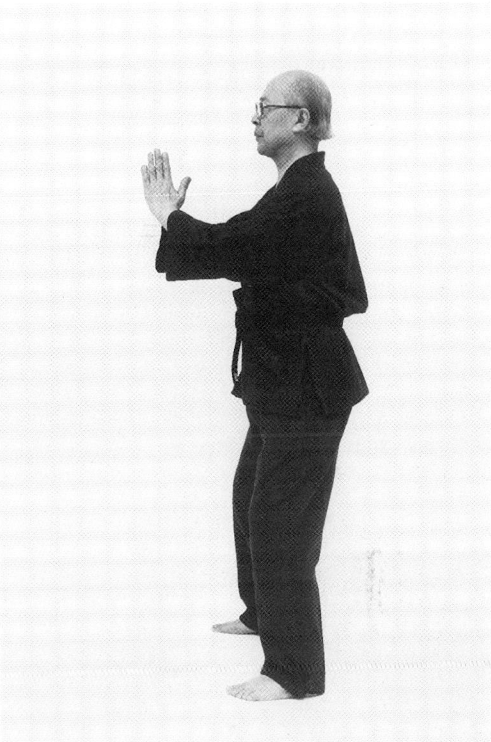

Abb. 401

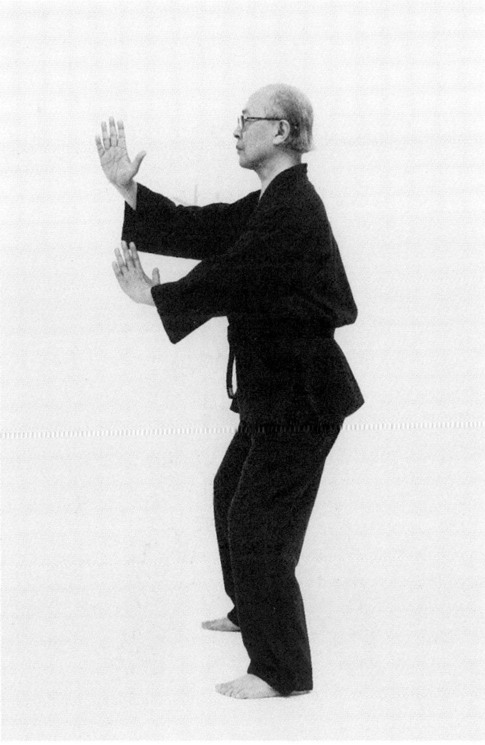

Abb. 404

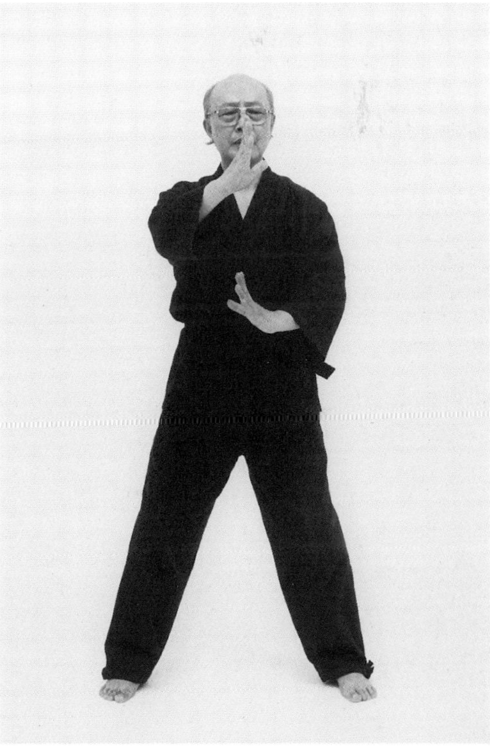

Abb. 405

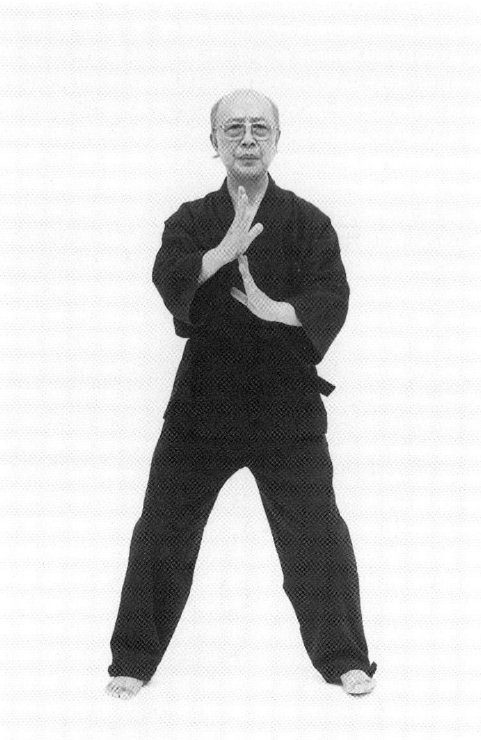

Abb. 406

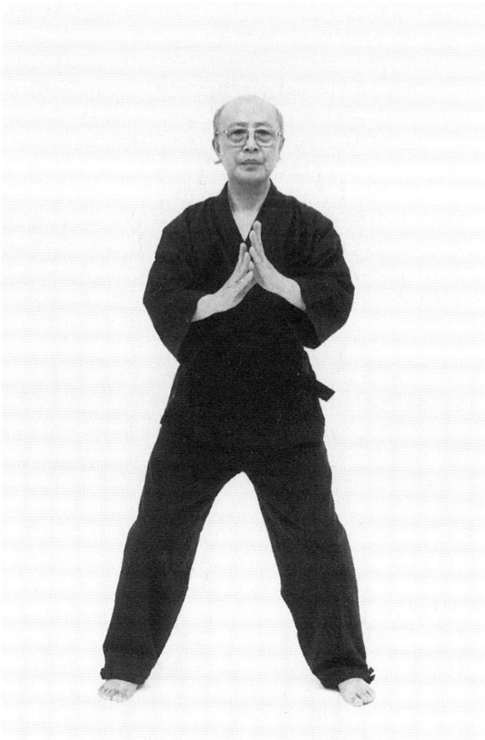

Abb. 407

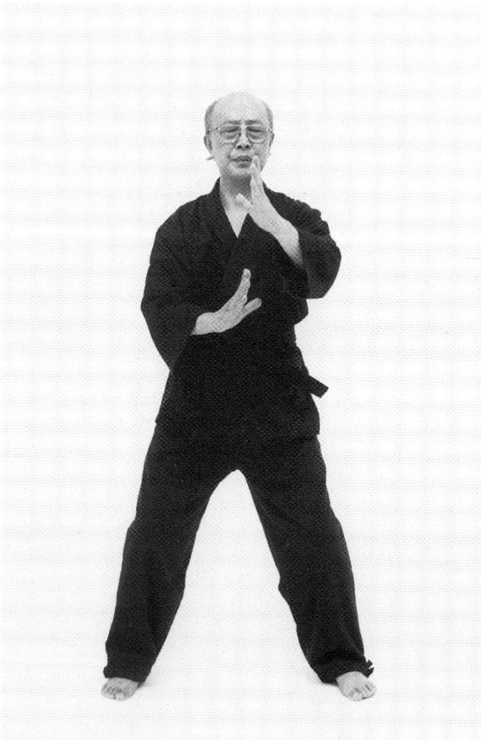

Abb. 410

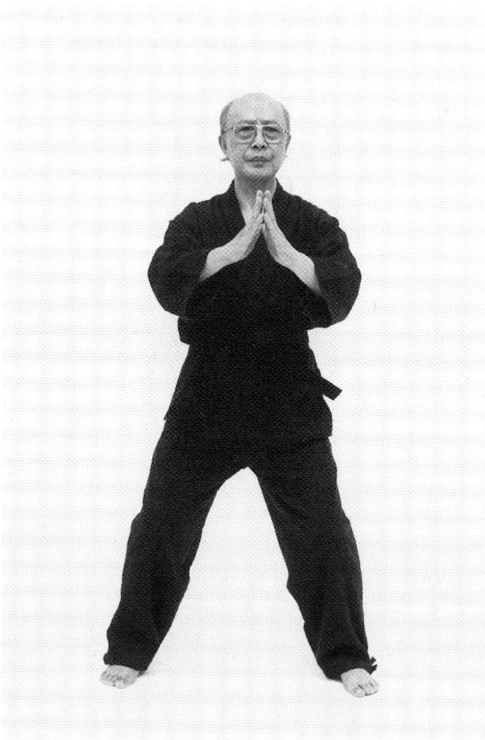

Abb. 411

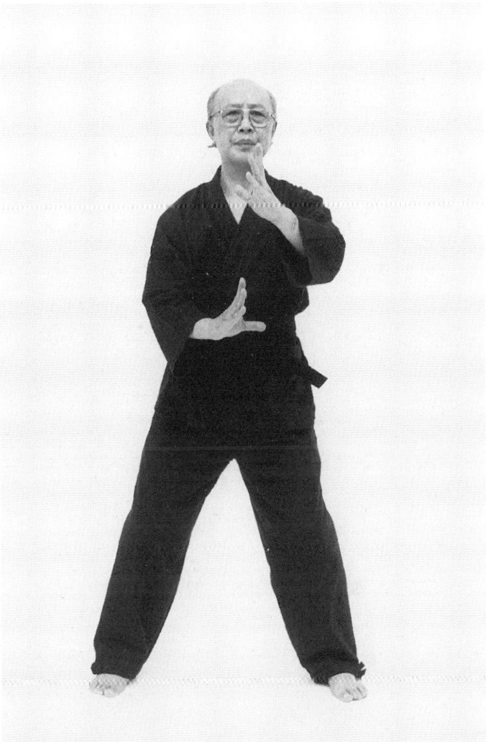
Abb. 408

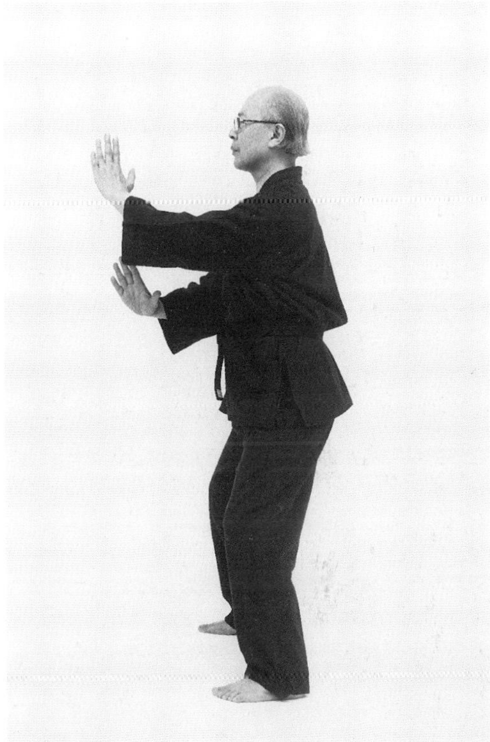
Abb. 409

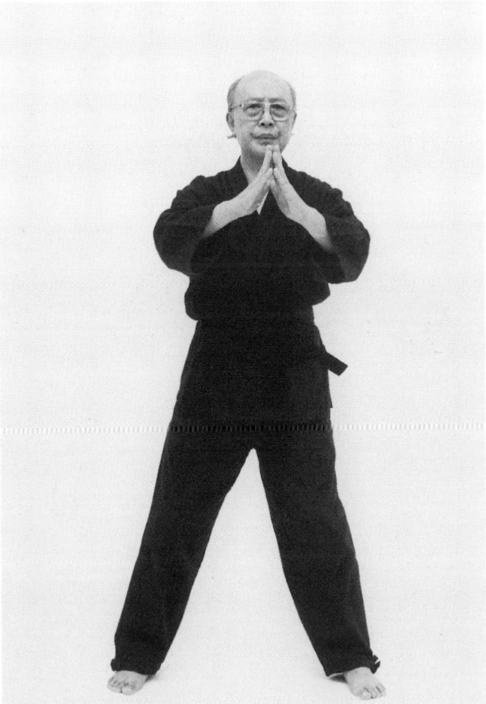
Abb. 412

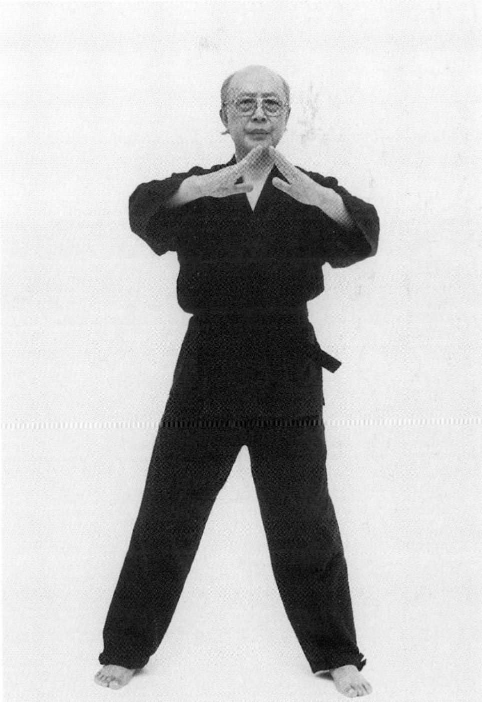
Abb. 413

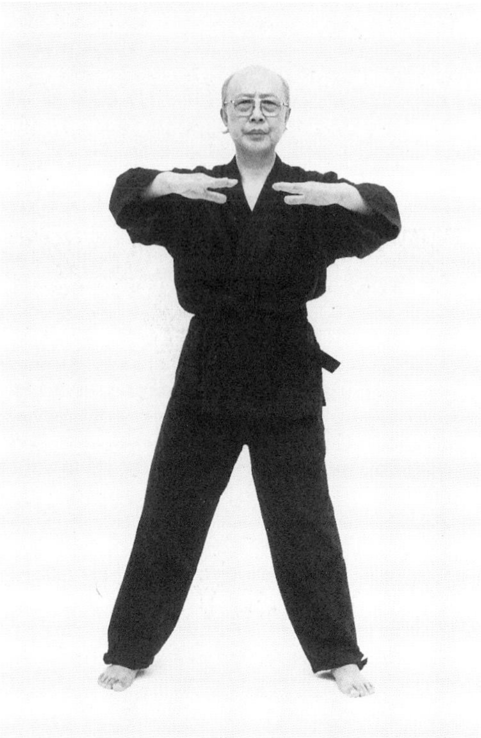
Abb. 414

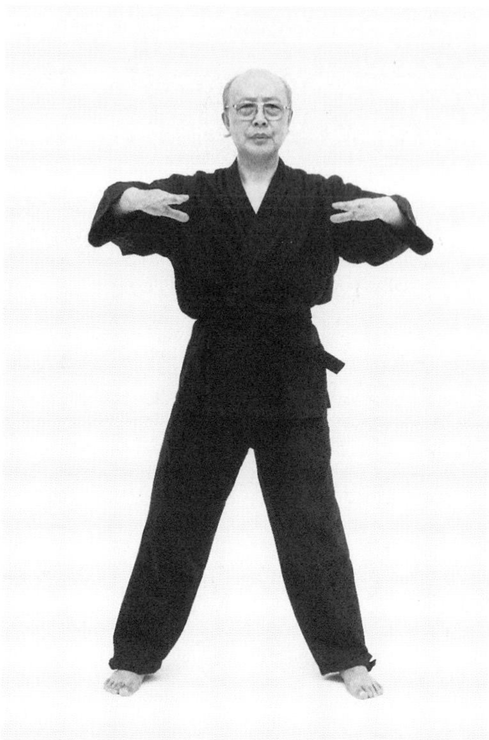
Abb. 415

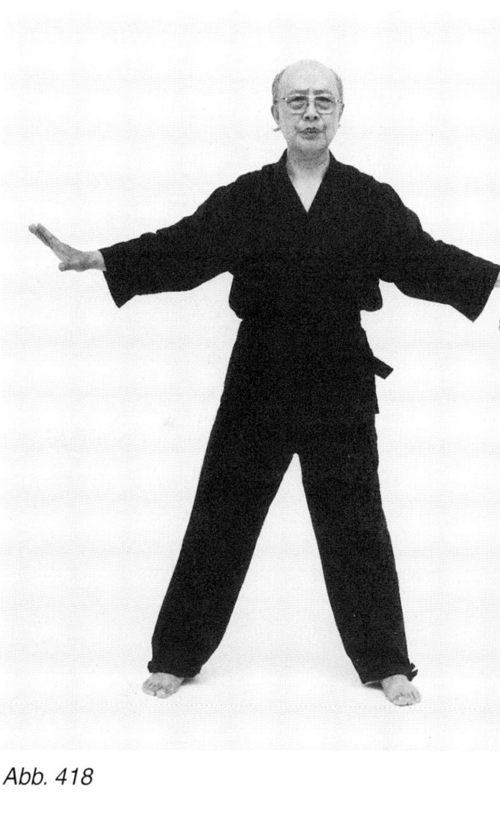
Abb. 418

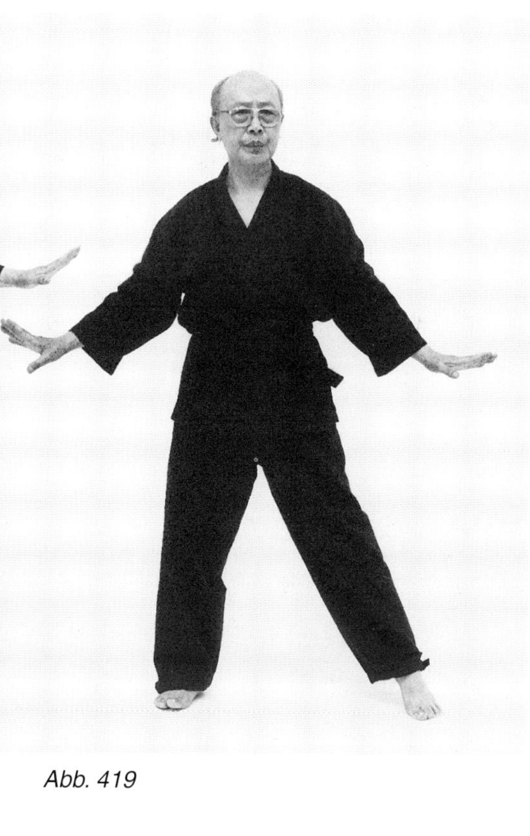
Abb. 419

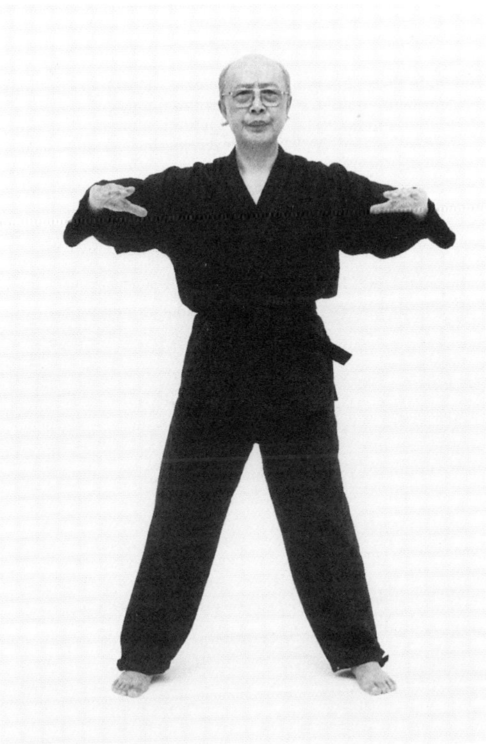
Abb. 416

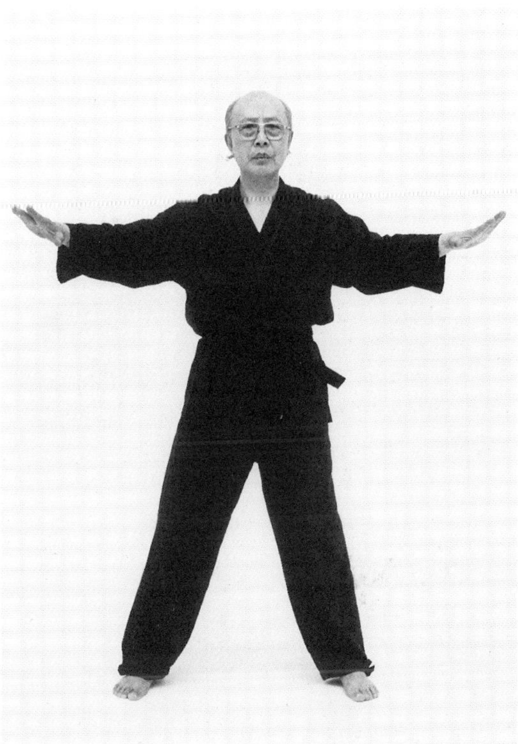
Abb. 417

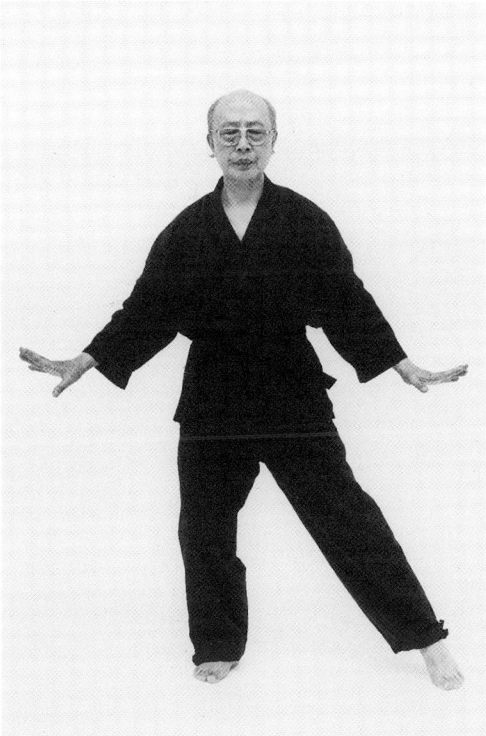
Abb. 420

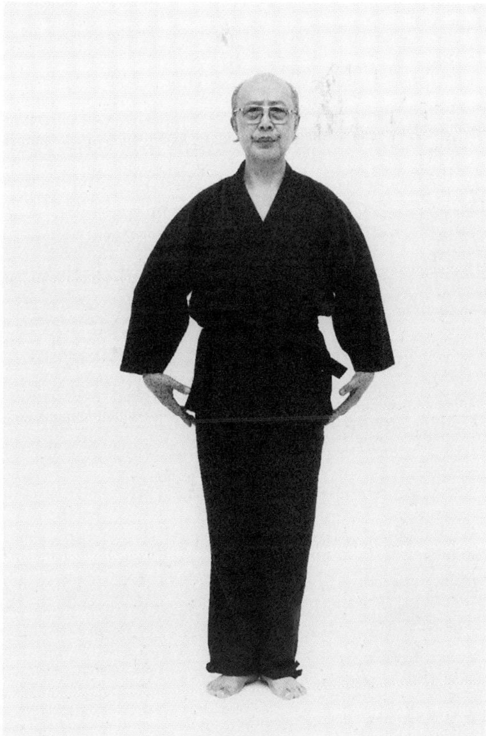
Abb. 421

## Führe das Qi zum Ursprung zurück

*Bewegungsablauf*

Die Hände aus der Gebetshaltung heraus öffnen, so dass die Handflächen nach unten zeigen (Abb. 412, 413). Die Hände trennen und auf einer Kreisbewegung langsam zu beiden Seiten des Körpers nach unten führen (Abb. 414 bis 421). Mit dem Senken der Hände das Gewicht langsam auf den rechten Fuß verlagern. Den linken Fuß mit etwas nach außen gedrehten Fußspitzen zum rechten zurückstellen. Wenn man fest auf beiden Füßen steht, den rechten Fuß etwas nach außen drehen. Somit steht man wieder in der natürlichen Haltung, mit der man die Übung begonnen hat (Abb. 421).

*Wichtige Übungsanforderungen*

- Man stellt sich vor, dass das Qi von allen Körperteilen langsam zur Mitte, zum mittleren Dantian, zurückkommt. Dort wird es aufbewahrt und gespeichert.
- Übt man das Waschen des Laogong und das Zurückführen des Qi zum Ursprung (Dantian) in Zeittakten, so zählt man 4 Takte beim Waschen des Laogong und 4 Takte bei der abschließenden Kreisbewegung der Hände.
- Es gibt zwei Arten, um zum natürlichen Stand zurückzukommen. Außer der oben beschriebenen Methode kann man auch während der abschließenden Kreisbewegung der Hände den rechten Fuß etwas nach außen drehen, dann das Gewicht nach rechts verlagern und zuletzt den linken Fuß mit nach außen gedrehten Zehen zum rechten zurückstellen.
- Dieser letzte Teil der Abschluss-Übung hat 2 Aufgaben. Er dient dem Sammeln des Qi im mittleren Dantian („dem Einsammeln der Früchte unserer Übung") und führt außerdem aus dem Zustand des Qigong-Übens heraus in den Alltag. So wie die Vorbereitungshaltungen dem „Eintreten in das Haus des Qigong" dienen, so dient die Abschlussübung dem „Verlassen des Hauses des Qigong". Es ist sehr wichtig, die Abschlussübung sorgfältig zu praktizieren, um gestärkt und mit Wohlbefinden in den Alltag zurückzugehen.
- Bei allen Qigong-Übungen soll man auf die „3 Stabilitätskriterien" achten, d. h. auf die Stabilität der Vorbereitung, der eigentlichen Übung und des Abschlusses. Je mehr man diese Übungsanforderung beherzigen kann, desto deutlicher zeigt sich die Wirkung der Übung.

*Wirkungsrichtung*

Das Qi kommt zu seinem Ursprung (zum mittleren Dantian) zurück.

*Indikationsbereich*

Kultivierung und Speicherung des Primären Qi.

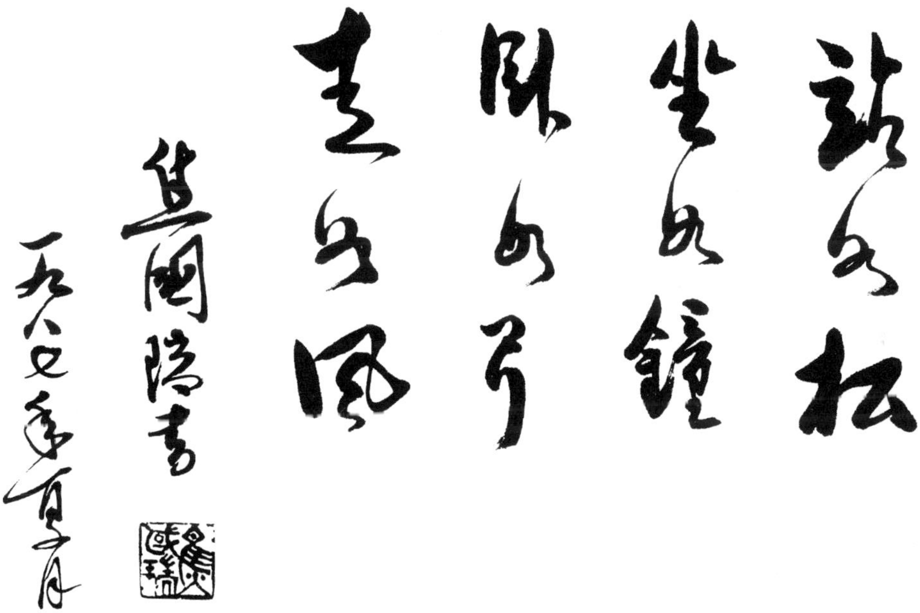


Das Übon
Im Stehen wie eine Kiefer,
im Sitzen einer Glocke gleich,
wie ein Bogen im Liegen,
gleich dem Winde im Gehen.

III. KAPITEL

# Weitere Übungsweisen

## 1. Die 15 Ausdrucksformen des Taiji-Qigong auf dem Stuhl sitzend

Die 15 Ausdrucksformen des Taiji-Qigong werden standardmäßig als Übung im Stehen praktiziert. Ein wichtiges Merkmal des Qigong Yangsheng ist jedoch, dass alle Übungen im Sinne des Nährens der Lebenskraft dahingehend abgewandelt werden können, dass sie den unterschiedlichen Konditionen der Übenden entsprechen. Dies gilt besonders für die 15 Ausdrucksformen des Taiji-Qigong, die in zahlreichen Übungsweisen ausgeführt werden können: im Stehen, im Sitzen auf dem Stuhl, im Sitzen auf der Erde, im Gehen und in freier Form (sanshou). Die Übungsweise auf dem Stuhl sitzend ist insbesondere für geschwächte Menschen zu empfehlen, um bei wenig Verbrauch von Körperkraft einen möglichst großen Zugewinn an Lebenskraft zu erreichen.
Das Praktizieren im Sitzen ist auch für Übende, die über genügend Körperkraft verfügen, von großem Nutzen. In der Übung im Sitzen können Übungsanforderungen, wie z. B. „Unten = 7, Oben = 3", Ausgewogenheit der Körperhaltung, Qualität und Verteilung von Kräften, Koordination und Harmonie der Bewegungen, in besonderem Maße und in besonderer Qualität verfeinert werden. Nicht wenige, die die Übung im Stehen zu beherrschen glaubten, stellten beim Üben auf dem Stuhl fest, dass zahlreiche Übungsanforderungen noch nicht genügend berücksichtigt worden waren.
Die Körperhaltungen entsprechen im Wesentlichen denen der Übungen im Stehen. Beim Sitzen auf dem Stuhl setzt man sich fest und stabil auf seine Sitzknochen, d. h. mehr auf die Stuhlkante als auf die ganze Fläche. Der Oberkörper ist aufrecht und entspannt. Geschwächte Personen können sich auch anlehnen.
Dem bei Übungen im Stehen allgemein angewandten Vorstellungsbild „Stehen wie eine Kiefer" entspricht hier, beim Sitzen auf dem Stuhl oder auf der Erde, das Vorstellungsbild „Sitzen wie eine Glocke", also stabil sitzen mit fester Auflage.
Auch in sitzender Position erfasst jede Bewegung eines einzelnen Körperteils alle anderen Teile und hat somit Einfluss auf den gesamten Körper. Auch wenn die Bewegungen, besonders die der Beine und Füße, nicht groß sind, werden sie von innerer Kraft genauso durchdrungen wie bei der Übung im Stehen.
Für das Üben im Sitzen auf dem Stuhl gibt es betreffend der Bewegungen der Beine und Füße verschiedene Übungsweisen. Je nach Kräftezustand wählt man die den eigenen Bedingungen entsprechende aus.

## Beine in fester Position

Sitzen wie eine Glocke, die Füße stehen schulterbreit und parallel. Der Winkel zwischen Oberschenkel und Unterschenkel sollte mindestens 90 Grad betragen.
Mit dieser Bein- und Fußstellung übt man die 1. und 2. Form. In der 13. und 15. Form stehen die Füße auch in fester Position und parallel, jedoch ein wenig weiter auseinander. In der 5. und 12. Übung stellt man die Füße in Anlehnung an die Pferd-Schritt-Haltung noch weiter auseinander. Die 14. Form wird mit geschlossener Beinhaltung geübt.
Bei den Übungen mit Bogen- oder Sitz-Bogen-Schritt kann man unterschiedlich verfahren: Den geringsten Kraftaufwand benötigt man, wenn man, ausgehend von der schulterbreiten und parallelen Fußstellung, den entsprechenden Fuß lediglich ein wenig dreht. Mit öffnenden Armbewegungen wird der entsprechende Fuß etwas auswärts, mit schließenden wieder zur Parallelhaltung gedreht. Dabei entspringen diese Drehungen der Bewegung der Körperachse. Auf diese Weise können mit sehr geringem Kraftaufwand das Blickfeld nach links und rechts erweitert und die so wichtigen diagonalen Verbindungen geübt werden.
Auch beim Üben auf dem Stuhl mit fester Beinposition gilt es, jede Übung ganzheitlich auszuführen. Synchron mit den Bewegungen der Arme werden die Fersen ein wenig vom Boden abgehoben und gesenkt, wobei im Allgemeinen steigende Bewegungen der Arme mit einem Heben der Fersen, sinkende Bewegungen der Arme mit einem Senken der Fersen und Absetzen auf dem Boden einhergehen. Bleiben die Beine in fester Position, benötigt man wenig Körperkraft, wobei sich das Maß an Kraftaufwand, durch die Abstufung von kleinster, mehr nur gedanklicher Mitbewegung der Beine bis zu kräftiger Beinarbeit, noch fein regulieren lässt. Eine weitere Einstellung für den Kraftverbrauch lässt sich über die Höhe der Armhaltungen erreichen; im Allgemeinen hebt man die Arme etwas weniger hoch als bei der stehenden Übung.

## Schrittbewegungen der Beine

Diese Übungsweise wird für Formen mit Bogen- und Sitz-Bogen-Schritt angewandt. Dabei werden, wie auch in der Übung im Stehen, Schritte nach links vorne bzw. rechts vorne eröffnet. Das bedeutet, dass die Beine gehoben werden müssen. Wenn man ganz unvermittelt versucht, auf dem Stuhl sitzend ein Bein anzuheben, wird man spüren, dass dies gar nicht so leicht ist, dass man dabei leicht den Lenden-Kreuz-Bereich verspannt, dass die Struktur der Sitzhaltung instabil und unharmonisch wird. Das Bewegen der Beine in sitzender Position in harmonischer, müheloser, den Fluss des Qi fördernder Weise gelingt dann, wenn man folgende Anforderungen berücksichtigt:
Man sitzt fest und stabil wie eine Glocke. Die Gesäßkraft ist nach unten gerichtet. Die Vorstellungskraft ist im mittleren Dantian gesammelt, der Lendenbereich ist entspannt, die unteren Körperöffnungen sind geschlossen. Diese nach unten gerichteten und verdichtenden Kräfte ermöglichen es, die Beine leicht zu bewe-

gen, sowie Untere Fülle und Stabilität mit Oberer Leere und Leichtigkeit zu verbinden.
Bevor z. B. ein Bein oder auch nur die Ferse gehoben werden, stellt man sich die beschriebenen Kräfte etwas intensiver vor, beim Absetzen eines Beines oder dem Senken der Fersen werden diese Kräfte etwas entspannt, gleichwohl nicht aufgegeben.
Im Allgemeinen gilt, dass sich in Einklang mit hebenden Bewegungen der Arme auch die Fersen heben, und gleichzeitig die nach unten gerichtete Kraft des Gesäßes zunimmt. Beim Senken der Arme werden die Fersen wieder auf den Boden gesetzt. Man achte auf den Einklang der Bewegungen von Armen und Beinen und auf die Stabilität des Sitzens. Gleichzeitiges Heben und Senken von Armen und Fersen ist allerdings nicht die einzige Art der Bewegungskoordination. Besonders bei kräftigen sinkenden Bewegungen der Arme, z. B. beim Senken der Schwingen des Kondors in der 6. Form, kann sich ganz natürlich eine andere Koordination ergeben: Mit dem Sinken der Arme steigen die Fersen. Die Koordination der Bewegungen aller Körperteile sollte stets der grundlegenden Übungsanforderung „Natürlichkeit" folgen. Das bedeutet, dass die in einem Buch gegebenen Übungsbeschreibungen flexibel gehandhabt werden sollen, wobei flexibel keineswegs beliebig bedeutet.
Die hebenden und senkenden Bewegungen betreffen nicht nur Arme und Beine, sondern den ganzen Körper. Im Allgemeinen wird mit hebenden Bewegungen eine Aufrichtung des Körpers praktiziert (Gesäßkraft geht verstärkt nach unten!), mit senkenden eine innere Entspannung (kein Zusammensacken!). Auf diese Weise werden Steigen, Sinken, Öffnen und Schließen des Qi unterstützt.

### Anmerkung zur Ausführung der Übungen mit breiter Schritthaltung

Bei der 5. und 12. Übung wird in stehender Position der Pferd-Schritt geübt. Auf dem Stuhl sitzend eröffnet man die Schritthaltung folgendermaßen: Den rechten Fuß, gleichsam als Standbein, nach rechts stellen. Das linke Bein heben, der Unterschenkel hängt entspannt nach unten. Das Heben kann gegebenenfalls auch kraftvoll und relativ hoch geübt werden. Den linken Fuß nach links setzen. Dabei entsteht noch nicht die endgültige breite Haltung. Nun erst die Schrittstellung verbreitern, soweit es Kraft und Stabilität der Haltung zulassen. Beim Auflösen der Haltung würde es viel Kraft erfordern, die Füße auf einmal in die geschlossene Haltung zurückzustellen, weshalb man sie auch in zwei Etappen zur Mitte holen kann. Man betont zunächst die Standkraft des rechten Beines und stellt sich eine zur Mitte gerichtete Kraft an der Innenseite des linken Beines vor. Das linke Bein wird dann ein kleines Stück zur Mitte gesetzt. Dann betont man die Standkraft des linken Beines und stellt sich eine nach innen gerichtete Kraft an der Innenseite des rechten Beines vor, worauf dieses ein Stück zur Mitte gesetzt wird. Der ganze Vorgang wird wiederholt, so dass die Beine zur geschlossenen Haltung zurückkehren. Gelingt es, die Bewegung der Beine durch eine stabile Sitzkraft sowie durch die gerichteten Kraftvorstellungen, die bereits vor Beginn der Bewegung einsetzen, gut vorzubereiten, wird ihre Bewegung mühelos.

Im Folgenden werden beispielhaft die Vorbereitungsübungen, die 1. und 2. Form, sowie je eine Form mit Bogen-Schritt, Sitz-Bogen-Schritt und Pferd-Schritt im Sitzen auf dem Stuhl beschrieben. Die weiteren Übungen werden in analoger Weise praktiziert.

## Vorbereitungsübungen

Man beginnt mit den vorbereitenden Übungen. Von einer entspannten Sitzhaltung mit geschlossenen Füßen ausgehend, den rechten Fuß, gleichsam als Standbein, nach rechts stellen. Den linken Fuß schulterbreit nach links stellen. Die Füße stehen parallel. Die Gesäßkraft ist nach unten gerichtet, die Vorstellungskraft sinkt zum Dantian und wird dort bewahrt.
Der Körper ist entspannt und aufgerichtet. Die Arme langsam zu Bogenlinien zur Seite aufspannen (Abb. 422). In dieser 1. Vorbereitungshaltung „Sitzen wie eine Glocke, hängende und aufspannende Arme" etwas verweilen.
Es folgt der Übergang zur 2. Vorbereitungshaltung „Zwei Bälle ins Wasser drücken". Die Arme und Hände entspannen, die Handflächen nach hinten wenden und „mit den 5 Fingern das Taiji zeichnen" (Abb. 423, 424): Die Hände auf Kreislinien nach hinten führen, zur Seite aufspannen (die Fersen heben sich ein wenig), nach vorne führen, die Handflächen nach unten wenden, neben den Hüften zwei Bälle ins Wasser drücken, die Fersen wieder absetzen.
In der 2. Vorbereitungshaltung (Abb. 425) etwas verweilen.
Dann wiederum „mit den 5 Fingern das Taiji zeichnen": Die Hände entspannen und vor den Körper führen (Abb. 426), dann auf einer Kreislinie zur Seite des Körpers bewegen, die Fersen heben (Abb. 427). Die Hände senken und die Handflächen nach oben wenden (Abb. 428, 429), die Fersen wieder absetzen.
In dieser 3. Vorbereitungshaltung „Tragen und Umfassen" wiederum etwas verweilen.

## 1. Form auf dem Stuhl sitzend: Reguliere den Atem, beruhige den Geist

Die Hände bis Schulterhöhe heben (Abb. 430, 431), die Fersen heben sich mit. Die Hände wenden (Abb. 432) und senken (Abb. 433), die Fersen auf dem Boden absetzen. Durch eine Verbindung der „5 Herzen" (beide Laogong, beide Yongquan und mittleres Dantian) eine ganzheitliche Bewegung anstreben.

## 2. Form auf dem Stuhl sitzend: Zerteile die Wolken, halte den Mond

Von der vorangehenden Übung kommend, die Hände auf Bogenlinien zur Seite neben die Hüften führen, die Handflächen dabei nach vorne wenden, die Finger leicht spreizen (Abb. 434, 435, 436), kleiner Halt. Dann die Arme seitlich des Körpers auf Bogenlinien nach oben führen bis Kopfhöhe – zerteile die Wolken (Abb. 437). Mit der Aufwärtsbewegung der Arme heben sich die Fersen. Mit spiraliger Kraft die Arme nach vorne und zur Mitte führen, dabei wenden sich die Handflächen zur mondtragenden Haltung nach oben (Abb. 438, 439). Kleiner Halt. Die Hände vor der Mitte des Körpers langsam nach unten senken (Abb. 440, 441). Mit der Abwärtsbewegung der Hände senken sich auch die Fersen.

## 3. Form auf dem Stuhl sitzend: Trage den Ball nach links und rechts

Von der vorangehenden Übung kommend, die rechte Hand kreisförmig über die linke zur Ballhaltung vor dem Unterbauch führen und die Füße zusammenstellen (Abb. 442). Den rechten Fuß, gleichsam als Standbein, nach rechts stellen (Abb. 443). Die innere Körperachse nach links wenden und das linke Bein schräg nach vorn links stellen (Abb. 444).

Die rechte Hand auf einer Bogenlinie neben die rechte Hüfte, die linke Hand auf einer Bogenlinie nach links oben vorne führen. Mit dieser öffnenden Bewegung den Rumpf entsprechend der Krafttendenz etwas nach links vorne neigen, wodurch auch das Bein etwas mehr Gewichtung erfährt (Abb. 445, 446). Die gute Verankerung im festen Sitzen sorgt für eine gute Stabilität und damit für eine leichte und freie Beweglichkeit des Rumpfes und der Extremitäten. Kleiner Halt.

Nun die Handflächen zueinander wenden (Abb. 447) und durch verdichtende Kraft die Hände zur Ballhaltung vor dem Dantian zurückführen. Das Zurückholen der Beine wird gut vorbereitet: Die Vorstellung von schließender Kraft an der Innenseite (Yin-Leitbahnen) des rechten Beines bewirkt, dass man dieses Bein mühelos zur Mitte stellen kann (Abb. 448). Dann folgt die Vorstellung von schließender Kraft an der Innenseite des linken Beines, so dass dieses Bein wie von selbst zur Mitte zurückkehrt (Abb. 449).

Das Zurückholen der Beine kann auch in umgekehrter Reihenfolge geschehen; die Bewegungsabfolge hängt von der Reihenfolge der vorgestellten Kräfte ab (2. Schlüsselpunkt).

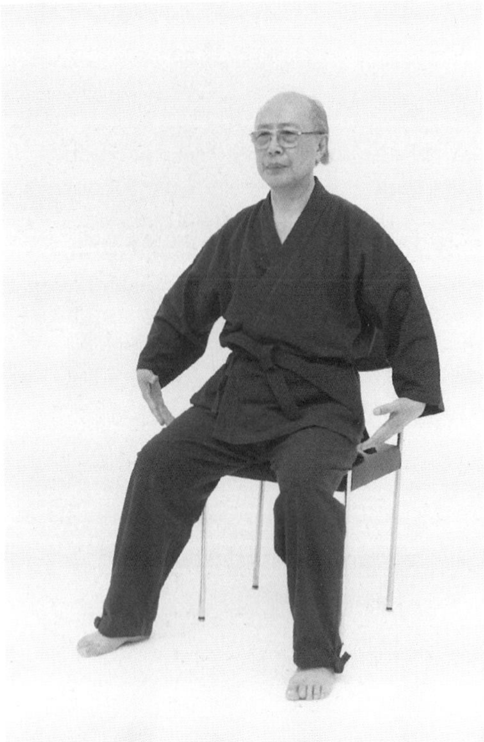

*Abb. 422*
1. Vorbereitungshaltung

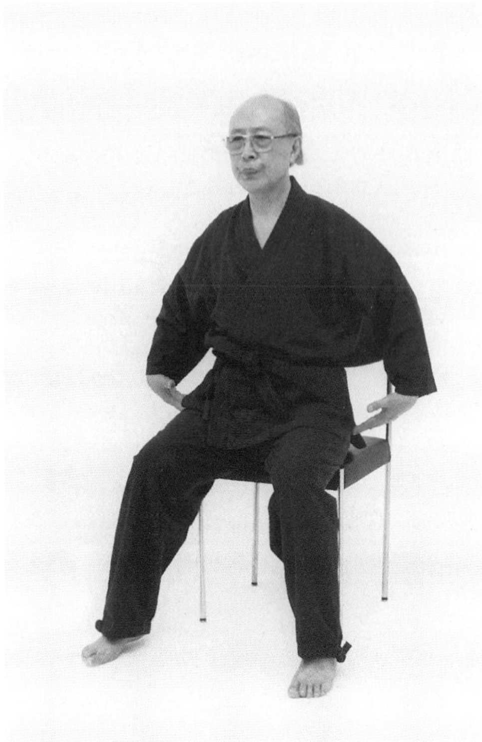

*Abb. 423*
Die 5 Finger zeichnen das Taiji

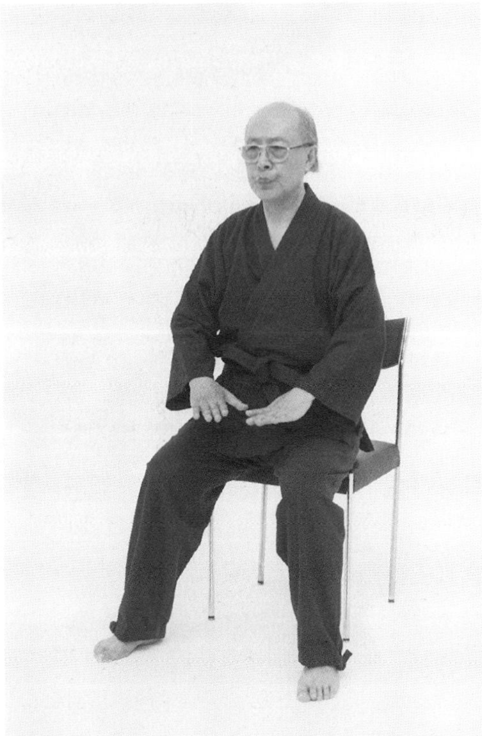

*Abb. 426*
Die 5 Finger zeichnen das Taiji

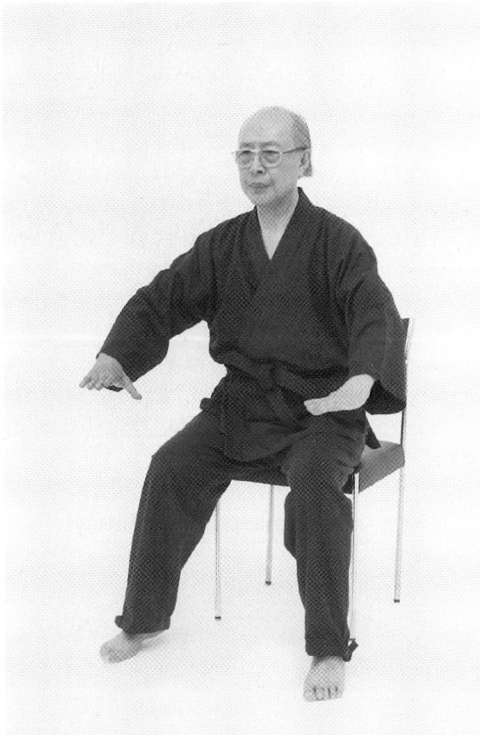

*Abb. 427*

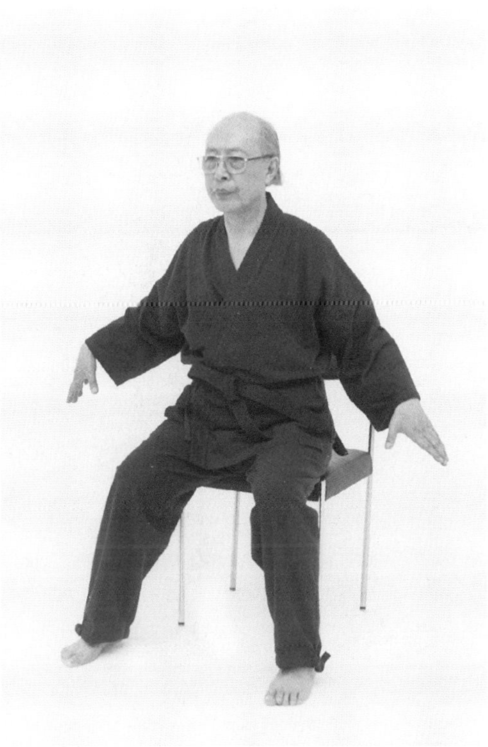
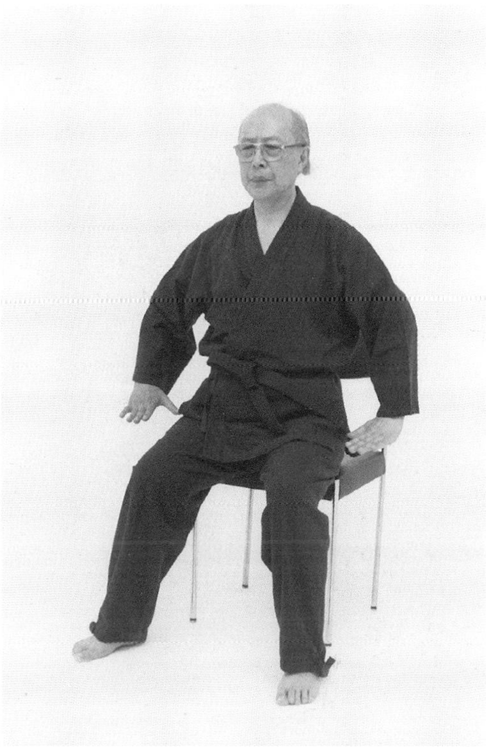

*Abb. 424*

*Abb. 425*
2. Vorbereitungshaltung

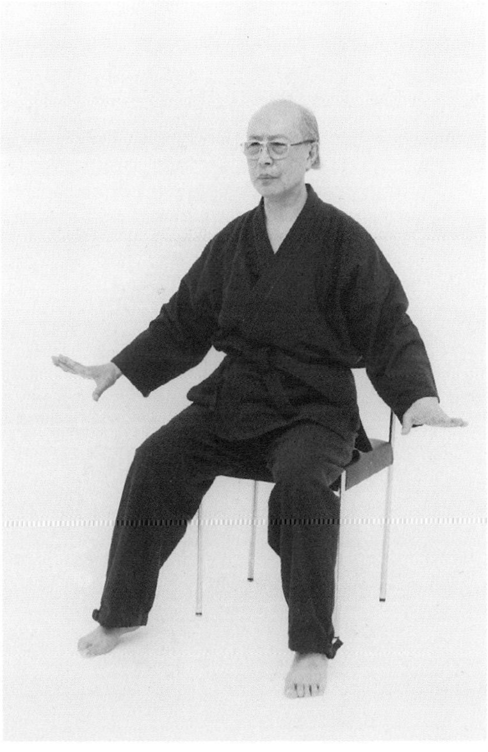
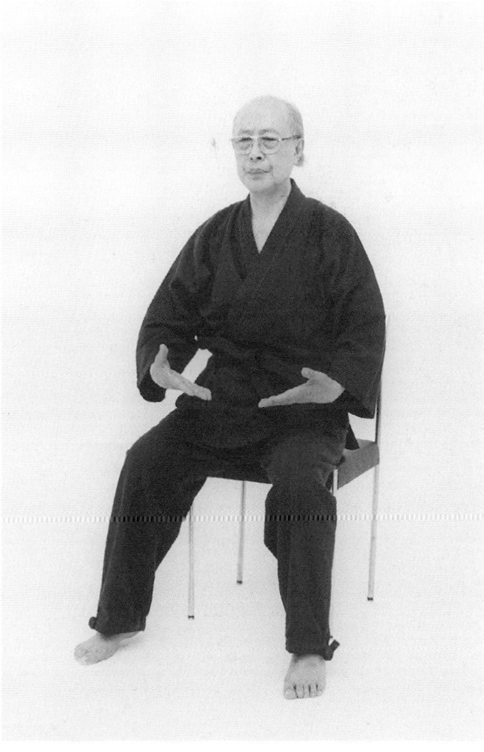

*Abb. 428*

*Abb. 429*
3. Vorbereitungshaltung

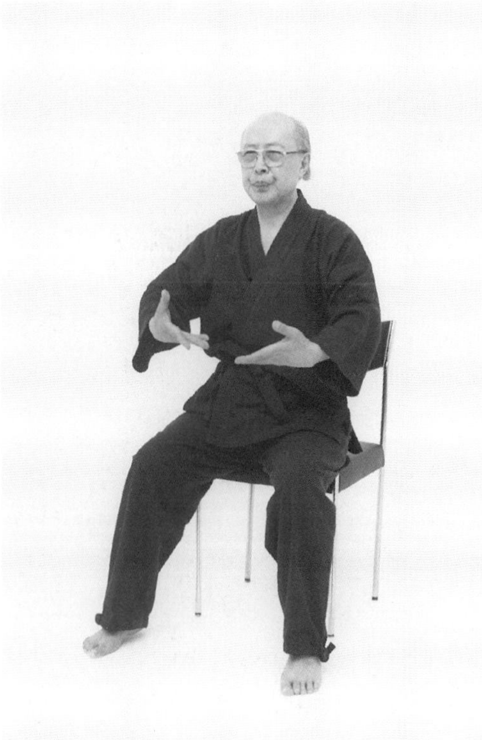

*Abb. 430*
1. Form: Reguliere den Atem, beruhige den Geist

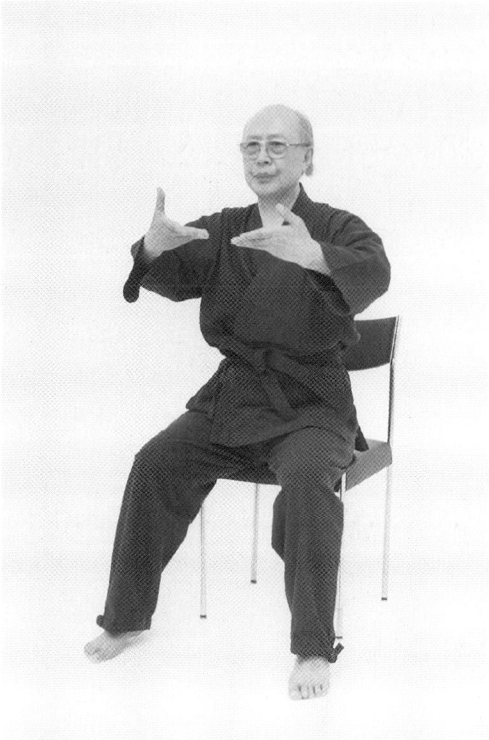

*Abb. 431*

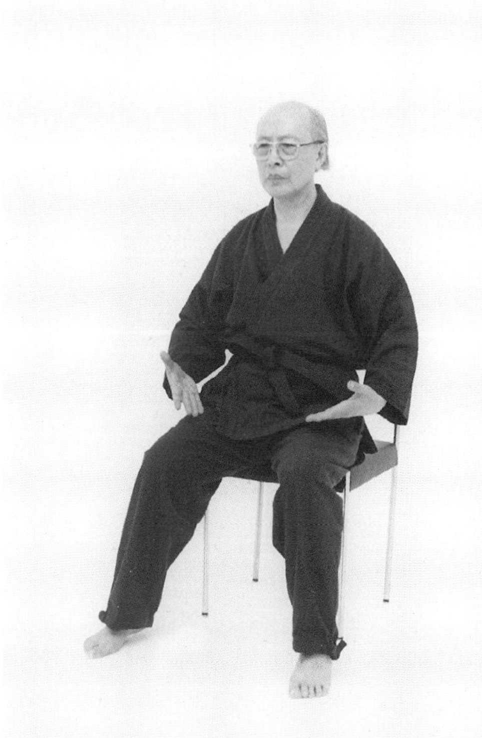

*Abb. 434*
2. Form: Zerteile die Wolken, halte den Mond

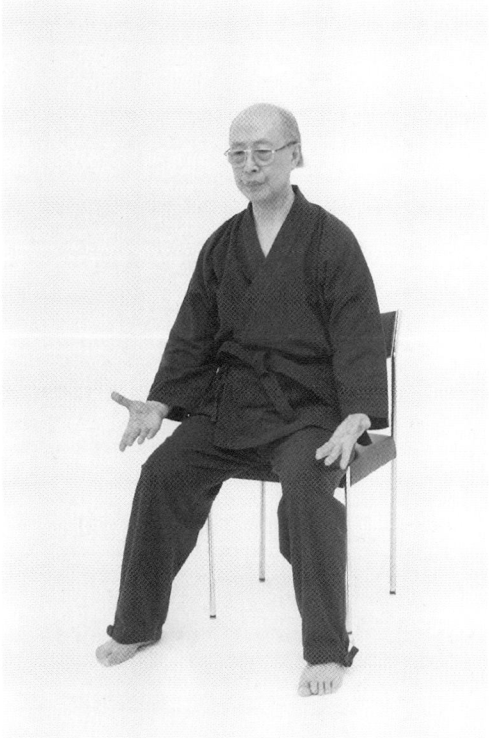

*Abb. 435*

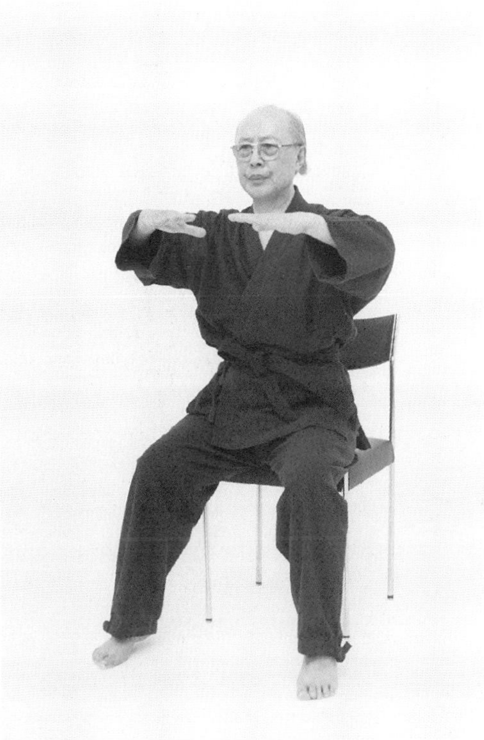

Abb. 432

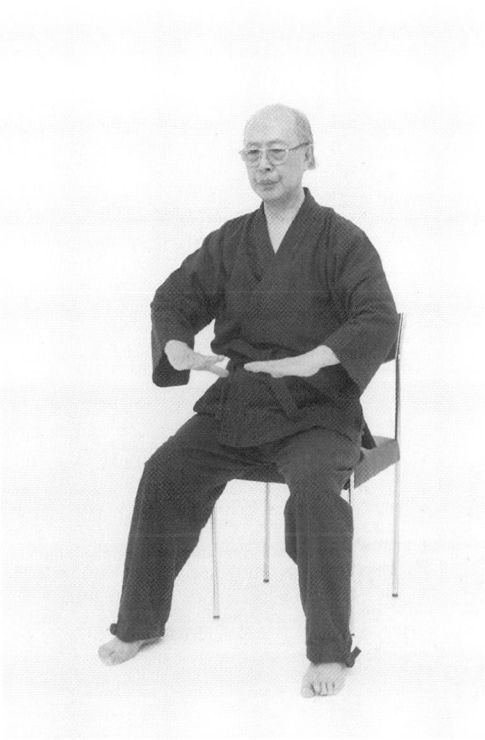

Abb. 433

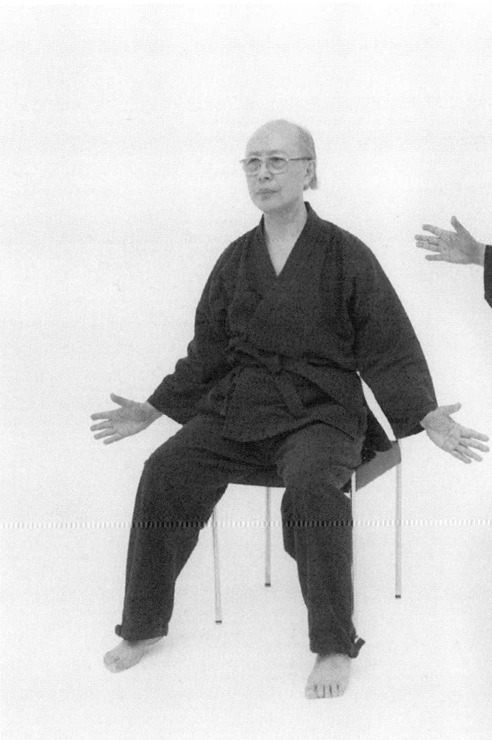

Abb. 436

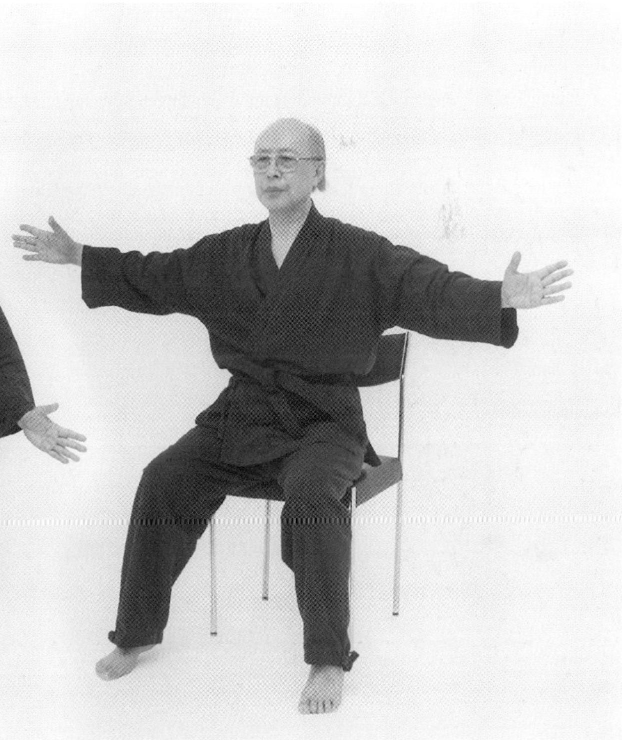

Abb. 437

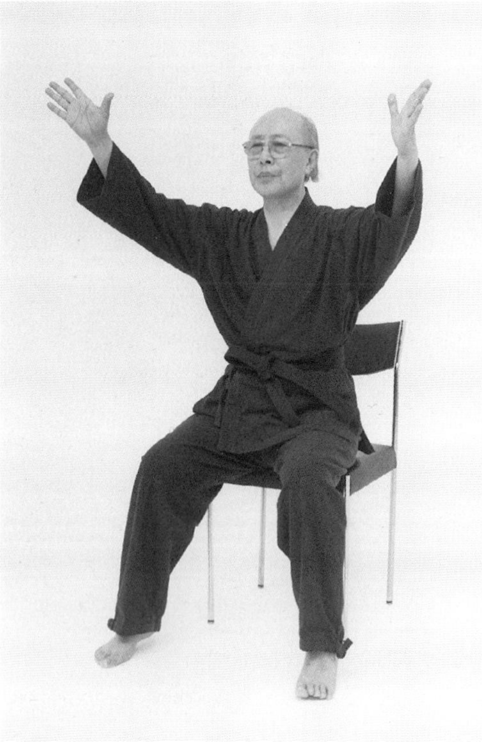

Abb. 438

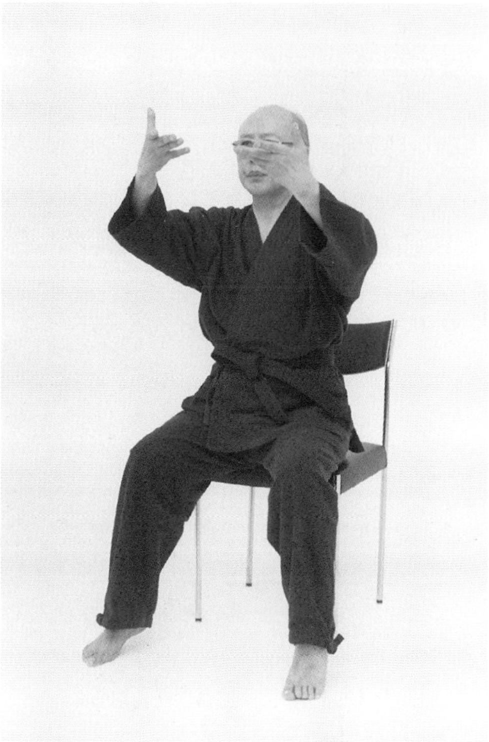

Abb. 439

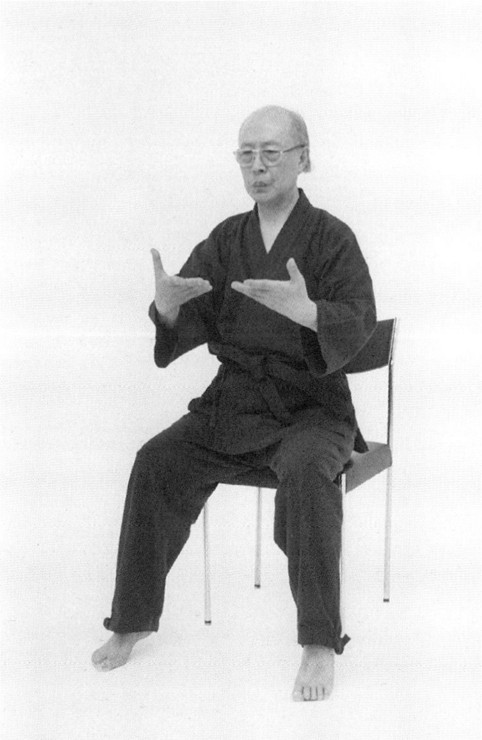

Abb. 440

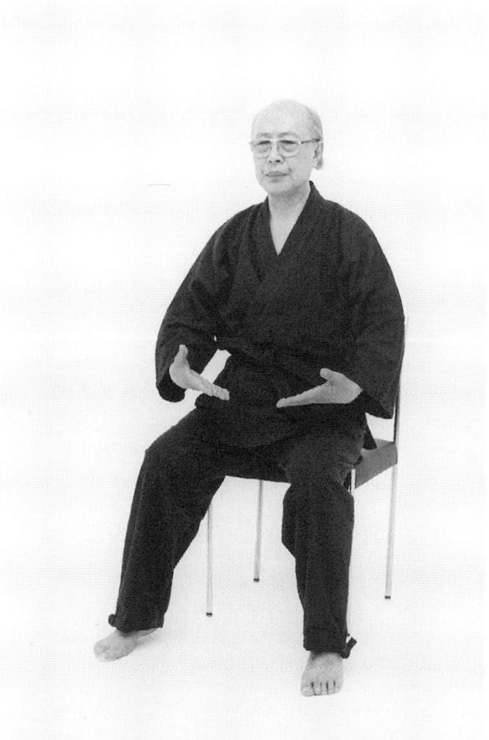

Abb. 441

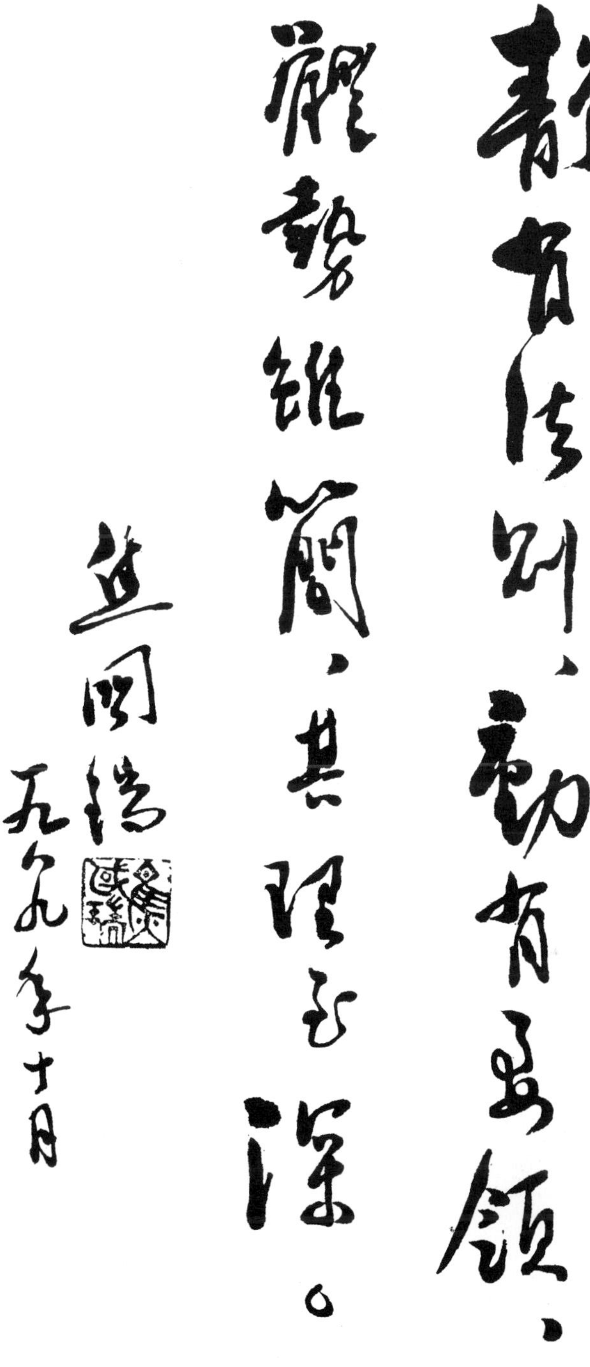


Es gibt Regeln für die Übungen-in-Ruhe und Kernpunkte,
die es zu beachten gilt bei den Übungen-in-Bewegung,
Einfachheit zeichnet die Haltungen aus,
doch tiefgründig sind die ihnen zugrundeliegenden Prinzipien.

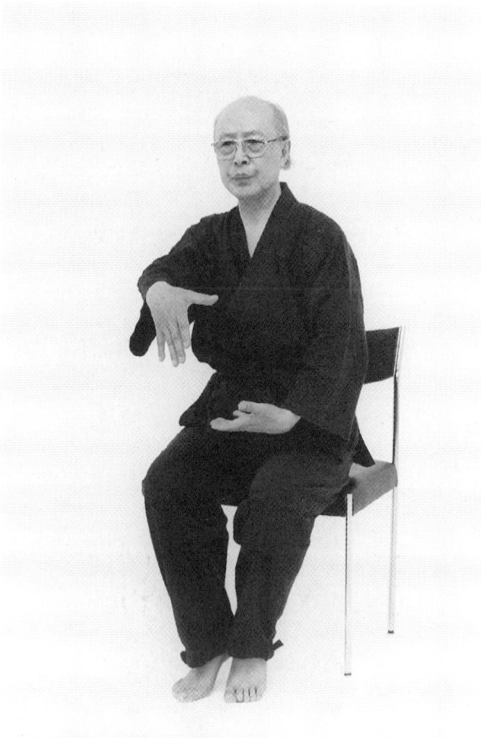

*Abb. 442*
3. Form: Trage den Ball nach links und rechts

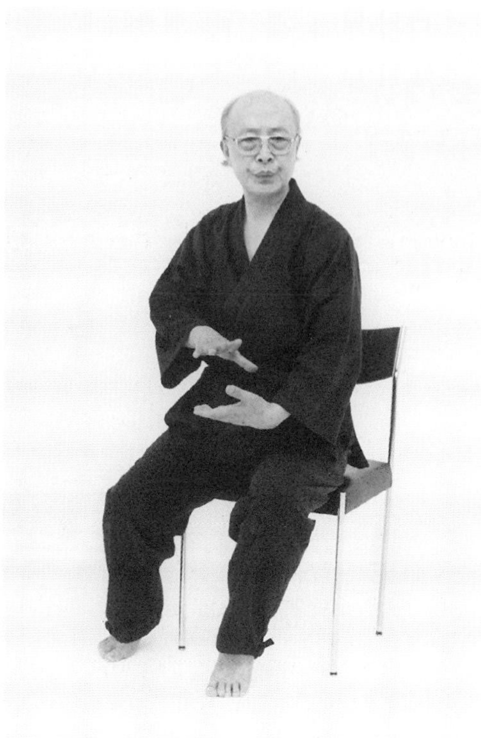

*Abb. 443*

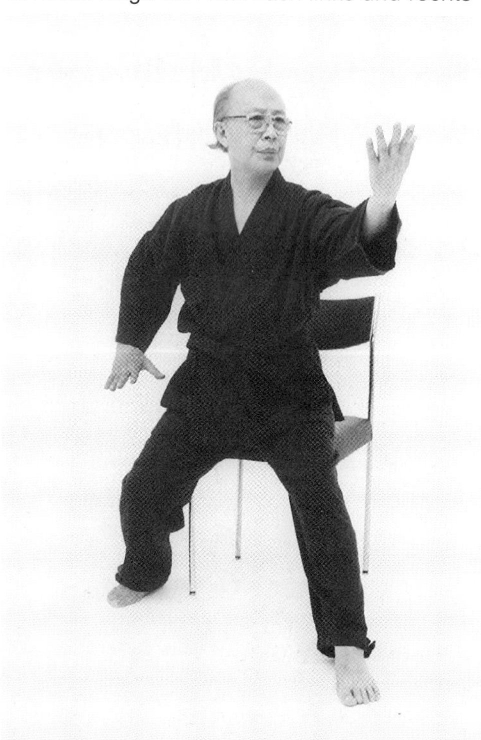

*Abb. 446*

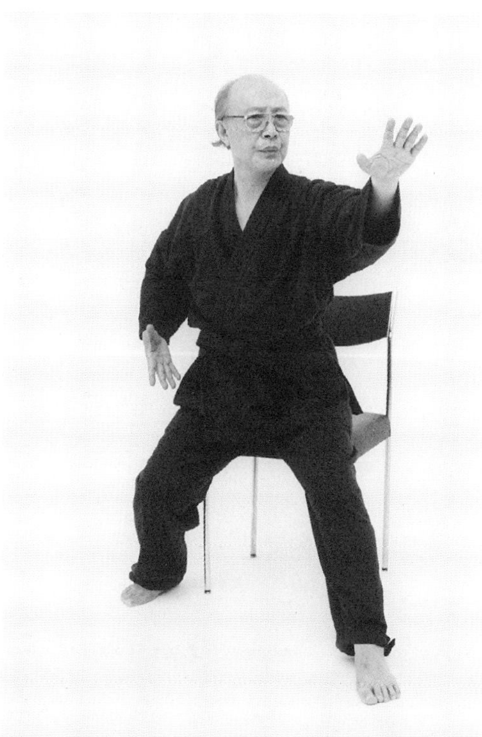

*Abb. 447*

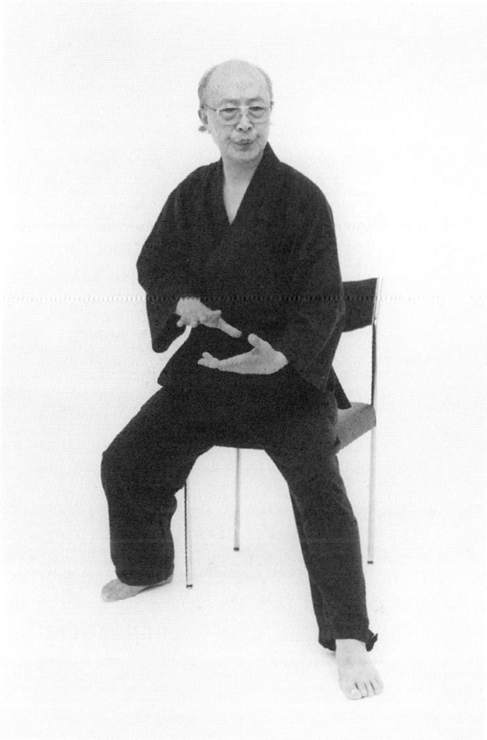
Abb. 444

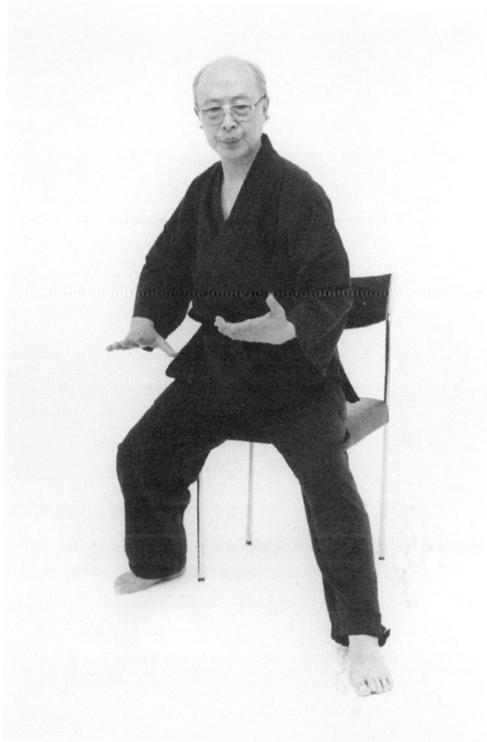
Abb. 445

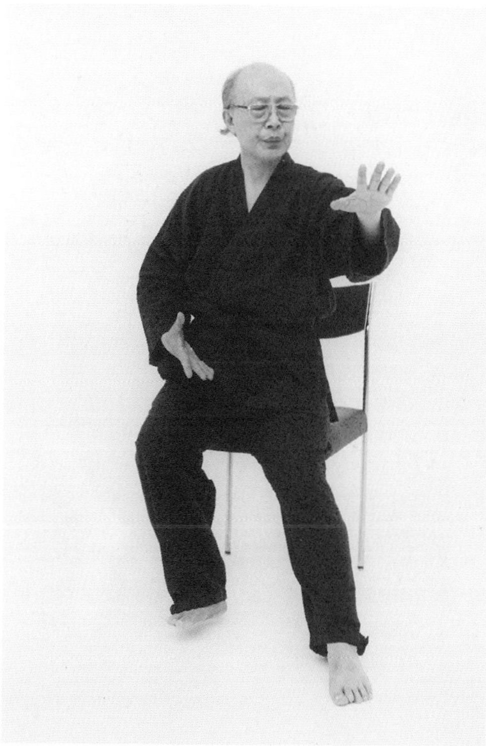
Abb. 448

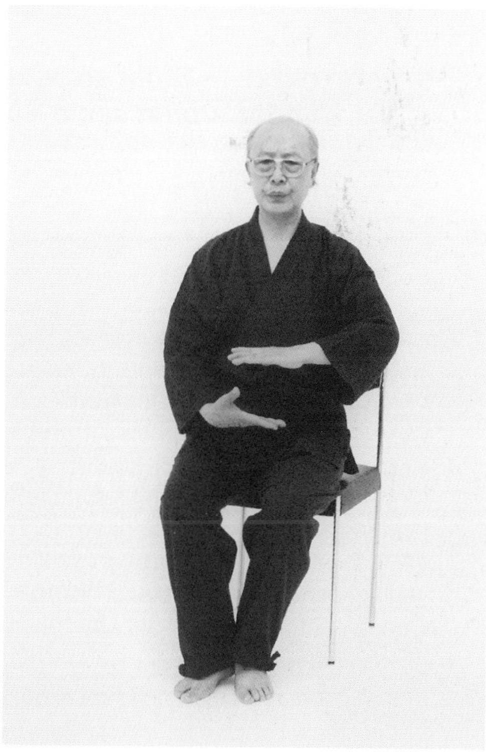
Abb. 449

## 5. Form auf dem Stuhl sitzend: Pferd-Schritt – die Hände wie ziehende Wolken

Von der vorigen Übung (Bergschieben, Abb. 450) kommend, die Handflächen zueinander wenden (Abb. 451) und die Hände mit zentrierender Kraft zum Körper heranholen. Gleichzeitig mit schließender Vorstellung an der Beininnenseite des rechten Beines dieses zur Mitte stellen. Das rechte Bein, Vorstellung an der Beininnenseite, dazu stellen zu einer zentrierten Haltung (Abb. 452). Die Arme trennen und spiralförmig zur baumumfassenden Haltung bewegen. Das rechte Bein, gleichsam als Standbein, nach rechts stellen. Dabei wird aus Stabilitätsgründen noch nicht berücksichtigt, dass eine breite Beinstellung entstehen soll (Abb. 453). Das linke Bein heben und nach links stellen (Abb. 454, 455), das rechte Bein nach rechts zu einer breiten Haltung rücken (Abb. 456). Aus der Mittelachse heraus, den Mingmen als Angelpunkt der Bewegung, die Arme bewegen wie ziehende Wolken (Abb. 457).
Dann die Hände wechseln: Die rechte Handfläche nach oben wenden und nach oben führen, gleichzeitig die linke Handfläche nach unten wenden und außerhalb der rechten Hand nach unten führen (Abb. 458, 459). Mit dieser Bewegung das rechte Bein, Vorstellungskraft an der Beininnenseite, zur Mitte holen und das linke Bein dazustellen (Abb. 460). Es folgt die Übung nach rechts (Abb. 461): Das linke Bein ist nun Standbein, das rechte wird nach rechts gestellt.

## 6. Form auf dem Stuhl sitzend: Der Kondor breitet seine Schwingen aus

Von der vorangehenden Übung kommend (Abb. 462), die Hände zusammenführen (Abb. 463). Das linke und danach das rechte Bein zur Mitte stellen, die Hände über die Mitte des Kopfes führen (Abb. 464). Die Hände trennen und auf Bogenlinien seitlich des Körpers nach unten führen (Abb. 465); die Handflächen vor dem Dantian übereinander legen (Abb. 466). Das rechte Bein als Standbein nach rechts setzen, den Körper leicht nach links ausrichten (Abb. 467). Mit dem linken Fuß einen kleinen Schritt nach links vorne machen, dabei nur den Vorderfuß aufsetzen (Abb. 468).
Die Hände trennen und die Arme langsam auf Kreisbogen zu beiden Seiten des Körpers heben bis etwa Kopfhöhe (Abb. 469, 470). Kleiner Halt mit ausgebreiteten Schwingen. Körperhaltung und Blick drücken Weite und Ausdehnung aus. Dann die Arme wieder senken und vor dem Unterbauch überkreuzen (Abb. 471, 472). Das rechte Bein, durch schließende Kraft an der Beininnenseite, zur Mitte stellen, danach das rechte, die Körperhaltung zentrieren (Abb. 473, 474). Es folgt die Übung nach rechts und der Übergang zum roten Drachen, der seine Klauen spreizt (Abb. 475, 476, 477).

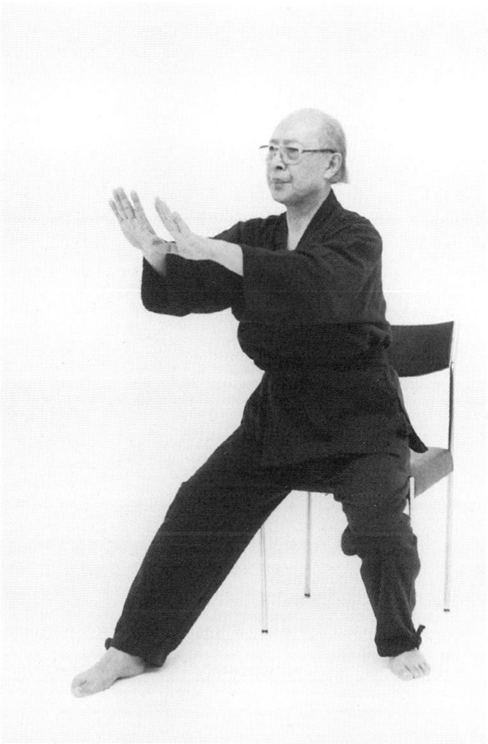

*Abb. 450*
4. Form: Schiebe den Berg mit beiden Händen

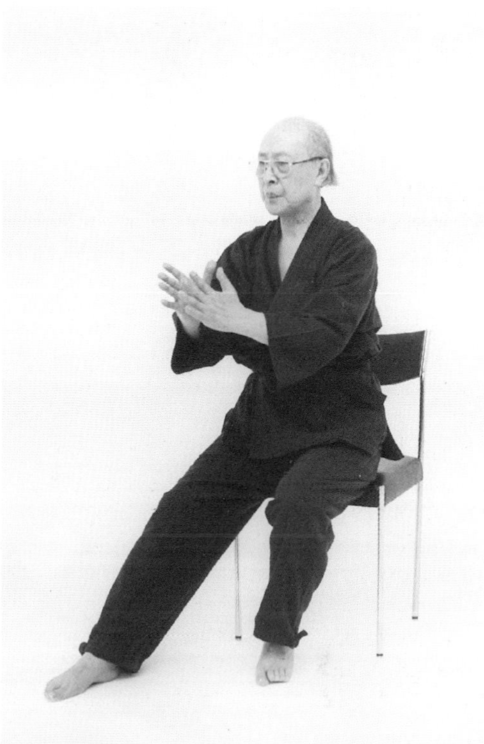

*Abb. 451*
Übergang zur 5. Form

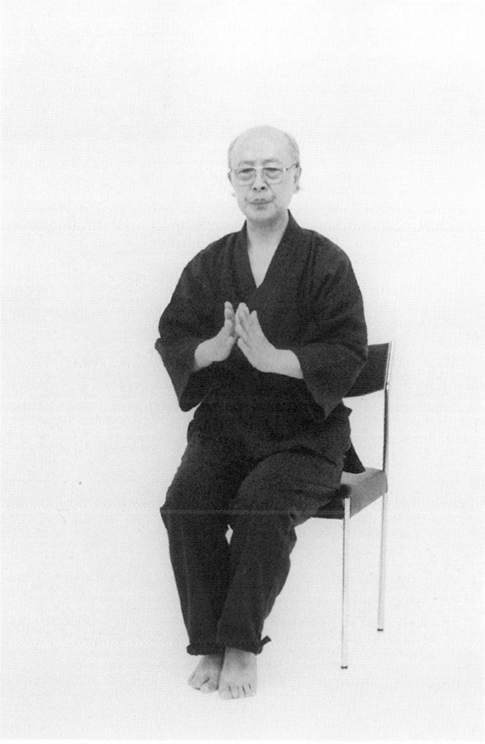

*Abb. 452*

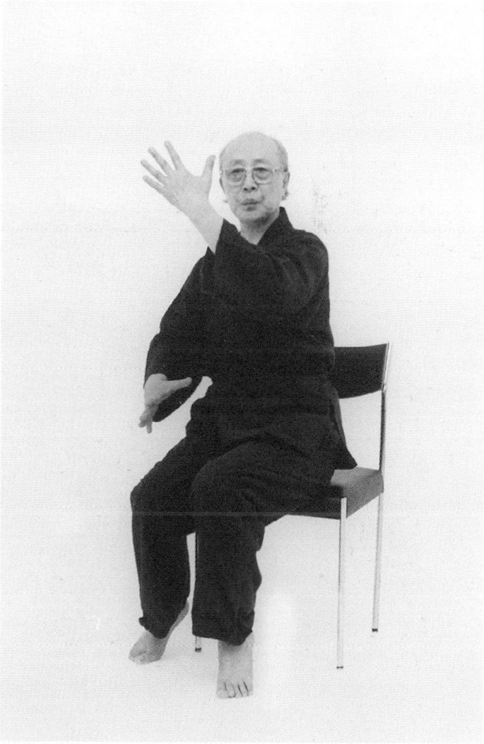

*Abb. 453* 5. Form: Pferd-Schritt, die Hände wie ziehende Wolken

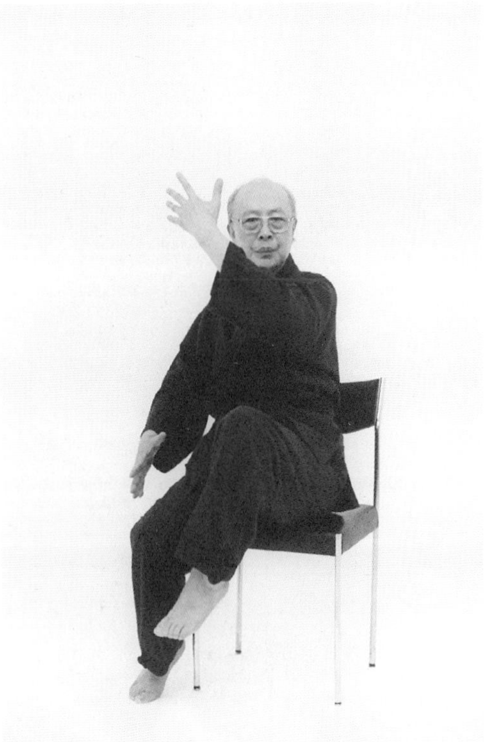

Abb. 454

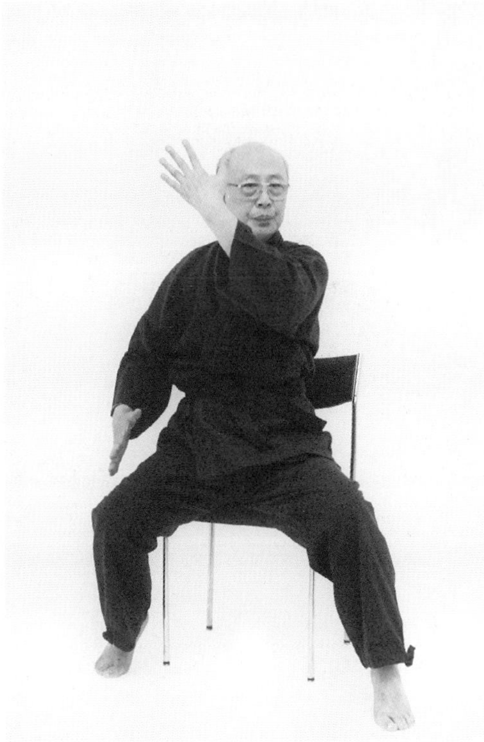

Abb. 455

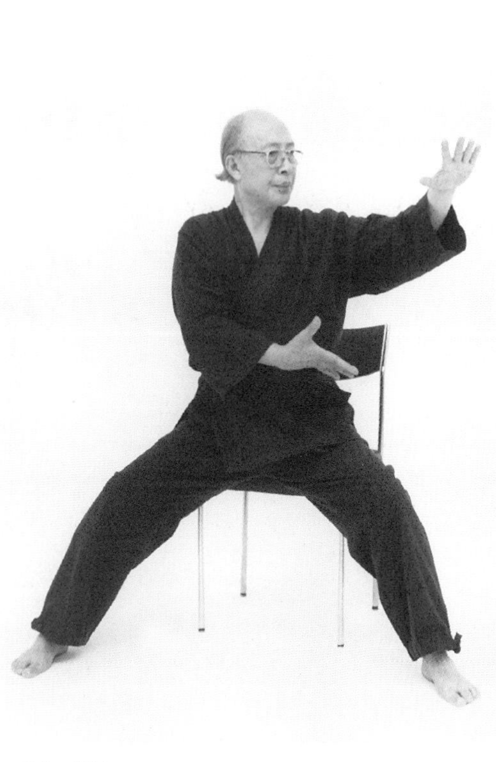

Abb. 458

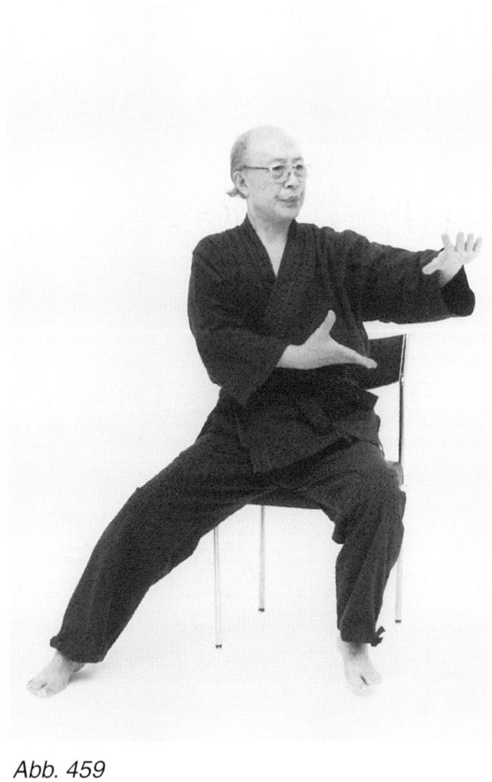

Abb. 459

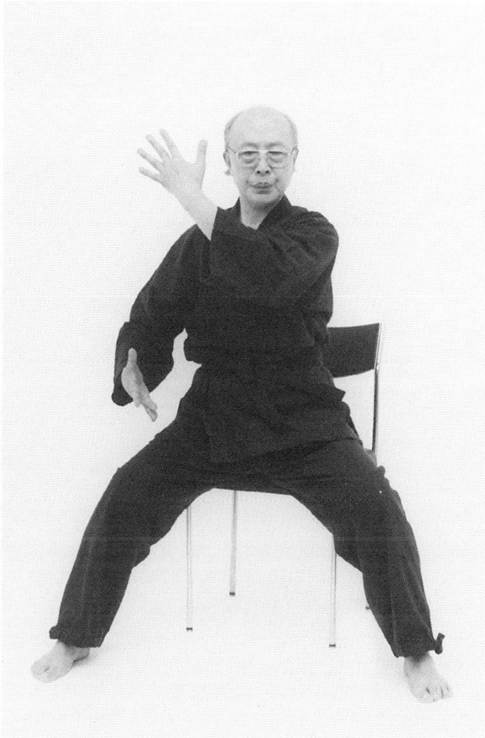
Abb. 456

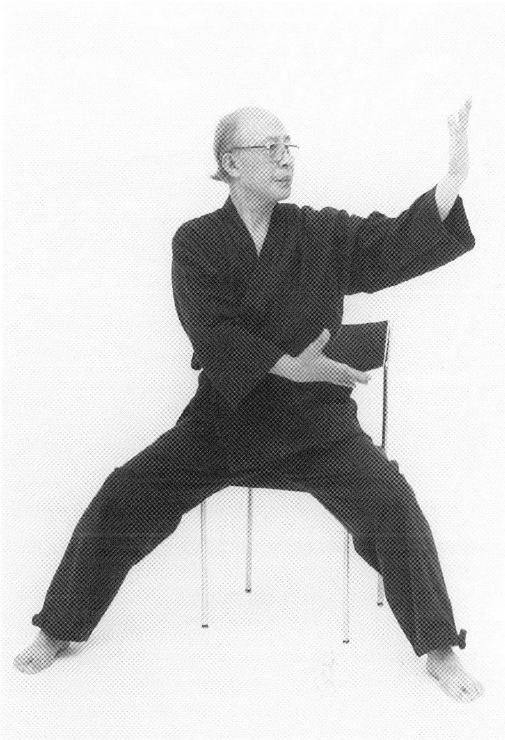
Abb. 457

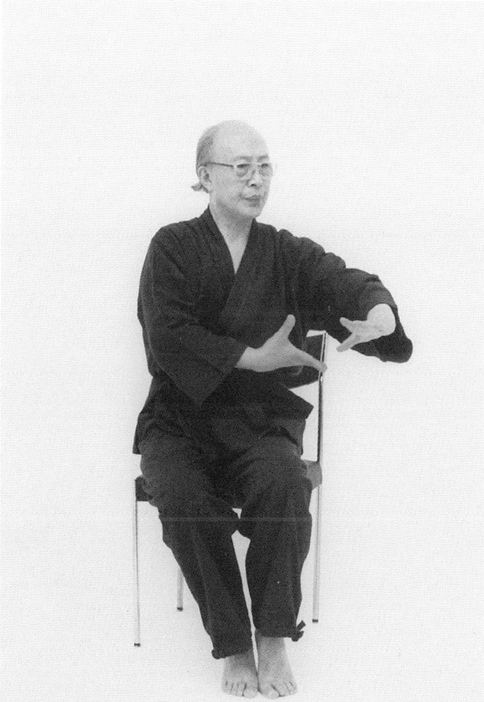
Abb. 460

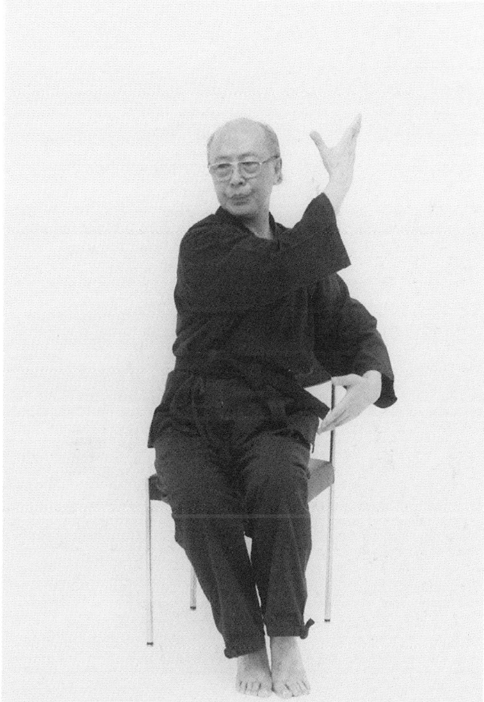
Abb. 461

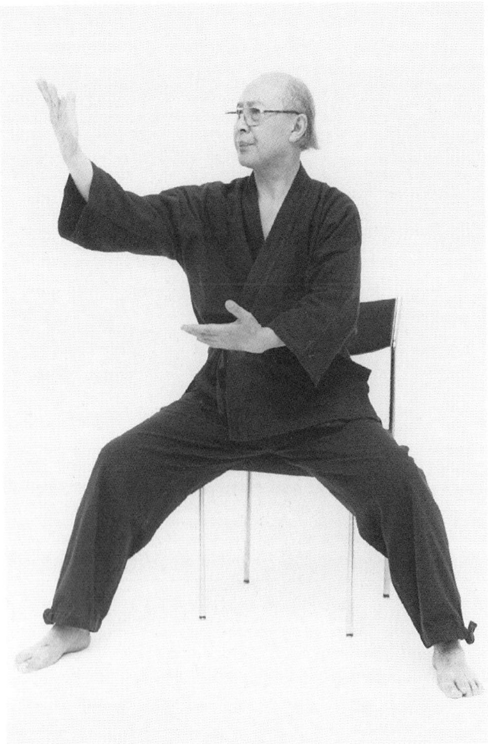

*Abb. 462*

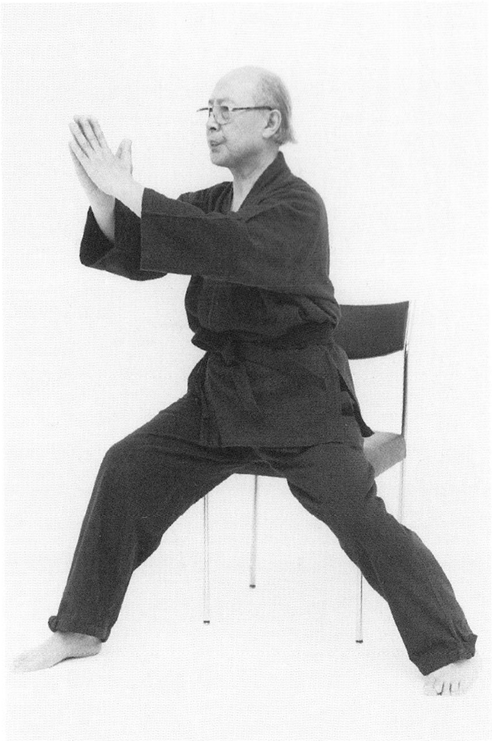

*Abb. 463*
Übergang zur 6. Form

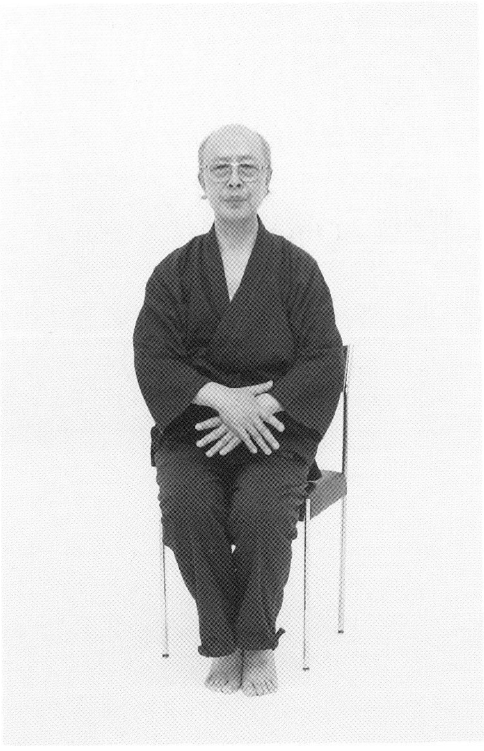

*Abb. 466*
6. Form: Der Kondor breitet seine Schwingen aus

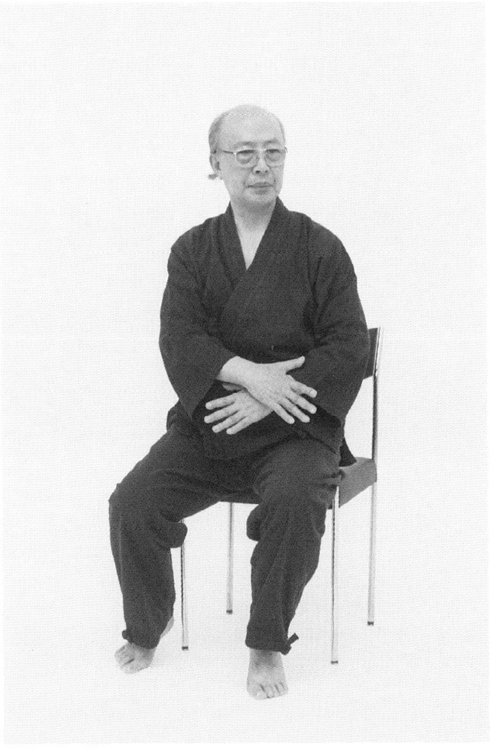

*Abb. 467*

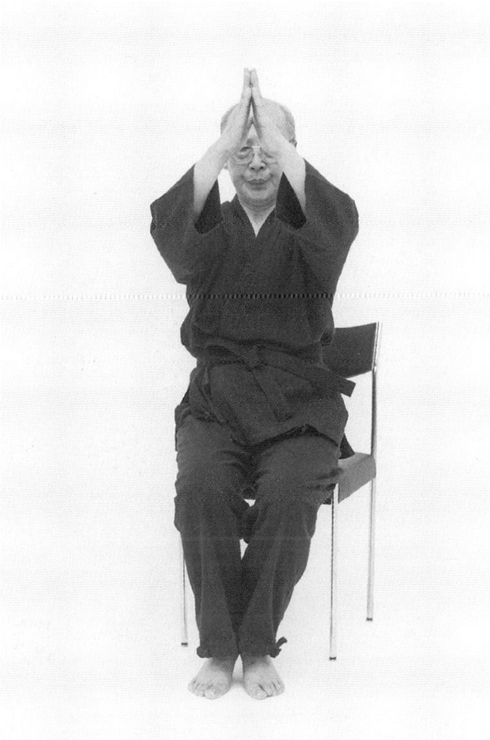

Abb. 464

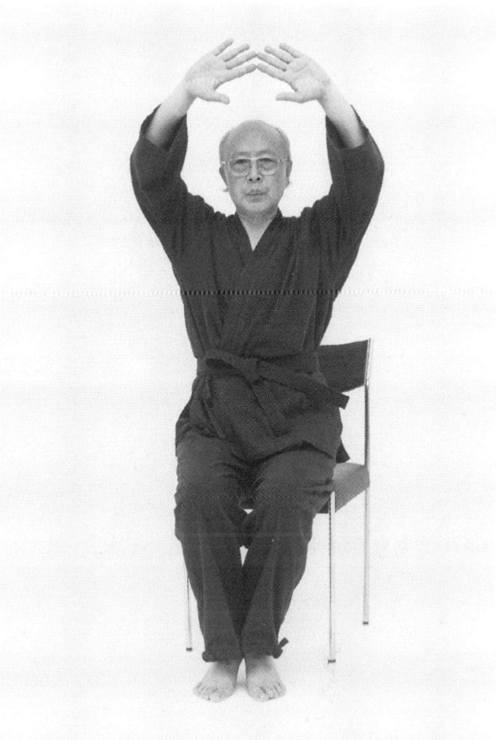

Abb. 465

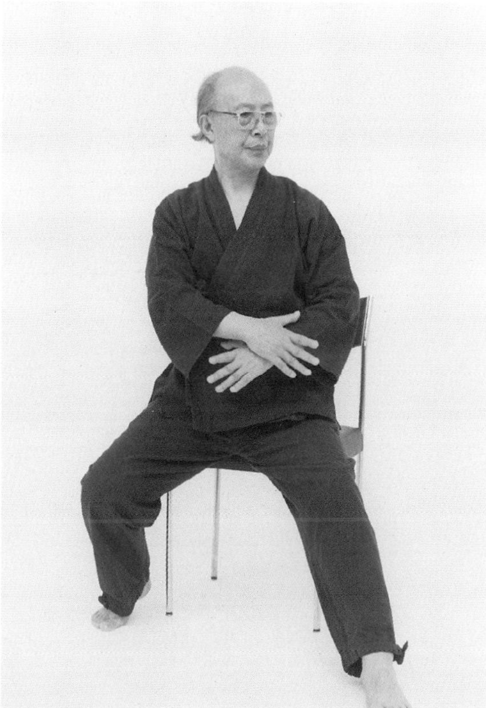

Abb. 468

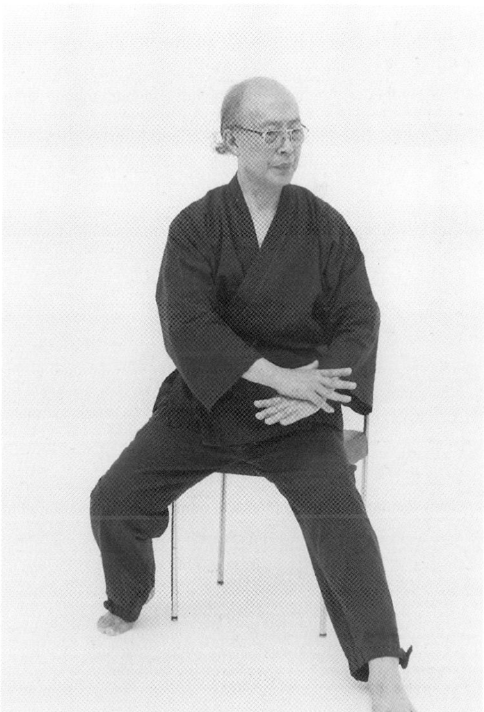

Abb. 469

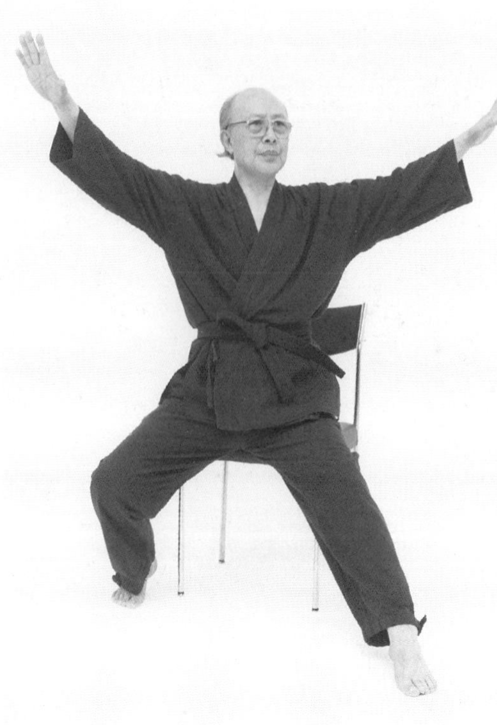

Abb. 470

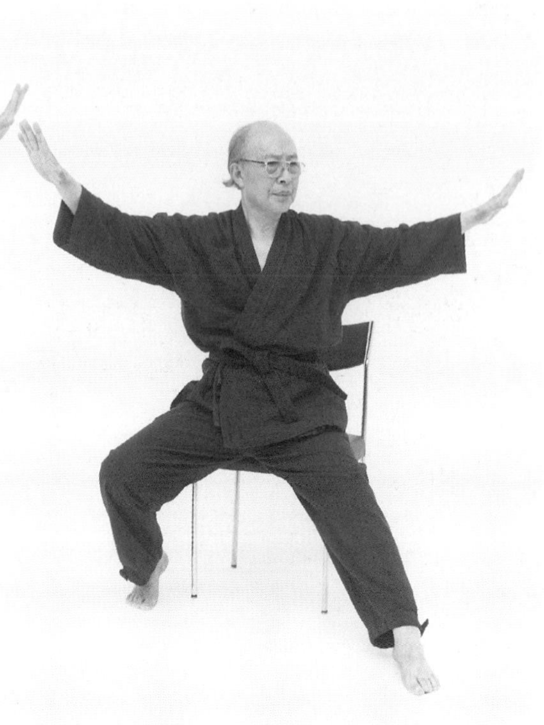

Abb. 471

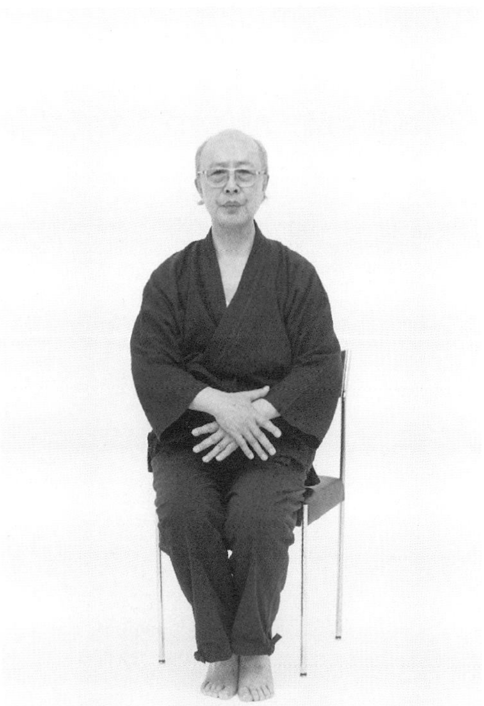

Abb. 474

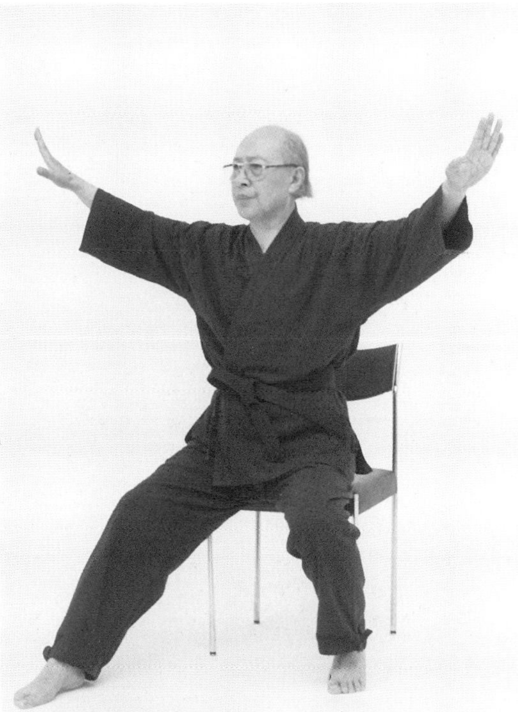

Abb. 475

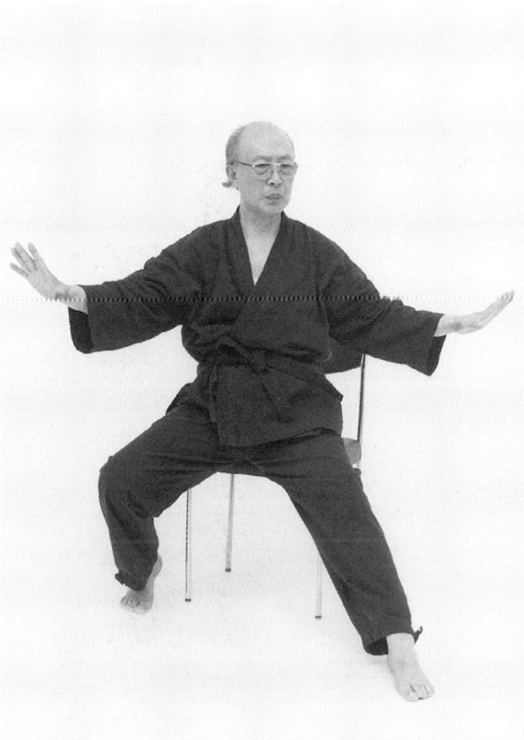
Abb. 472

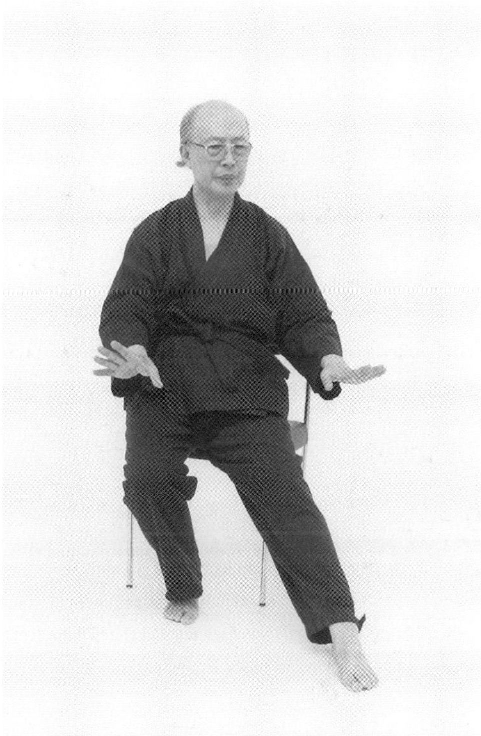
Abb. 473

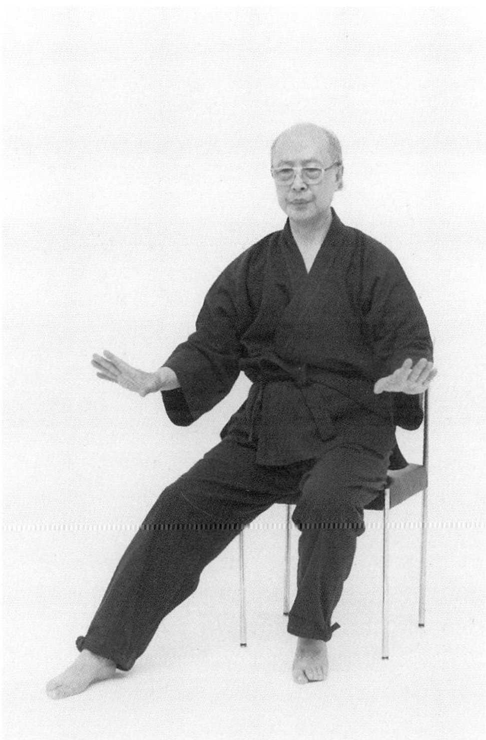
Abb. 476

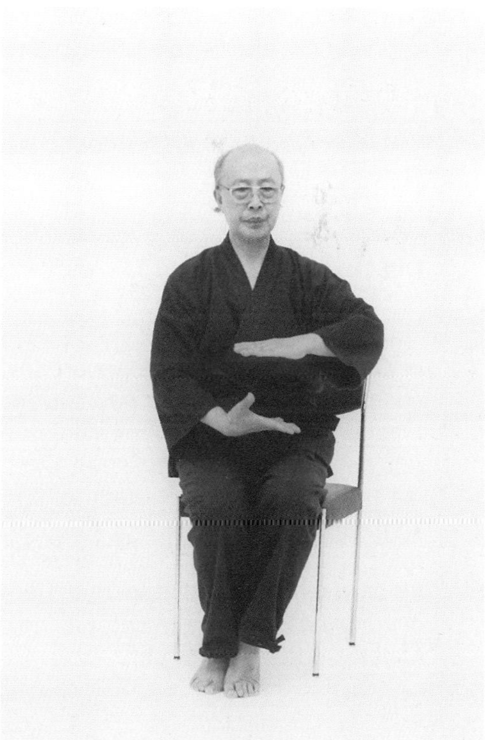
Abb. 477

## 2. Die 15 Ausdrucksformen des Taiji-Qigong auf der Erde sitzend

Die 15 Ausdrucksformen, auf der Erde sitzend geübt, betonen die geistige Ruhe, die Ausgewogenheit der Körperhaltungen und die Wahrnehmung des Inneren. Zwar sind Beine und Füße in dieser Übungsweise nicht sichtbar in Bewegung, sie sind jedoch in die Übung ständig integriert und werden sogar in besonderem Maße geübt. Dadurch, dass die Arm- und Rumpfbewegungen nur dann mühelos und mit guter Wirkung ausgeführt werden können, wenn sie auf einer Verankerung in festem Sitz, Dantian und Yongquan-Bereichen beruhen, kommen diese grundlegenden Übungsanforderungen beim Sitzen auf der Erde besonders zum Tragen. Sehr deutlich lässt sich die Verankerung im festen Sitzen z. B. bei der 4. Form (Abb. 491, 492, 493) erkennen.

### Übungsablauf

Man beginnt in der Grundhaltung mit dem Sitzen in Ruhe, schließt dann die 15 Ausdrucksformen an und endet mit den fünf Abschnitten der Abschlussübung. Die nachfolgend beschriebene Grundhaltung kann auch mit den Armhaltungen der drei Vorbereitungsübungen geübt werden.
Die Übergänge von einer Form in die nächste können in unterschiedlicher Weise praktiziert werden: Man reiht eine Übung an die andere, mit fließenden Übergangsbewegungen, oder man führt die Hände nach jeder Übung zum Dantian zurück und übt das Sitzen in Ruhe 2 bis 3 Minuten.
Will man nicht die ganze Folge der 15 Bewegungsmuster üben, kann man eine Auswahl treffen und die Formen mit Übergangsbewegungen, die sich durch ein entspanntes Gleiten in die Ausgangshaltung der nächsten Form ergeben, verbinden.

### Die Grundhaltung

Man sitzt auf dem Boden im Schneidersitz, Lotossitz oder halbem Lotossitz, oder in einer anderen ausgewogenen Sitzhaltung. Der Oberkörper ist aufrecht und entspannt, der Kopf gerade nach vorne gerichtet. Der Blick ist entspannt und locker und geht geradeaus. Schultern und Arme sind entspannt, die Achselhöhlen geöffnet, der Rücken ist aufgerichtet. Die Hände liegen vor dem Unterbauch ineinander, die Handflächen zeigen nach oben. Der Mund ist leicht geschlossen, die Zunge liegt natürlich im Mund. Der Atem ist natürlich, die Aufmerksamkeit wird im mittleren Dantian bewahrt. Das mittlere Dantian gilt als Quelle, die Yongquan-Bereiche als Wurzel des Qi. Diese drei Bereiche gehören zusammen; spricht man von einem, meint man alle drei. In der Grundhaltung (Abb. 478) übt man 3 bis 5 Minuten oder auch länger.

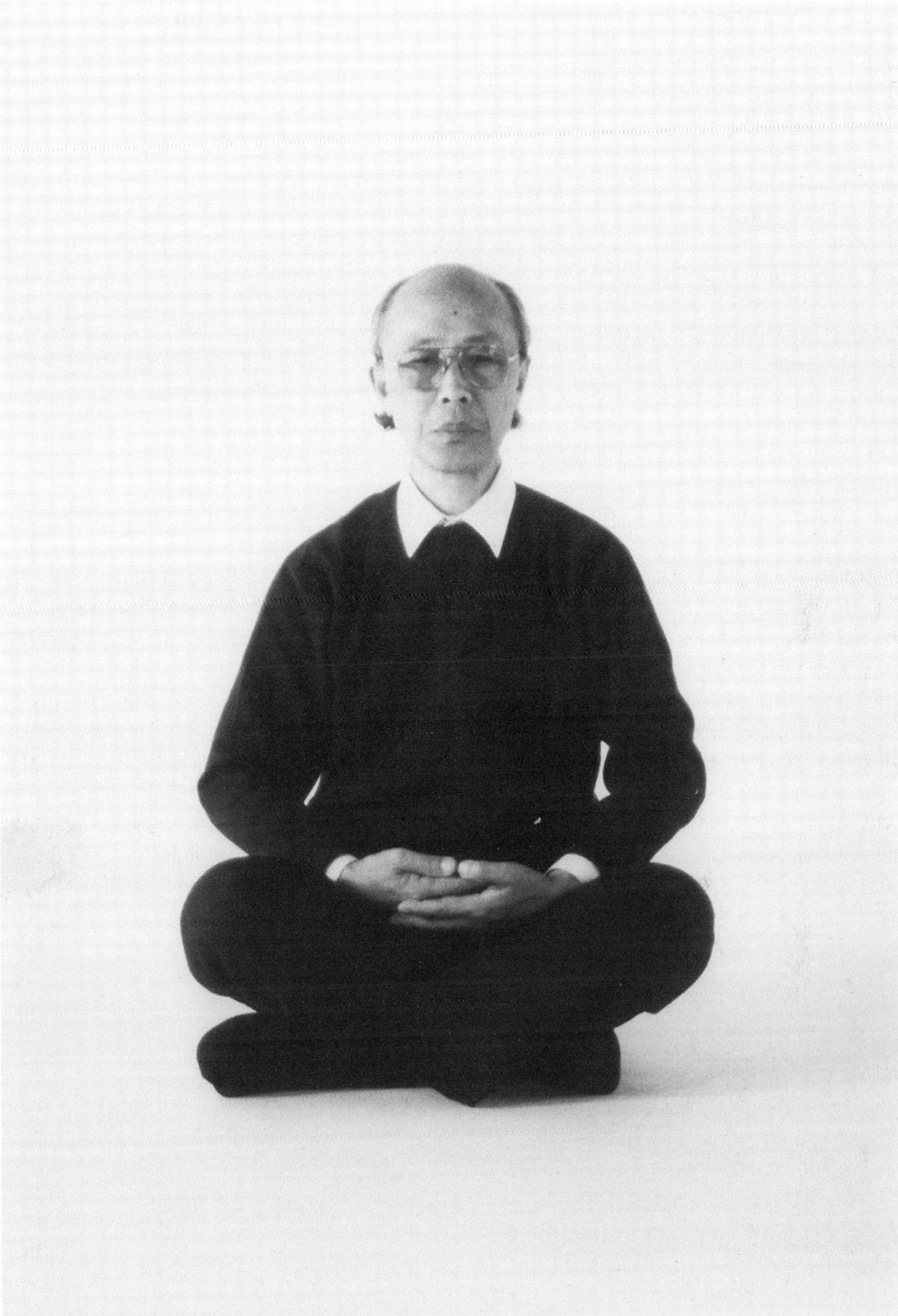

*Abb. 478*

## Anmerkungen zur Ausführung der Übung

Die Anforderungen für diese Übung bezüglich Körperhaltung und Vorstellungskraft werden besonders detailliert beschrieben, da sie als Basisanforderungen auch für alle folgenden Übungen Gültigkeit besitzen. Der wesentliche Übungsaspekt bezieht sich auf den geistigen Zustand und die innere Qi-Bewegung. Die allgemeinste Anforderung ist das Bewahren der Vorstellungskraft im mittleren Dantian bei entspannter, aufrechter und ausgewogener Körperhaltung.

*Sitzhaltung*

Es gibt verschiedene Möglichkeiten für die Sitzhaltung. Man kann im Schneidersitz, Lotossitz oder halben Lotossitz üben. Es ist wichtig, eine gewohnte und angenehme Sitzhaltung zu wählen. Bei dieser Übung sollte man sich keine starren Beschränkungen bezüglich der äußeren Form auferlegen. Während des Übungsverlaufes kann die Sitzhaltung auch geändert werden.

*Körperhaltung, Schultern und Arme*

Wichtig ist eine stabile und ausgewogene Körperhaltung. Der Körper soll aufgerichtet, aber nicht „stramm" sein, vielmehr achtet man auf eine Verbindung von Aufrichtung und natürlicher Entspannung. Die Wirbelsäule als Achse des Körpers ist gerade und aufrecht, die Schultern befinden sich auf einer Ebene. Der Brustkorb ist entspannt, der Brustbereich etwas zurückgenommen. Dies begünstigt den freien Fluss der Atmung. Dabei ist darauf zu achten, dass die Entspannung angemessen ist, keinesfalls darf die Brust eingefallen sein. Die Schultern sind entspannt und nach außen entfaltet, die Achselhöhlen leicht geöffnet. Entspannung und Kraft setzen sich in der lockeren Bogenform fort, zu der die Arme aufgespannt sind. Weder Haltung noch Kraftentfaltung werden in starrer Weise geübt, vielmehr wechseln sich An- und Entspannung rhythmisch ab.

*Handhaltung*

Die Übung kann in verschiedenen Handhaltungen geübt werden. Am häufigsten werden folgende fünf Positionen benutzt:

1. Die Hände vor dem Dantian ineinanderlegen (Abb. 478). In einer Variante dieser Haltung werden die Hände locker verschränkt auf Unterschenkel und Knöchel gelegt (Abb. 479). Bei dieser Haltung liegt die linke oder rechte Hand, gemäß der eigenen Gewohnheit, oben.
2. Die Handflächen auf die Knie und Oberschenkel legen (Abb. 480).
3. Die Handrücken auf die Knie und Unterschenkel legen (Abb. 481).
4. Die Handflächen auf Knöchel und Unterschenkel legen (Abb. 482).
5. Die Hände übereinander auf das Dantian legen (Abb. 483).

Außerdem kann auch eine Haltung mit verschränkten Fingern eingenommen werden (Abb. 484).

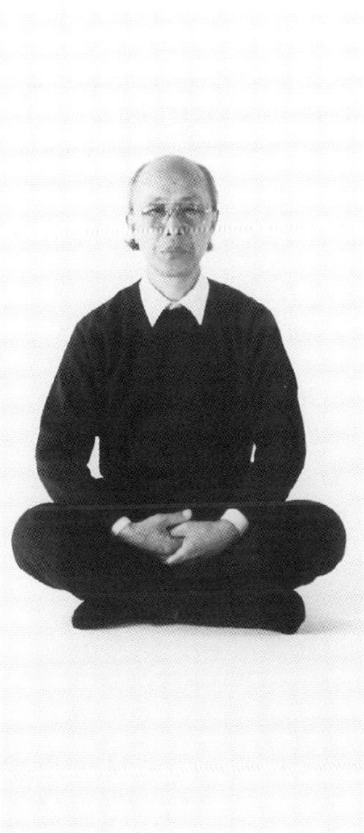

Abb. 479

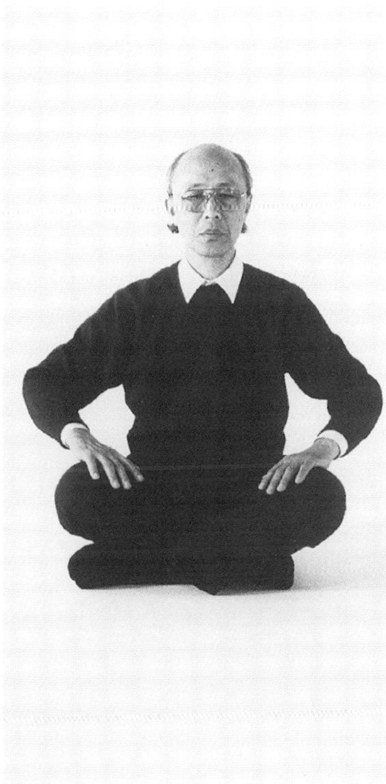

Abb. 480

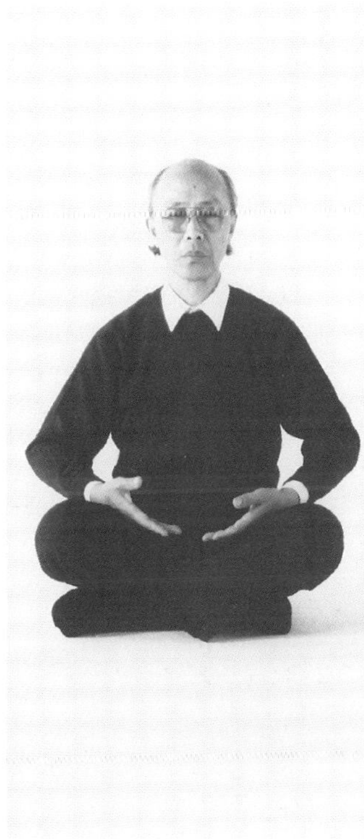

Abb. 481

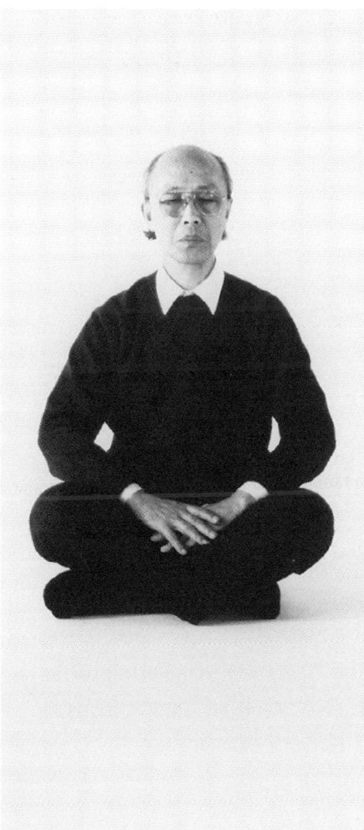

Abb. 482

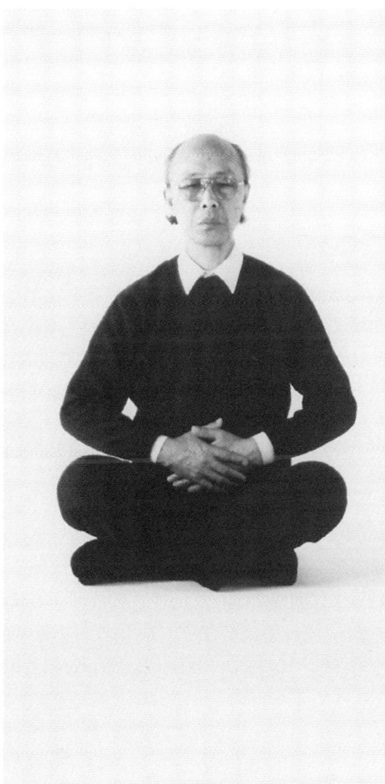

Abb. 483

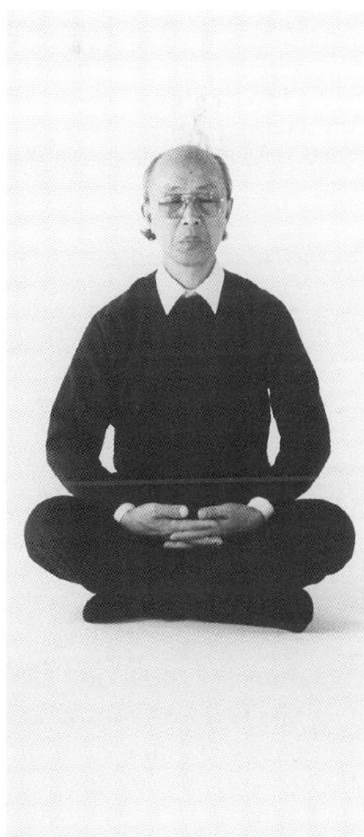

Abb. 484

*Kopf, Mund und Blick*

Der Kopf ist aufrecht und gerade, das Kinn leicht zum Körper herangezogen. Der Mund ist locker geschlossen, die Zähne liegen leicht aufeinander, die Zunge liegt natürlich im Mund. Mund und Zähne können auch leicht geöffnet sein, man achte diesbezüglich auf Natürlichkeit. Die Augen sind entspannt, sie können leicht geschlossen werden oder zu kleinen Sehschlitzen geöffnet sein. Manche Übenden empfinden es als sehr hilfreich, die Augen zu schließen, da die innere Wahrnehmung dadurch besser gelingt und das In-die-Ruhe-Treten unterstützt wird. Andere empfinden das Üben mit geschlossenen Augen eher unangenehm, weil sie dadurch leicht schläfrig werden. Es ist wichtig, diejenige Übungsweise zu wählen, die einem am angenehmsten und hilfreichsten ist, um in einen guten Übungszustand zu kommen.

*Geistige Haltung und Vorstellungskraft*

Der Geist ist entspannt und gesammelt. Auftretende Gedanken werden weder festgehalten noch unterdrückt, man lässt sie ruhig weiterziehen. Auf diese Weise werden sie weniger, der Geist kommt zur Ruhe. Die Aufmerksamkeit und damit das Qi werden stabil im Bereich des mittleren Dantian bewahrt.

*Atmung*

Die Atmung ist natürlich und gleichmäßig, man widmet ihr keine besondere Aufmerksamkeit. Zwar heißt es, man solle tief, fein, gleichmäßig, ruhig und langsam atmen, aber diese Art des Atmens soll nicht aktiv oder gar forciert angestrebt werden, sondern sich durch beständiges Üben auf natürliche Weise entwickeln.

*Kraftentfaltungen und Bewegungen*

Bezogen auf den ganzen Körper, und besonders im Rund der Arme, wirken leichte öffnende und schließende Kräfte. Mit der nach außen spannenden Kraft wird der Körper ein wenig aufgerichtet und nach hinten bewegt. Mit der Entspannung wird der Körper gelockert und ein wenig nach vorne bewegt. Die Änderungen der Körperhaltung sind sehr klein und nur Ausdruck innerer Veränderungen, keine gezielte festgelegte äußere Bewegung wie bei den Methoden der Übungen-in-Bewegung (donggong). Übt man auf hoher Stufe, so lassen sich bei Berührung feinste Bewegungen, als Zeichen innerer Qi-Bewegung, wahrnehmen; diese Bewegungen sollten jedoch für das Auge nicht sichtbar sein.
Es handelt sich um eine Übung-in-Ruhe (jinggong), äußere Bewegungen gehören somit nicht zu den Übungsanforderungen. Allerdings sollte man keine starre Vorstellung von körperlicher Ruhe haben. Kleine Bewegungen während des Sitzens sind durchaus erlaubt, wenn sie dem inneren Qi-Zustand entsprechen.

*Übungsdauer*

Das Sitzen in Ruhe wird 3 bis 5 Minuten oder auch länger praktiziert. Es handelt sich um eine Übung, die vor allem den geistigen Zustand betrifft, übermäßige Eile verbietet sich dabei. Man kann die Übungszeit auch sehr lange, bis auf 30 oder 60 Minuten, ausdehnen.

Das Sitzen in Ruhe als Anfangsübung im Rahmen der 15 Ausdrucksformen des Taiji-Qigong unterscheidet sich vom „Sitzen in Stille" (jingzuo) als eigenständiger Methode und der Methode des Youfagong (Methode der induzierten Bewegung[1]). Für die praktische Übung ist es immer wichtig, Klarheit darüber zu haben, welche Methode man praktiziert und welche Übungsanforderungen für sie gelten. Die Ruhe bei dem hier geübten Sitzen in Ruhe ist nicht ganz so stark wie bei der eigenständigen Übungsmethode mit der Bezeichnung „Sitzen in Stille" (jingzuo), aber es handelt sich auch nicht um eine Übung mit äußerer Bewegung wie beim Youfagong. Unterscheidet sich das hier beschriebene Sitzen in Ruhe auch vom Jingzuo und Youfagong, birgt es doch Elemente dieser beiden Methoden in sich.

*Wirkrichtung und Wirkungsschwerpunkte*

Das Üben in der Grundhaltung dient der Entwicklung eines guten Übungszustandes und ist somit, abgesehen von dem ihr eigenen Wert, auch maßgebend für die Qualität der nachfolgenden Übungen. Über Lockerung und Entspannung von Körper und Geist kommt es zum Eintreten-in-die-Ruhe (rujing). Wesentlichen Einfluss auf das Eintreten-in-die-Ruhe haben Maß und Qualität des Bewahrens der Vorstellungskraft im Dantian. Die Qualität des Eintretens-in-die-Ruhe hat maßgeblichen Einfluss auf die Gesamtwirkung der Übung.

Ein guter Übungszustand ist mit einem Gefühl der Kraftfülle verbunden, das sich nach längerer Übungpraxis schon nach wenigen Minuten einstellen kann. Ein guter Übungszustand zeigt sich durch verschiedene Merkmale, die man selbst wahrnehmen kann, die aber zum Teil auch Messverfahren zugänglich sind. Häufig macht sich als Zeichen guter Entspannung als erstes ein vermehrter Speichelfluss bemerkbar. In diesem Falle schluckt man den Speichel in angemessenen Zeitabständen hinunter und verfolgt seinen Weg mit der Vorstellungskraft bis zum Dantian. Weitere Zeichen sind zunehmender Tränenfluss, tiefer werdende Stimme, eine Wärmeempfindung im Dantianbereich, die Entstehung eines feinen feuchten Films auf den Handflächen, feine innere Bewegungen als Ausdruck der Qi-Bewegung sowie die Entwicklung einer tiefen Bauchatmung.

Das Eintreten-in-die-Ruhe hat eine umfassende regenerierende Wirkung auf den gesamten Organismus[2]. Die öffnenden und schließenden Kraftentfaltungen haben einen günstigen Einfluss auf die Yin- und Yang-Leitbahnen der Arme und durch Einbeziehung des gesamten Körpers in die Bewegungen des Entfaltens und Verdichtens auf das gesamte System der Leitbahnen.

[1] *Jiao Guorui:* Youfagong. Methode der induzierten Bewegung. ML Verlag Uelzen 1995

[2] *Jiao Guorui:* Qigong Yangsheng. ML Verlag Uelzen, 5. Auflage 1997, S. 39ff.

## Die Bewegungen der 15 Ausdrucksformen des Taiji-Qigong auf der Erde sitzend

Von der oben beschriebenen Grundhaltung des Sitzens auf der Erde ausgehend werden die 15 Ausdrucksformen geübt. Man kann die ganze Abfolge oder eine Auswahl der 15 Formen üben. Will man den Aspekt der Ruhe betonen, kehrt man nach jeder Form zur Grundhaltung zurück und übt für einige Minuten das Sitzen in Stille.

Im Allgemeinen werden die hebenden Bewegungen der Arme in sitzender Übungsweise etwas weniger ausgeprägt geübt; das Gleiche gilt für die öffnenden Bewegungen (siehe z. B. 12. Form, Abb. 511). Das heißt aber nicht, dass die Bewegungen nicht den Endpunkt ihrer Entfaltung erreichen.

Bei hebenden Bewegungen betont man die nach unten gerichtete Gesäßkraft und die Entspannung des Beckens durch die Vorstellung des Sinkens, das Verdichten im Dantian und das Schließen der Yongquan-Bereiche. Bei sinkenden Bewegungen entspannt man diese Vorstellungen wieder, ohne sie ganz zu verlieren. Bei öffnenden und schließenden Bewegungen kann man die der inneren Qi-Bewegung synchrone Koordination üben, d. h. schließende Bewegungen mit Verdichtung der Zentren der Aufmerksamkeit, öffnende Bewegungen mit Entfaltung. Es ist aber auch möglich, äußeres Öffnen mit Betonung der Verdichtung im Inneren zu verbinden. Da in der Übungsweise auf der Erde sitzend der „Ruhe-Anteil" sehr groß ist, besteht hier besonders die Möglichkeit, neben dem aktiven Lenken und Bewahren der Vorstellung, das beobachtende Wahrnehmen zu üben. Dies führt dazu, dass sich Bewegung, Atmung und innere Qi-Bewegung auf natürliche Weise koordinieren (vgl. *Jiao Guorui:* Qigong Yangsheng, S.99ff.). Werden in Übungsanforderungen auch Hinweise gegeben wie „Schließende Körperhaltung mit innerem Verdichten verbinden", so ist im Sinne des Yin im Yang und des Yang im Yin ein Verdichten immer auch ein Öffnen und ein Öffnen immer auch ein Verdichten.

Übungen, die als Bogen-Schritt- oder Sitz-Bogen-Schritt-Übung mit Eröffnung nach links und rechts konzipiert sind, können mit leichter Drehung des Rumpfes nach links und rechts geübt werden; dabei achtet man besonders auf die Verankerung im gegenseitigen Yongquan-Bereich (siehe z. B. 7. Form, Abb. 500, 501, 502). Die Drehung wird aus dem Bereich des Mingmen und aus der Körperachse heraus entwickelt (siehe z. B. 3. Form: Abb. 488, 489, 490). Diese Formen lassen sich aber auch sehr gut ohne Drehung üben; in diesem Falle entfalten sich die Formen in einer symmetrischen Körperhaltung. Als Beispiele dienen die 4. Form (Abb. 491, 492, 493), die 6. Form (Abb. 497, 498, 499), die 8. Form (Abb. 503, 504, 505) und die 10. Form (Abb. 506, 507, 508).

Bei den 15 Ausdrucksformen des Taiji-Qigong auf der Erde sitzend wird zwar der äußere Bewegungsaspekt weniger betont, die innere Dynamik ist jedoch sehr lebendig. Auch hier handelt es sich um ganzkörperliche Bewegungen und Kraftentfaltungen auf der Grundlage von Entspannung und Ruhe. Die folgenden Abbildungen zeigen beispielhaft die Ausführung der 15 Ausdrucksformen im Sitzen auf der Erde.

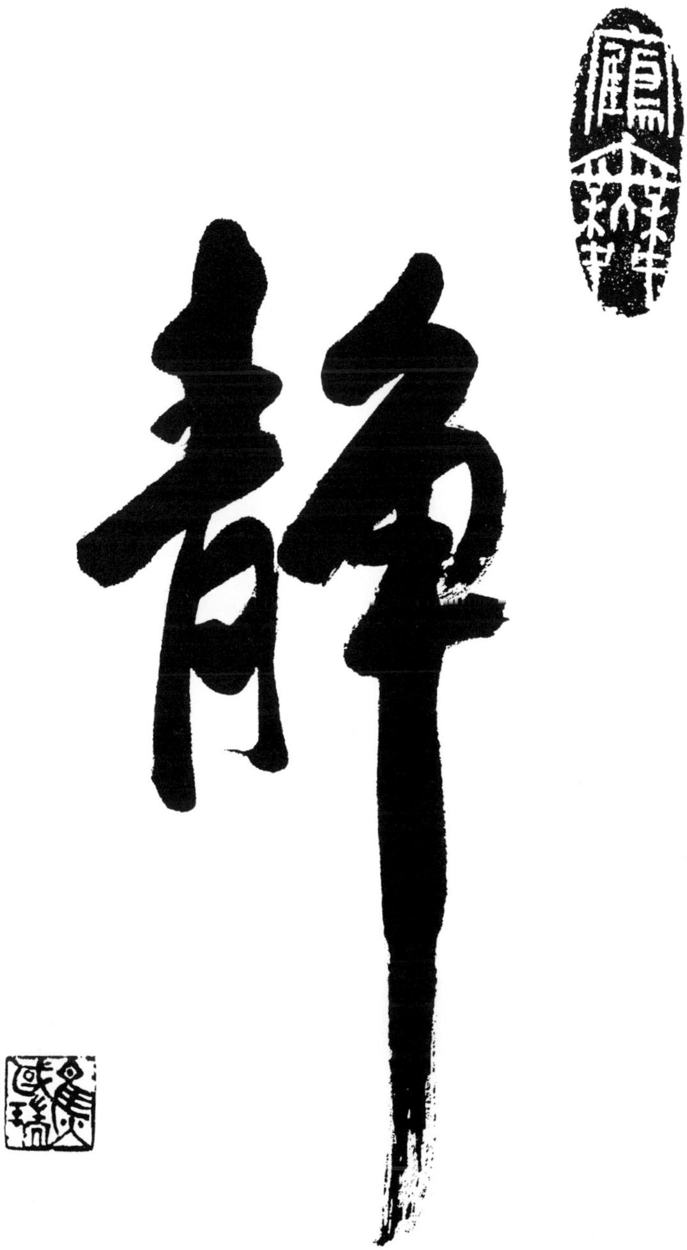

Ruhe

2. Form: Zerteile die Wolken,
halte den Mond

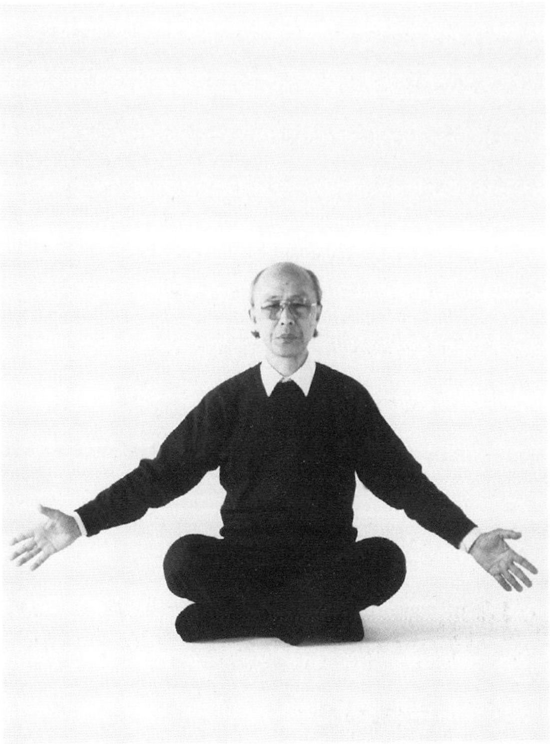

*Abb. 485*

3. Form: Trage den Ball nach
links und rechts

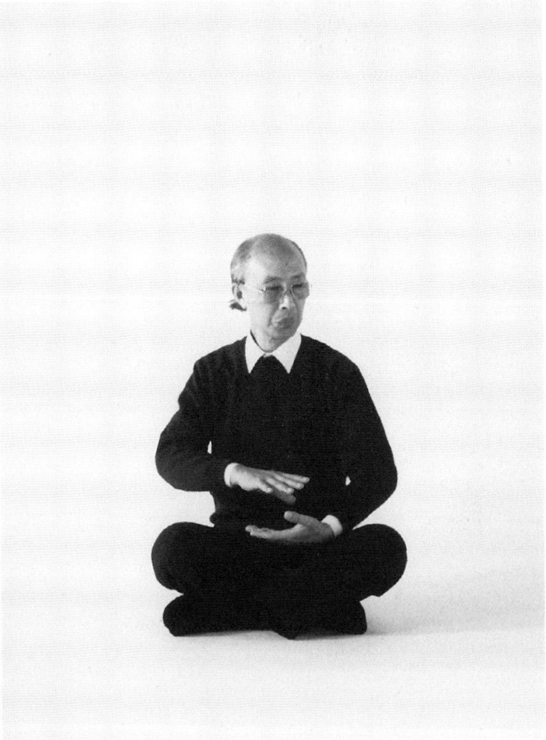

*Abb. 488*

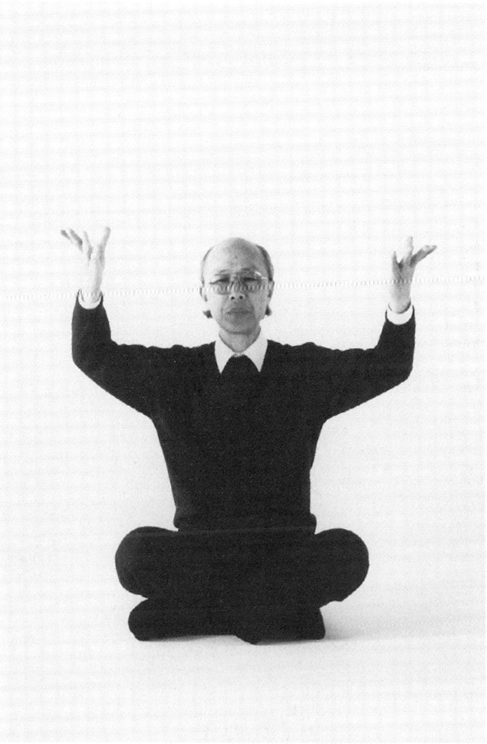

*Abb. 486*

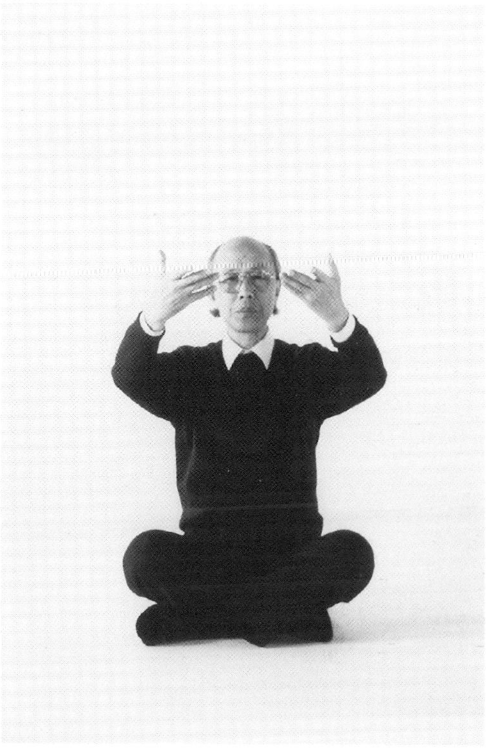

*Abb. 487*

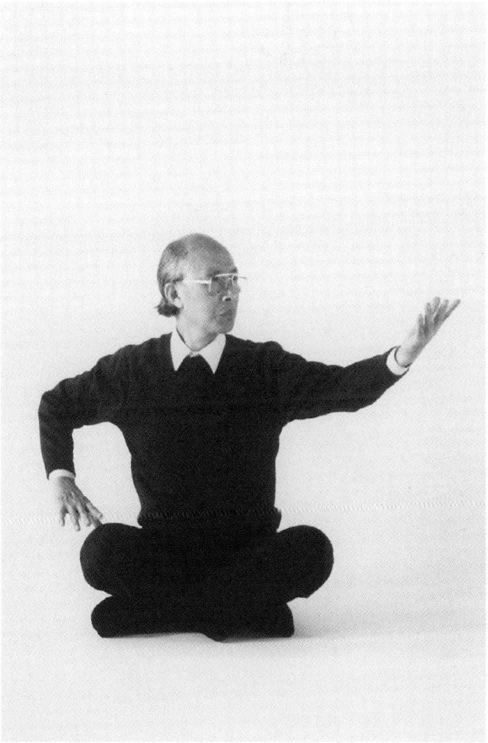

*Abb. 489*

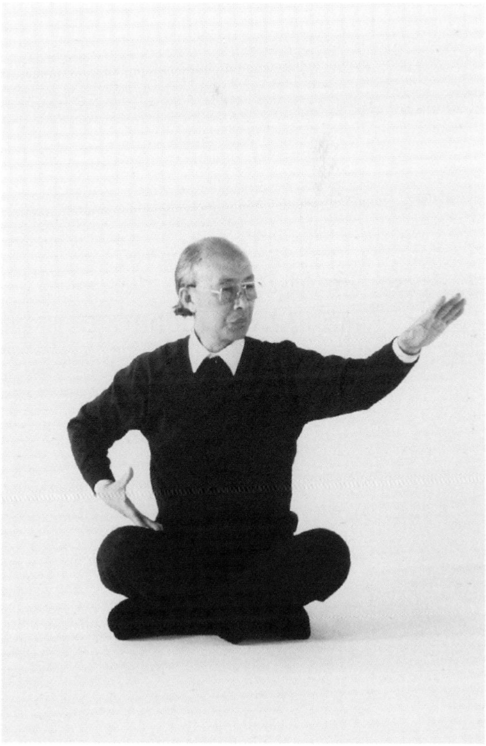

*Abb. 490*

4. Form: Schiebe den Berg
mit beiden Händen

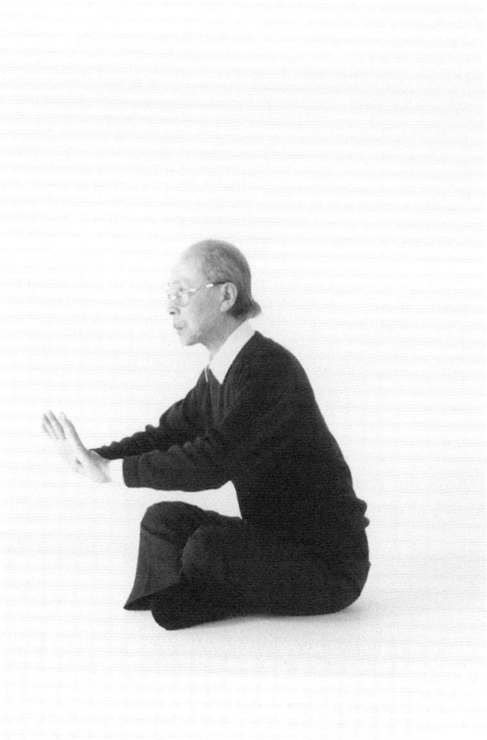

*Abb. 491*

5. Form: Pferd-Schritt – die
Hände wie ziehende
Wolken

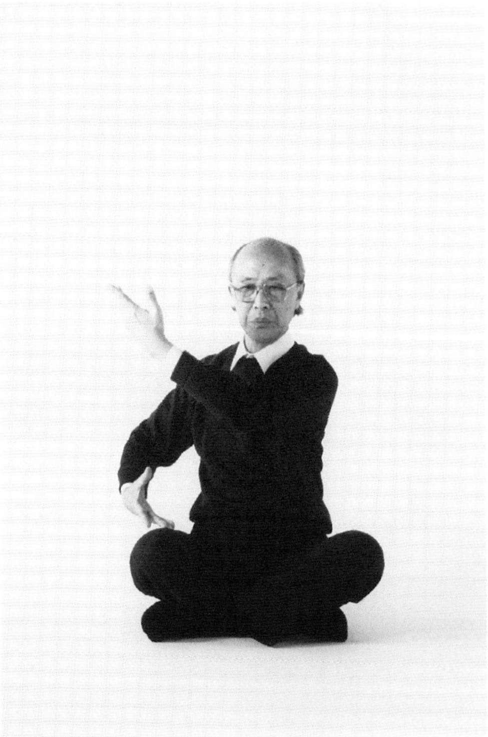

*Abb. 494*

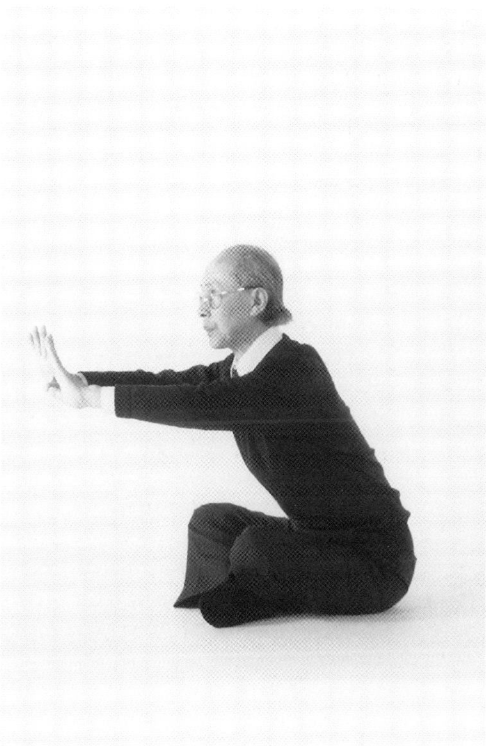

Abb. 492

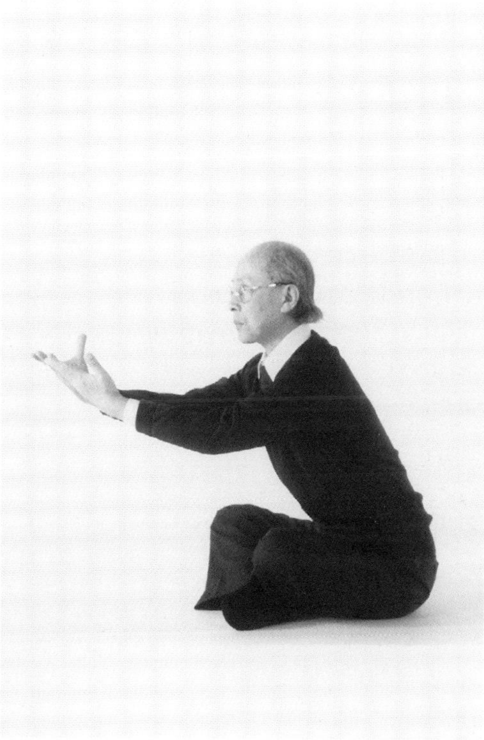

Abb. 493

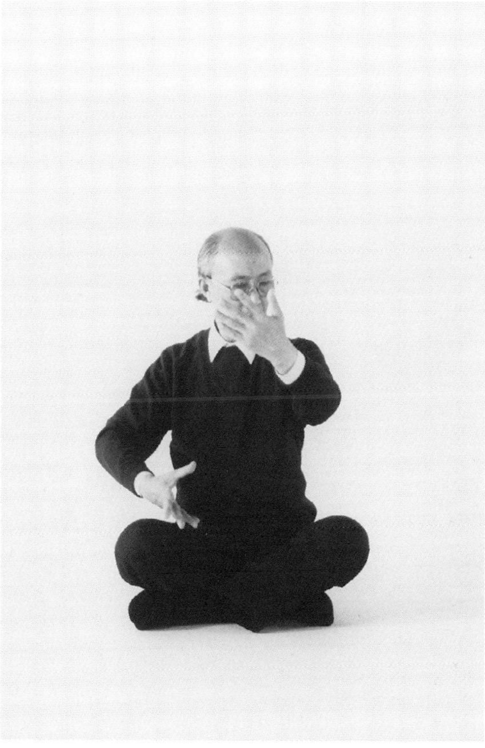

Abb. 495

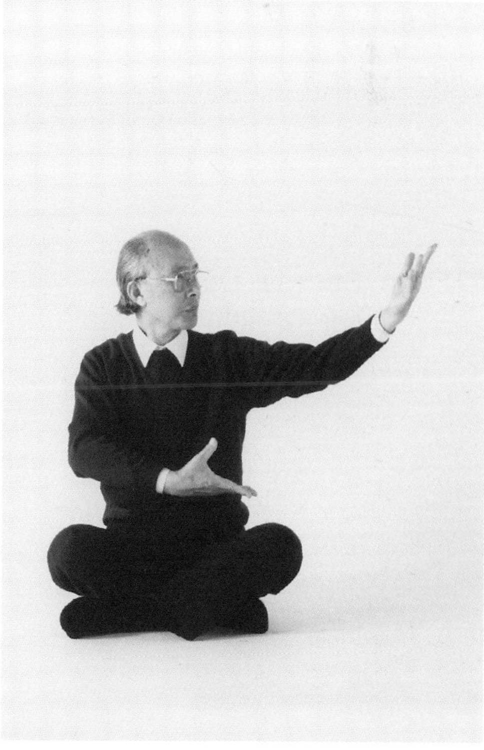

Abb. 496

6. Form: Der Kondor breitet
seine Schwingen aus

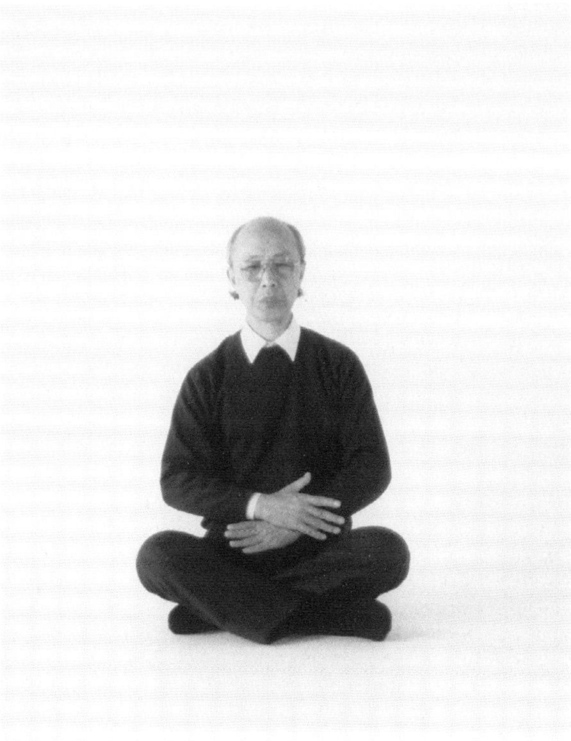

*Abb. 497*

7. Form: Der rote Drache
spreizt seine Klauen

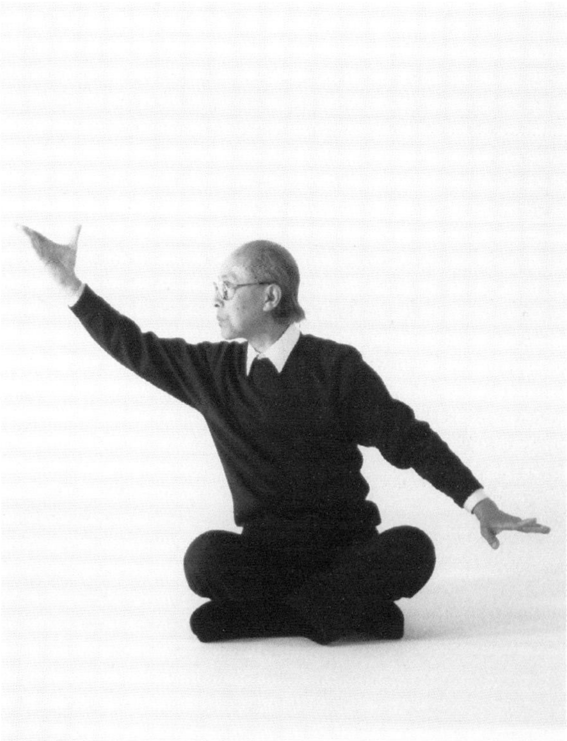

*Abb. 500*

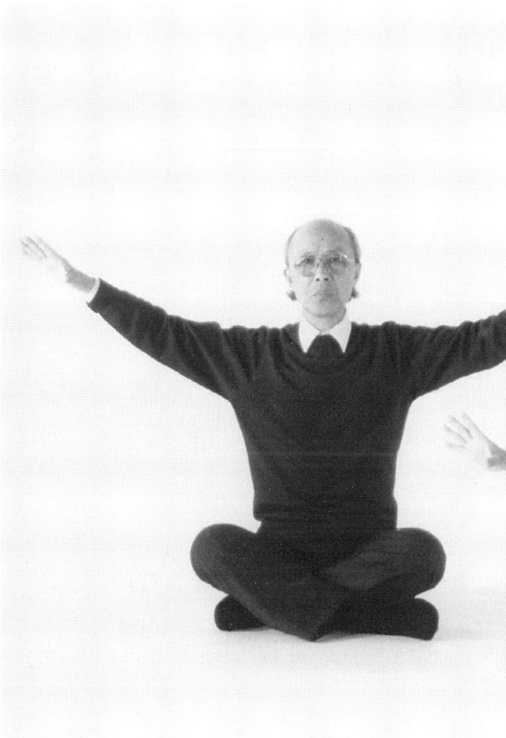

Abb. 498

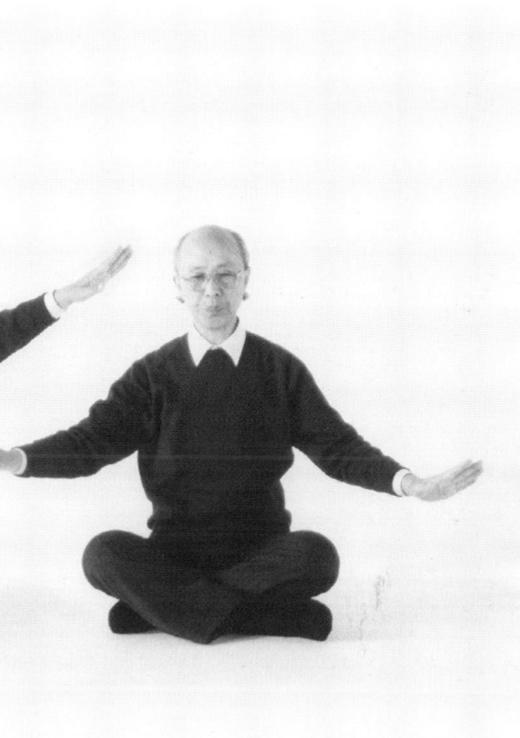

Abb. 499

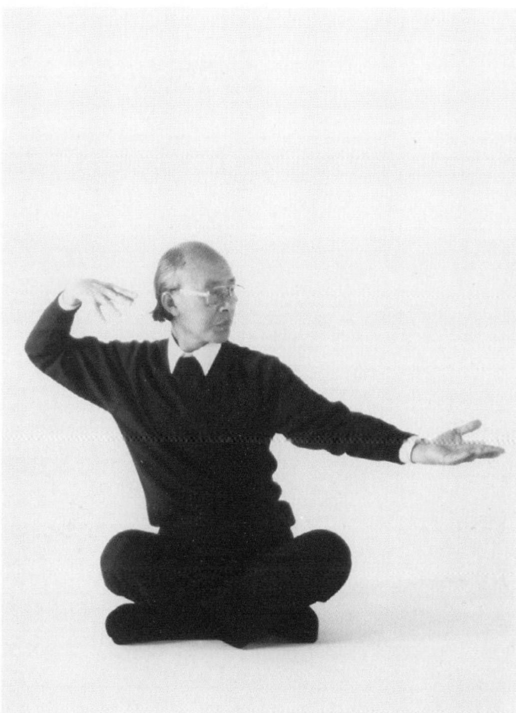

Abb. 501

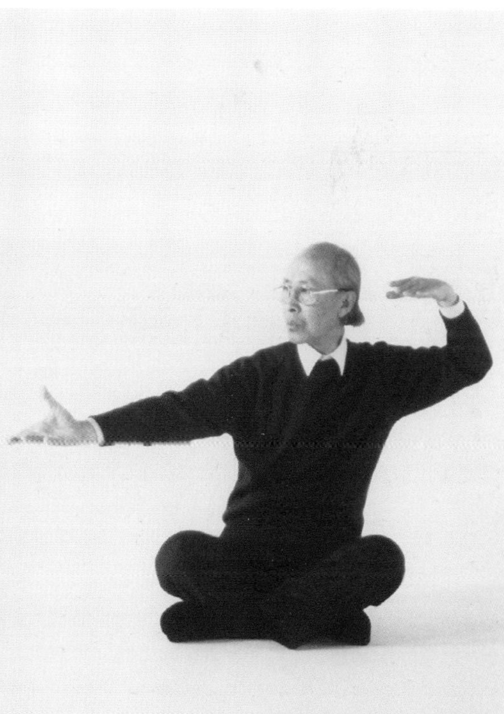

Abb. 502

8. Form: Den Ball im Wasser halten

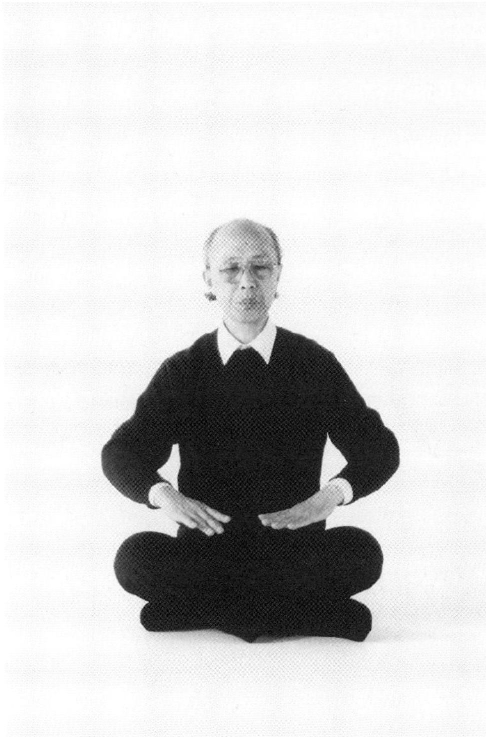

*Abb. 503*

10. Form: Der Pfau schlägt ein Rad

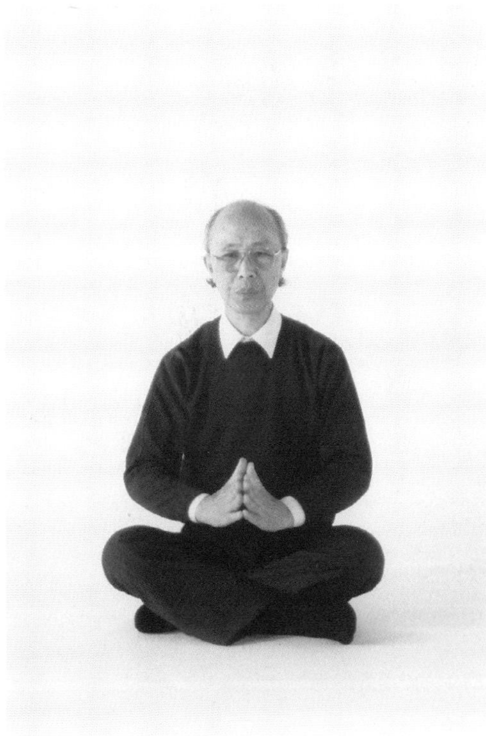

*Abb. 506*

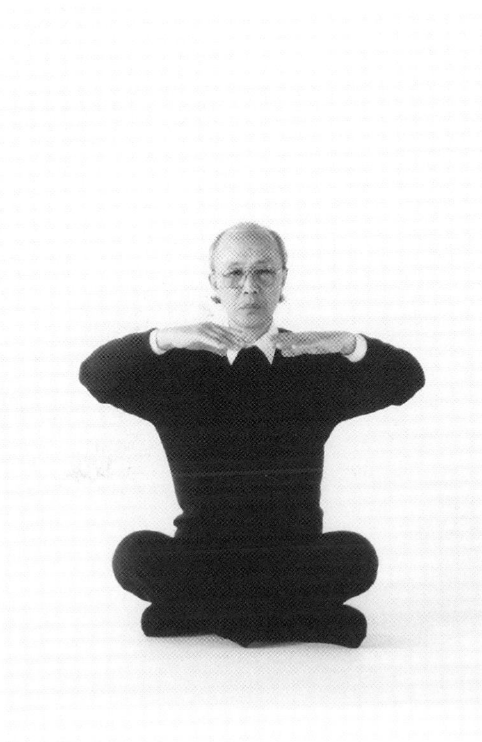

Abb. 504

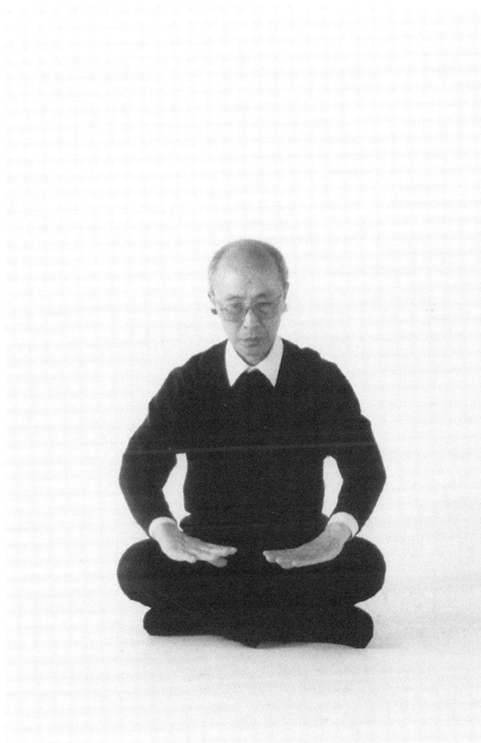

Abb. 505

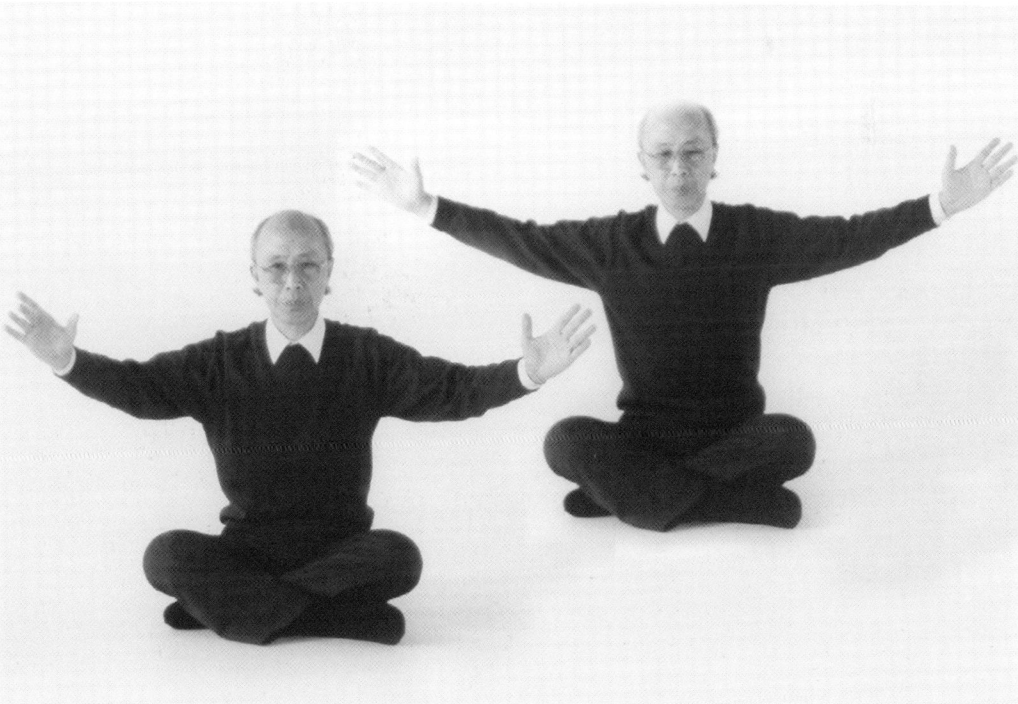

Abb. 507

Abb. 508

12. Form: Teile die Mähne des wilden Pferdes

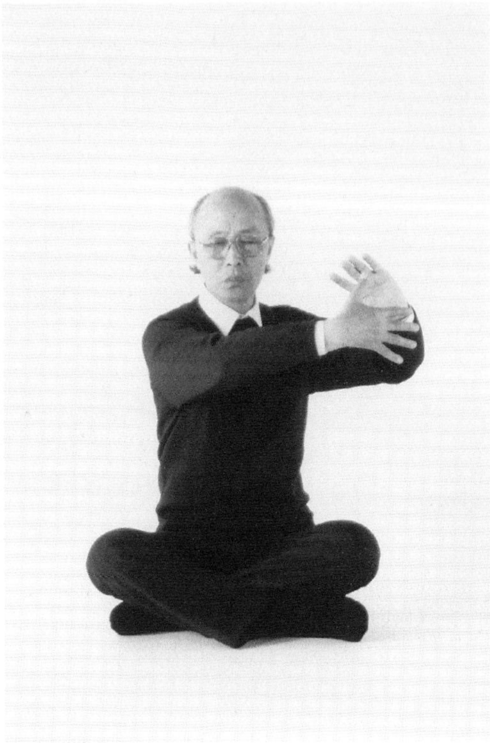

*Abb. 509*

13. Form: Zwei Ringe umfassen den Mond

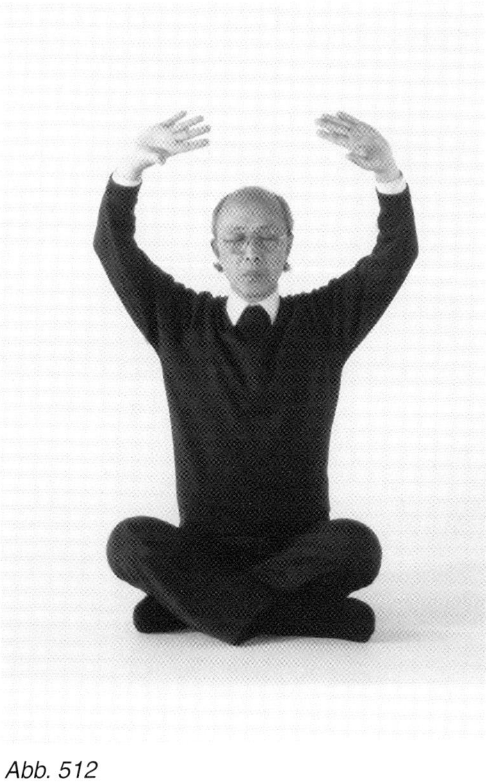

*Abb. 512*

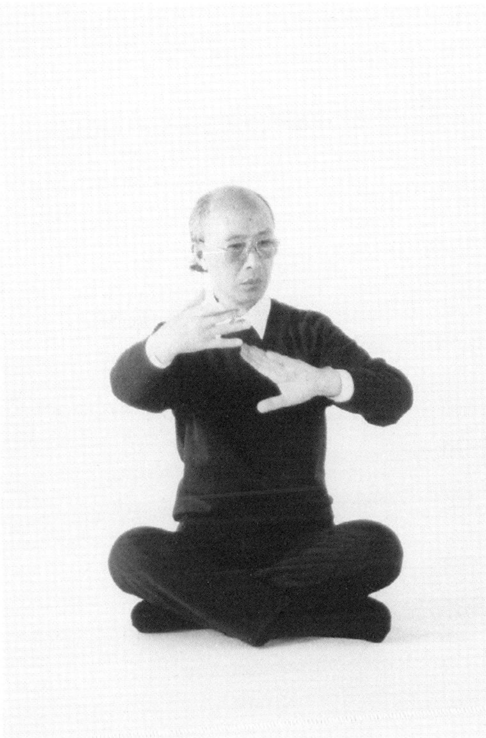

Abb. 510

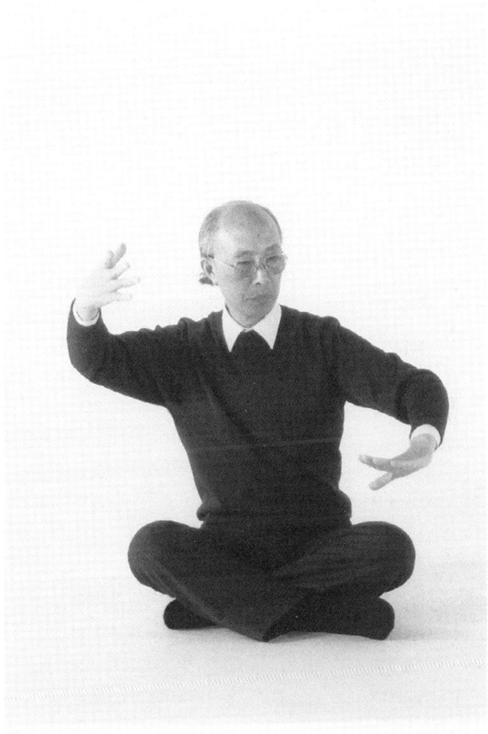

Abb. 511

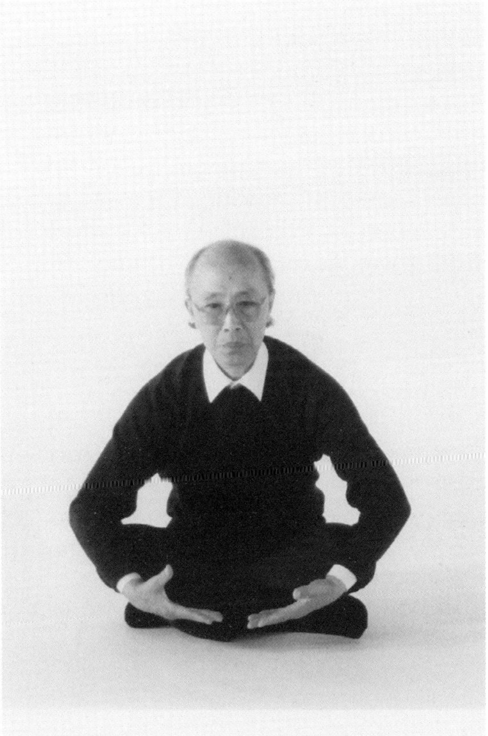

Abb. 513

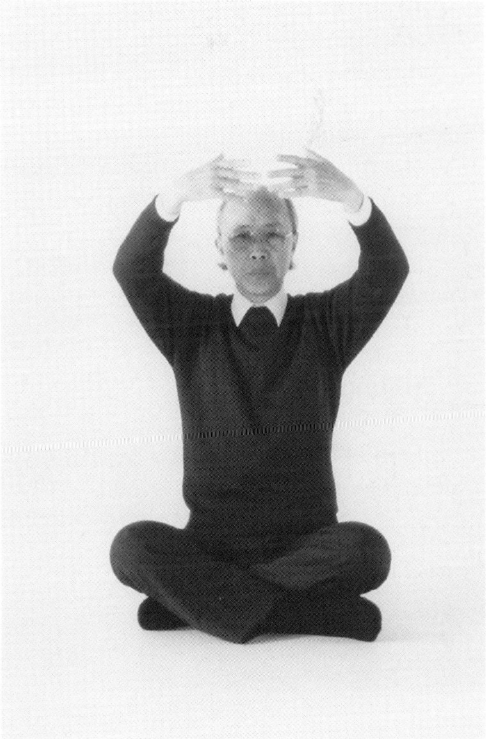

Abb. 514

## 3. Die 15 Ausdrucksformen des Taiji-Qigong im Gehen

Die Übungsweise im Gehen basiert auf der Übung der Formen in fester Position und stellt eine natürliche Weiterentwicklung dar. Bereits beim Üben in fester Form werden Schrittformen praktiziert, die zum Gehen gleichsam einladen, darunter besonders der Bogen-Schritt mit seiner nach vorne gerichteten Krafttendenz. Die einzelnen Anforderungen, die für das Üben in fester Position beschrieben wurden, gelten im Wesentlichen auch für das Üben im Gehen.
Das Vertrautsein mit den Formen, das gleichsam Hineinfallenkönnen in eine Form, sowie eine gute Praxis in den drei grundlegenden Schritt-Formen (Bogen-Schritt, Sitz-Bogen-Schritt, Pferd-Schritt) sind die Grundlage für das Üben im Gehen. Insbesondere das Üben der Ruhe-Haltungen in den genannten Schrittarten ist eine Voraussetzung für die gehenden Übungen.
Größere Flexibilität, Dynamik, das Üben von Standfestigkeit in Verbindung mit fließender Bewegung sowie eine hohe Anforderung bezüglich des Vorausdenkens von Schritten, Richtungen und Bewegungsmustern kennzeichnen diese Übungsweise.
Im Allgemeinen wird das Gehen erst nach dem Erlernen der Formen in fester Position geübt; es gibt jedoch auch Fälle, bei denen das Stehen weniger angezeigt ist und das Üben im Gehen, sei es auch zunächst mit wenig genauen Bewegungsmustern, einen besseren Zugang zu einem guten Übungszustand darstellt.
Im Rahmen der Überprüfung der eigenen Übungsfertigkeit zeigt das gehende Üben in besonderem Maße, inwieweit Aspekte der Vertiefung wie z. B. Ganzheitlichkeit, Exaktheit oder Synchronizität verwirklicht werden können (vgl. *Jiao* 1997)[1].
Bezüglich der Wirkungsweise ist das Gehen besonders dazu geeignet, den ungehinderten Fluss von Qi und Blut (xue) zu fördern. Das Fördern der Bewegung des Qi (xingqi), dem Qi gleichsam Beine zu machen, damit es sich in alle Verästelungen verbreitet, ist immer im Zusammenhang mit der Aufnahme (fuqi) und dem Nähren und Kultivieren von Qi (yangqi) zu sehen. Fuqi und Yangqi stellen den sammelnden, verdichtenden und speichernden Aspekt im Umgang mit Qi dar, der untrennbar mit dem bewegenden Aspekt verbunden ist. Wie sollte man etwas in Bewegung setzen und verbreiten, was nicht zuvor gesammelt und verdichtet wurde?

### Übungsablauf

Man beginnt mit den Vorbereitungsübungen, die man in fester Position oder auch im Gehen üben kann. Daran schließen sich die 15 Ausdrucksformen als gesamte Folge oder als Aneinanderreihung ausgewählter Formen an. Man kann Übungen

[1] *Jiao Guorui:* Zwölf Aspekte einer Vertiefung der Übungspraxis des Qigong Yangsheng. Zeitschrift für Qigong Yangsheng 1997: 75-79

auswählen, die ein bestimmtes Thema behandeln, wie z. B. die Drei-Kreise-Übung (2., 8. und 9. Form), die thematisch in Übereinstimmung (z. B. alle Tiernachahmungen, alle Bogen-Schritt-Formen, alle Formen mit diagonaler Entfaltung) oder im Kontrast zueinander stehen (z. B. Formen, die Steigen und Sinken bzw. Öffnen und Schließen betonen). Die Übergänge von einer Form in die nächste sind fließende Übergangsbewegungen, die sich durch ein entspanntes Gleiten in die Ausgangshaltung der nächsten Form ergeben.

## Vorbereitungsübungen

Man beginnt mit allen drei Vorbereitungsübungen, wie beim Üben in fester Position beschrieben, oder wählt eine oder zwei Haltungen davon aus. Die Vorbereitungshaltungen können in unterschiedlicher Weise geübt werden:

1. In fester Position: Hierbei werden die Vorbereitungshaltungen im schulterbreiten Parallelstand ausgeführt. Dann wird das Gewicht nach rechts verlagert und der linke Fuß zum rechten gestellt (z. B. Abb. 515, 516, 517, 518). Von hier aus werden die Formen im Gehen entwickelt.
2. Im Gehen: Auch die Vorbereitungsübungen können im Schreiten geübt werden. Hierbei wird die Gewichtsverlagerung nach vorn mit einem leichten Aufspannen der Arme zur Seite (Öffnen) in der jeweiligen Haltung verbunden. Das Heranholen des hinteren Beines wird mit verdichtender Kraft verbunden.

## Abschlussübungen

Die Abschlussübungen werden zur Zentrierung und Sammlung des Qi wieder in fester Position im schulterbreiten Parallelstand ausgeführt.

## Schrittarten

Das Gehen kann bezüglich der Beinkräfte mit unterschiedlichen Vorstellungsbildern, die sich in Qualität und Intensität unterscheiden, praktiziert werden.

*Schleifender Schritt*

Man stellt sich vor, mit dem Fuß, der nach vorne gestellt wird, bzw. mit dem Fuß, der von hinten herangeholt wird, über den Boden zu schleifen. Dabei berührt der Fuß den Boden nicht, sondern ein Abstand „von der Dicke eines Blattes Papier“ wird zwischen Fuß und Boden gewahrt. „Schleifend“ bezieht sich auf die Kraftqualität und die Lokalisation der Vorstellung; sie ist im Bereich der ganzen Fußsohle. Das „Schleifen“ muss man 100- und 1000-mal üben, und auch 1000-mal sind nicht genug. Die „schleifende Kraft“ kommt im Wesentlichen durch die

Verbindung von zwei Kraftarten zustande: die nach unten gerichtete Kraft der Fußsohlen und die Kräfte, gegen die die Beine nach vorn bewegt werden. Für letztere Kräfte gibt es unterschiedliche Vorstellungsbilder:

*Elastischer Widerstand*

Wird das hintere Bein herangezogen, übt man mit der Vorstellung einer widerstreitenden Kraft: Ein hinten an der Wand befestigtes, elastisches Band zieht das Bein nach hinten. Wird ein Bein nach vorn gestellt, stellt man sich die Kraft eines elastischen Bandes zwischen den Beinen vor.

*Im Wasser schreiten*

Zu Beginn übt man mit der Vorstellung, in stehendem, ruhigem Gewässer zu schreiten. Intensität und Wirkrichtung lassen sich verändern durch die Wahl anderer Bilder wie: gegen strömendes Wasser gehen; mit der Strömung gehen; in strudelndem Wasser gehen.
Zu Beginn stellt man sich das Wasser die Beine umspülend vor; eine Steigerung der Intensität lässt sich erreichen, wenn man in der Vorstellung bis zur Hüfte oder gar Taille im Wasser steht.

*Durch Schlamm waten*

Eine Steigerung der nach unten und oben gerichteten Kräfte wie auch der nach vorn und hinten gerichteten Kräfte stellt das Waten im Schlamm dar. Das Waten beschreibt die Qualität der nach unten tretenden und nach oben hebenden Kräfte, das Medium Schlamm die Intensität der Widerstandskräfte. Eine Abstufung ist durch die Bilder von feinem Schlamm bis hin zu dichtem Lehm möglich. Die gleichsam saugenden und stampfenden Kraftqualitäten des Durch-den-Schlamm-Watens werden z. B. beim Spiel des Bären im Spiel der 5 Tiere angewandt.

*Überschreiten*

Hierbei wird mit der Vorstellung geübt, über ein Hindernis zu schreiten, das aber nicht besonders hoch ist. Steigen und Sinken werden dabei mehr betont als im schleifenden Schritt. Im Spiel der 5 Tiere ist diese Schrittart typisch für die Tiger-Formen.
Gehende Übungen auf hohem Niveau werden häufig mit poetischen Bezeichnungen beschrieben. So nennt man gehende Übungen, die von einem hohen Maß an Reaktionsvermögen, Feinstregulation, Flexibilität, Leichtigkeit, Kraft, Anmut, sowie Veränderlichkeit der Formen und Richtungen gekennzeichnet sind, das „Fliegen eines Adlers im Gewittersturm“. Meinen ersten Lehrer *Wang Tong* nannte man auch den „Kleinen fliegenden Berg“, was seine hohe Kunst des Gehens, insbesondere die Verbindung von Schnelligkeit und Stabilität, zum Ausdruck brachte.

Die Vorstellungsbilder bei gehenden Übungen kann man flexibel einsetzen, dem eigenen Charakter, den eigenen Vorlieben, Möglichkeiten und Zielsetzungen angepasst.

## Platzbedarf

Zunächst ist es sinnvoll, das Gehen in einer Richtung geradeaus nach vorne zu üben: Die Körperachse wird bei den Schritten nach links und rechts entsprechend etwas in die jeweilige Richtung gedreht; die Gesamtrichtung ist geradeaus. Richtungsänderungen erfolgen durch Eindrehen des vorderen Fußes, ausgehend von einer entsprechenden Drehung der Mittelachse. Dies kann von einer geringen Richtungsänderung bis zu einer Drehung um 180 Grad variieren. Auch ein Ausdrehen des vorderen Fußes ist möglich, jedoch unter Berücksichtigung der Stabilität nur in geringem Umfang. Bei Schritten zurück wird der entsprechende Fuß schräg nach hinten gesetzt und das Gewicht wird zu einem stabilen Sitz-Bogen-Schritt zurückverlagert.
Übt man sich in einer flexiblen Anwendung von Vor- und Rückwärts-Schritten sowie in Richtungsänderungen und Drehungen, so benötigt man für das Üben im Gehen und auch für das Üben in freier Form nicht mehr als den Platz, den eine liegende Kuh einnimmt.

## Bewegungen

Die Hand- und Armbewegungen werden bei gehender Übung oft etwas verhaltener ausgeführt, weil das Schreiten schon ein früheres Vorausdenken der folgenden Armbewegung erfordert. Bei der 9. Form z. B. wird die Armbewegung des zurückholenden (schließenden) Kreisabschnittes etwas kleiner ausgeführt, um besser in die nächste öffnende Kreisbewegung gleiten zu können.

## Geschwindigkeit

Zunächst werden die Bewegungen langsam ausgeführt. Die Gründe hierfür ergeben sich aus den Inhalten und Prinzipien des Übens wie z. B: Qigong als Dialog mit der Lebenskraft, der man zuhören lernt; Entwicklung von Körperwahrnehmung; Feinregulation der Körperhaltung; Bewegung folgt der Vorstellungskraft; Bewegungen gehen von der Quelle (Dantian) aus. Langsamkeit ist allerdings nicht das Ziel des Übens. Vielmehr strebt man an, in allen Übungsweisen nach den Prinzipien üben zu können, ob schnell oder langsam, ob im Gehen oder im Sitzen.

## Übungsbeispiele

### 1. Vorbereitungsübung – Hängende Arme mit ausspannender Kraft

Das Gewicht nach rechts verlagern und den linken Fuß schräg nach links vorn stellen. Das Gewicht langsam nach vorne verlagern zum Bogen-Schritt in hoher Position, dabei die Arme ein wenig zur Seite öffnen. Dann das ganze Gewicht nach vorn verlagern, das hintere Bein heranholen, die Arme mit schließender Kraft etwas näher zum Körper heranholen. Öffnen und Schließen der Arme sind sichtbar, aber es sind keine großen Bewegungen; die Änderungen sind etwa zwei Fingerbreiten.

### 3. Vorbereitungsübung – Tragen und Umfassen

Das Gewicht nach rechts verlagern und den linken Fuß schräg nach links vorn stellen. Das Gewicht langsam nach vorne verlagern zum Bogen-Schritt in hoher Position, dabei die Arme mit leicht tragender Kraft ein wenig heben. Dann das ganze Gewicht nach vorn verlagern, das hintere Bein heranholen, die Arme ein wenig senken. Hierbei wird, im Gegensatz zur 1. Vorbereitungsübung, das Steigen und Sinken mehr betont.

### 1. Form – Reguliere den Atem, beruhige den Geist

Diese Form wird in der Übungsweise „feste Position" mit paraller Fußstellung geübt. Im Gehen kann man die Bogen-Schritt-Haltung oder die Sitz-Bogen-Haltung betonen und die Gewichtsverlagerung in unterschiedlicher Weise mit Armbewegung koordinieren:
Die Anfangshaltung ist eine geschlossene Standhaltung, die Fersen stehen zusammen, der Winkel zwischen den Füßen beträgt etwa 60 bis 70 Grad. Die Hände tragen einen Ball vor dem Körper, die Handflächen nach oben gewandt.
Das Gewicht nach rechts verlagern, der Körper sinkt etwas, die Achse dreht sich leicht nach links. Den linken Fuß nach links vorn setzen, das Hauptgewicht bleibt auf dem rechten hinteren Bein. Dies ist eine Sitz-Schritt-Haltung mit einer Gewichtsverteilung von acht Teilen auf dem hinteren und zwei Teilen auf dem vorderen Bein. In dieser Ruhe-Haltung etwas verweilen, dabei alle Körperteile harmonisch einrichten und die Kräfte ausgewogen verteilen.
Nun die Hände bis Schulterhöhe heben und die Handflächen nach unten wenden. Auch in dieser Position kann man verweilen. Dann das Gewicht langsam nach vorne verlagern, die Ferse als Achse benützend, den linken Fuß etwas zur Geraden drehen, die Hände senken und den rechten Fuß heranholen, die Handflächen wieder nach oben wenden. Man kann den rechten Fuß fest absetzen, oder ohne Gewichtung kurz aufsetzen (hohler T-Schritt).
Es folgt der Schritt nach rechts.

*Variante*

Mit dem Heben der Arme verlagert man das Gewicht bereits zum Bogen-Schritt, beim Senken der Arme stabilisiert man den Bogen-Schritt, verlagert dann das ganze Gewicht nach vorne und holt den hinteren Fuß heran.
Zunächst verweilt man ausgiebig in den Ruhe-Haltungen, um in jeder Position wieder zu einer stabilen Haltung mit ausgewogener Kräfteverteilung zu kommen. Nach längerer Übungspraxis kann das Schreiten dann im Fluss geübt werden, wobei jedoch der innere Rhythmus der Übung, d. h. die klare Struktur der Abschnitte der Bewegung, nicht verloren geht.

## 3. Form: Trage den Ball nach links und rechts

Bezüglich der Koordination von Gewichtsverlagerung und Bewegung kann man die Übungen im Gehen zunächst an die Übungsweise in fester Position anlehnen: Man verlagert das Gewicht mit der öffnenden Bewegung nach vorn in den Bogen-Schritt (Abb. 520, 521, 522), stabilisiert den Bogen-Schritt mit dem Wenden der Hände (Abb. 523) und holt das hintere Bein mit dem Schließen der Hände zur Ballhaltung heran (Abb. 524, 525, 526). Es ist jedoch auch möglich, während des Öffnens der Arme in der Sitz-Schritt-Haltung zu bleiben und dann, mit dem Wenden und Schließen der Hände, das Gewicht nach vorn zu verlagern und das hintere Bein heranzuholen.

## Pferd-Schritt-Übungen im Gehen

Das Gewicht nach rechts verlagern und einen mittelgroßen Schritt nach links vorn machen. Füße und Körper etwas nach rechts drehen, bis die Füße parallel stehen. Das Gewicht gleichmäßig auf beide Füße verteilen. Körper und Arme senken, dabei den Schritt verbreitern. Gesäßkraft und Kraft der Füße sind nach unten gerichtet. Entsprechend den eigenen Möglichkeiten eine hohe, mittlere oder tiefe Pferd-Schritt-Haltung einnehmen. Dann die Armbewegung ausführen, z. B. die Arme bewegen wie ziehende Wolken (5. Form). Dann den Körper heben, die Füße nach links drehen, so dass die Körperachse wieder in die ursprüngliche Gehrichtung zeigt. Das Gewicht nach links verlagern zu einer Bogen-Schritt-Haltung. Das Gewicht ganz auf das linke Bein verlagern und das rechte heranholen. Die Hände wechseln, den Körper ein wenig nach links drehen, das Gewicht auf das linke Bein verlagern und einen Schritt schräg nach rechts vorn machen. Körper und Füße etwas nach links drehen bis zum Parallelstand, den Schritt verbreitern und den Körper senken zum Pferd-Schritt, die Wolken ziehen nach rechts.

3. Form: Trage den Ball nach links und rechts

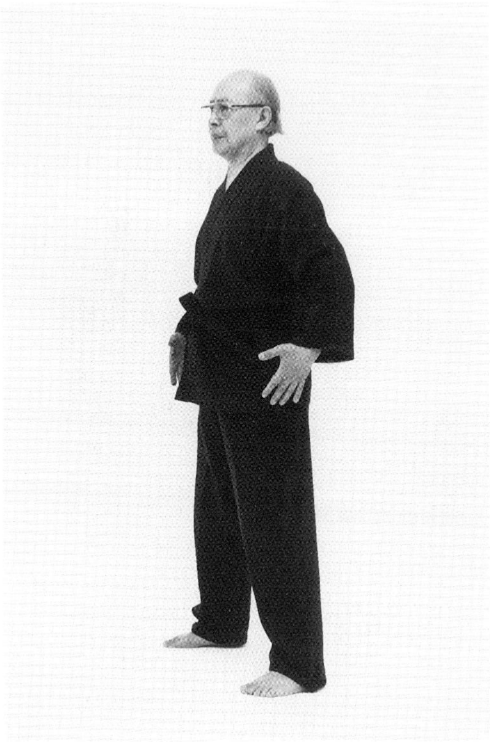

*Abb. 515*

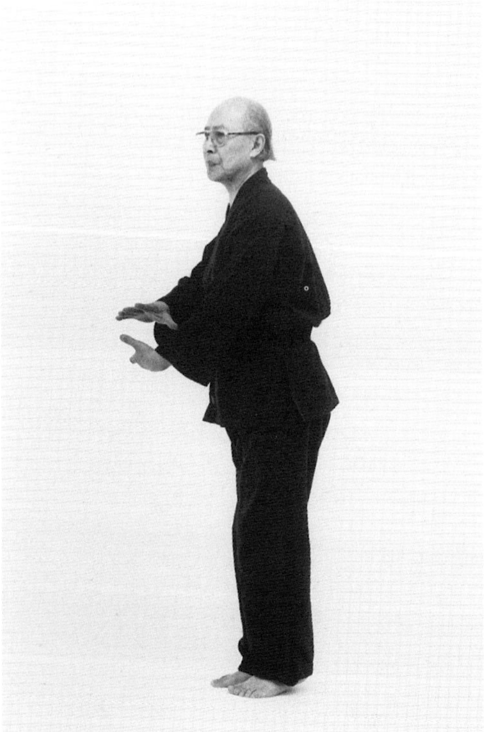

*Abb. 518*

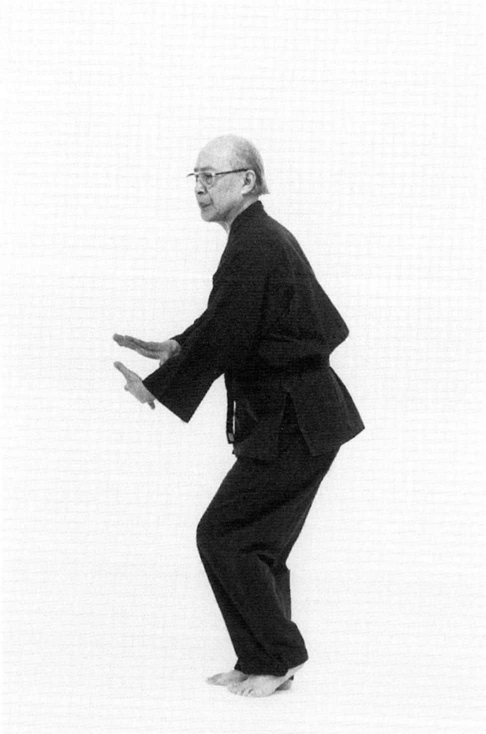

*Abb. 519*

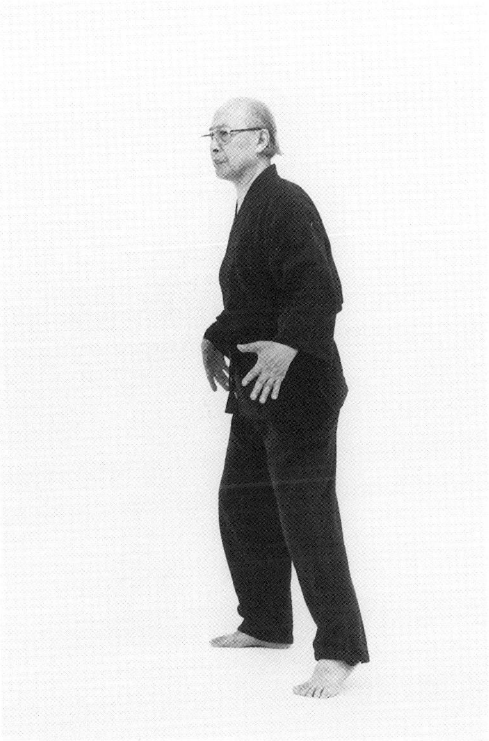

*Abb. 516*

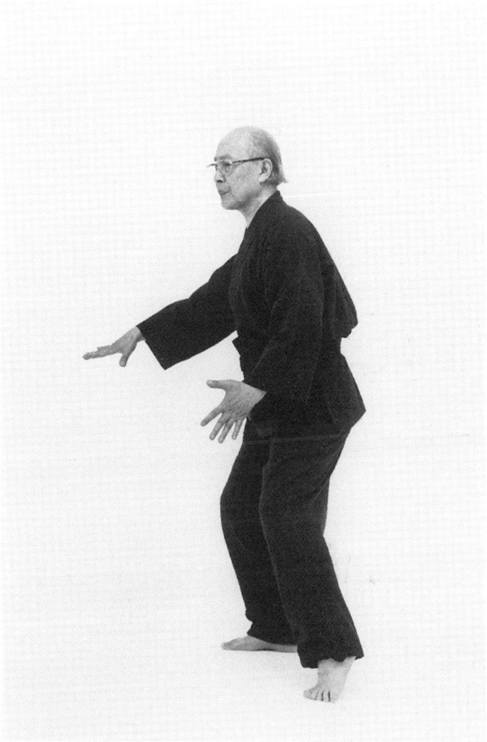

*Abb. 517*

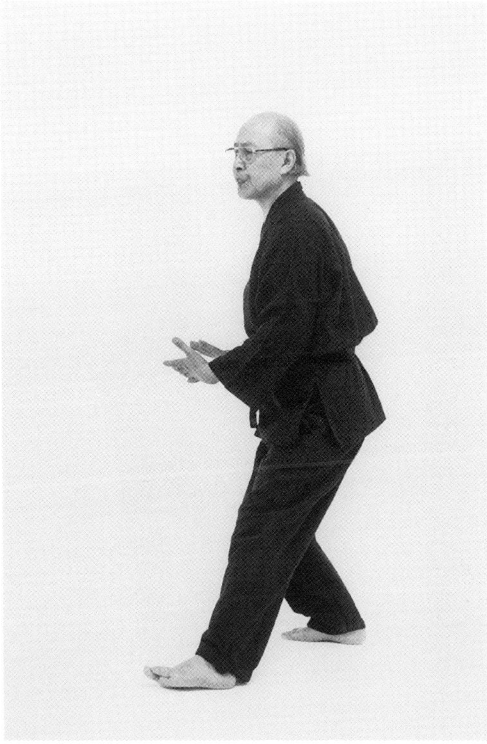

*Abb. 520*

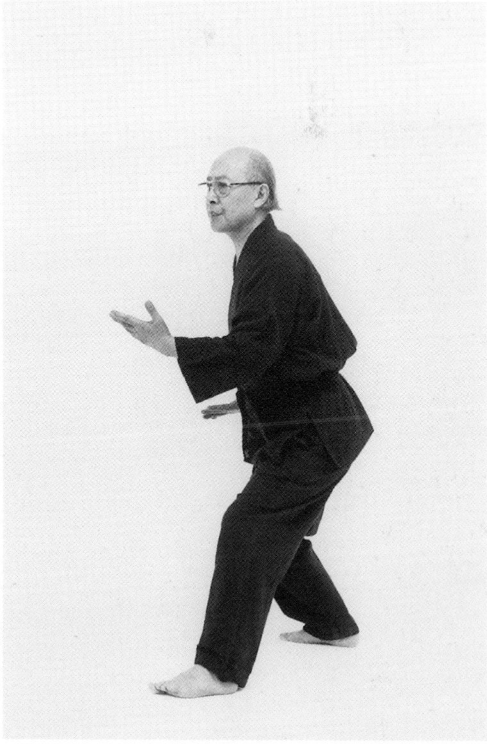

*Abb. 521*

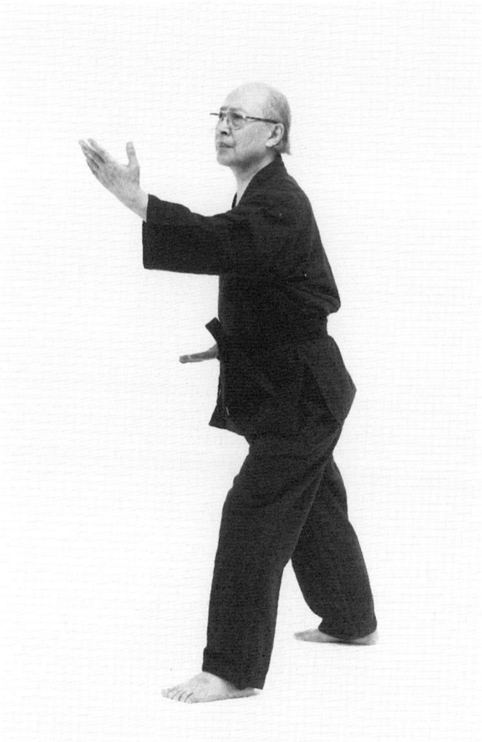

*Abb. 522*

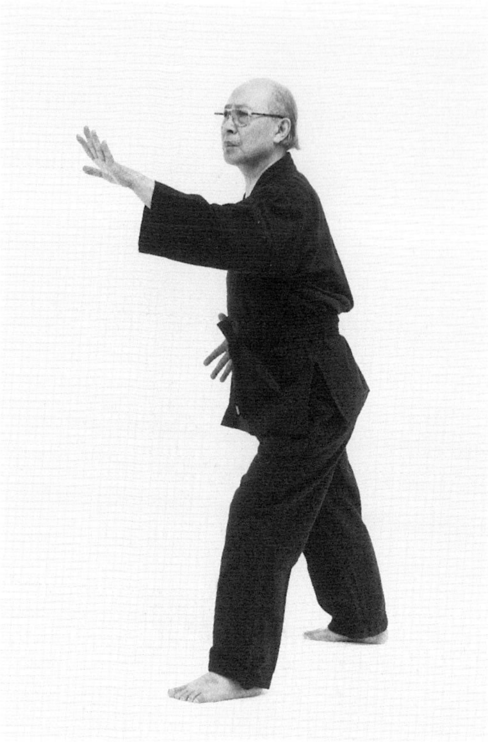

*Abb. 523*

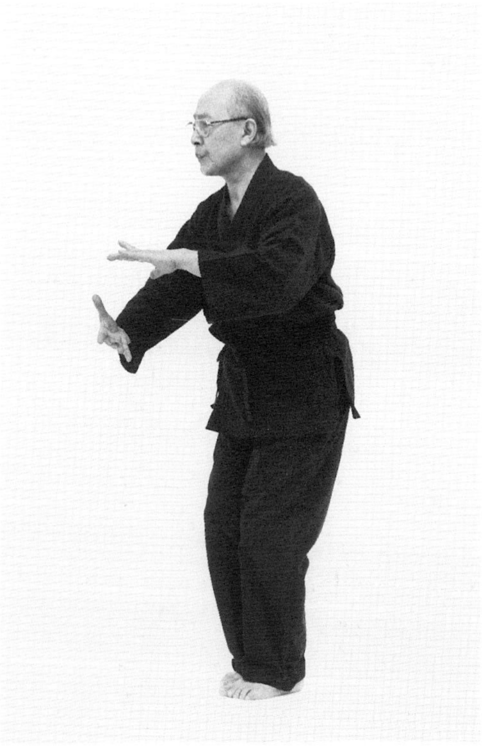

*Abb. 526*

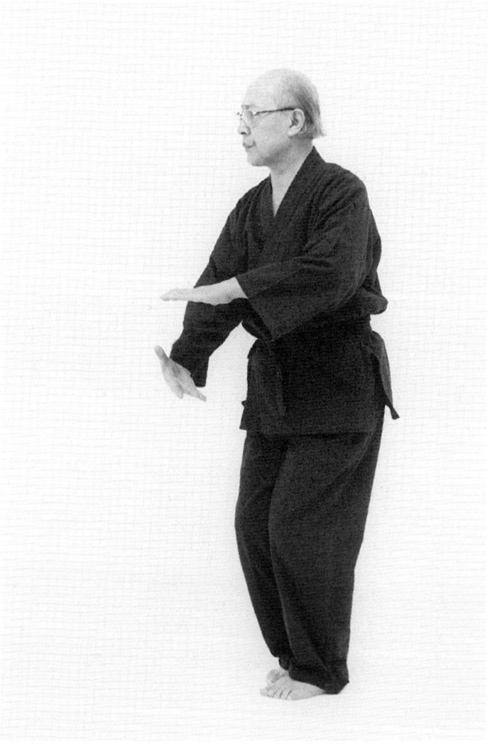

*Abb. 527*

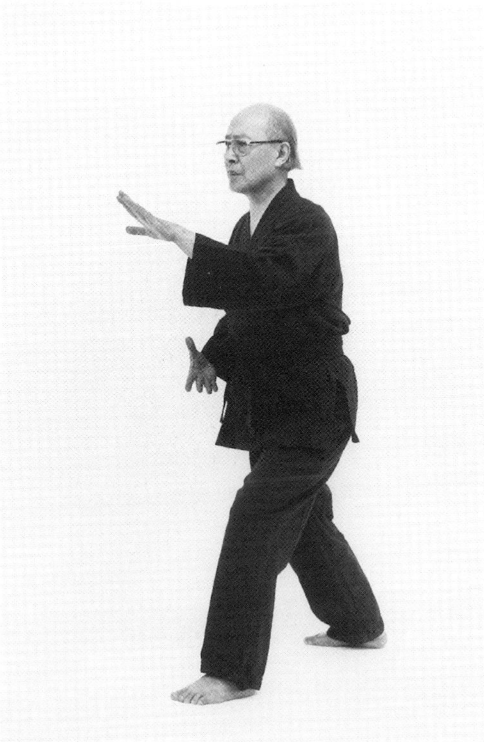
Abb. 524

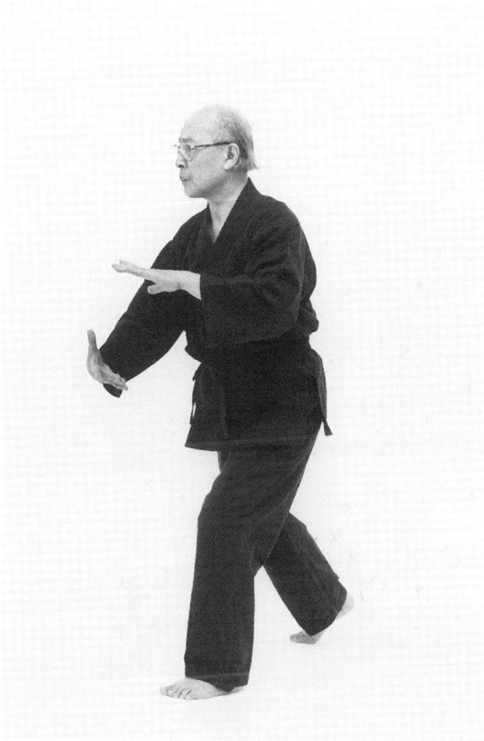
Abb. 525

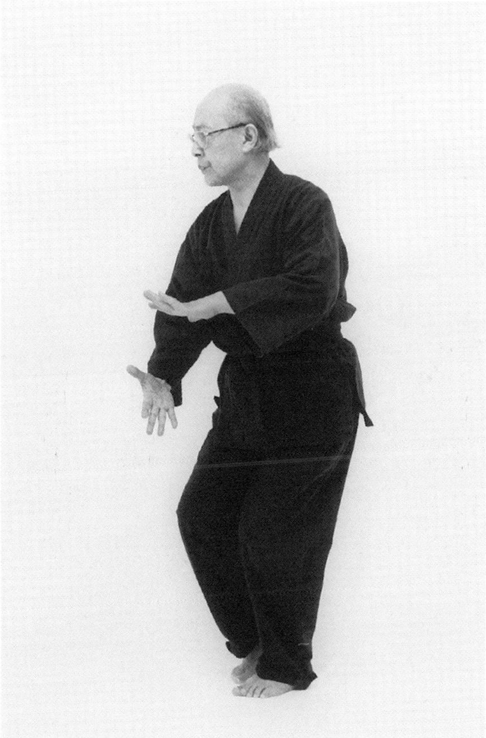
Abb. 528

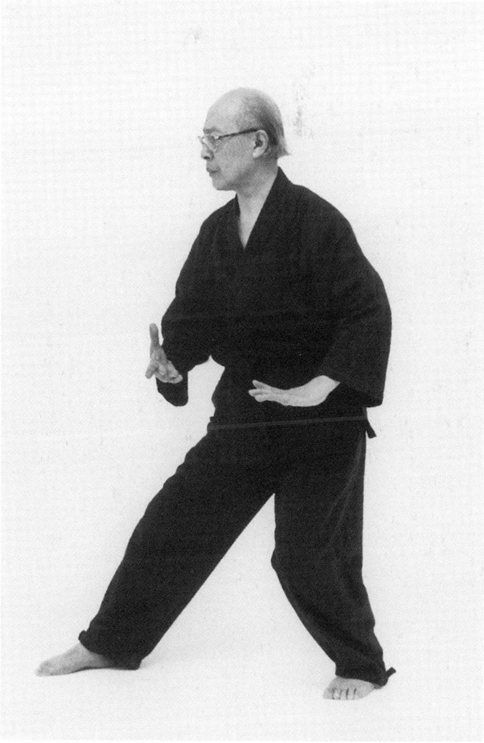
Abb. 529

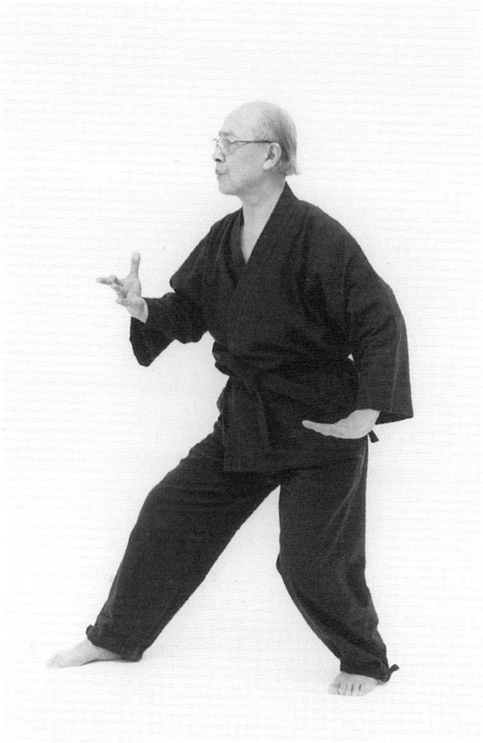
Abb. 530

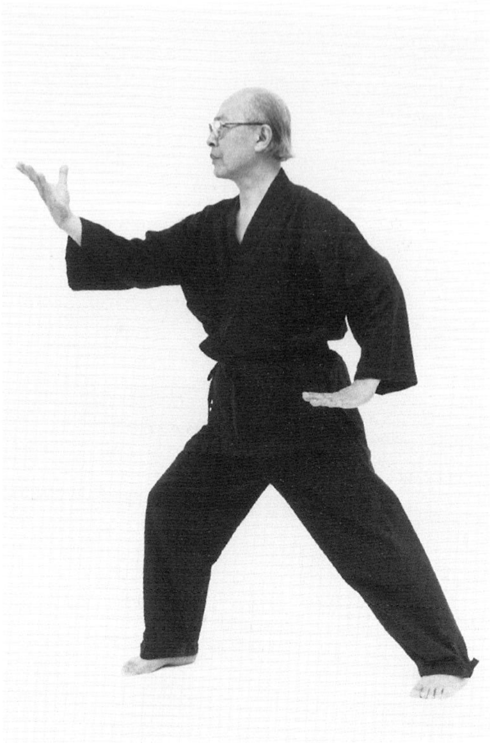
Abb. 531

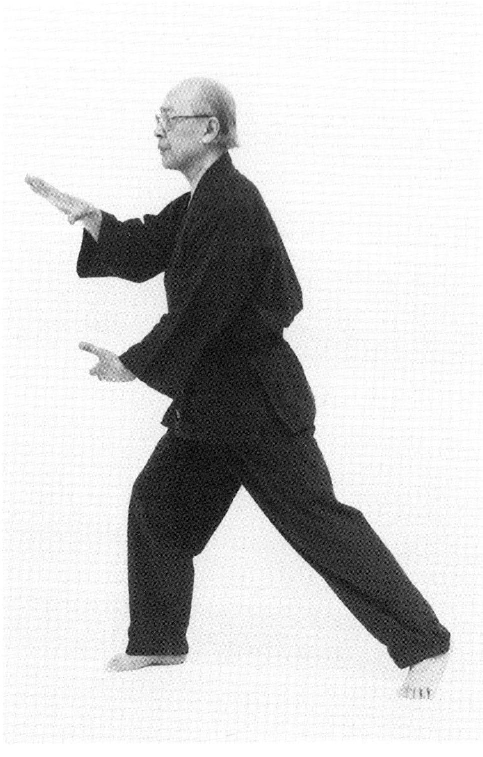
Abb. 534

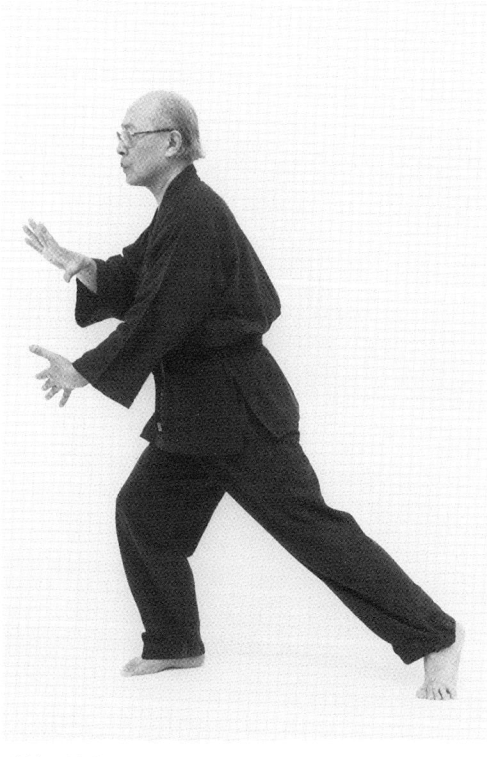
Abb. 535

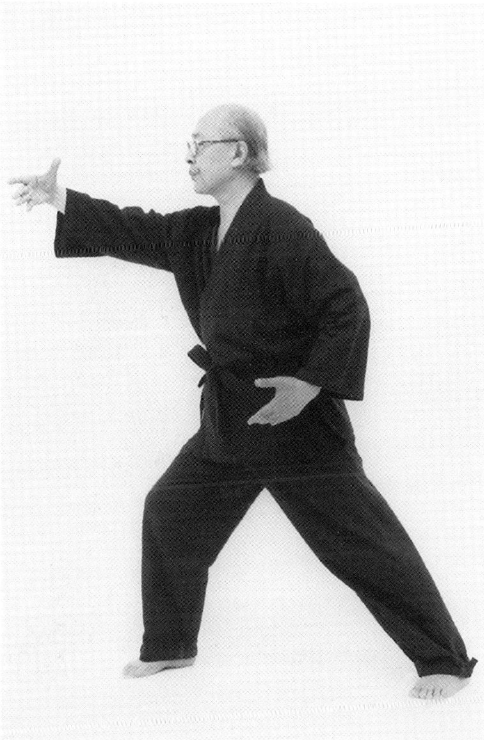
Abb. 532

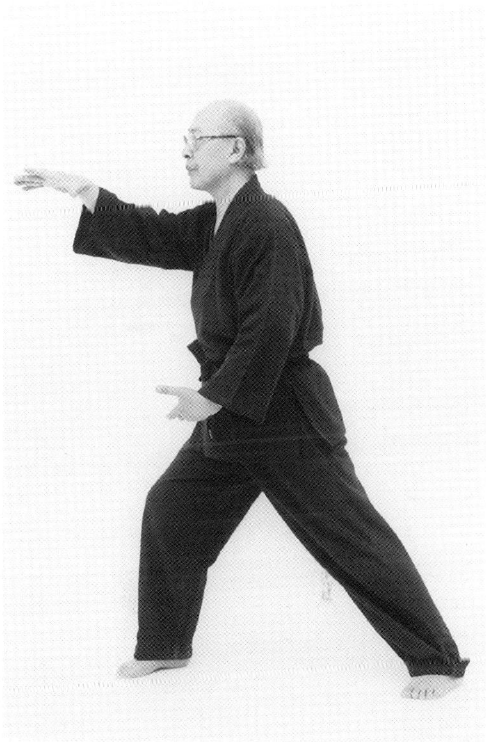
Abb. 533

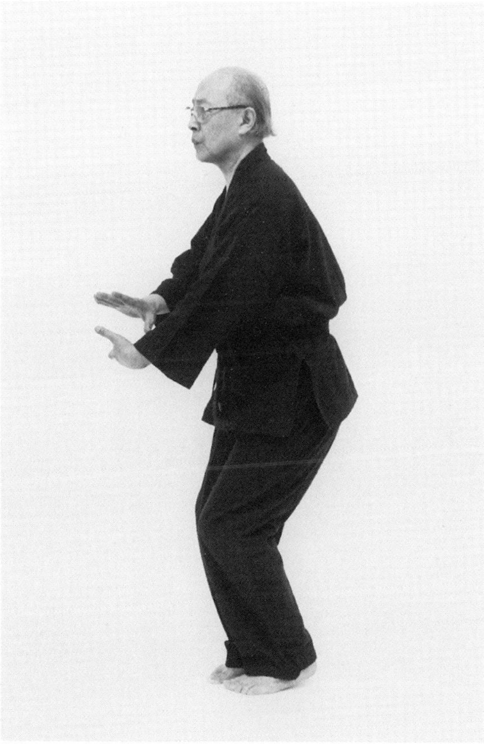
Abb. 536

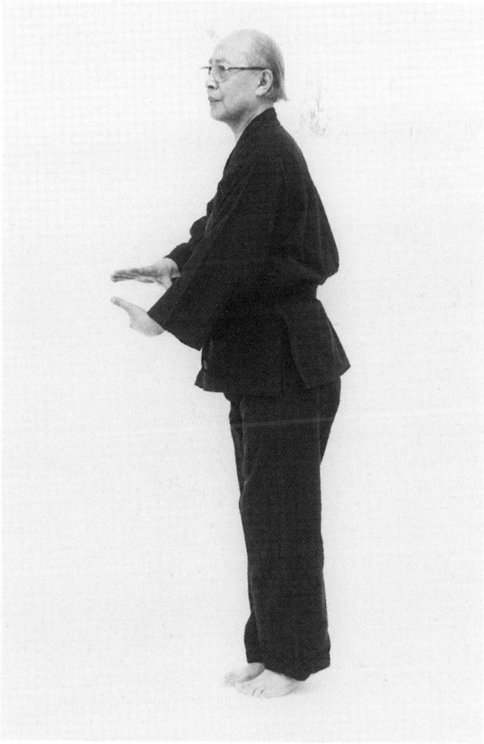
Abb. 537

10. Form: Der Pfau schlägt ein Rad

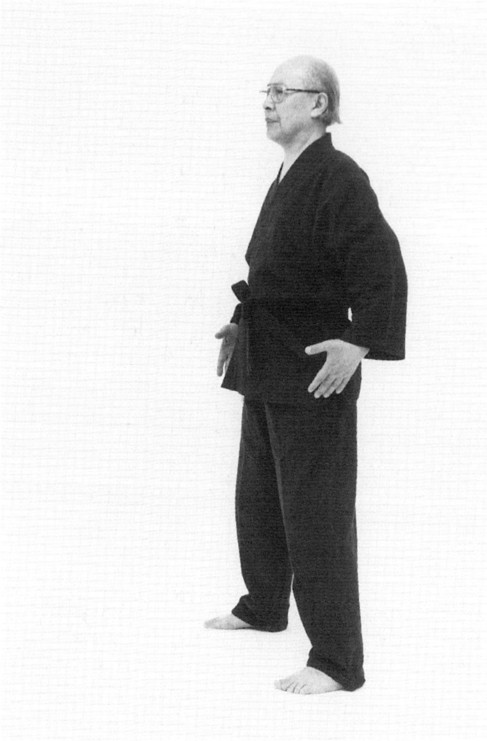

*Abb. 538*

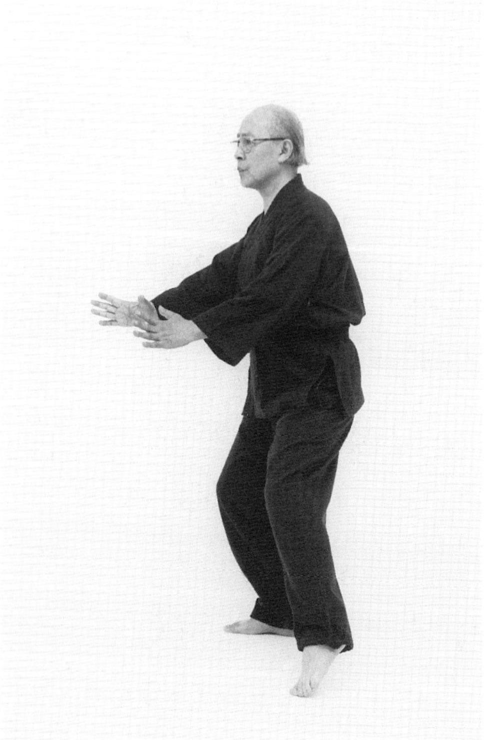

*Abb. 541*

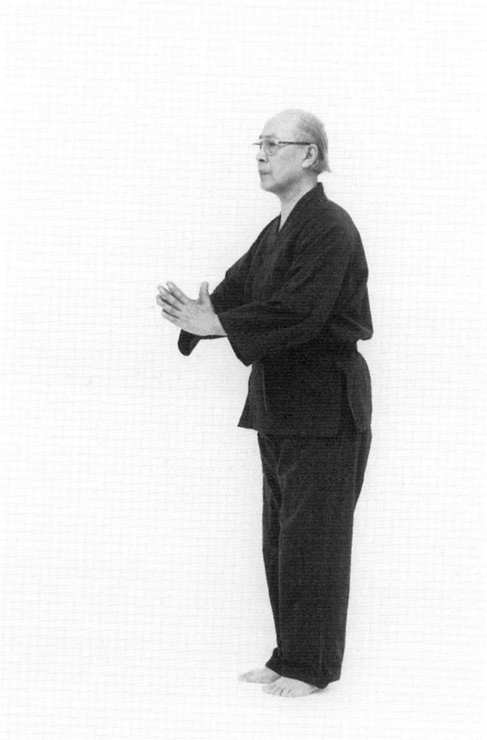

*Abb. 542*

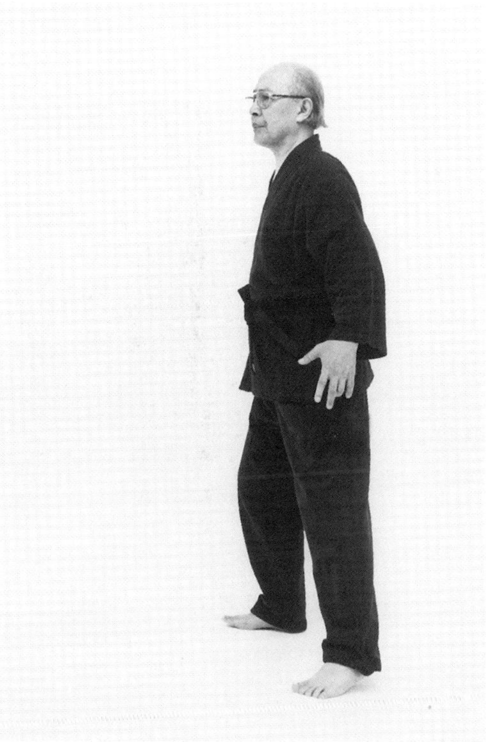

Abb. 539

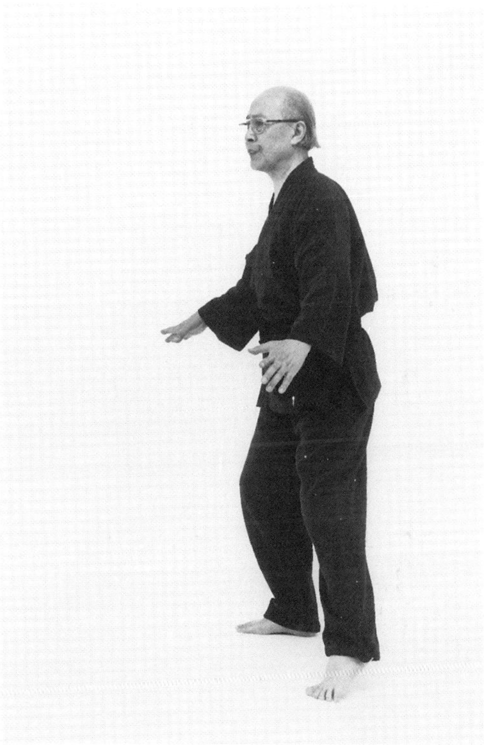

Abb. 540

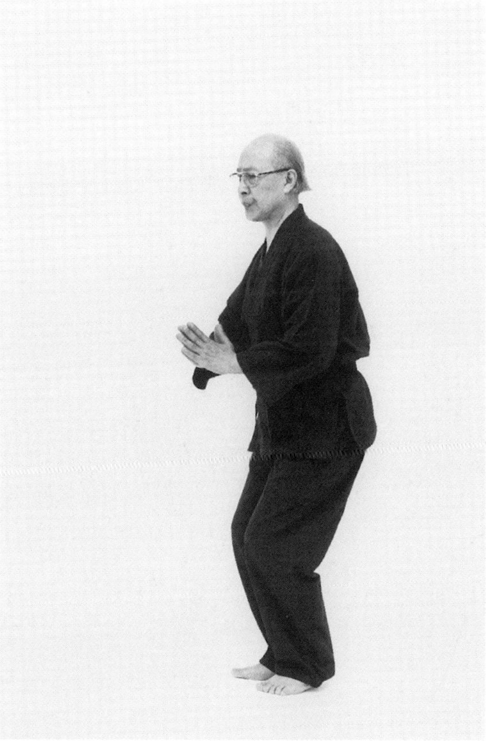

Abb. 543

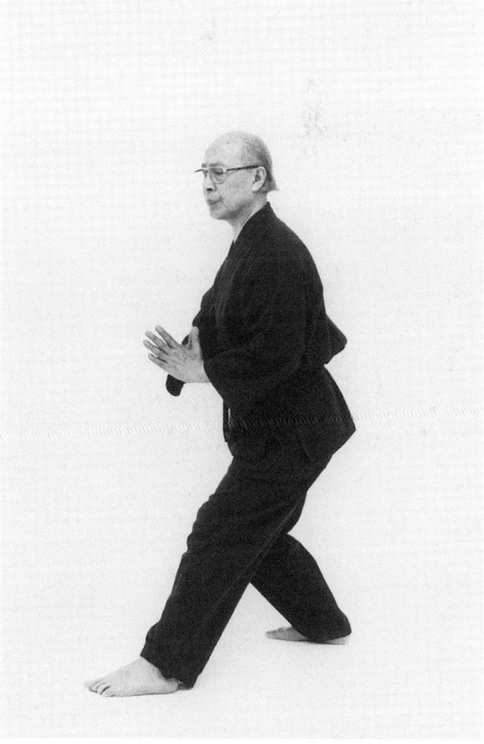

Abb. 544

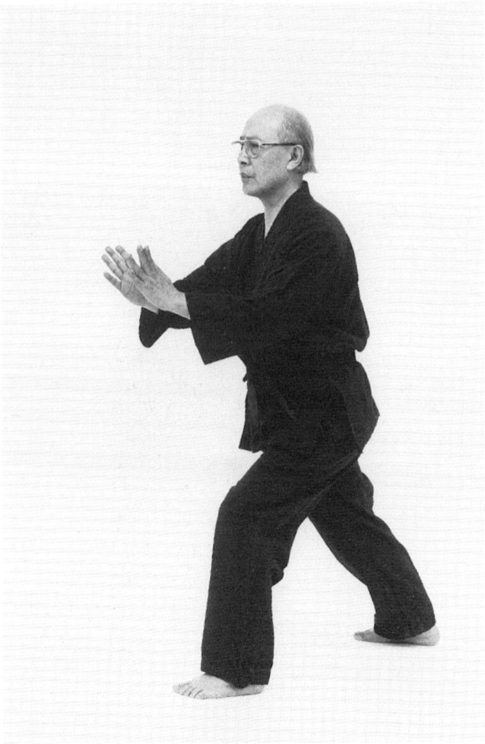

Abb. 545

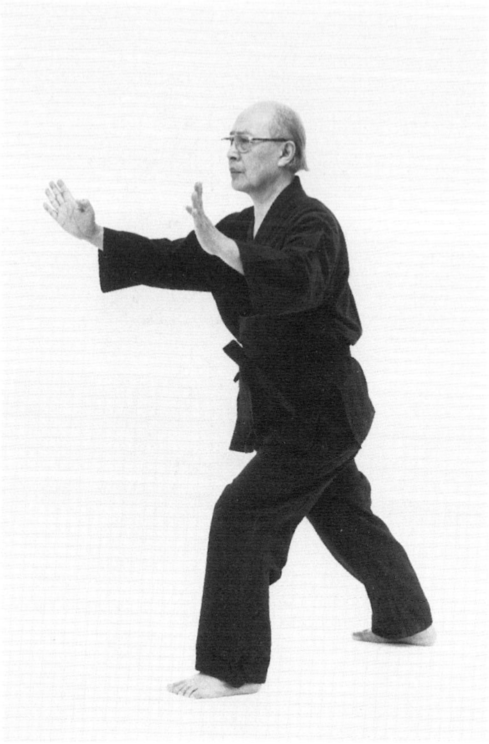

Abb. 546

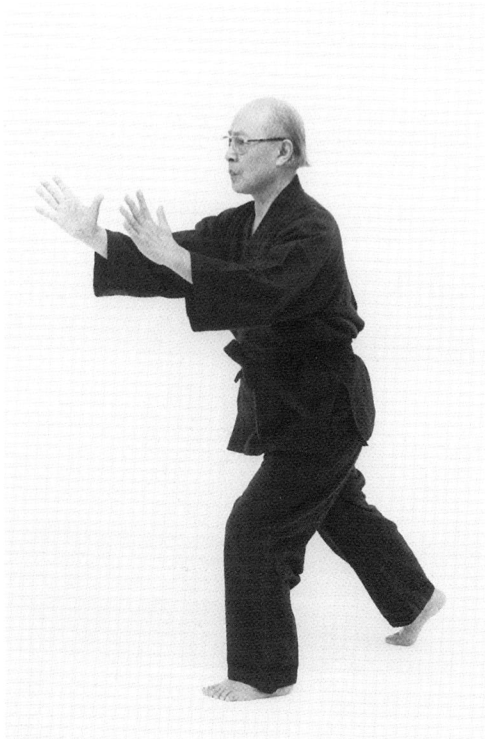

Abb. 549

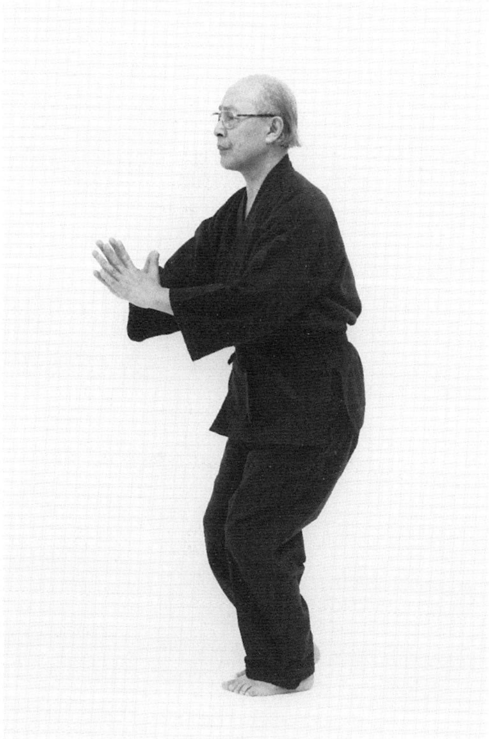

Abb. 550

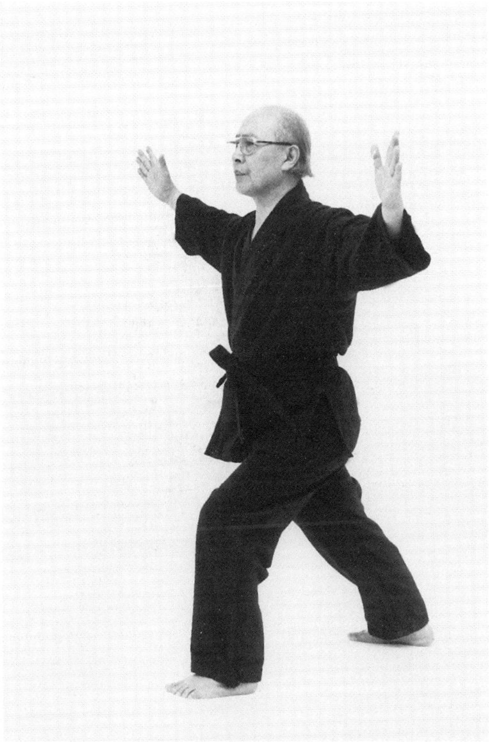
Abb. 547

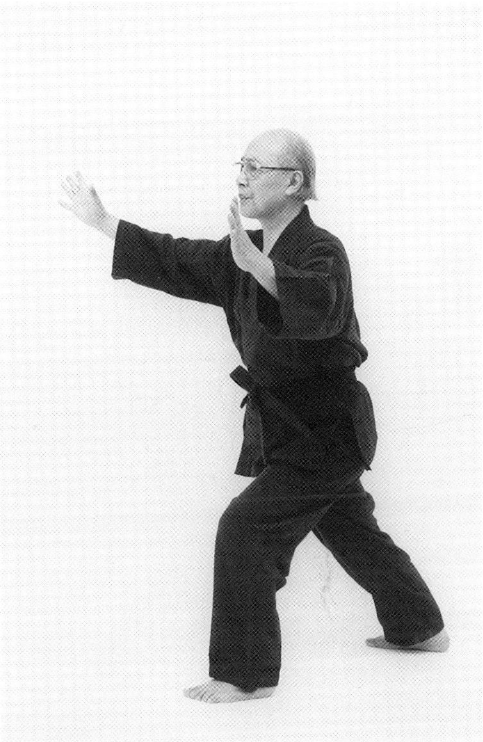
Abb. 548

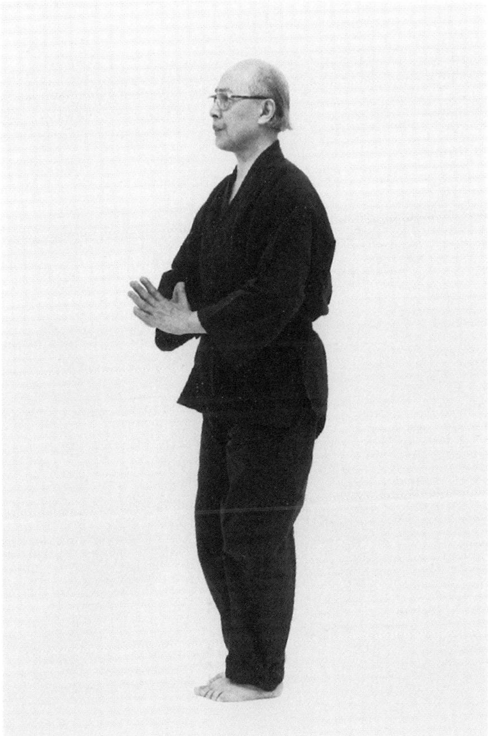
Abb. 551

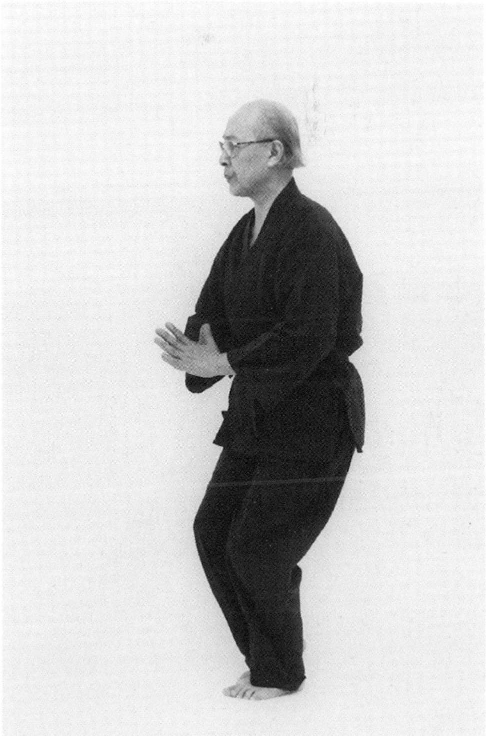
Abb. 552

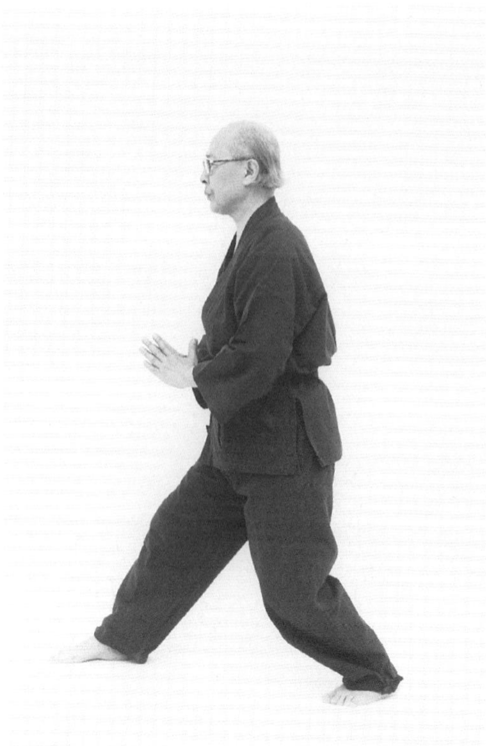
Abb. 553

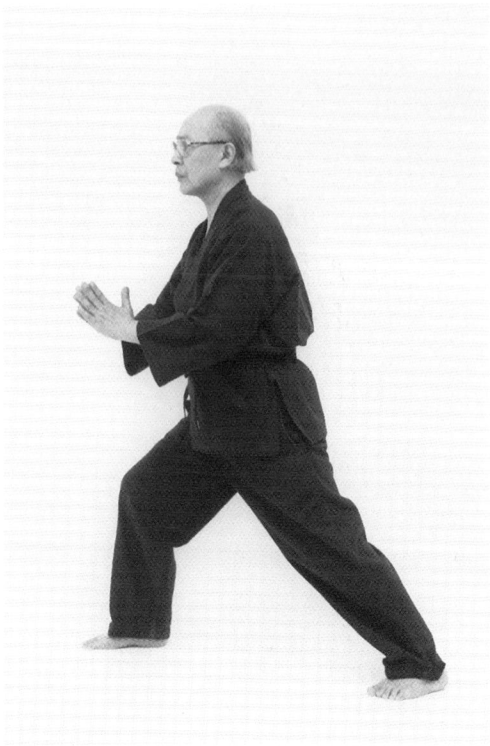
Abb. 554

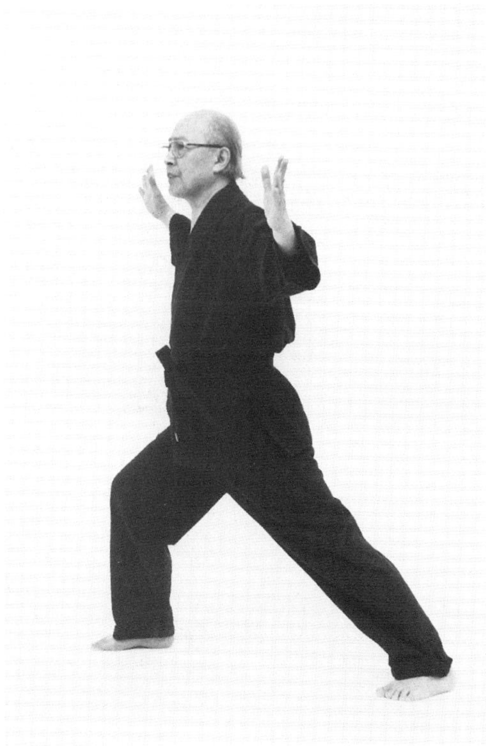
Abb. 557

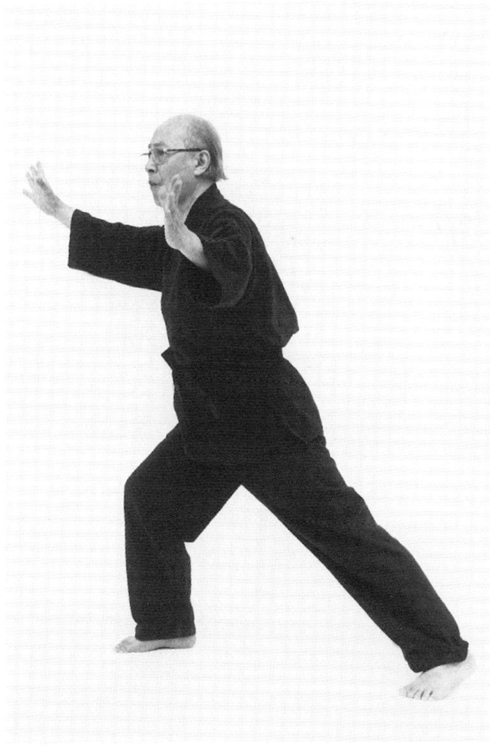
Abb. 558

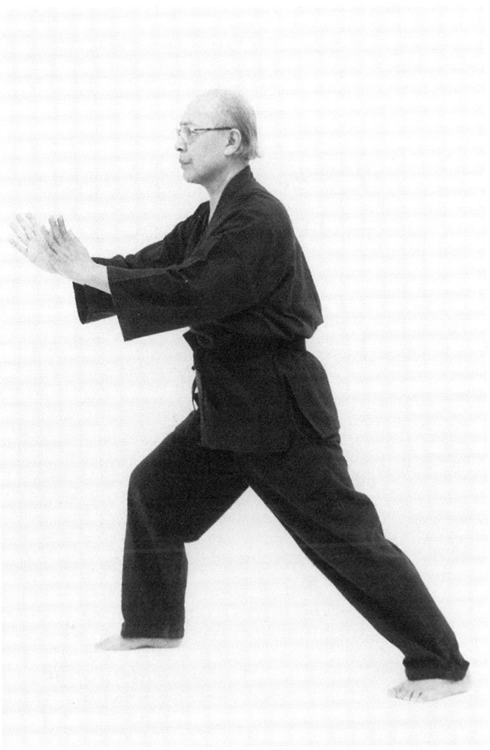
Abb. 555

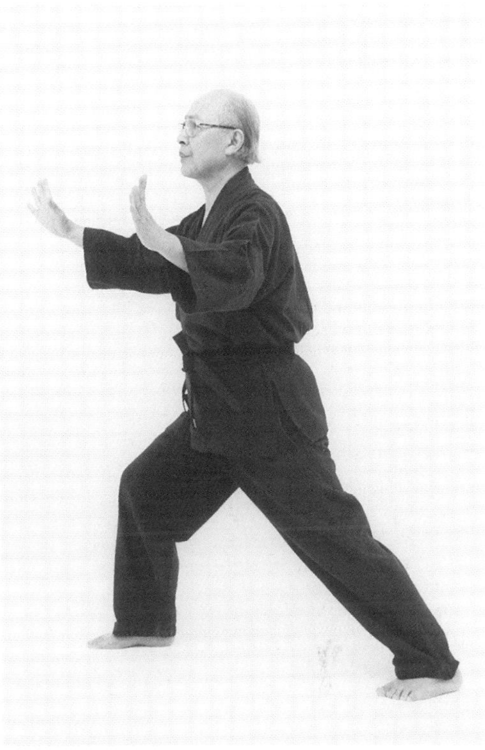
Abb. 556

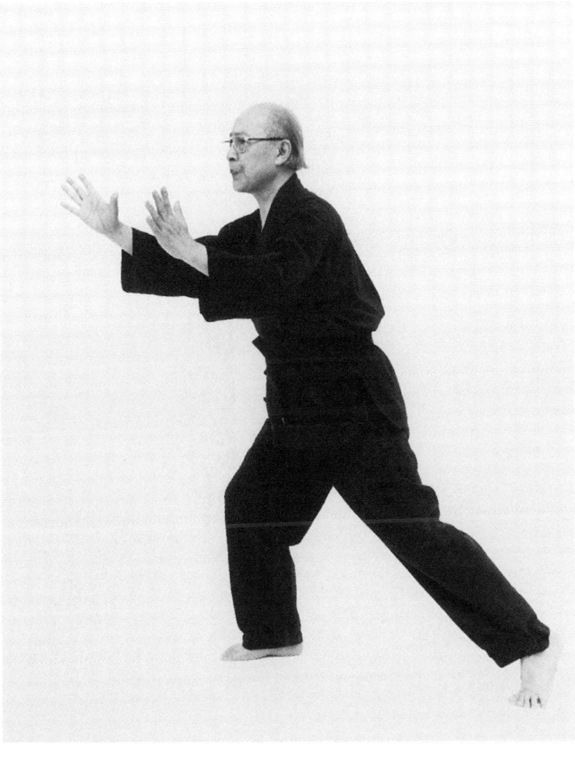
Abb. 559

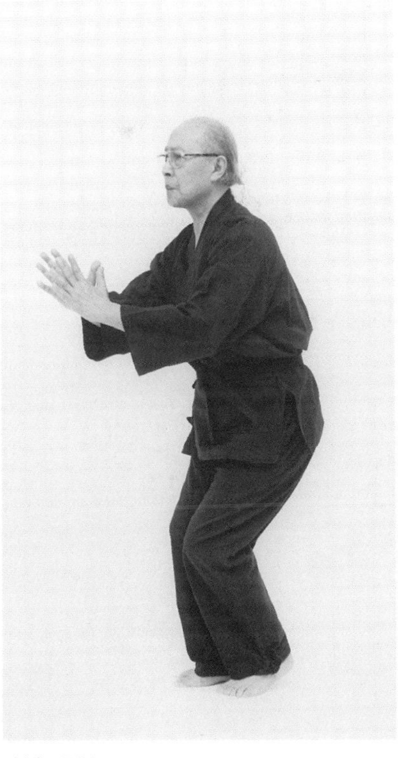
Abb. 560

11. Form: Der weiße Kranich zeigt seine Schwingen

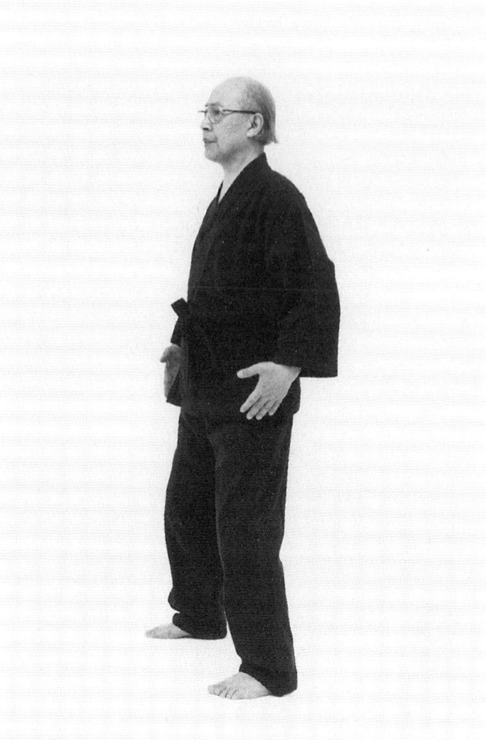

*Abb. 561*

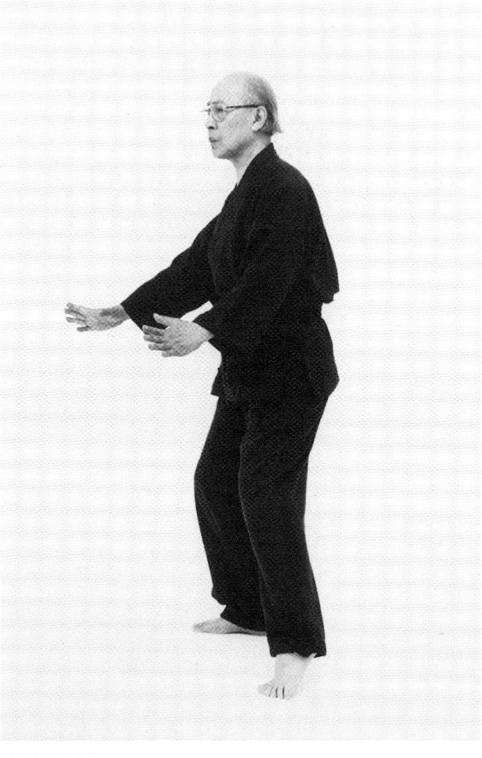

*Abb. 564*

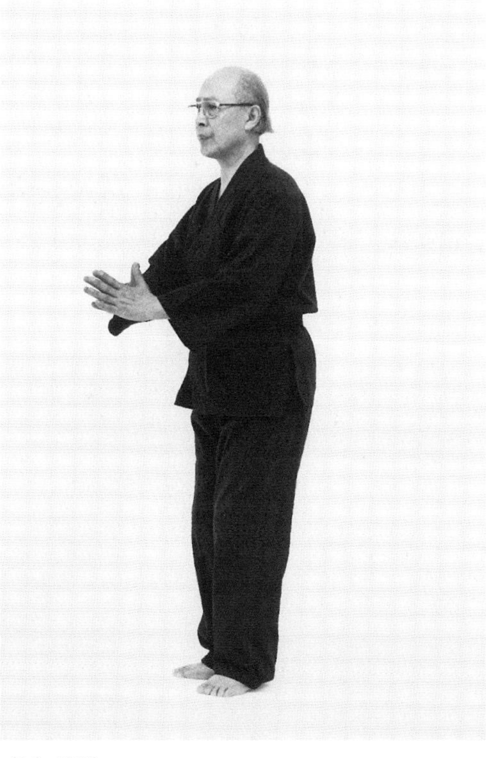

*Abb. 565*

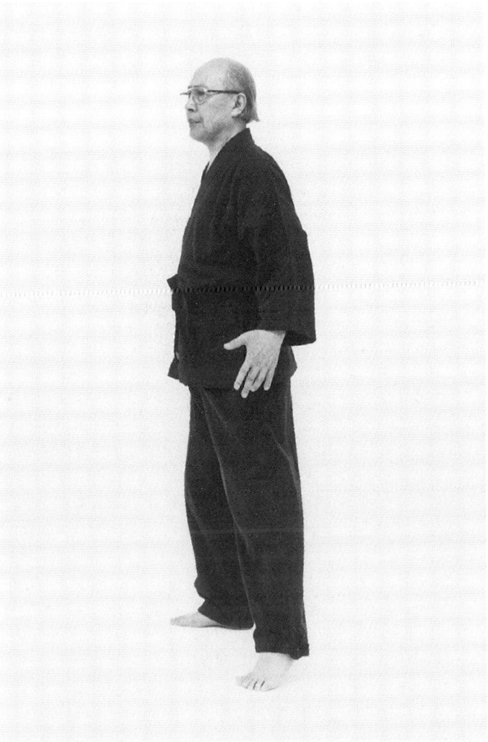
Abb. 562

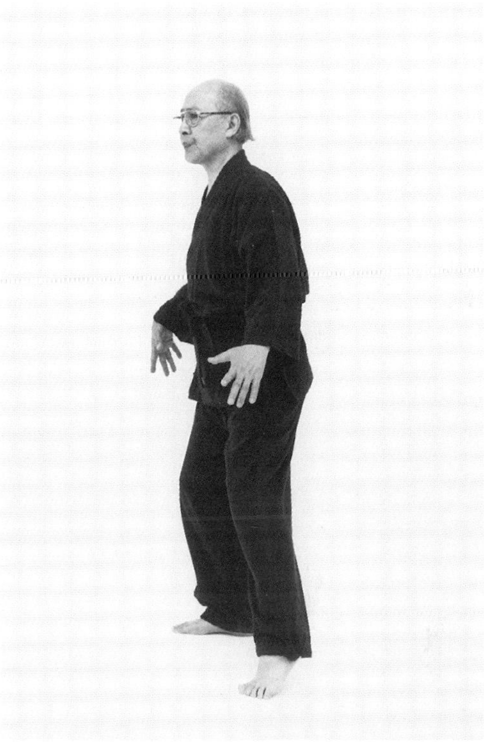
Abb. 563

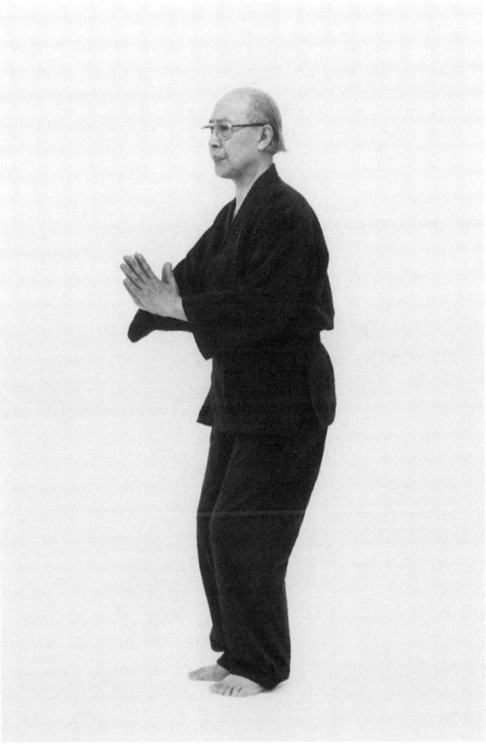
Abb. 566

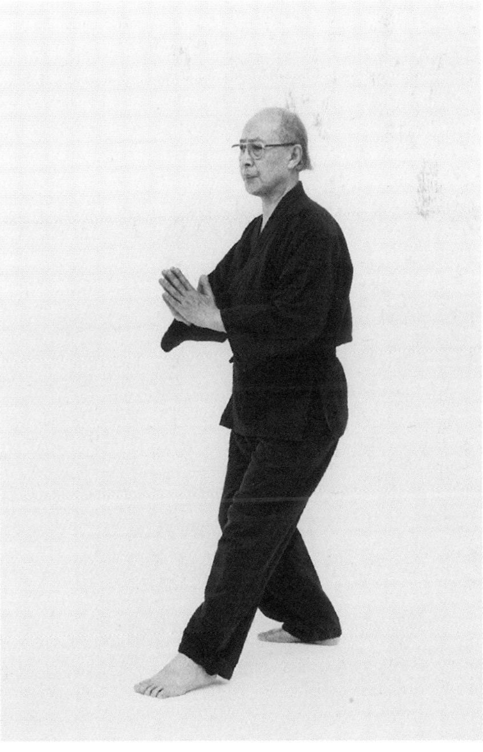
Abb. 567

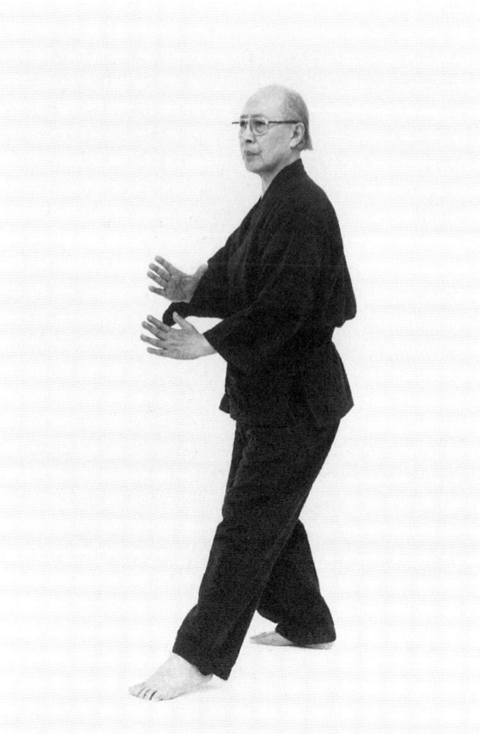

Abb. 568

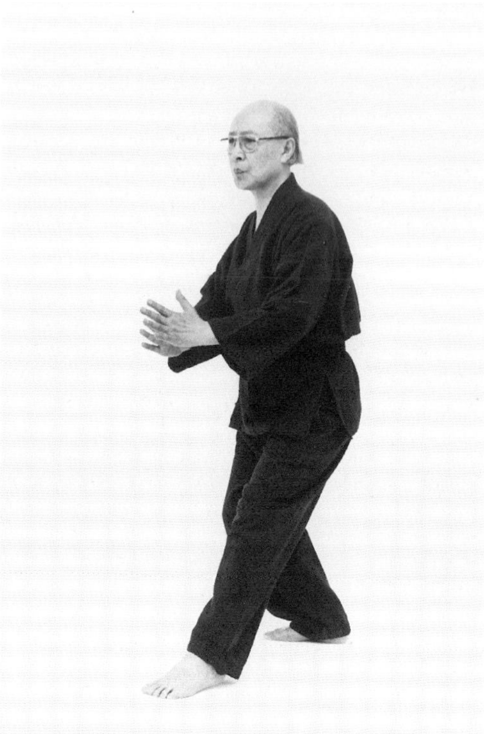

Abb. 569

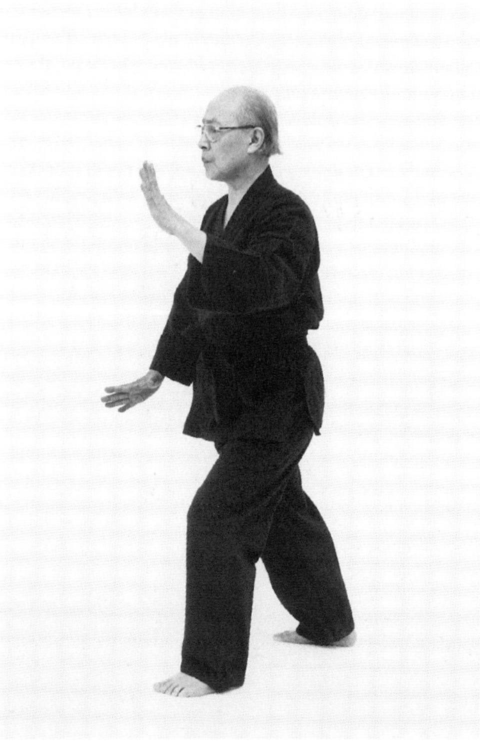

Abb. 572

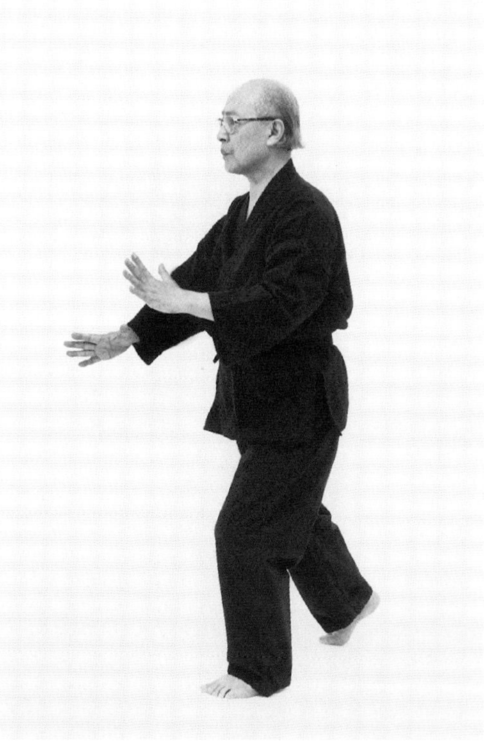

Abb. 573

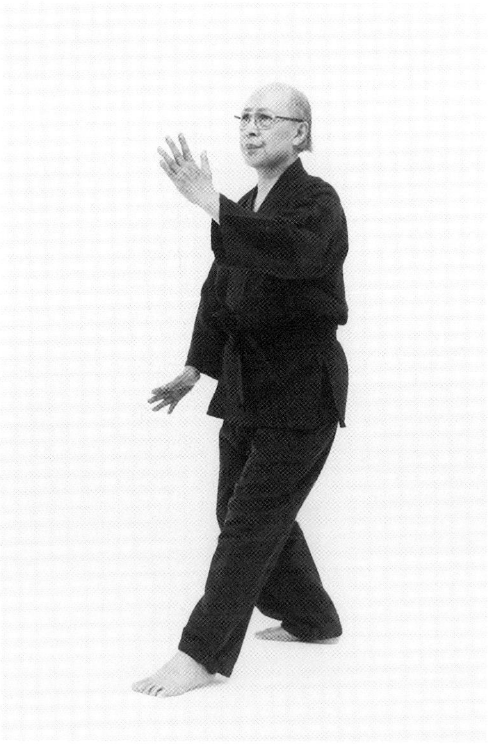
Abb. 570

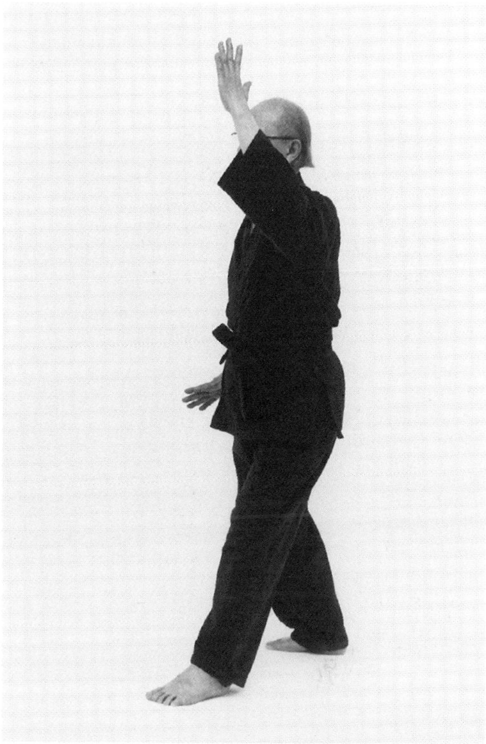
Abb. 571

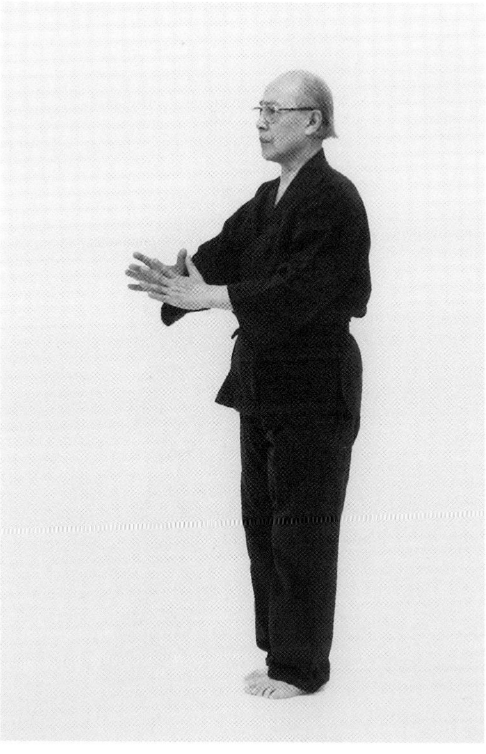
Abb. 574

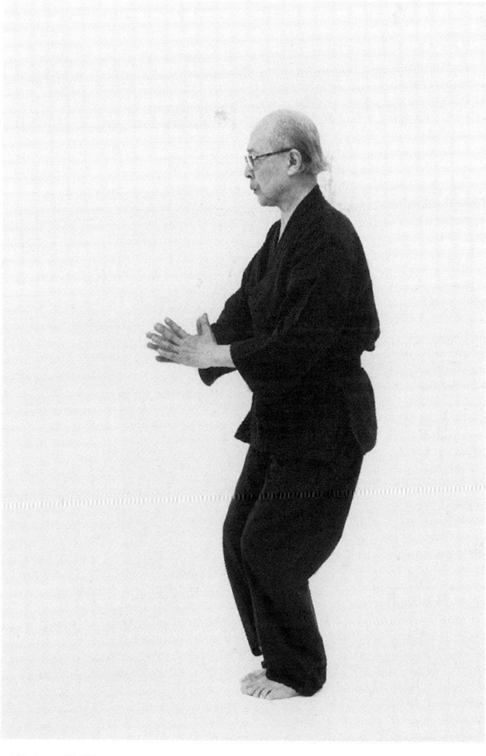
Abb. 575

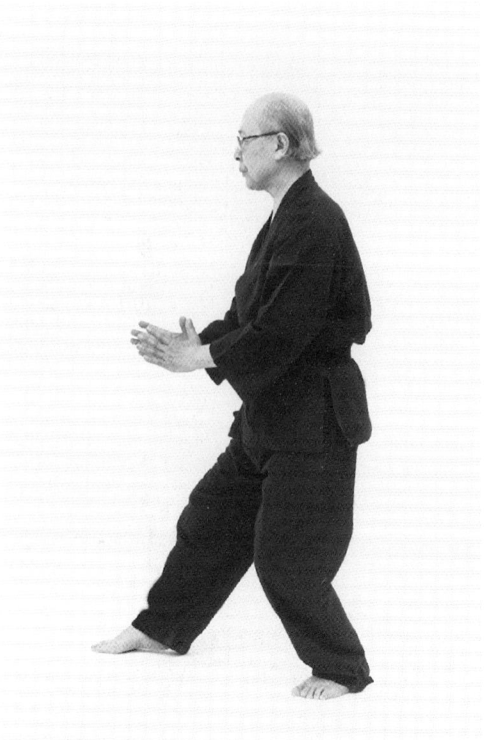

*Abb. 576*

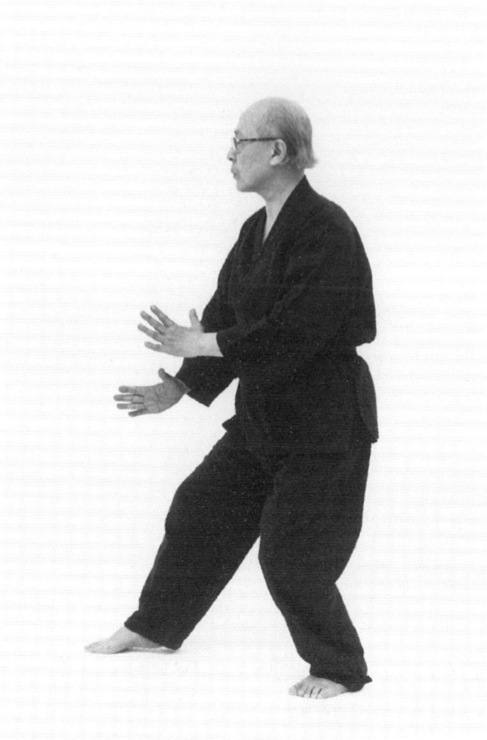

*Abb. 577*

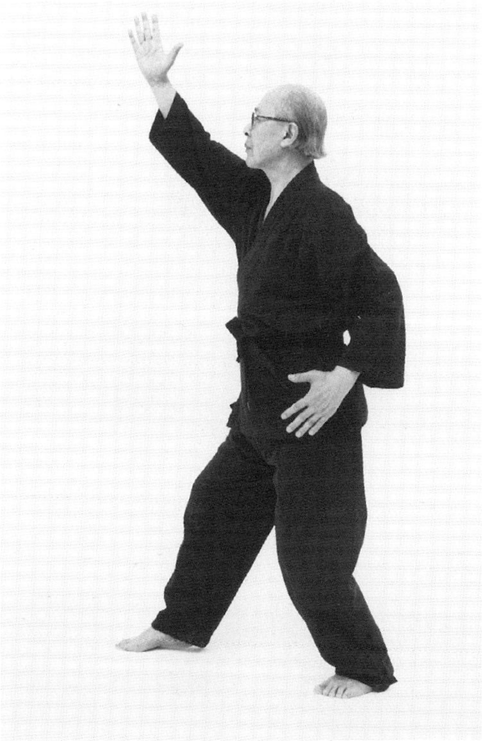

*Abb. 580*

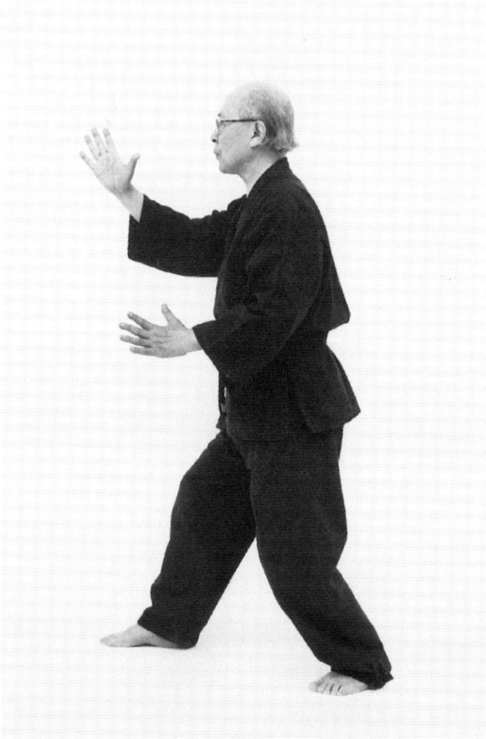

*Abb. 581*

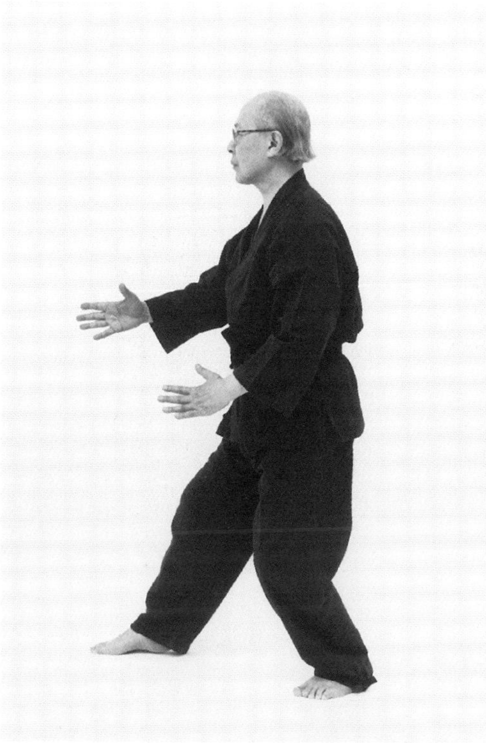

Abb. 578

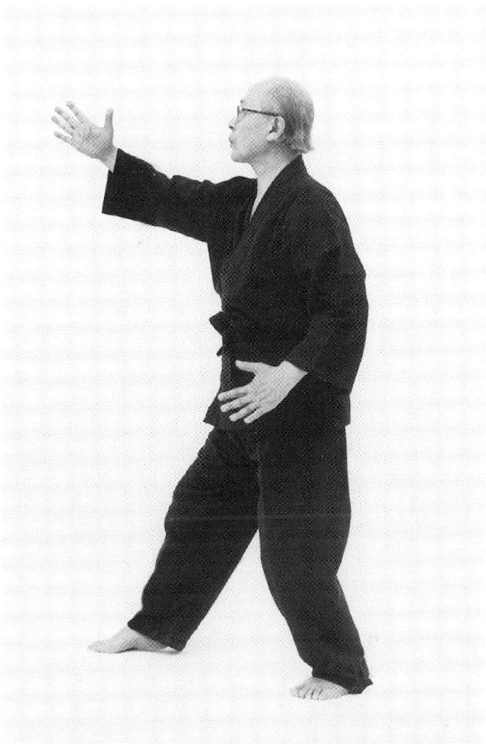

Abb. 579

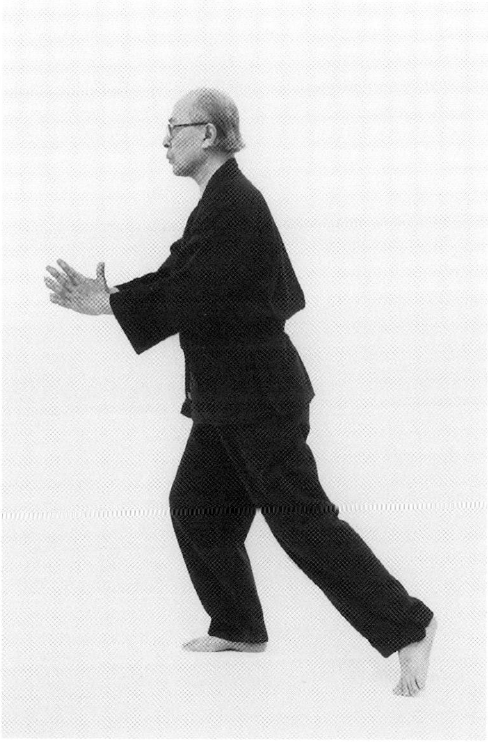

Abb. 582

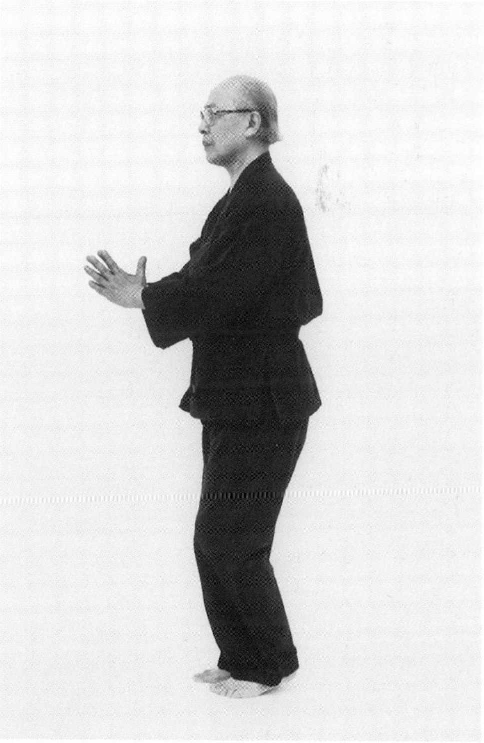

Abb. 583

IV. KAPITEL

# Zur Anwendung, Ausführung und Weiterentwicklung der „15 Ausdrucksformen des Taiji-Qigong"

## 1. Allgemeine Bemerkungen zu Indikationsbereichen, Kontraindikationen und Wirkungen

### Indikationsbereich

Unter Indikationsbereich ist hier eine schwerpunktmäßige Zusammenstellung von Beschwerden in engem Bezug auf die Anwendungsmöglichkeit einer Übung zu verstehen. Dabei habe ich besonders meine eigenen klinischen Erfahrungen berücksichtigt. Grundsätzlich ist jede Qigong-Übung eine vollständige Übung und wirkt regulierend auf den gesamten Organismus. Durch diese Gesamtwirkung erklären sich die Wirkungen auf lokale Beschwerden. Es wäre also falsch zu sagen, eine bestimmte Übung sei gegen eine spezifische Krankheit gerichtet. Die Akupunktur, ein weiteres wichtiges Heilverfahren der traditionellen chinesischen Medizin, wirkt, allgemein gesprochen, weitaus spezifischer als Qigong-Selbst-Übungen. Die Indikationsbereiche, die bei den einzelnen Übungen aufgeführt sind, bezeichnen Beschwerdebilder gemäß der traditionellen chinesischen Medizin. Dies ist teils leicht zu erkennen, da Begriffe benützt werden, die die westliche Medizin nicht kennt (z. B. „Schwäche des Nieren-Qi", „Obere Fülle – Untere Leere"). Teils decken sich die chinesischen Bezeichnungen der Beschwerden mit den Begriffen westlicher Medizin, z. B. „Schmerzen im Schulterbereich" oder „Verstopfung". Es wurde bewusst darauf verzichtet, wohl definierte Krankheitsbegriffe der westlichen Medizin (z. B. „Leberzirrhose" oder „Magengeschwür") aufzuführen, da dies eine fehlerhafte Umdeutung der in China angegebenen Beschwerdebilder bedeuten würde.

Die bei einer Übung angegebenen Indikationsbereiche bedeuten also nicht, dass diese Übung nur bei den aufgeführten Beschwerdebildern eingesetzt werden kann. Es ist auch keinesfalls so, dass ein bestimmtes Beschwerdebild nur durch eine spezielle Übung beeinflusst werden kann. Grundsätzlich kann man mit einer Übung viele unterschiedliche Beschwerden beeinflussen, und ein bestimmtes Beschwerdebild lässt sich mit unterschiedlichen Übungen und Übungsmethoden behandeln. Jede starre Zuordnung von Übung und Beschwerdebild widerspricht einer sinnvollen Anwendung von Qigong als einer auf den gesamten Organismus ausgerichteten therapeutischen Methode.

Die bei den einzelnen Übungen angegebenen Leitbahnen sind nicht als einziger Wirkungsort einer Übung zu verstehen. Jede Qigong-Übung reguliert das gesamte System der Leitbahnen. Durch spezielle Körperhaltungen, Bewegungen und Vorstellungsübungen werden jedoch Schwerpunkte gesetzt, die in einer sinnvollen Auswahl von Übungen berücksichtigt werden können.

## Relative Kontraindikationen

Allgemein gilt, dass eine Übung keine schädliche Wirkung verursacht, solange sie entsprechend den Übungsprinzipien des Qigong durchgeführt wird. Gewisse körperliche oder geistige Beschwerden geben jedoch Anlass, von Qigong-Übungen abzusehen oder sie in abgewandelter Form zu praktizieren: Dies kann die Körperhaltung, die Bewegung, die Übungsgeschwindigkeit, die Vorstellungsübungen betreffen oder auch zu der Betonung bzw. ausschließlichen Berücksichtigung eines bestimmten Übungsaspektes führen.
Menschen, deren Geist in Verwirrung geraten ist, sollten im Allgemeinen keine Qigong-Übungen ausführen. Dies gilt insbesondere für den Aspekt der Vorstellungsübungen und spezielle Atemtechniken. Wenn es der geistige Zustand erlaubt, können jedoch die harmonischen Körperbewegungen oder der feste Stand auf der Erde durch ihre regulierende Wirkung zu einer Verbesserung des geistigen Zustandes beitragen.
Schnelle Bewegungen und Bewegungen, die mit einer Drehung im Kreuzbereich einhergehen (z. B. 5. Ausdrucksform), sollen während der Schwangerschaft, besonders ab dem 5. Monat, sowie in den ersten 4 Wochen nach der Entbindung in abgemilderter Form geübt oder ganz weggelassen werden. Dasselbe gilt für Übungen, die mit dem Pferd-Schritt praktiziert werden (5. und 12. Ausdrucksform), ferner Übungen, die eine starke Beugung im Hüftgelenk erfordern (13. Ausdrucksform) sowie Übungen, die eine starke Stützkraft benötigen (14. Ausdrucksform). Während der Menstruation ist es ebenfalls ratsam, die genannten Übungen in abgemilderter Form zu praktizieren.
Bei Symptomen der „Oberen Fülle" vermeidet man ein Beugen des Kopfes unterhalb der Nabellinie sowie extremes Senken des Beckens.
Die Kontraindikationen sind nicht als absolut zu betrachten: So ist es z. B. durchaus möglich, dass ein Patient mit hohem Blutdruck als einem Symptom der „Oberen Fülle" ein tiefes Beugen des Oberkörpers übt, wenn er durch lange Übungspraxis ein stabiles Qi-Gefühl im mittleren Dantian praktizieren kann.
Diese allgemeinen Kenntnisse über relative Kontraindikationen müssen ergänzt werden durch eine sorgfältige Beobachtung der Übenden durch den Übungsleiter und durch eine aufmerksame Wahrnehmung ihrer Empfindungen durch die Übenden selbst.

## Wirkung

Die Wirkung des Qigong sind allmähliche Verbesserungen der physischen und mentalen Funktionen im Sinne einer Regulation und Stärkung. Die Wirkung bei

einem einzelnen Übenden hängt von vielen Faktoren ab: von der praktizierten Übungsmethode, dem Niveau der Übungs-Praxis (geistige Ruhe, Vollständigkeit und Harmonie der Übung . . .), der Intensität der Übung (Stärke der Kraftvorstellungen, höhere oder tiefere Körperposition . . .), der Ausgangslage in Form physischer und psychischer Konstitution und Kondition, eventuellen Erkrankungen, der äußeren Umgebung während der Übung (Menschen, Raum, Klima . . .).
„Die Zusammensetzung eines Rezeptes macht seine Wirkung aus, das einzelne Kraut wirkt oft ganz anders." In diesem Sinne entfaltet sich die Wirkung des Qigong im Zusammenspiel mit anderen Einflüssen und Bedingungen, die den Gesundheitszustand des Menschen bestimmen.
Im Allgemeinen äußern sich die ersten Anzeichen für eine gute Wirkung der Übungen in allgemeinem Wohlbefinden, Wärmeempfindungen, leichter, als angenehm empfundener Transpiration, vermehrtem Speichelfluss, Regulation von Appetit und Verdauung, gutem Schlaf, erfrischtem Erwachen, klarem Geist und erhöhter Lebensenergie. Treten irgendwelche unangenehmen Empfindungen auf, so hat man ein oder mehrere Prinzipien der Übung außer Acht gelassen.

## 2. Leitbahnen, Dantian, Akupunkturstellen

In der Praxis des Qigong spielen bestimmte Körperregionen eine besondere Rolle, die als Dantian („Zinnoberfeld") bezeichnet werden. Sie gelten als Quelle und Sammelorte des Qi, in denen das Qi in besonderer Weise aktiv ist. Die Dantian, die im Bereich der Körpermitte lokalisiert sind (vorderes, mittleres und hinteres Dantian), dienen als Orte für das Bewahren der Vorstellungskraft *(yishou dantian)*, wobei das mittlere Dantian stets das Zentrum für alle Übungen mit der Vorstellungskraft darstellt. Neben den Dantian kommt auch wichtigen Akupunkturstellen eine besondere Bedeutung in den Übungen des Qigong zu, da sie als Orte für das Bewahren der Vorstellungskraft dienen oder durch gewisse Körperhaltungen, Bewegungen und Kraftentfaltungen beeinflusst werden. Es ist zu beachten, dass die Dantian keine kleinen Punkte sind, auf die man die Vorstellung mit großer Kraft richtet, sondern Bereiche, die man sich ungefähr, vage vorstellt. Auch die Akupunkturstellen, deren genaue Lokalisation in der Akupunkturtherapie sehr wichtig ist, werden hier grundsätzlich als größere Areale gedacht. Die Angaben zur Lokalisation der Dantian dienen als Anhaltspunkt, nicht als exakte und festgelegte Beschreibung ihres Ortes. Denn die Dantian sind Bereiche, in denen bei längerer Übungspraxis Inneres Qi in Form von Wärme oder Bewegung empfunden werden kann. Der Ort dieser Empfindungen kann von Mensch zu Mensch und beim selben Menschen von Tag zu Tag leicht variieren. Dantian und Akupunkturstellen stehen in engem Zusammenhang mit dem System der Leitbahnen, welches ebenfalls durch Körperhaltungen, Kraftentfaltungen und Vorstellungskraft beeinflusst wird.

Drei Hand-Yin-Leitbahnen

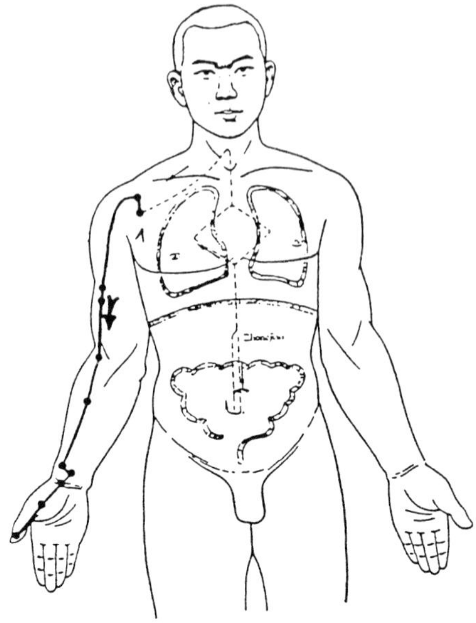

Hand-Taiyin
Lungen-Leitbahn

Drei Hand-Yang-Leitbahnen

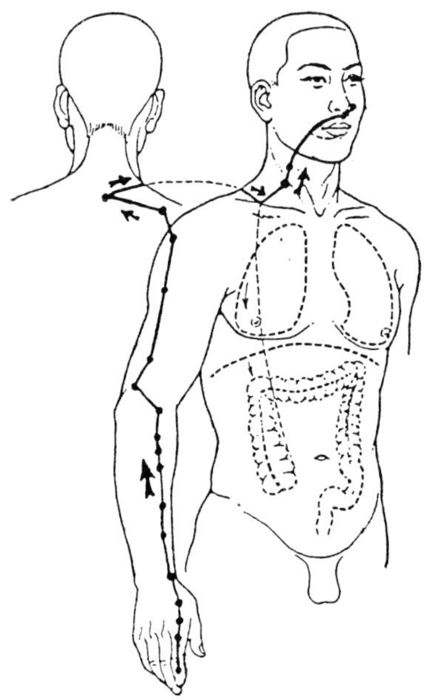

Hand-Yangming
Dickdarm-Leitbahn

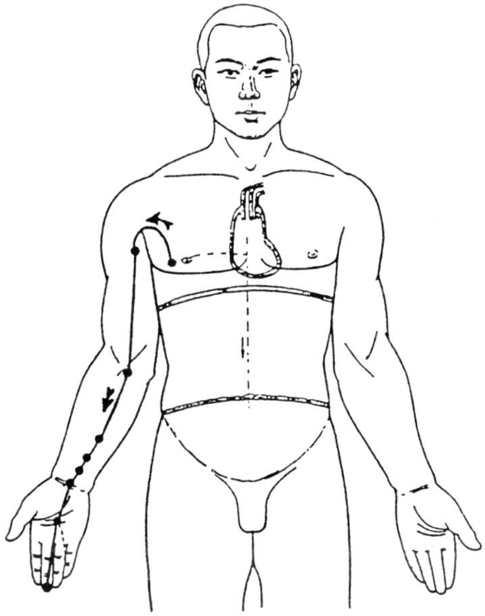

Hand-Jueyin
Meister-des-Herzens-Leitbahn

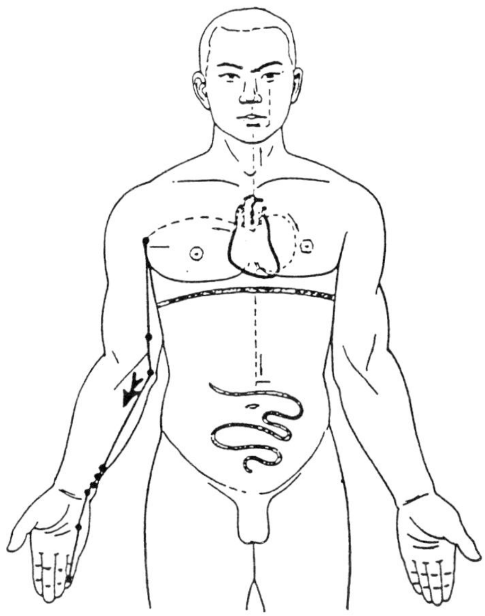

Hand-Shaoyin
Herz-Leitbahn

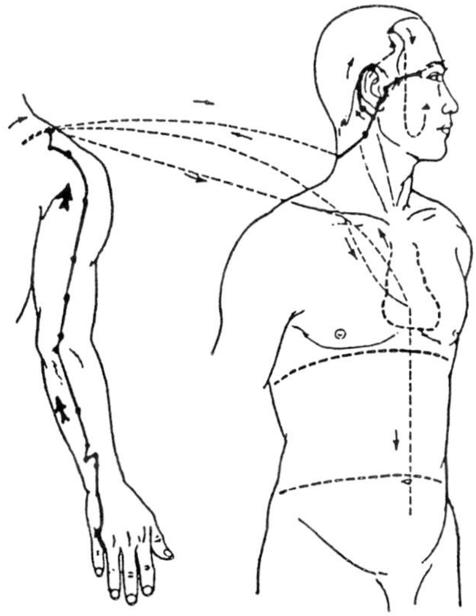

Hand-Shaoyang
Drei-Erwärmer-Leitbahn

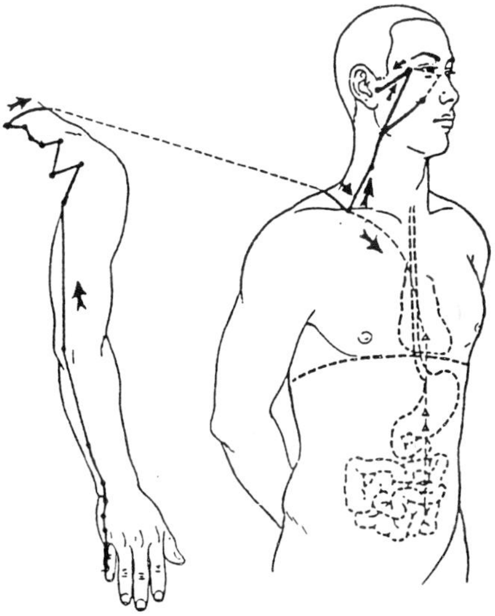

Hand-Taiyang
Dünndarm-Leitbahn

Drei Fuß-Yin-Leitbahnen

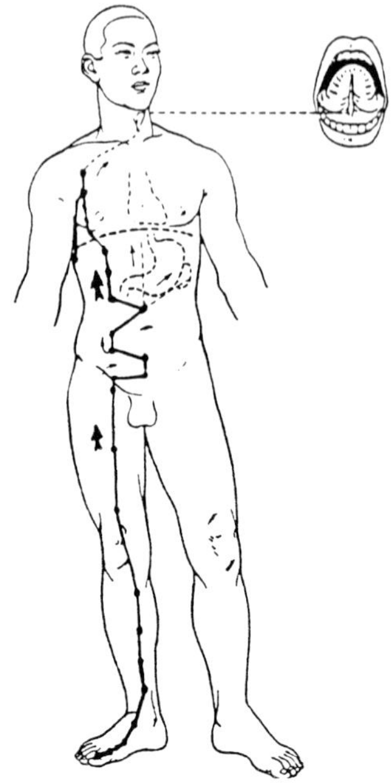

Fuß-Taiyin, Milz-Leitbahn

Drei Fuß-Yang-Leitbahnen

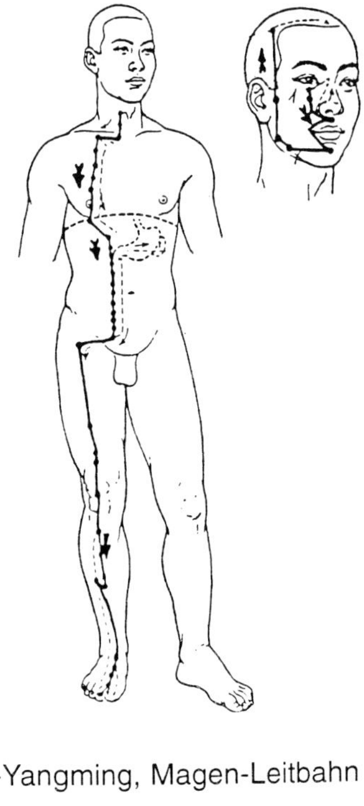

Fuß-Yangming, Magen-Leitbahn

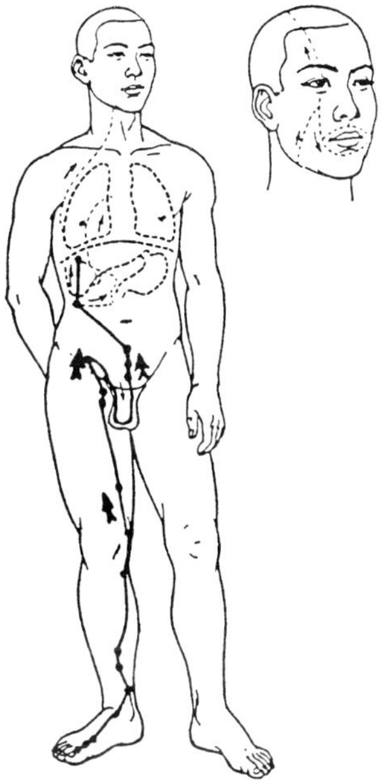

Fuß-Jueyin, Leber-Leitbahn

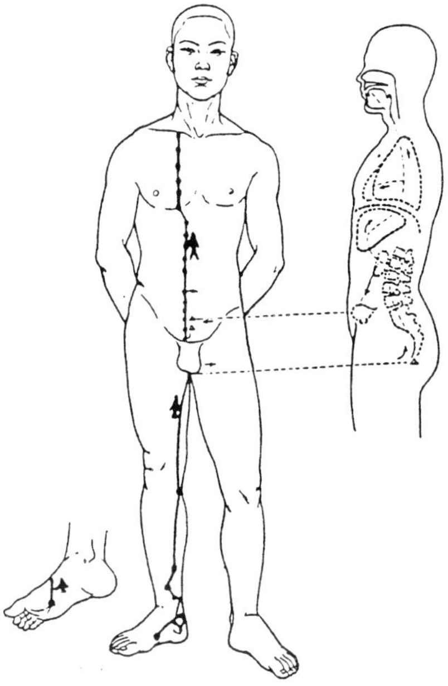

Fuß-Shaoyin, Nieren-Leitbahn

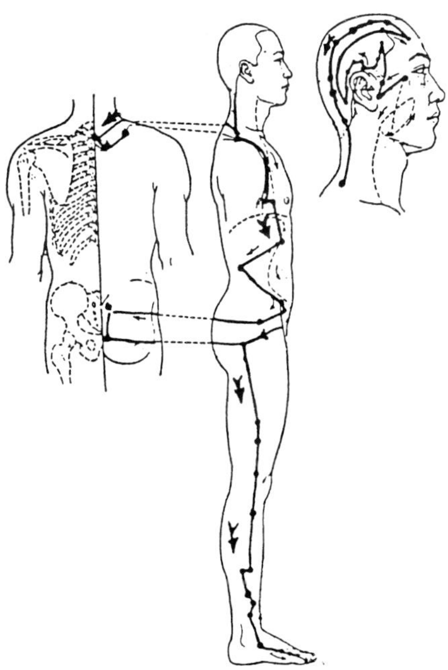

Fuß-Shaoyang, Gallenblasen-Leitbahn

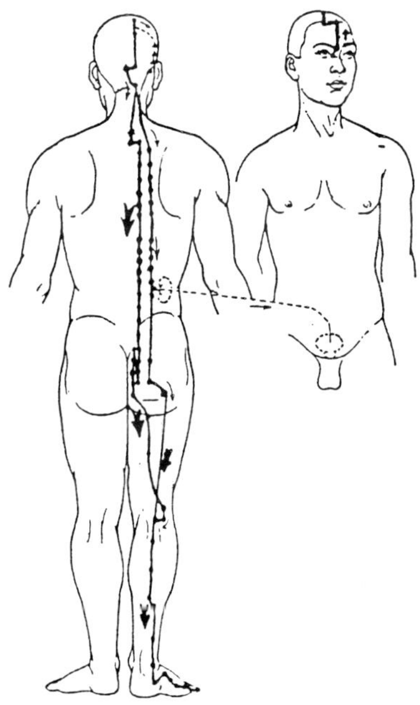

Fuß-Taiyang, Blasen-Leitbahn

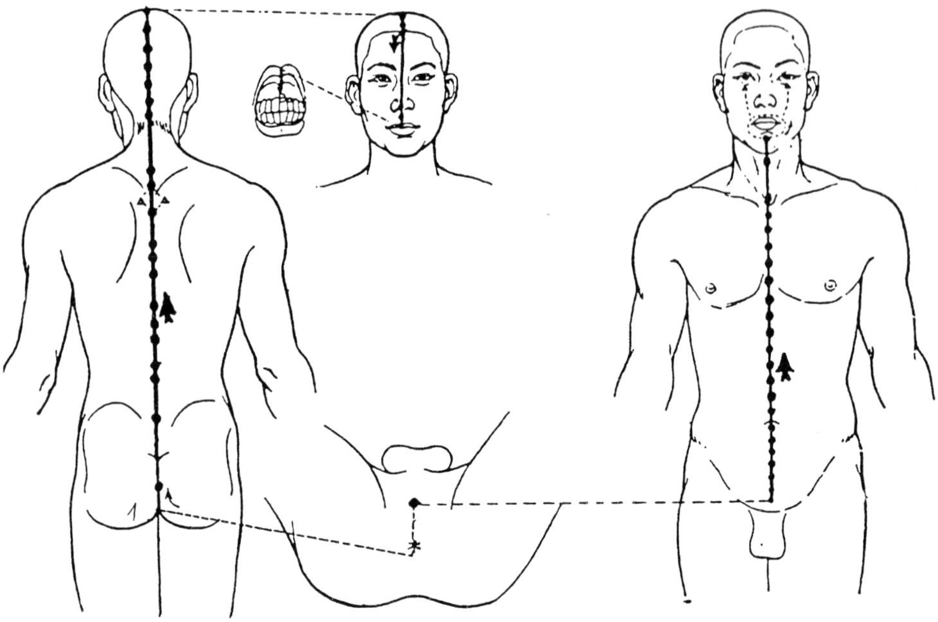

Dumai-Leitbahn

Renmai-Leitbahn

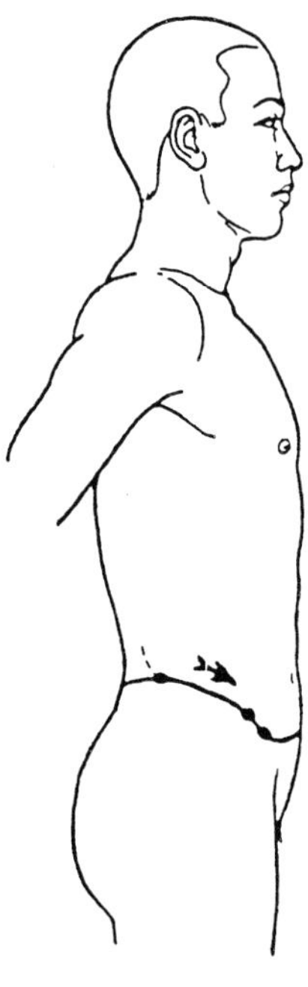

Daimai-Leitbahn

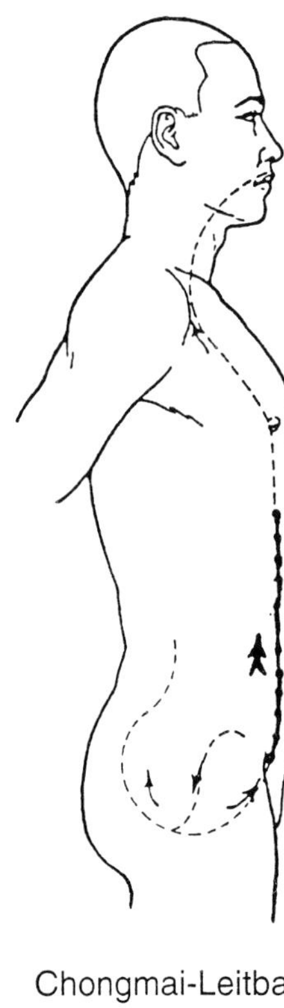

Chongmai-Leitbahn

## Vorderes Dantian

Das vordere Dantian liegt im Bereich des Nabels und entspricht der Akupunkturstelle Shenque (Qizhong). Damit befindet sich das vordere Dantian im Verlauf der Renmai-Leitbahn. Es hat einen besonderen Bezug zu den Funktionskreisen „Milz“ und „Magen“. Es ist relativ einfach, die Vorstellungskraft auf das vordere Dantian zu lenken. Die daoistischen Schulen heben die Bedeutung des vorderen Dantian besonders hervor und nennen den Nabel auch „den Handgriff für die Türe zum Qigong“.

## Mittleres Dantian

Das mittlere Dantian liegt in der Tiefe des vorderen Dantian zwischen Nabel und der Akupunkturstelle Yaoyangguan (Dumai 3, unterhalb des Dornfortsatzes des 4. Lendenwirbels) am Kreuzungsort mit der Chongmai-Leitbahn. Das mittlere Dantian hat eine enge Beziehung zu den Funktionskreisen „Milz“ und „Magen“ und eine wichtige Bedeutung in der Entwicklung der Bauchatmung. Aufgrund seiner zentralen Bedeutung gilt das Bewahren der Vorstellungskraft im mittleren Dantian als wichtige Basisübung des Qigong, die als Fundament und Kern aller anderen Übungsanforderungen angesehen werden kann.

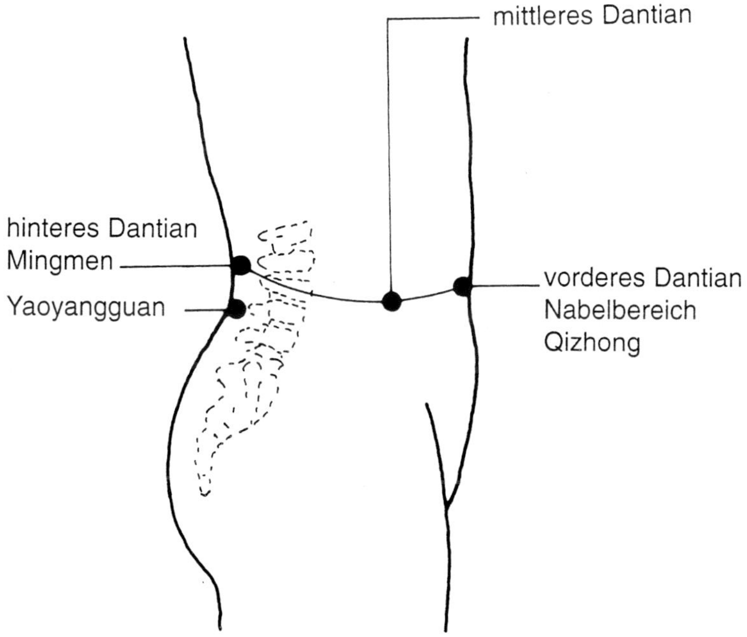

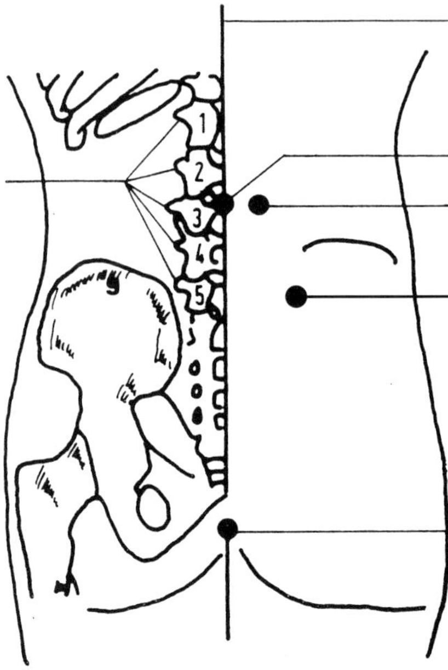


**Hinteres Dantian**

Das hintere Dantian entspricht der Akupunkturstelle Mingmen („Lebenstor"), die einen wichtigen Bereich der Dumai-Leitbahn darstellt. In erweiterter Form umfasst das hintere Dantian auch die Akupunkturstellen Shenshu (Blase 23), die wichtige Bereiche des Fuß-Taiyang (Blasen-Leitbahn) darstellen. Das hintere Dantian hat eine besondere Beziehung zum Funktionskreis „Niere". Weitere Ausführungen zu den Dantian und ihrer Bedeutung im Rahmen des Qigong finden sich in: *Jiao Guorui*: Qigong Yangsheng, Medizinisch Literarische Verlagsgesellschaft, Uelzen, 1989, S. 126 ff.

**Zusammenstellung der in den Übungen erwähnten Akupunkturstellen**

(1 Cun entspricht einer Daumenbreite)

**Shanzhong** (Renmai 17, „Brustmitte"; andere Bezeichnung: Tanzhong)
Lokalisation: Auf dem Brustbein, auf der Höhe der Mamillen bzw. des 4. Zwischenrippenraumes.

**Zhongwan** (Renmai 12, „Mittlere Magengrube")
Lokalisation: 4 Cun oberhalb des Nabels.

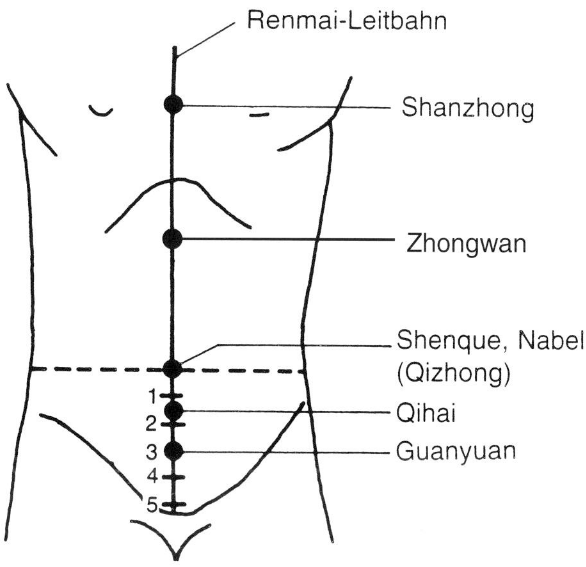


**Shenque** (Renmai 8, „Wachturm des Geistes“; andere Bezeichnung: Qizhong, „Nabelmitte“) Lokalisation: In der Mitte des Nabels.

**Qihai** (Renmai 6, „Meer des Qi“)
Lokalisation: 1,5 Cun unterhalb des Nabels.

**Guanyuan** (Renmai 4, „Erstes Passtor“)
Lokalisation: 3 Cun unterhalb des Nabels.

**Mingmen** (Dumai 4, „Tor des Lebens“)
Lokalisation: Zwischen den Dornfortsätzen des 2. und 3. Lendenwirbels.

**Shenshu** (Blase 23, „Einflusspunkte des Funktionskreises ‚Niere‘“)
Lokalisation: 1,5 Cun seitlich des Zwischenraums zwischen den Dornfortsätzen des 2. und 3. Lendenwirbels.

**Yaoyan** („Hüftauge“)
Lokalisation: 3 bis 4 Cun seitlich vom unteren Rand des Dornfortsatzes des 4. Lendenwirbels.

**Shaohai** (Herz 3, „Kleines Meer“)
Lokalisation: Bei gebeugtem Arm am inneren Ende der Beugefalte.

**Dazhui** (Dumai 14, „Großer Wirbel“; andere Bezeichnung: Bailao, „Hundert Strapazen“)
Lokalisation: Unterhalb des Dornfortsatzes des 7. Halswirbels.

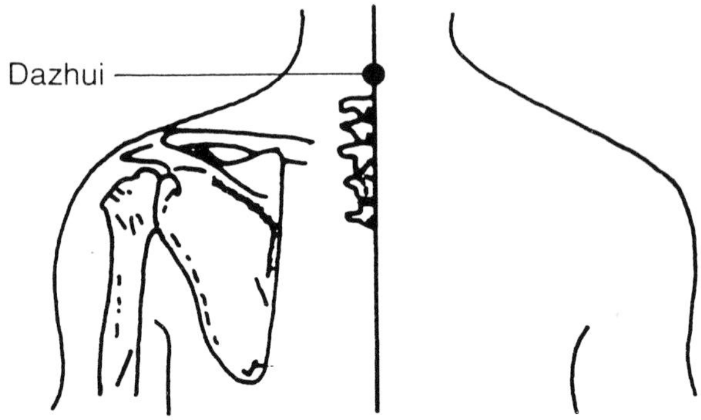


**Laogong** (Meister des Herzens 8, „Palast der Arbeit“)
Lokalisation: Mitte des Handtellers, bei geballter Faust liegt der Punkt zwischen den Spitzen von Mittel- und Ringfinger.

**Yongquan** (Niere 1, „Sprudelnde Quelle“)
Lokalisation: Auf der Fußsohle an der Grenze zwischen dem vorderen und mittleren Drittel des Fußes.

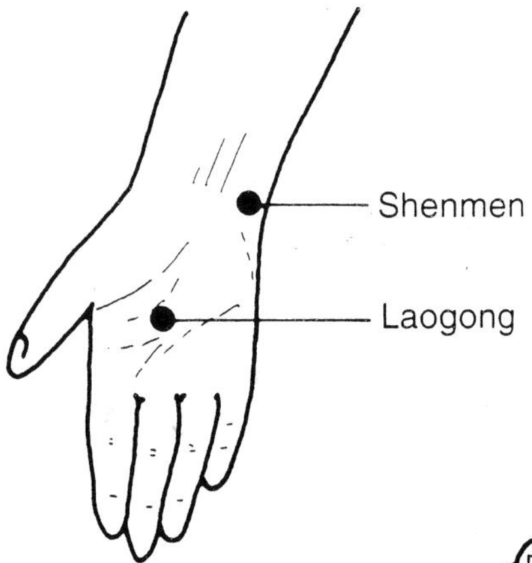


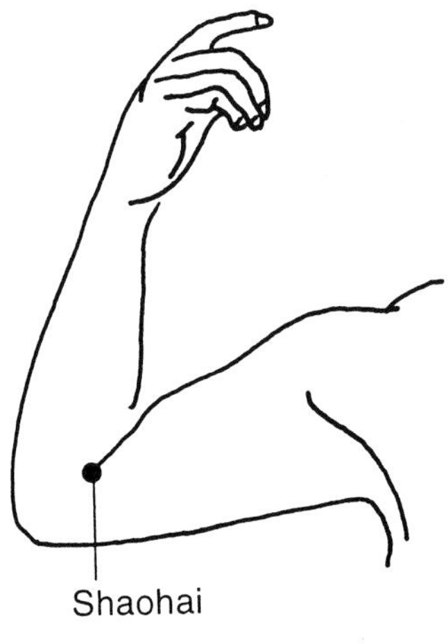


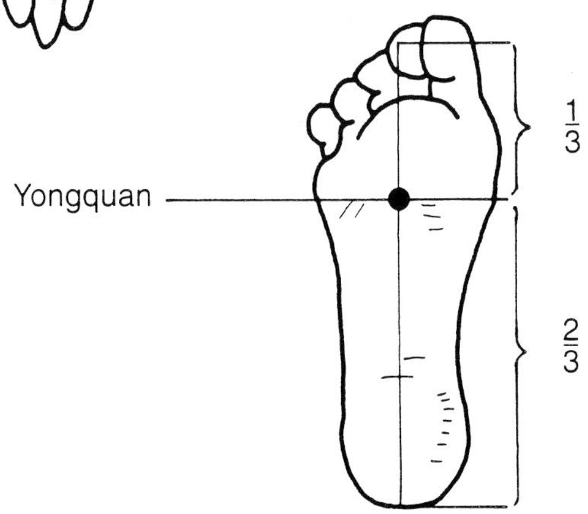

## 3. Schrittarten

In den „15 Ausdrucksformen des Taiji-Qigong“ werden 3 verschiedene Schrittarten praktiziert: der Bogen-Schritt, der Sitz-Bogen-Schritt und der Pferd-Schritt.

### Bogen-Schritt

Der Bogen-Schritt wird in den Übungen „Trage den Ball nach links und rechts“ (3. Ausdrucksform), „Schiebe den Berg mit beiden Händen“ (4. Ausdrucksform), „Den Ball im Wasser rollen“ (9. Ausdrucksform) und „Der Pfau schlägt ein Rad“ (10. Ausdrucksform) verwendet.
Beim Bogen-Schritt nach links wird das Gewicht zunächst auf das rechte Bein verlagert, das Becken wird dabei gelockert. Der Körper wird leicht nach links gerichtet. Der linke Fuß macht einen Schritt (etwa 2½ Fußlängen) nach links vorne, der Winkel zwischen den Füßen beträgt etwa 75 Grad. Der linke Fuß setzt zunächst mit der Ferse sanft auf der Erde auf. Sodann wird das Gewicht langsam nach links vorne verlagert, bis 70 Prozent des Gewichtes auf dem vorderen Fuß ruhen, 30 Prozent auf dem hinteren Fuß.
Die Schrittgröße von 2½ Fußlängen entspricht dem mittleren Bogen-Schritt. Der kleine Bogen-Schritt wird mit einer Schrittgröße von 2 Fußlängen, der große Bogenschritt mit einer Schrittgröße von 3 Fußlängen geübt.
Die Gewichtsverteilung vorne : hinten wie 7 : 3 ist nicht als absolut zu betrachten, sondern wird der jeweiligen Konstitution und Kondition des einzelnen Übenden angepasst. Es ist darauf zu achten, dass der hintere, weniger belastete Fuß seine feste Haftung auf der Erde nicht verliert. Die Kraft der Beine ist nach innen gerichtet, im Bereich der Knie ist diese schließende Kraft besonders ausgeprägt. Der Stand muss immer stabil bleiben. Übt man den Bogen-Schritt über längere Zeit als Standhaltung (Übung-in-Ruhe), so kann man den Stand zusätzlich stabilisieren, indem man die Fußspitzen des vorderen Beines ein wenig nach innen (zur Mitte) dreht.

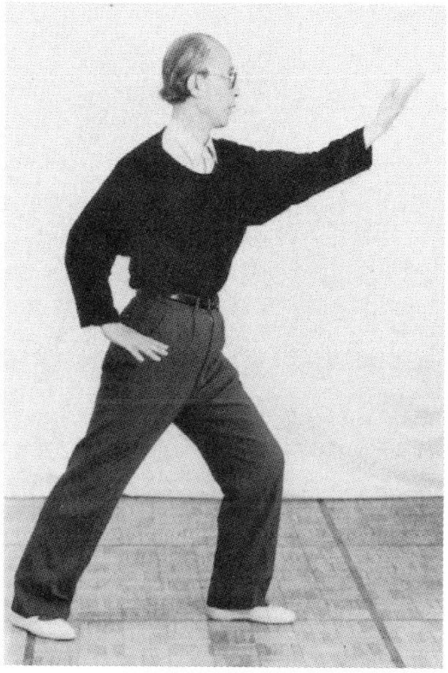

*Abb. 584*

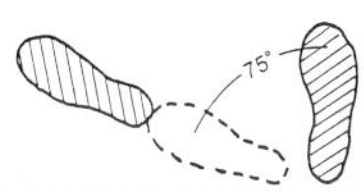


kleiner Bogen-Schritt

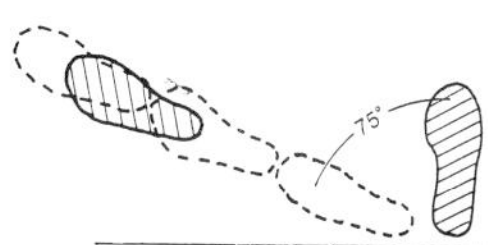


mittlerer Bogen-Schritt

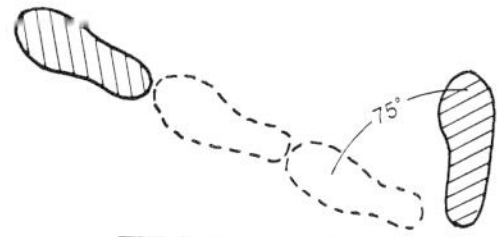


großer Bogen-Schritt

## Sitz-Bogen-Schritt

Der Sitz-Bogen-Schritt wird in den Übungen „Der Kondor breitet seine Schwingen aus" (6. Ausdrucksform), „Der rote Drache spreizt seine Klauen" (7. Ausdrucksform), „Den Ball im Wasser halten" (8. Ausdrucksform) und „Der weiße Kranich zeigt seine Schwingen" (11. Ausdrucksform) verwendet. Wie beim Bogen-Schritt, so ist auch beim Sitz-Bogen-Schritt das Gewicht ungleich auf die Beine verteilt. Beim Sitz-Bogen-Schritt lastet jedoch das Hauptgewicht auf dem hinteren Bein, und die ungleiche Verteilung ist extremer. Bei der Standard-Gewichtsverteilung ruhen 90 Prozent auf dem hinteren und 10 Prozent auf dem vorderen Bein. Dies erfordert allerdings große Stützkraft. Man kann den Sitz-Bogen-Schritt auch in abgemilderter Form praktizieren, indem die Gewichtsverteilung verändert wird.

Den Sitz-Bogen-Schritt kann man in verschiedener Größe praktizieren, als kleinen, mittleren und großen Sitz-Bogen-Schritt (Abb. 585 a bis c). Die benötigte Stützkraft des Körpers wächst mit Vergrößerung des Schrittes stark an. Der wenig belastete vordere Fuß wird in manchen Übungen ganz, in anderen nur mit dem Vorderfuß aufgesetzt. Bei unsicherem Stand sollte der vordere Fuß in jedem Falle ganz aufgesetzt werden. Man achte beim Sitz-Bogen-Schritt auf die Lockerung im Lenden-Kreuz-Bereich und die nach unten gerichtete Gesäßkraft. Diese verhindert, dass das Gesäß nach hinten gestreckt wird und die aufrechte Haltung der Wirbelsäule verloren geht. Gesäß und Ferse des belasteten Fußes bilden eine senkrechte Linie.

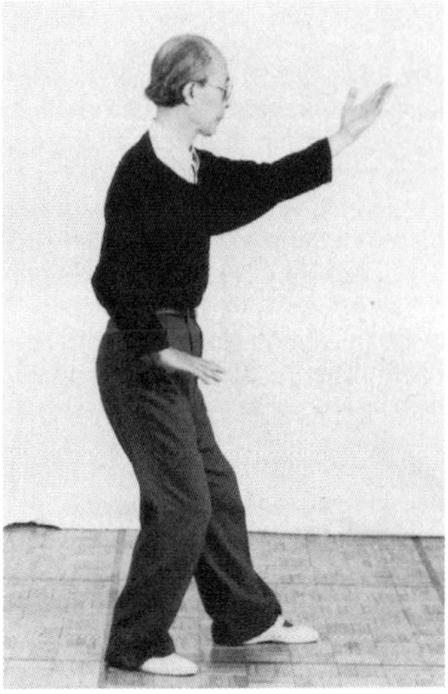

*Abb. 585 a*

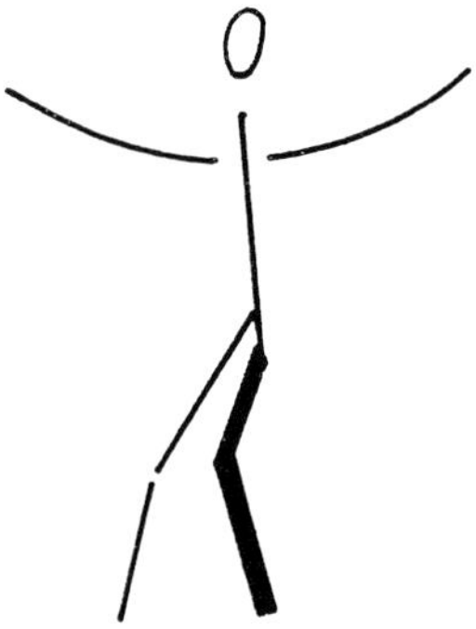

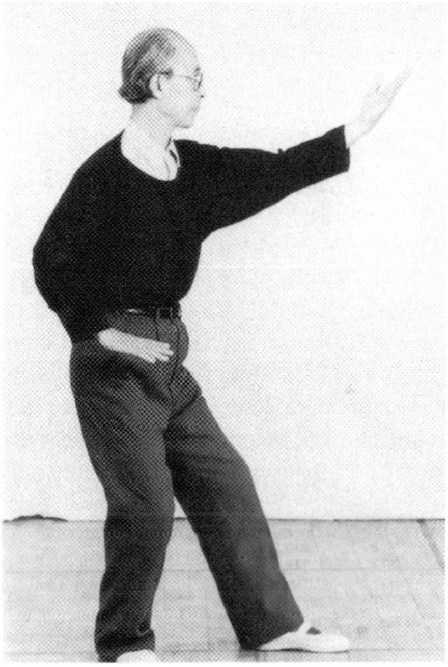

*Abb. 585 b*

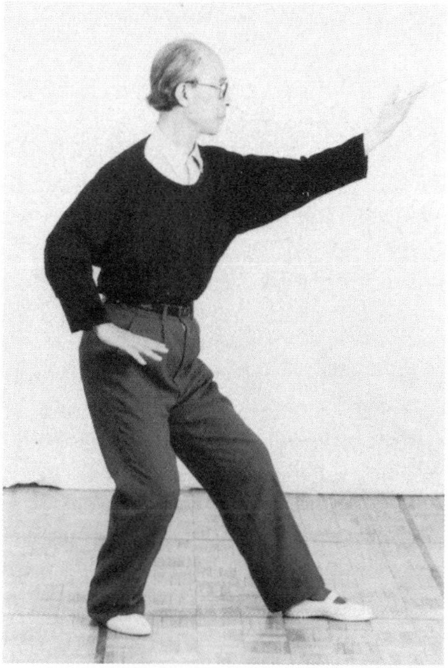

*Abb. 585 c*

**Pferd-Schritt**

Der Pferd-Schritt wird in den Übungen „Pferd-Schritt – Hände wie ziehende Wolken" (5. Ausdrucksform) und „Teile die Mähne des wilden Pferdes" (12. Ausdrucksform) praktiziert. Es handelt sich um eine Standhaltung, bei der die Füße parallel zueinander stehen und mit gleichem Gewicht belastet werden.
Die Standbreite ist im Vergleich zur Grundhaltung des Qigong (siehe 1. Vorbereitungshaltung „Stehen wie eine Kiefer"), bei der zwischen den Füßen eine Fußlänge Abstand ist und die Außenkanten der Füße der Schulterbreite entsprechen, größer. Entsprechend ist die Körperposition tiefer. Je nach Übungsfertigkeit, Kondition und Konstitution praktiziert man den Pferd-Schritt in verschieden hohen Positionen und entsprechend dazu in verschiedenen Schrittbreiten (Abb. 586 a–d). Beim „Standard-Pferd-Schritt" (für Übungsmeister) entspricht die Schrittbreite etwa 3 Fußlängen, Gesäß und Unterkante der Oberschenkel bilden eine waagerechte Linie (Abb. 586 d). Unabhängig von der Tiefe und Breite des Pferd-Schrittes haben die Beine eine nach innen gerichtete, klemmende Kraft, die besonders im Bereich der Knie ausgeprägt ist. Außer durch diese schließenden Kraftvorstellungen ist der Pferd-Schritt besonders durch nach unten gerichtete Kraftvorstellungen gekennzeichnet: Die Kraft des Gesäßes ist nach unten gerichtet, die Füße stehen sehr fest auf der Erde (wie in Steigbügeln). Die tiefe Körperposition und die nach unten gerichteten Kraftvorstellungen sind Übungselemente, die zum Sinken

des Qi führen und somit zur „Unteren Fülle“ beitragen und das „Primäre Qi“ (Qi des Funktionskreises „Niere“) stärken. Der enge Bezug zum Funktionskreis „Niere“ wird auch deutlich durch den klar erkennbaren Trainingseffekt für den Lenden-Kreuz-Bereich, der dem Funktionskreis „Niere“ zugeordnet ist.
Die Betonung der nach unten gehenden Vorstellungskraft darf natürlich nicht einseitig geübt werden, sondern sie muss ihre Ergänzung in der hochragenden Kraft des Rückens finden.
Pferd-Schritt-Übungen sind besonders für jüngere Menschen zur Kräftigung von Konstitution und Kondition geeignet, da sie eine starke Stützkraft des Körpers benötigen, die mit der Tiefe der Position sehr stark zunimmt.
Zwar sind die Übungselemente, die zum Sinken des Qi führen, geeignet, die erwünschte „Untere Fülle“ und damit auch die „Obere Leichtigkeit“ zu erreichen, aber man muss dabei beachten, dass extrem senkende Übungselemente in ihrer Wirkungsrichtung umschlagen können. Dies kann zu einem unkontrollierten Steigen des Qi führen und sich in Symptomen der „Oberen Fülle“ (Kopfdruck, Schwindel) äußern. Deshalb sind Pferd-Schritt-Übungen immer mit großer Sorgfalt unter Beachtung der eigenen Fähigkeiten zu praktizieren. Natürlich kommt es nur zu unkontrolliertem Steigen, wenn man die Vorstellungskraft und damit das Qi noch nicht stabil im Dantian halten kann.
Aufgrund der senkenden Wirkung gibt es für Pferd-Schritt-Übungen Einschränkungen während Menstruation und Schwangerschaft. Hierbei werden mildere Varianten praktiziert oder Pferd-Schritt-Übungen werden ganz weggelassen. Eine weitere Einschränkung ihrer Anwendbarkeit ergibt sich aus dem starken Trainingseffekt für den Lenden-Kreuz-Bereich. Bei akuten Beschwerden in diesem Bereich sind Pferd-Schritt-Übungen ungeeignet.

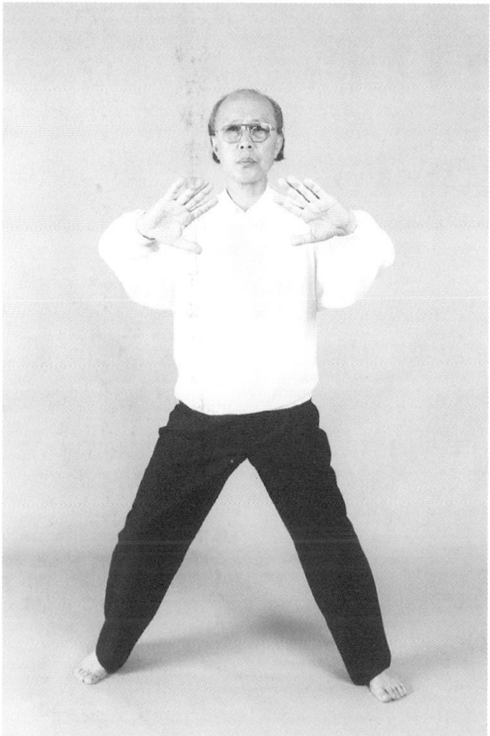

Abb. 586a

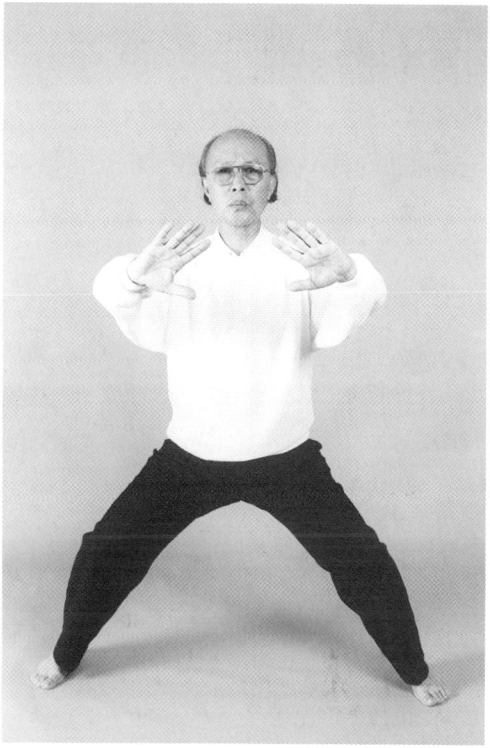

Abb. 586b

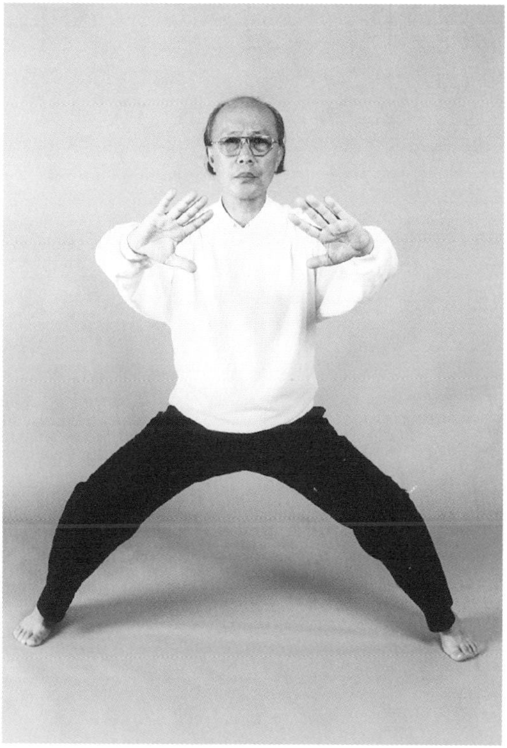

Abb. 586c

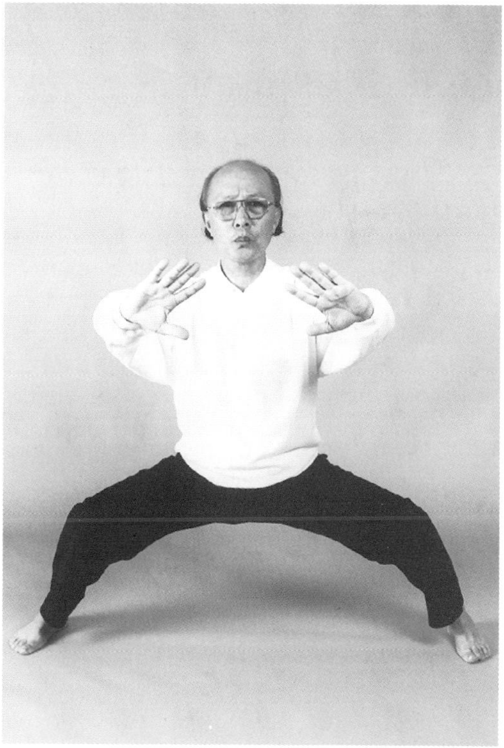

Abb. 586d

## 4. Vorbereitung, Dauer und Auswahl der Übungen

Es ist wichtig, sich gut auf die Übung vorzubereiten, da sonst das Eintreten in die geistige Ruhe nicht gelingt. Man sollte weder mit hungrigem Magen noch direkt nach dem Essen üben. Bevor man beginnt, sollte man zur Toilette gehen. Einschnürende und beengende Kleidung wird gelockert. Die Arbeit, die man vor der Übung verrichtet hat, soll man zu einem gewissen Abschluss bringen, um nicht während der Übung daran denken zu müssen. Im Zustand geistiger Erregung, bei sehr labiler Stimmung oder in ausgesprochen schlechter Laune sollte man nicht Qigong üben. Die Zeit des Tagesanbruchs eignet sich besonders gut für Qigong. Aber auch jede andere Tageszeit kann, entsprechend den eigenen Lebensgewohnheiten, genutzt werden. Die Übungen sollten möglichst in ruhiger Umgebung und in frischer Luft ausgeführt werden. Besonders bei Übungen-in-Ruhe sind starke Reize auf die Sinnesorgane, wie starkes Licht oder laute Geräusche, zu vermeiden. Übt man im Freien, so meidet man direkte Sonneneinstrahlung.

Im Allgemeinen übt man die gesamten „15 Ausdrucksformen des Taiji-Qigong" einschließlich der 3 Standhaltungen der Vorbereitungsübung und der 5-teiligen Abschlussübung. Praktiziert man jede dieser Übungen in 8 Takten (z. B. 4-mal Heben und Senken der Arme in der Übung „Reguliere den Atem, beruhige den Geist"), so dauert der gesamte Übungszyklus etwa 20 bis 30 Minuten, je nach Geschwindigkeit der Bewegung. Diese Übungsdauer von 20 bis 30 Minuten gilt im Allgemeinen als die Mindestzeit, die man für eine Übung reservieren sollte, da man normalerweise nicht schneller in die für die Wirkung erforderliche geistige Ruhe gelangt und keine ausreichende Bewegung des Inneren Qi zustande kommt.

Die Übungsdauer kann durch langsamere Ausführung der Übungen, durch längeres Praktizieren der Übungen-in-Ruhe (Standhaltungen) oder auch durch häufigere Wiederholung aller oder einzelner Übungen beliebig verlängert werden. Dauer und Anzahl der Übungen richten sich letztlich nach der körperlichen Verfassung, dem Gesundheitszustand, dem Übungsfortschritt und der Zielsetzung. Hierfür kann man keine allgemein gültigen Regeln aufstellen. Folgende Angaben können als Anhaltspunkte gelten: Leicht erkrankte Patienten üben 2- bis 3-mal täglich etwa 30 Minuten, dabei können Anfänger mit einer Übungsdauer von einigen Minuten beginnen und sie dann schrittweise verlängern; Kranke, die nicht arbeiten können, haben mehr Zeit zum Üben und können dementsprechend Übungszahl und Übungsdauer ausdehnen; Personen, die Qigong als gesunderhaltende Übung praktizieren, üben pro Tag 1- bis 3-mal, je 20 bis 30 Minuten, im Urlaub auch mehr. Gesunde Personen können, statt häufig lange zu üben, die Intensität der Übungen vergrößern. Keinesfalls sollte man aber mit der letzten Kraftreserve oder mit Widerwillen üben, sondern immer noch Kraft und Freude am Üben übrig behalten. Als Maßstab gilt, dass man sich durch die Übung nicht erschöpft fühlen darf.

Die „15 Ausdrucksformen des Taiji-Qigong" sind so zusammengestellt, dass sie alle Körperfunktionen in ausgewogener Weise regulieren und stärken. Es ist jedoch nicht zwingend, immer alle 15 Übungen zu praktizieren. Je nach Bedarf, Indikation und Vorliebe kann man auch einige Übungen daraus auswählen. Dabei sollte die Mindestdauer von 20 bis 30 Minuten jedoch nicht unterschritten werden. In jedem Fall beginnt man mit der Vorbereitungsübung und endet mit einer sorgfältig ausgeführten Abschlussübung.

## 5. Vertiefung der Übungspraxis

Übt man Qigong zur Gesunderhaltung oder Heilung von Krankheiten, so kommt es keinesfalls darauf an, möglichst viele verschiedene Übungsformen zu erlernen. Vielmehr soll man eine oder wenige Übungsformen immer weiter vertiefen. Zur Vertiefung einer Übung gehören zahlreiche Kriterien (vgl. *Jiao Guorui:* Zwölf Aspekte zur Vertiefung der Übungspraxis. Zeitschrift für Qigong Yangsheng 1997:75). Es sind im Wesentlichen: Vollständigkeit, Harmonie, Flexibilität und Stabilität, Richtigkeit von Vorstellung und Kraft, Position von Vorstellung und Kraft sowie Maß von Vorstellung und Kraft.

Zur Vollständigkeit einer Übung gehört, dass man die Übungsanforderungen bezüglich Körperhaltung, Bewegung, Atmung und Vorstellungskraft miteinander verbindet. Bei den Bewegungen achtet man z. B. darauf, Heben und Senken des Körpers mit den Bewegungen der Gliedmaßen völlig in Einklang zu bringen. Die Bewegung der Gliedmaßen vollzieht sich wiederum zusammenhängend: Die beiden Arme bewegen sich niemals unabhängig voneinander, sondern man stellt sich eine verbindende elastische Kraft zwischen ihnen vor. Dasselbe gilt für die Beine. Zur Vollständigkeit einer Übung gehört auch die Einbeziehung von Gesichtsausdruck, Blick und Blickrichtung (vgl. Unterrichtsmaterialien von *Jiao Guorui:* Anmerkungen zum Blick. Zeitschrift für Qigong Yangsheng 1999, 10–11). Sehr bedeutsam ist die Einbeziehung der geistigen Haltung, die von Ruhe, Gelassenheit und wacher Aufmerksamkeit für alle Übungsanforderungen geprägt ist. Zu Beginn der Übungspraxis hat man schon viel Mühe damit, die Vorstellung etwa in der „tragenden Hand“ oder dem „aufspannenden Arm“ zu bewahren. Durch lange Praxis wird das Üben mit der Vorstellungskraft immer vollständiger; sie wird während der ganzen Übung stabil im Dantian bewahrt, hier liegt ihre Wurzel; zugleich ist die Vorstellungskraft aber auch in den Beinen und Armen usw., entsprechend den Anforderungen einer speziellen Übung. Es kommt zu einem Wahrnehmen des Körpers als Ganzheit.

Vollständigkeit bedeutet, dass es keine einseitigen Kraftvorstellungen gibt. Wenn die Arme eine nach außen aufspannende Kraft ausüben, so gibt es auch eine nach innen schließende Kraft. Die Basiskörperhaltung ist gekennzeichnet durch die senkende Kraft des Beckens, die hängende Kraft der Arme. Diese nach unten gerichteten Vorstellungen werden ergänzt durch die hochragende Kraft des Rückens. Vollständigkeit bedeutet, dass die dem Yang zugeordneten Vorstellungen (Öffnen, Steigen) niemals ohne die dem Yin zugeordneten Vorstellungen (Schließen, Sinken) geübt werden.

Zur Vollständigkeit von Körperhaltung und Bewegung gehören auch die „3 äußeren Verbindungen", die Verbindung von Schultern und Becken, von Ellbogen und Knien, von Handgelenken und Knöcheln. Verbindung bedeutet hier „Schließen", d. h. die Vorstellung und Empfindung von innerem Zusammenhalt. Natürlich gibt es nicht nur eine schließende Kraft, sondern im Sinne der Vollständigkeit auch eine öffnende Kraft. Man spricht jedoch zunächst von den „3 Schließungen", denn ohne Schließen, ohne Zusammenhalt fällt das ganze Gestell auseinander. Das Kauern kommt vor dem Sprung, das Beugen kommt vor dem Strecken, das Schließen kommt vor dem Öffnen. Die Verbindungen kann man in verschiedener Weise üben: als überkreuzende Verbindung, als horizontale Schließung und als seitliche Schließungsmethode. Überkreuztes Schließen kann z. B. die Verbindung von rechter Schulter und linker Hüfte oder die Verbindung von linkem Ellbogen und rechtem Knie betreffen. Horizontales Schließen wird sehr häufig praktiziert: Das „Innere Schließen des Beckens" und die schließende „umwickelnde" Kraft der Schultern, wie sie in der 1. Vorbereitungshaltung beschrieben sind, gehören dazu. Das seitliche Schließen betrifft z. B. die Verbindung von rechter Schulter mit rechter Hüfte, oder rechtem Ellbogen mit rechtem Knie. Das seitliche Schließen wird aus Gründen der Vollständigkeit immer auf beiden Körperseiten gleichzeitig praktiziert. Die 3 Arten des Schließens sind nicht isoliert zu sehen, sondern sie müssen in Verbindung miteinander geübt werden.

Zur Vollständigkeit einer Übung gehören auch die „3 inneren Verbindungen", d. h. die Verbindung von Bewusstsein und Vorstellungskraft, die Verbindung von Vorstellungskraft und Qi, die Verbindung von Qi und Kraft. Schon die Übungsmeister im Altertum sagten: „Die Übungsfertigkeit kommt nur aus dem Geist und der Vorstellung". In der Qigong-Übung verbindet sich unser Bewusstsein mit bestimmten Vorstellungen, die Kraft der Vorstellung verbindet sich mit Qi (innerer Betriebskraft und innerer Empfindung), Qi verbindet sich mit innerer Kraft der Bewegung, auf der alle Lebensprozesse beruhen. Vollständigkeit bedeutet, dass wir Inneres mit Äußerem verbinden. Die Übung besteht im Inneren, in unserer Vorstellung, und wird äußerlich in Gestalt und Bewegung zum Ausdruck gebracht. Zwar üben wir nicht mit dem Ziel, eine Übung möglichst „schön" auszuführen, aber wenn wir Vollständigkeit in einer Übung praktizieren, so werden Körperhaltung und Bewegung ausgewogen und harmonisch. Das Betrachten einer solchen Übung ist eine Wohltat für das Auge.

Zur Vertiefung der Übungspraxis gehören ein richtiges Verständnis und ein richtiges Üben von Stabilität und Flexibilität. Die Lockerung, Entspannung und leichte Beweglichkeit des Körpers sind grundlegend für jede Qigong-Übung. Aber in der Entspannung ist immer eine innere Festigkeit und Stabilität. Lockerheit und Entspannung bedeuten nicht Schlaffheit und Kraftlosigkeit. Innere Stabilität und Festigkeit beruhen auf innerer Kraft, die durch das Bewusstsein und die Vorstellung entsteht, nicht auf der groben Kraft der Muskeln. Stabilität und Festigkeit bedeuten nicht Steifheit und Starre, sondern es gibt darin innere Flexibilität.

Stabilität und Flexibilität beziehen sich auch auf die Ausführung der Vorstellungsübungen. Zwar bewahrt man die Vorstellungskraft stabil im mittleren Dantian, aber niemals versucht man, sie mit Zwang dort zu halten. Zwar entspannt man sich geistig, aber diese Entspannung bedeutet nicht Schläfrigkeit oder lockeres Umherwandern der Gedanken, sondern das allmähliche Bündeln der Gedanken auf die Übungsanforderungen.

Stabilität und Flexibilität beziehen sich weiterhin auf den Umgang mit den Übungsanforderungen. Zwar bemüht man sich um die richtige Ausführung einer Übung und die Beachtung aller ihrer Anforderungen, aber man darf die Übungsanweisungen auch nicht zu starr befolgen und muss kleine Variationen im Sinne einer Anpassung an die eigenen körperlichen und geistigen Bedingungen zulassen.

Die Forderung nach Stabilität und Flexibilität betrifft unsere gesamte Einstellung zu Qigong. Qigong ist eine wertvolle und ernsthaft zu übende Kunst, aber jedes fanatische Üben ist zu vermeiden.

Die Körperhaltungen und Bewegungsabläufe des Qigong sowie alle feineren Übungsanforderungen beruhen auf dem Erfahrungsschatz der traditionellen chinesischen Medizin und auf den naturphilosophischen Erkenntnissen daoistischer und buddhistischer Schulen. Die einzelnen Übungselemente haben sich in vielen Jahrhunderten herausgebildet und als richtig bewährt. Deshalb ist es wichtig, die Übungen richtig auszuführen. Leichtfertige und voreilige Abänderungen, die nicht aus langer Übungspraxis und Erfahrung erwachsen, können den Wert einer Übung vermindern.

Zur Vertiefung des Qigong gehören auch die Richtigkeit von Vorstellung und Kraft. Damit ist die Qualität einer Vorstellung und der durch sie bewirkten Kraft gemeint. Eine Kraft kann eine „drückende“, „schneidende“, „tragende“, „aufspannende“, „knetende“ oder „sitzende“ Qualität haben. Neben der Qualität bestimmen auch Ort und Richtung unserer Vorstellungskraft die Wirkung einer Übung, z. B. „nach außen spannende Arme“, „nach vorne schiebende Hände“, „nach innen klemmende Knie“, „nach unten schneidende Handkante“.

Entscheidend für die positive Wirkung und das Vermeiden schädlicher Effekte ist das Maß von Vorstellung und Kraft. Es bedarf langer Übung, die Vorstellungskraft mit derjenigen Intensität einzusetzen, die der individuellen Konstitution und der momentanen Befindlichkeit entspricht und somit zu einer harmonischen Bewegung des Qi führt.

## 6. Die 3 Stufen des Übens

Die „15 Ausdrucksformen des Taiji-Qigong“ lassen sich in drei Stufen üben. Die erste Stufe sind die Übungen in fester Position, wie sie in Kapitel II beschrieben sind. In der 2. Stufe werden diese Übungen im Gehen praktiziert, in der 3. Stufe in freier Form. Es ist sehr wichtig, zunächst die Übungen in fester Position gründlich zu erlernen und in langer Praxis an sich selbst zu erfahren. Sie bilden das Fundament für die weiteren Stufen der Übung. Innerhalb der Übungen in fester Position ist es sehr wichtig, die „Stehen wie ein Pfahl“-Übungen als Übungen-in-Ruhe ausdauernd zu üben, da sie den Grundstein für alle weiteren Übungen legen. In der 2. Stufe werden die Bewegungsmuster im Gehen, d. h. in ständigem Vor- oder auch Zurückschreiten geübt. Dabei kann man während des Schreitens verschiedene Vorstellungen üben. Die wichtigsten Vorstellungen sind das „Gehen im ruhigen Wasser“, das „Gehen gegen fließendes Wasser“, das „Gehen mit der Strömung“ und das „Waten durch den Schlamm“. Das „Gehen im ruhigen Wasser“ beinhaltet dabei die geringste Kraftvorstellung, beim „Waten durch den Schlamm“ muss man sich die größte Kraft vorstellen. Dazwischen stehen bezüglich der Intensität der Vorstellungskraft das „Gehen gegen fließendes Wasser“ und das „Gehen mit der Strömung“. Diese beiden Übungsvarianten unterscheiden sich durch den schwerpunktmäßigen Wirkungsort, der einmal vorne (Bereich des Fuß-Yangming) und einmal hinten (Bereich des Fuß-Taiyang) liegen. Bei Übungen im Gehen ist es besonders wichtig, die Richtung des Gehens zu beachten und die Fußstellung, Körperdrehung und Blickrichtung in harmonischer Weise miteinander zu verbinden. Außerdem muss besonders auf die Stabilität des Schreitens geachtet werden, d. h. auf die Gewichtsverlagerung und das genaue Üben von „vollem“ und „leerem“ Bein.

Die Übungen in fester Position haben den Vorteil, dass man sehr wenig Platz benötigt, die Übungen im Gehen haben den Vorteil, dass der Qi-Fluss noch vollständiger und harmonischer wird.

Die 3. Stufe ist die freie Form der „15 Ausdrucksformen des Taiji-Qigong“, bei der die Elemente der Übungen nicht mehr in festgelegter Abfolge und auch nicht mehr in festgelegten Bewegungsmustern geübt werden, sondern vom Übenden in selbst gewählter Abfolge und Variation, in verschieden hohen Positionen, in verschiedenen Schrittarten und Himmelsrichtungen zu einem harmonischen Ganzen zusammengefügt werden. Der Übergang von der 1. zur 3. Stufe ist wie der Übergang von Druckschrift zur Schriftkunst.

Die Bedeutung des Kreises als ein Symbol des Taiji wird in einer besonderen Form des Übens, die man die „3 Kreise Übung“ nennt, unterstrichen. Dabei werden die Übungen „Zerteile die Wolken, halte den Mond“, „Den Ball im Wasser halten“ und „Rolle den Ball nach links und rechts“ (2., 8. und 9. Ausdrucksform) zusammenhängend praktiziert. Das bedeutet, dass man Kreise in drei Richtungen, nach außen, nach vorne und auf horizontaler Ebene miteinander verbindet. Zunächst übt man einfach eine Kombination dieser drei Kreisbewegungen. In einer weiteren Stufe übt man die Kreisbewegungen in verschieden hohen Körperpositionen, mit den verschiedenen Schrittarten und in immer feiner unterteilten Kreisrichtungen. So entstehen ununterbrochene fließende Kreisbewegungen.

Wenn man schon einige Übungspraxis mit den „15 Ausdrucksformen des Taiji-Qigong“ hat, kann man die Übungen auch als Meditationsübung, als Übung-in-Ruhe, praktizieren. Dabei stellt man sich die Übungen in ihrem genauen Ablauf und mit den wichtigen Übungsanforderungen vor, ohne äußere Bewegungen auszuführen. Als Körperhaltung für diese Übung-in-Ruhe eignen sich alle Grundhaltungen des Qigong im Liegen, Sitzen und Stehen (*Jiao Guorui:* Qigong Yangsheng, Medizinisch Literarische Verlagsgesellschaft, Uelzen, 1989, Seite 106 bis 113). Diese Art zu üben wurde schon im Altertum als wichtige Methode beschrieben.

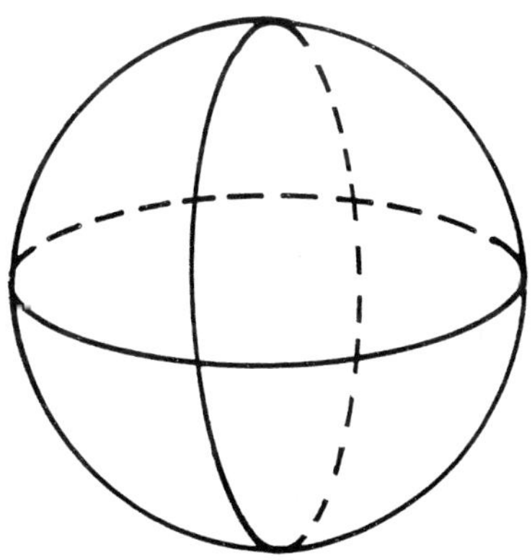

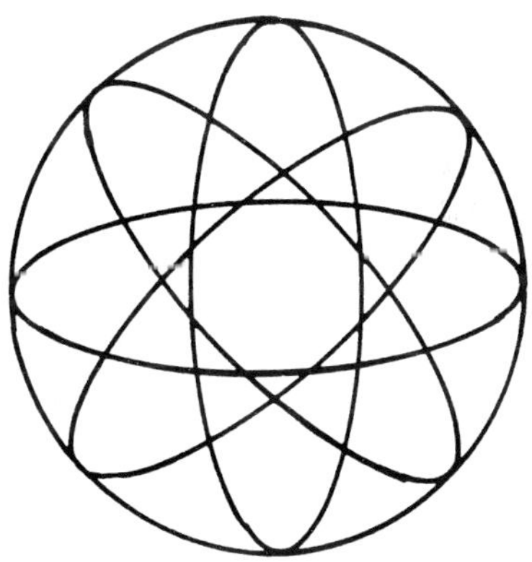

## Die 15 Ausdrucksformen des Taiji-Qigong in freier Form

### 7. Form: Der rote Drache spreizt seine Klauen

In freier Form gleicht das Üben einem Tanz in Anmut und Kraft, inspiriert vom Wesen des Drachen; seine Bewegungen sind kraftvoll und geschmeidig, gewunden und fein. Der Drache des Meeres lässt die Wasser aufschäumen, der Drache des Himmels lässt Wind und Wolken wirbeln.

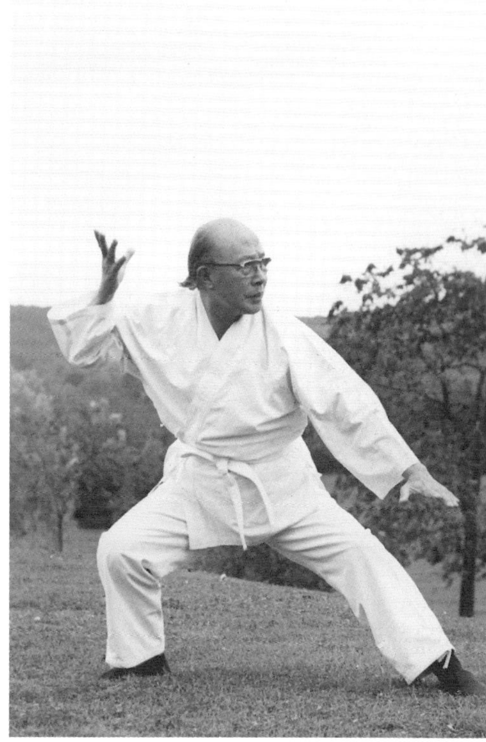

*Abb. 587*

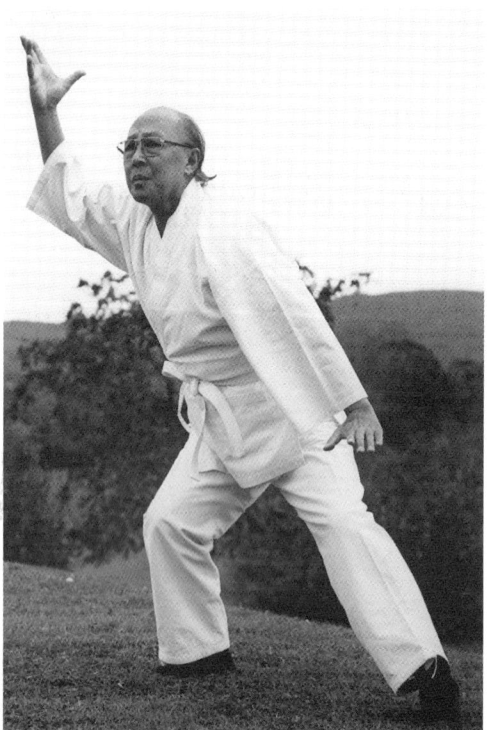

*Abb. 590*

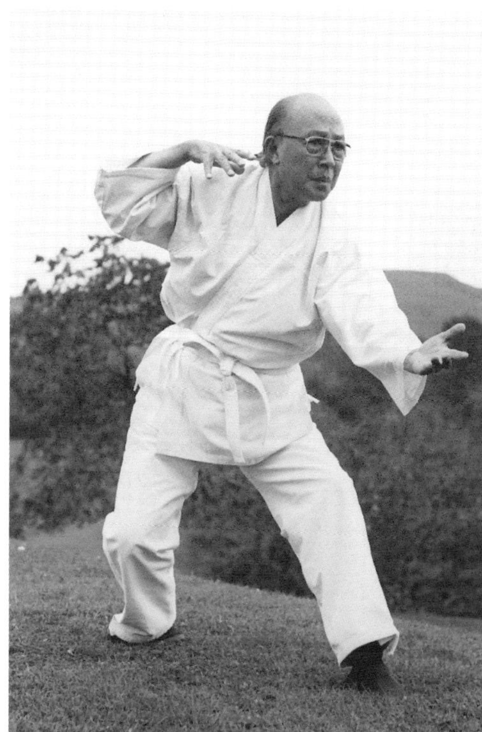

*Abb. 591*

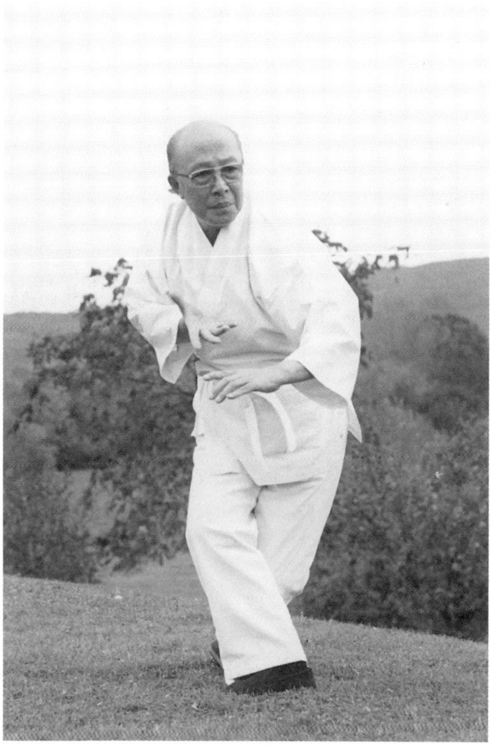
Abb. 588

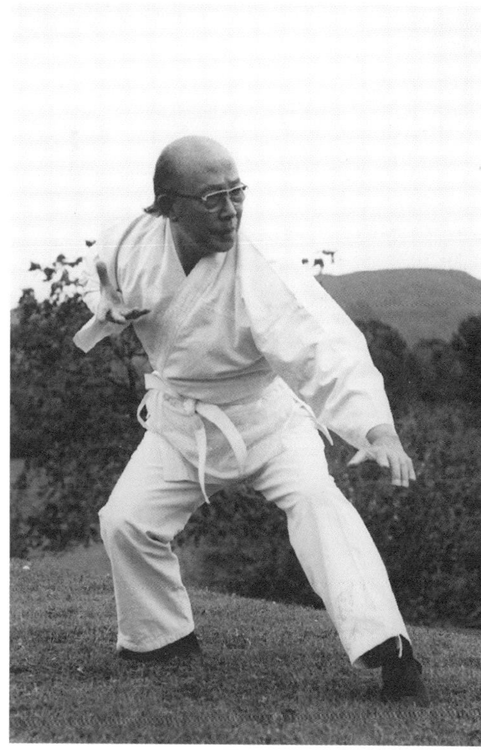
Abb. 589

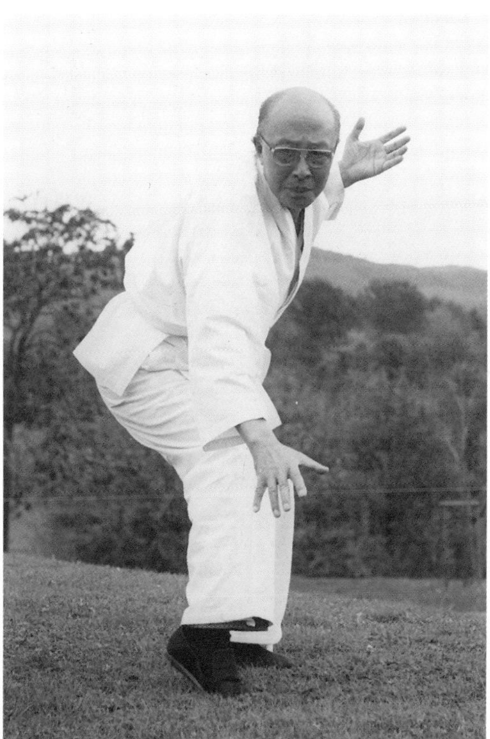
Abb. 592

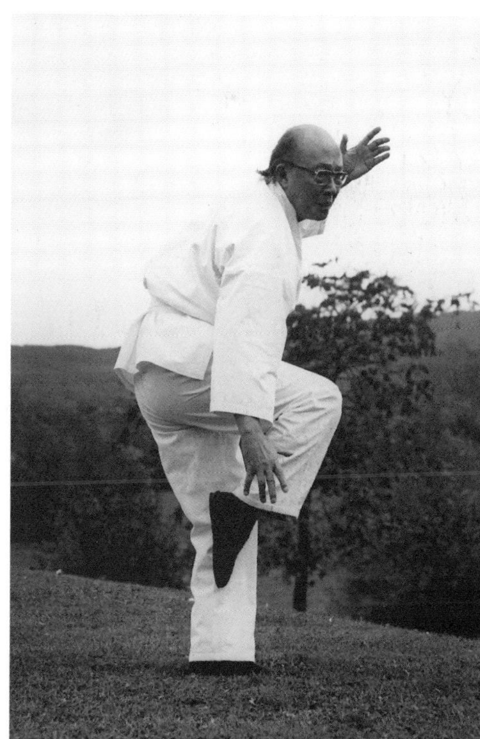
Abb. 593

## Weitere vorrätige Werke des Autors:

### Bücher

Jiao Guorui

**Emei-Methode**

Zur Regulierung der Lebenshraft
Aus dem Lehrsystem Qigong Yangsheng von Jiao Guorui
Übersetzung Stephan Stein, Chu Hui-lien
Bearbeitet und herausgegeben von Manfred Geißler, Gisela Hildenbrand, Christa Zumfelde-Hüneburg
1. Auflage 2015, 444 Seiten,
24,5 x 17,0 cm, ISBN 978-3-936897-99-9
Das Buch ist als Übungsbuch konzipiert. Ausführliche und präzise Beschreibungen der einzelnen Übungen werden durch reiches Bildmaterial ergänzt. Lehrsprüche und Gedichte zeigen die Emei-Übungen in Ihrem kulturellen Kontext und dienen der Inspiration und Vertiefung der Übungspraxis.

Jiao Guorui

**Das Spiel der 5 Tiere**

Übersetzung: Li Cuiyun, Susanne Ganz
Bearbeitet und herausgegeben von
Dr. Gisela Hildenbrand
4. Auflage 2010, 268 Seiten, 784 Abbildungen,
23 x 29,7 cm, ISBN 978-3-88136-154-5
Das „Spiel der 5 Tiere" ist eines der ältesten chinesischen Übungssysteme, dessen Wurzeln bis in die legendären Anfänge der chinesischen Kultur reichen.

Jiao Guorui

**Qigong Yangsheng – Ein Lehrgedicht**

Übersetzung: Stephan Stein
Bearbeitet und herausgegeben von
Dr. Gisela Hildenbrand
2014, 240 Seiten, 108 Abbildungen, 12 x 20 cm,
gebunden, ISBN 978-3-944002-30-9
Das Lehrgedicht vermittelt Prinzipien des Qigong Yangsheng sowie praktische Übungsanweisungen in literarischer Form.

Jiao Guorui

**Die 8 Brokatübungen**

Übersetzung: Stephan Stein
Bearbeitet und herausgegeben von
Dr. Gisela Hildenbrand
7. Auflage 2012, 240 Seiten, 310 Abbildungen,
17x24 cm, ISBN 978-3-942320-56-6
Die „8 Brokatübungen" sind eine der am weitesten verbreiteten Methoden des Qigong in China. Sie werden seit mehreren Jahrhunderten in unterschiedlichen Varianten und Stilen praktiziert.

Jiao Guorui

**Youfagong – Methode der induzierten Bewegung**

Übersetzung: Stephan Stein
2. überarbeitete Auflage 2013, 74 Seiten,
14,8 x 21 cm, broschiert
ISBN 978-3-944002-28-6

Jiao Guorui

**Leitgedanken zu Qigong Yangsheng**

in Kalligraphien von Jiao Guorui
Übersetzung: Stephan Stein, Chu Hui-Lien
Herausgeberin: Dr. Gisela Hildenbrand 2000,
120 Seiten, 66 Kalligraphien, 22,5 x 25 cm,
gebunden, Umschlag Leinen mit Goldprägung, ISBN 978-3-88136-203-0

**Lehrsystem Qigong Yangsheng von Jiao Guorui Unterrichtsmaterialien**

Herausgeber: Medizinische Gesellschaft für Qigong Yangsheng
erscheint 2016

### DVD

**Die 15 Ausdrucksformen des Taiji-Qigong**

Länge: ca. 97 Minuten,
DVD: ISBN 978-3-88136-230-6

**Das Spiel des Bären aus dem Spiel der 5 Tiere**

Länge: ca. 55 Minuten
DVD: ISBN 978-3-88136-232-0

**Das Spiel des Kranichs aus dem Spiel der 5 Tiere**

Länge: ca. 55 Minuten
DVD: ISBN 978-3-88136-231-3

**Qigong Yangsheng – Eine Kurzinformation in Wort und Bild**

Länge: ca. 15 Minuten
DVD: ISBN 978-3-88136-249-8
Inhalt: Ausschnitte aus den 15 Ausdrucksformen des Taiji-Qigong, aus den 8 Brokatübungen und aus dem Spiel der 5 Tiere.

**Jiao Guorui im freien Spiel des Kranichs**

Hergestellt von Werner Kubny
Länge: ca. 13 Minuten

## Poster

**Die 15 Ausdrucksformen des Taiji-Qigong**

Format 68 x 48 cm, schwarz-weiß

**Das Spiel der 5 Tiere**

Format 68 x 48 cm, schwarz-weiß

**Die 8 Brokate**

Format 68 x 48 cm, schwarz-weiß

**Aufnahme des Qi zur Kultivierung der Lebenskraft (Fuqi yangsheng fa)**

2 Poster, Format jeweils 48 x 122 cm, schwarz-weiß

**Stehen-wie-ein-Pfahl**
(Zhanzhuanggong)

2 Poster, Format jeweils 48 x 122 cm, schwarz-weiß

**Emei-Übungen zur Regulierung des Qi**

2 Poster, Format jeweils 48 x 122 cm, schwarz-weiß

**6-Laute-Methode**

Format 68 x 48 cm, schwarz-weiß

**Tabelle der Yin-Yang-Entsprechungen von Jiao Guorui**

Reproduktion handschriftlicher Kursmaterialien.
Format 70 x 100 cm

**Bronzefiguren 5 Tiere**

Querformat 103 x 32 cm
Hochformat 32 x 103 cm
Gesamtbild 68 x 48 cm

**Kalligraphie „Ruhe“ von Jiao Guorui**

Format 41 x 68 cm

**Kalligraphie „Wolkenmeer“ von Jiao Guorui**

Format 74 x 41 cm

**Neijingtu – Karte der inneren Struktur des Menschen**

Format 70 x 100 cm

## CD

Jiao Guorui

**6-Laute-Methode** aus dem Lehrsystem Qigong Yangsheng

Herausgegeben von der Medizinischen Gesellschaft für Qigong Yangsheng e.V., Bonn
Inhalt: Einführung, Laut-Übungen, Gesamte Übungsfolge zum Mitüben.
Länge: ca. 50 Minuten
CD: ISBN 978-3-58136-226-9

Aufwärmen

Arme nach unten hängen lassen, Knie leicht gebeugt, pendeln, den Armen nachschauen

Arme nach oben strecken, wie Äste im Wind, hinterherschauen

Abklopfen

runter Wirbel für Wirbel

Parallelstand: Hände auf die Brust, diese bewegt sich nach links u. rechts Kopf, Hüfte starr

Parallelstand: Oberkörper starr, mit Hüfte kreisende Bewegung

Parallelstand: Beine durchdrücken, Oberkörper hängen lassen, Popo starr Richtung Wand, Hände auf Schenkel, Kopf in den Nacken u. mit dem Oberkörper hin und her

Fuß, Knie u. Hüfte lockern, nach rechts u. links

Stuhl Vorderkante sitzen, Arme auf den Schenkeln, Kopf nach vorne einrollen dann Kopf nach hinten – hochkommen. Kopf nach hinten und Oberkörper nach vorne beugen, Kopf nach vorne und hochkommen

MEDIENGRUPPE OBERFRANKEN
FACHVERLAGE

Mediengruppe Oberfranken –
Fachverlage GmbH & Co. KG
E.-C.-Baumann-Str. 5, 95326 Kulmbach
Tel. 09221/949-204 und -311
bfv.vertrieb@mg-oberfranken.de
ml-buchverlag.de